Prof. em. Prof. Dr. med. habil. Karl Hecht

Zeolith – Lebenskraft durch das Urgestein
Prävention – Detoxhygiene – Ökologie

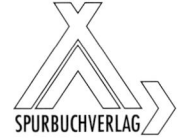

Zeolith
Lebenskraft durch das Urgestein
Prävention – Detoxhygiene – Ökologie

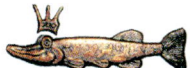

Prof. em. Prof. Dr. med. habil. Karl Hecht

Bibliografische Information der Deutschen Nationalbibliothek

Die Deutsche Nationalbibliothek verzeichnet diese Publikation
in der Deutschen Nationalbibliografie; detaillierte bibliografische
Daten sind im Internet über http://dnb.dnb.de abrufbar.

3. Auflage August 2022
© Spurbuchverlag, 96148 Baunach
info@spurbuch.de, www.spurbuch.de

Ausführung: pth-mediaberatung GmbH, Würzburg

ISBN 978-3-88778-433-1

Weitere Bücher zu den Themen Gesundheit und Alternative Medizin
finden Sie unter **www.spurbuch.de.**
Fordern Sie auch unser Gesamtprogramm „Aktiv & Gesund leben" an –
im Internet oder unter **info@spurbuch.de.**

Inhalt

Wichtiger Hinweis 19

Vorwort 20

Danksagung 22

Kapitel 1 Was gehört zum Gesundsein? 23

1.1 Was ist die Gesundheit? 24

1.2 Was ist Krankheit? 24

1.3 „Krankheiten sind von Menschen entworfene Begriffskategorien, welche den Menschen aufgestülpt werden. Sie können in manchen Fällen angemessen sein, in anderen aber nicht". 25

1.4 Pathologisierung der Medizin 25

1.5 Abstufungen zwischen Gesundsein und Kranksein 26

1.6 Die Sanogenese ist der Gesamtprozess im Rahmen der Selbstregulation des Gesundsein (Sanos = Gesundheit) 27

1.7 Die Medizin ist eine Individualdisziplin 27

1.8 Krankheit beginnt mit der Einschränkung der Regulation 28

1.9 Auto-(Selbst)regulation des Menschen. 28

1.10 Adaptation – Anpassung – das Lebensprinzip 29

1.11 Existenzleistungskapazität erlernen 29

1.12 Willensstärke, Selbstbeherrschung, gewollte Selbstdisziplin fördern die Adaptionsfähigkeit 30

1.13 Überforderung der Adaptionsfähigkeit – das gegenwärtige Problem 31

1.14 Drei Stufen der Selbstregulation 31

1.15 Lebensstil naturgemäß gestalten 32

Kapitel 2 „Wir sind nicht für diese Welt geschaffen, die wir uns geschaffen haben". 33

2.1 Wie sieht diese Welt aus, die sich der Mensch geschafften hat und die für ihn zum gesunden Leben nicht geeignet ist?. 33

2.2 Giftalarm im Mutterleib 34

2.3 Entgiftung des Körpers des Krebskranken 34

2.4 Schleichende Vergiftung auch bei Ministern und Parlamentariern 35

2.5	Das Gift lauert überall	36
2.6	Zeolith entfernt Arsen nach Fischmahlzeiten	38
2.7	Fehlende Mineralien	38
2.8	Toxische (giftige) Umwelt Wohnmöbel	39
2.9	Giftspuren in Nahrungsmitteln und Getränken	39
2.10	Blei und Cadmium im Großstadtgartengemüse	40
2.11	Ist Gemüse aus dem Supermarkt besser?	40
2.12	Auch Bauern haben Probleme mit Blei im Gemüseanbau	41
2.13	Auch Nordrhein-Westfalen meldet: Blei und Cadmium in Pflanzen durch verseuchten Boden	41
2.14	Gifte stören die Grundprozesse des Lebens	42
2.15	Ärzte fordern Entgiftung als ständige therapeutische Maßnahme	42
2.16	Chemische und physikalische Umweltverschmutzung	43
2.17	Auch der von Menschen geschaffene Elektrosmog ist nicht für den Menschen geschaffen	44
2.18	Gesundheitsschädigung durch Elektrosmog schon früh erkannt, aber ignoriert	44
2.19	Literaturrecherche belegt Gesundheitsschädigung	45
2.20	Wesentliche Befunde nach langzeitiger EMF- und EF-Wirkung (Zusammenfassung)	46
2.21	Langzeitger Einfluss von Funkwellen verursacht oxidativen und nitrosativen Stress	47
2.22	Ukrainische Wissenschaftler bestätigen Ergebnisse von Warnke und Hensinger	47
2.23	Warum hebe ich die gesundheitsschädigende Wirkung von Funkwellen so hervor?	48
2.24	Gestörter Schlaf durch Lärm und Stress	50
2.25	Schlussfolgerung	50

Kapitel 3 Entgiftungssysteme des Menschen ... 51

3.1	Die Leberfunktion	51
3.2	Die Darmfunktion	52
3.3	Die Nierenfunktion	53
3.4	Die Lungenfunktion	53

3.5	Die Haut	54
3.6	Blutkreislauf und lymphatisches System	54

Kapitel 4 Vorbeugen ist besser als heilen ... 56

4.1	Berliner Charité-Professoren – erste Präventivmediziner	56
4.2	Zur Definition der Prävention	57
4.3	Nur primäre Prävention kann etwas erreichen	58
4.4	Krebsvorsorge bringt nicht das, was sie bringen soll	58
4.5	Wer soll wo die Prävention realisieren?	59
4.6	Es gibt bereits vorbildliche Ansätze	59
4.7	Gesundheitswissenschaft wird nicht an der medizinischen Fakultät gelehrt	60
4.8	Wie werden die Bürger auf die Prävention reagieren?	60
4.9	Neues Berufsbild für die Gesundheitsberufe erforderlich	61
4.10	Umdenken von Behandlung zur vorbeugenden Lebensweise	62
4.11	Gesundheitsforschung statt Krankheitsstudien	63
4.12	Primäre Prävention: Jährlich durch die Krankenkassen bezahlte Toxikations-Gesundheitstests	64

Kapitel 5 Detoxhygiene: Was ist das? ... 65

5.1	Nur giftfrei ist gesunde Langlebigkeit möglich	65
5.2	Detoxhygiene ist kein Blödsinn, wenn sie richtig erfolgt	66
5.3	Vor der Diagnose muss entgiftet werden	66
5.4	Was ist Detoxhygiene?	67
5.5	Was ist bei der Detoxhygiene besonders zu beachten?	67
5.6	Gifte verursachen oxidativen Stress	68
5.7	Suche nach Entgiftungsmitteln und Antioxidantien	68
5.8	Klinoptilolith-Zeolith: ein vorzügliches Detoxhygienikum	69
5.9	Detoxhygiene schon in der Antike und im Altertum	70
5.10	Gibt es Detoxikationskuren?	70
5.11	Im Internet werden Detoxprodukte angeboten. Sind diese effektiv?	71
5.12	Unter den Stoffen, die zur schleichenden Vergiftung führen, nennen sie auch auch Medikamente. Ist das richtig und generell so?	71
5.13	Für ältere Menschen ist Detoxhygiene besser als viele Medikamente	71

	5.14	Auch das ist Detoxhygiene: Priscus-Liste soll falsche Medikation verhindern................. 73
	5.15	Welche Anforderungen sollten an ein Entgiftungsmittel gestellt werden? ... 74
	5.16	Gibt es Detoxkuren für fettleibige (adipöse) Menschen? 75

Kapitel 6 Wie werden „Vergiftungen" und Detoxeffekte gemessen? 76

	6.1	Der pH-Wert 76
	6.2	CRS-System (Cell Regulation Screening-System) 77
	6.3	Typendiagnose des vegetativen Nervensystems (VNS Diagnosis 3000 by Dr. Engler)............................ 79
	6.4	Antioxidantien-Freie-Radikale-Test 80
	6.5	Toxische und Ernährungselemente 81
	6.5.1	Massenspektrometrie mit induktiv gekoppeltem Plasma {Quelle: Wikipedia} 81
	6.5.2	Tandem Massenspektrometrie (MS/MS)......................... 82

Kapitel 7 Die Grundsubstanz der extrazellulären Matrix des Bindegewebes: Das größte Funktionsorgan des Menschen 85

	7.1	Wenn man die Wirkungsmechanismen von Klinoptilolith-Zeolith verstehen möchte, sind Kenntnisse der Grundsubstanz der extrazellulären Matrix erforderlich.. 87
	7.2	Extrazelluläre Matrix erstreckt sich im ganzen Körper................ 87
	7.3	Grundsubstanz der extrazellulären Matrix – das größte regulierende Funktionssystem des Menschen 88
	7.4	Strukturen und Funktionen der Grundsubstanz der extrazellulären Matrix .. 88
	7.5	Molekulare Siebfunktion wird durch bioelektrische Vorgänge in der Grundsubstanz gewährleistet 89
	7.6	Der Glykokalyx 90
	7.7	Informationsaktivitäten und Energietransfer erfolgen bioelektrisch 90
	7.8	Die Funktionseigenschaften der Grundsubstanz der extrazellulären Matrix und des kolloidalen SiO_2 sind sich sehr ähnlich 91
	7.9	Alle Lebensvorgänge in der Grundsubstanz der extrazellulären Matrix laufen in der kolloidalen Phase ab 92
	7.10	Auch Suspensionen des Klinoptilolith-Zeoliths weisen Bioelektrizität aus, die durch Zetapotentiale gemessen werden kann 93
	7.11	Der Mensch ist so alt wie seine Grundsubstanz der extrazellulären Matrix .. 93

7.12	Alterungsprozess – eine kolloid-physikalische Veränderung des lebenden Gewebes	94
7.13	Kolloidales SiO_2 vermag den biologischen Alterungsprozess zu hemmen oder rückgängig zu machen	94
7.14	Grundsubstanz der extrazellulären Matrix ist sehr empfindlich gegenüber unphysiologischen (nicht ihrer Funktion entsprechenden) Reizen	95
7.15	Stress mündet immer in den offenen Kapillaren und Synapsen der Grundsubstanz der extrazellulären Matrix	95
7.16	Funktionsverlust der Grundsubstanz der extrazellulären Matrix	95
7.17	Stresskaskaden verursachen Erschöpfung und Schmerzen	96
7.18	Die Grundsubstanz der extrazellulären Matrix benötigt Silizium	98

Kapitel 8 Was sind Silikate? ... 99

8.1	Silikate (Kieselsäuremineralien) vermögen Schwingungen (Frequenzen) auszustrahlen und Bioresonanz zu erzeugen	99
8.2	Wissenschaft bestätigt Frequenz von Quarzkristallen	100
8.3	Wissenschaftliche Entdeckung in einer chinesischen Ziegelei	101

Kapitel 9 Natur-Klinoptilolith-Zeolith: Das kraftspendende Urgestein ... 103

9.1	Besonderheiten des Klinoptilolith-Zeoliths	104
9.2	Systemische Wechselwirkungen der Elemente im Mineralstoffwechsel des Menschen	104
9.3	Das Tuffgestein Klinoptilolith-Zeolith	106
9.4	Kationen des Klinoptilolith-Zeoliths	107
9.5	Aus der Grobstruktur zur Feinstruktur des Klinoptilolith-Zeoliths	107
9.6	Klinoptilolith-Zeolith im Verdauungstrakt	108
9.7	Wichtige Wirkeigenschaften des siliziumdioxid- und mineralienreichen Klinoptilolith-Zeoliths	109
9.8	Was ist das Besondere an Klinoptilolith-Zeolith?	110
9.9	Funktionen des Klinoptilolith-Zeoliths beim Durchgang durch den Verdauungstrakt	112
9.10	Funktionen des Klinoptilolith-Zeoliths beim Durchlauf durch den Verdauungskanal	113
9.11	Eine wichtige Anmerkung zu einem Irrtum	114
9.12	Zur Adsorptionsfunktion des Klinoptilolith-Zeoliths	117
9.13	Selektiver Ionenaustausch	117

9.14	Selektivitätskoeffizient	118
9.15	Sorptionsreihen	118
9.16	Adsorption und selektiver Ionenaustausch sind von verschiedenen Faktoren abhängig	119
9.17	Zentrum des selektiven Ionenaustausches: Die Grundsubstanz der extrazellulären Matrix	120
9.18	Schematisch dargestelltes Wirkprinzip des selektiven Ionenaustauschs des Klinoptilolith-Zeoliths in der Grundsubstanz der extrazellulären Matrix	121
9.19	Detoxikationseigenschaften des Klinoptilolith-Zeoliths	122
9.20	Zermahlene Klinoptilolith-Zeolith-Teilchen haben Oberfläche mit detoxizierender Wirkung	123
9.21	Suspension von Klinoptilolith-Zeolith ist kolloidal	123
9.22	Synoptik (Zusammenfassung) zum Wirkprinzip des Klinoptilolith-Zeoliths	124

Kapitel 10 Silizium: Das einzigartige Urmineral unseres Planeten 127

10.1	Silizium – das zweithäufigste Element unseres Planeten	127
10.2	Die Einzigartigkeit des Siliziums (SiO_2)	127
10.3	Bindegewebeverjüngung mit SiO_2	131
10.4	Kolloidales und monomeres SiO_2	132
10.5	Siliziummangelerkrankungen	133
10.6	Zusammenhänge zwischen Körperbewegung und Wirkung von SiO_2 im menschlichen Körper	135
10.7	Welche Menschen haben einen besonders hohen SiO_2-Bedarf	136
10.8	Wie hoch ist der normale Siliziumwert im Körper?	137
10.9	Siliziumgehalt nimmt mit zunehmendem Alter ab	137
10.10	Überprüfung des Siliziumgehalts im Blut bei älteren Menschen	138
10.11	Siliziummangel verursacht Demenz	143
10.12	Siliziumgehalt in Mineral- und Trinkwasser	144
10.13	Silizium und Knochengesundheit	145
10.14	Ohne Silizium kein Wachstum! Ohne Silizium keine Zufuhr von Kalzium in den Knochen	146
10.15	Bei Osteoporosetherapie Silizium statt Kalzium	147
10.16	Umwandlung der Elemente: Biologische Transmutation kann mit schwachen Energien aus Silizium Kalzium herstellen	148

10.17	Kalzium ist nicht immer das richtig Mittel, wenn Kalzifizierung erfolgen soll	149
10.18	Die Hühnereischalenfrage	150
10.19	Wissenschaftliches Fundament der biologischen Transmutation	151
10.20	Dickeres Haar und bessere Fingernägel durch langzeitige Einnahme von kolloidalem SiO_2	152
10.21	Silizium in höheren Pflanzen	153
10.22	Zur Löslichkeit der in Pflanzen enthaltenen Kieselsäure (SiO_2) im Verdauungsprozess	154
10.23	Schachtelhalm (Equisetum arvense): „Unkraut", aber ein Heilmittel	156
10.24	Polymerisation des monomeren Siliziumdioxids	157
10.25	Bettwäsche aus Quarz-(SiO_2-)Garn wirkt schlaffördernd	158
10.26	Silikose	160
10.27	Silizium – Sprachverwirrung	162
10.28	Silizium mehr als ein essentielles Spurenelement für den Menschen	162

Kapitel 11 Qualitätsmerkmale für Klinoptilolith-Zeolith ... 164

11.1	Einnahmeempfehlungen – Wie soll Naturzeolith eingenommen werden?	165
11.2	Was ist das Zetapotential?	167
11.3	Welche Beziehungen hat das Zetapotential zum Klinoptilolith-Zeolith?	168

Kapitel 12 Klinoptilolith-Zeolith verhindert und beseitigt oxidativen Stress .. 172

12.1	Was bewirkt oxidativer Stress im menschlichen Körper beim ständigen Vorhandensein?	172
12.2	Wodurch wird oxidativer Stress verursacht?	173
12.3	Was sind freie Radikale? Was ist oxidativer Stress?	174
12.4	Das natürliche Sauerstoff-Radikal-Regulationssystem des Menschen	174
12.5	Messung der freien Radikale: Bestimmung im Blut	176
12.6	Bindung von freien Radikalen durch Klinoptilolith-Zeolith	178
12.7	Beispiele zur Anwendung von Klinoptilolith-Zeolith in der Medizin	179

Kapitel 13 Dekontamination von Schadstoffen und Schwermetallen durch Klinoptilolith-Zeolith ... 182

13.1	Was sind Schadstoffe?	182
13.2	Was sind Schwermetalle?	183

Inhaltsverzeichnis

13.3	Grenzwerte beachten	183
13.4	Drei Wirkstufen der Mineralien	184
13.5	Die Wirkungen von Elementen mit toxischen Komponenten hängen im menschlichen Körper von verschiedenen Faktoren ab	184
13.6	Die Elemente-Wirkungen sind nur unter systemischen Aspekten, d.h. der verschiedenen Wechselbeziehungen zu verstehen	185
13.7	Wie können Elemente im menschlichen Körper wirken?	186
13.8	Das giftige Arsen hat viele Gesichter	188
13.9	Arsen in Medikamenten	188
13.10	Arsen in Meeres-Nahrungsmitteln	189
13.11	Vor jeder Meeresprodukte-Mahlzeit Klinoptilolith-Zeolith verzehren	190
13.12	Schwermetalldekontaminierung mit Natur-Klinoptilolith-Zeolith bei Schülern und bei Industriearbeitern	190
13.13	Dekontaminierung von Übermengen an Blei bei Bergarbeitern durch Natur-Klinoptilolith-Zeolith	191
13.14	Wissenschaftliche Ergebnisse bestätigen Dekontamination von Schwermetallen durch Zeolith	192
13.15	Adsorption (Bindung) von verschiedenen Schadstoffen und Toxinen durch Natur- und synthetische Zeolithe	193

Kapitel 14 Aluminium, Aluminiumsilikate, Aluminium-Alzheimer-Mythos. Antworten auf Fragen 194

14.1	Was ist Aluminium?	194
14.2	Es wird viel über die Toxizität des Aluminiums geredet und geschrieben. Was ist das Besondere an Al?	195
14.3	Wie toxisch (giftig) sind die Aluminium-Verbindungen für den menschlichen Körper?	195
14.4	Welche Auffassung hat die Medizin zu der Verursachung der sogenannten Alzheimer'schen Krankheit durch Aluminium?	196
14.5	Können die Amyloid-Plaques vermehrt bei älteren Menschen auftreten, die keine Demenz haben?	199
14.6	Gibt es Untersuchungen am Menschen, die zeigen, dass mit SiO_2 der Alterungsprozess verzögert und damit auch die Altersdemenz verhindert werden kann?	200
14.7	Wenn Siliziumdioxid Aluminium aus dem Körper ausführen kann, dann müssten das auch die Aluminiumsilikate können, bei denen ein Überschuss an SiO_2 besteht?	201

14.8	Sind diese Effekte durch andere Untersuchungsergebnisse zu bestätigen?	203
14.9	Was sind Aluminiumsilikate?	204
14.10 14.11	Wenn Al-Silikate die Erdkruste bedeckt, müssten sich Al-Verbindungen auch in Pflanzen befinden, die auf Ton-, Lehm- oder Sandboden wachsen?	204
14.12	Sind Al-Verbindungen im menschlichen Körper als Spurenelemente eingestuft?	205
14.13	Was geschieht mit den durch Nahrung und Trinkwasser aufgenommenen Al-Verbindungen?	206
14.14	Gibt es eine Nahrungssicherheit für Al-Verbindungen?	206
14.15	Am 21.04.2013 hat das ZDF (Zweites Deutsches Fernsehen) einen Film mit dem Thema „Aluminium – die geheime Gefahr" gesendet. Was war der Anlass dazu?	207
14.16	Hat dieser Technikbericht Aussagen über eine schädigende Wirkung im menschlichen Organismus getroffen?	207
14.17	Wie war die Reaktion von Ärzten und Wissenschaftlern nach der ZDF-Sendung?	208
14.18	Kann dazu ein Beispiel angeführt werden?	208
14.19	Gibt es Untersuchungen, die nachweisen, dass sich bei jahrelanger Einnahme des Aluminiumsilikats Klinoptilolith-Zeolith doch Aluminium im Körper absetzen kann?	209
14.20	Warum sollte der Lehm der Geophagen in Französisch-Guyana unbedingt pathogen (krankmachend) wirken?	211
14.21	Hat Cornelia Stolze mit ihrem Buch „Vergiss Alzheimer. Die Wahrheit über eine Krankheit, die keine ist" doch recht?	214
14.22	Es ist aber bekannt, dass Menschen im Alter Gedächtnisverlust haben und auch eine ausgeprägte Demenz ausweisen können. Ist das nicht ein Widerspruch zu der Behauptung, die Alzheimer-Krankheit sei ein Konstrukt, ein Mythos?	215
14.23	Was kann die Ursache der Altersdemenz sein?	215
14.24	Was könnten weitere Ursachen der immer häufiger auftretenden Altersdemenz sein?	216
14.25	Beschleunigt oxidativer Stress wirklich den biologischen Alterungsprozess?	217
14.26	Was kann man präventiv gegen Altersdemenz tun?	218
	Offizielle Unbedenklichkeitsbestätigung für die Wirkung von Naturzeolith im menschlichen und tierischen Körper	218

**Kapitel 15 Klinoptilolith-Zeolith: Entlastet Entgiftungsfunktion
der Leber und absorbiert Amonium** **220**

    15.1 Was kann Klinoptilolith-Zeolith als „Freund und Helfer"
der Leber bewirken? 222

    15.2 Bindung von Ammoniak durch Zeolith 222

    15.3 Applikation von Klinoptilolith-Zeolith bei Leberproblemen 223

    15.4 Anwendung von Natur-Klinoptilolith-Zeolith bei
akuter Virushepatitis am Menschen 224

    15.5 Leberfunktionstests 226

    15.6 Einsatz von Zeolith bei der Beseitigung des Ammoniums
aus der Umweltluft und dem Abwassersystem 226

    15.7 Schweine lieben Klinoptilolith-Zeolith 227

    15.8 Klinoptilolith-Zeolith im Haushalt 228

    15.9 Histamin kann durch Klinoptilolith-Zeolith adsorbiert
und ausgeschieden werden 228

    15.10 Zeolith als Alkoholadsorptionsmittel 229

    15.11 Studien zur Neutralisierung der unerwünschten Nebenwirkungen von
Medikamenten durch Klinoptilolith-Zeolith sind dringend erforderlich 232

**Kapitel 16 Nach der Reaktorkatastrophe in Tschernobyl:
Trotz spätem Einsatz noch Schadenbegrenzung
mit 500.000 Tonnen Klinoptilolith-Zeolith** **233**

    16.1 Dokumentation der gesundheitlichen Folgen von Tschernobyl 234

    16.2 Unzuverlässigkeit der Daten der IAFO und WHO 235

    16.3 Was hat der Klinoptilolith-Zeolith mit der Reaktorkatastrophe
in Tschernobyl zu tun? 237

    16.4 Eine halbe Millionen Tonnen Klinoptilolith-Zeolith für Tschernobyl 239

    16.5 Was wurde mit dem Naturzeolith in Tschernobyl gemacht? 240

    16.6 Tschernobylerkenntnisse wichtig für die gegenwärtig
in Betrieb befindlichen AKW 241

    16.7 Zeolithreserve gehört in jedes AKW 242

    16.8 Tschernobyl und die Folgen ernst nehmen 243

    16.9 Ist das Panikmache? 244

    16.10 Zeolithgebirge für die Endlagerung von Atommüll? 246

    16.11 Warum in Deutschland kein Zeolith für Endlagerung für Atommüll? 247

16.12	Erkenntnisse über die Anwendung und Wirkung von Klinoptilolith-Zeolith zur Dekontaminierung von radionuclider Strahlung an Tschernobylopfern 248
16.13	Nach den Reaktorkatastrophen von Tschernobyl und Fukushima müsste jeder vernünftige Mensch Atomkraftwerk- und Atombombengegner sein 248
16.14	Sind Studien unter Katastrophenbedingungen möglich? 249
16.15	Studien über Anwendung von Klinoptilolith-Zeolith gegen Radioaktivität . . 250
16.16	Untersuchungen zum Einfluss von Cäsium 137 auf die Ultrastrukturen des Dünndarms von Laborratten und die Dekontaminierung durch verschieden Sorbenten 251
16.17	Was sind Strahlungen? 252
16.18	Was versteht man unter Strahlenkrankheit? 253
16.19	Spätschäden (stochastische Schäden) durch schwache Dosen von Radioaktivität – die Heimtücke der Strahlungen 253
16.20	Innere und äußere radioaktive Bestrahlung 255
16.21	Symptome der Strahlenkrankheit 255
16.22	Exogene radioaktive Bestrahlung 256
16.23	Sklerotisierung (Verhärtung) des Bindegewebes durch radioaktive Strahlung 256
16.24	Anwendungen von Klinoptilolith-Zeolith bei Menschen mit exogen erfolgter Kontaminierung 257
16.25	Wirkung von endogen aufgenommenen Radionukliden im menschlichen Körper 259
16.26	Verwendete Therapie-Zeitschemata 260
16.27	Warum Klinoptilolith-Zeolith und nicht Jod bei Jod 131-Kontaminierung? . . 261

Kapitel 17	**Bietet Klinoptilolith-Zeolith auch einen Schutz gegen elektromagnetische Feldstrahlung (EMF)?** **262**

Kapitel 18	**Studien und ärztliche Erfahrungsberichte über die Gesundheitsförderung wirkungsoptimierter Naturzeolithe** **265**
18.1	PMA-Zeolith (Panaceo-Mikro-Aktivierung) 265
18.2	Erfahrungsbericht einer Ärztin 266
18.2.1	Warum adjuvante Therapie mit PMA-Zeolith? 267
18.2.2	PMA-Zeolith als wichtiger Faktor für das Wohlbefinden der Krebspatienten 267

Inhaltsverzeichnis

18.3	PMA-Zeolith bei Reflux	268
18.4	PMA-Zeolith bei Reizdarmsyndrom	270
18.5	Wirkung von PMA-Zeolith auf das oxidative System von klinisch gesunden Frauen und Männern	271
18.5.1	Bewertung des Zustands des oxidativen Systems der Probanden vor der Applikation mit PMA-Zeolith	272
18.5.2	Bewertung des Zustands des oxidativen Systems der weiblichen Versuchspersonen vor der PMA-Zeolith-Applikation	273
18.6	Unterstützung der Leberfunktion durch PMA-Zeolith	274
18.7	PMA-Zeolith-Wirkungen bei Sportlern	277
18.7.1	Methodik	277
18.7.2	Ergebnisse	278
18.7.3	Interpretation	279
18.7.4	Hypothesen zur Wirkungsweise	281
18.8	Signifikanter Schutz der Darmwand durch PMA-Zeolith: Mit PMA-Zelith einem Leaky-Gut-Syndrom vorbeugen	282
18.9	Untersuchungen zur Wirkung von PMA-Zeolith-Creme als Schutz gegen Einflüsse der Haut vor Umweltschadstoffen	284
18.10	Mikronisierter Aktivierter Natürlicher Clinoptilolith (MANC-Zeolith)	288
18.11	Korngrößen der MANC-Zeolith-Partikel in mikronisiertem Pulver	288
18.12	Die MANC-Zeolit-in-vitro-Adsorption (Bindungsvermögen)	289
18.13	Bemerkung zu den nachfolgend angeführten wissenschaftlichen Studienarbeiten	290
18.14	Zusammenfassung der klinischen Daten und anschließende Bewertung	290
18.15	Ionenaustausch-Vermögen des MANC-Zeoliths (in-vitro-Untersuchungen) mit Ammonium und Histamin	291
18.16	Zur Wirkung von MANC-Zeolith auf das Redoxpotential	292
18.17	Nachweis der Wirkung von MANC-Zeolith an Hand des bioelektrischen Widerstands	293
18.18	Wirkung von MANC-Zeolith auf die Histaminkonzentration (IgG4) in Darm in Zusammenhang mit Nahrungsmittelunverträglichkeiten (NMU)	294
18.19	Nachweis des Detoxikationseffekts von MANC-Zeolith bei Aluminiumbelastungen des menschlichen Körpers	295
18.20	Die Bindung von Cäsium an MANC-Zeolith im Organismus von Mäusen	296
18.21	Schlussbemerkung	297

Kapitel 19	Synthetische (künstliche) Zeolithe schon etwas Alltägliches 298
Kapitel 20	Erfahrungen eines 90-Jährigen: Wie man sich in diesem Alter noch jung und gesund halten kann 302

Anhang

Biografische Daten 307

Literaturverzeichnis 308

Stichwortverzeichnis 329

Editorial

„Kein Teil kann gesund sein, solange nicht das Ganze gesund ist."

(Platon)

„Das Gros der Wissenschaftler denkt ausschließlich partikular". „Das gilt für alle Wissenschaften heute. Sie sind so organisiert, dass sie das Spezialwissen fördern. Aber über Spezialwissen allein kann man keine Weisheit erlangen. Spezialwissen ist Erbsenzählerei. Natürlich muss man auch die Erbsen zählen, um etwas quantitativ erfassen zu können. Aber Weisheit kommt nur aus Gesamtschau. Die wird nicht gefördert, sondern es wird, auch vom Wissenschaftssystem, die Einzelsicht und das Partikulare gefördert. Wenn ein junger Forscher einen Antrag an die Deutsche Forschungsgemeinschaft stellt, dann wird dieser Antrag nur bewilligt, wenn er sich ganz spezielle Einzelheiten zur Erforschung vornimmt. Es kümmert die Gutachter nicht, ob das, was er erforschen will, eine breite Bedeutung hat und unser Wissen in der Gesamtheit fördert."

(Friedrich Cramer, ehemaliger Direktor des
Max-Planck-Instituts für experimentelle Medizin, 2001)

„Glaubt ihr denn, dass ihr die junge Generation für solche schwierigen Probleme interessieren könnt, die den großen Zusammenhang betreffen?
Wenn ich von dem ausgehe, was ihr gelegentlich von der Physik in den großen Forschungszentren hier oder in Amerika erzählt, so sieht es doch so aus, als ob sich das Interesse gerade der jüngeren Generation fast nur den Einzelheiten zuwendet, als ob die großen Zusammenhänge beinahe eine Art von Tabu unterliegen. Man soll von ihnen nicht sprechen.
Könnte es hier nicht so gehen, wie im ausgehenden Altertum mit der Astronomie, als man sich durchaus damit begnügte, die nächsten Sonnen- und Mondfinsternisse mit überlagerten Zyklen und Epizyklen auszurechnen und das heliozentrische Planetensystem des Aristarch darüber vergaß? Könnte es nicht geschehen, dass das Interesse für eure allgemeinen Fragen völlig erlischt?"

(Elisabeth Heisenberg. In: Werner Heisenberg „Der Teil und das Ganze", 1973)

„Neun Zehntel unseres Glücks beruhen allein auf der Gesundheit. Mit ihr wird alles eine Quelle des Genusses: Hingegen ist ohne sie kein äußeres Gut, welcher Art es auch sei, genießbar."

(Schopenhauer)

„Gesundsein ist der größte Goldschatz eines Menschen und somit seine beste Kapitalanlage. Dafür muss er aber etwas tun."

(K. Hecht)

Wichtiger Hinweis

Die Medizin ist eine Wissenschaft, die seit Jahrhunderten ständigen veränderlichen Entwicklungen unterliegt, sich derzeitig in einer Krisensituation befindet und nicht mehr den Bedürfnissen der Menschen bezüglich einer echten Gesundheit gerecht werden kann. Das nähere Kennenlernen des Menschen als ein biopsychosoziales Wesen und Berufserfahrungen der ganzheitlich denkenden Ärzte geben Anlass neue Richtungen in der Medizin zu entwickeln, im Sinne einer sanften, gefahrlosen, humanen Medizin. Dazu gehören auch Silikate als therapeutische Mittel, die bereits in der Antike als Heilmittel Anwendung fanden: Tonarten, Siegelerde, Lehm, Löss, „Gletschermilch". Mit Bezug auf den weltbekannten Arzt Rudolf Virchow der Berliner Charité betonen wir nachdrücklich, dass die Medizin eine individuumsbezogene Lebenswissenschaft ist. Deshalb können z. B. Wirkstoffeffekte und ihre Dosierung bei jedem Menschen unterschiedlich sein. Zu diesen Erkenntnissen ist heute auch schon die klassische Mittelwertorganismuspharmakotherapie gekommen. Es wird zum Beispiel erwogen, in Zukunft Medikamente auf der Basis von Gentests zu dosieren.

Für die Angaben über Therapie- und Dosierungsempfehlungen, Therapieschemata, Applikationsformen können Autor und Verlag keine Gewähr übernehmen. Jedem Therapeuten wird empfohlen, die entsprechende Produktbeschreibung der Produzenten genau zu studieren und die Behandlung auf das Individuum auszurichten. Jedem Interessenten an den Natur-Silikaten wird empfohlen, sich mit einem Therapeuten zu beraten.

Wir haben in Kurzform, hochinformativ versucht, den neuesten wissenschaftlichen Erkenntnisstand der uns zugänglichen einschlägigen Literatur zu reflektieren.

Das Werk, einschließlich aller seiner Teile, ist urheberrechtlich geschützt. Jede Verwertung außerhalb der engen Grenzen des Urheberrechtsgesetzes ist ohne Zustimmung des Verlags unzulässig und strafbar. Das gilt vor allem für Vervielfältigung, Übersetzung, Mikroverfilmung und die Einspeicherung und Verarbeitung in elektronischen Systemen.

Vorwort

Unsere Bücher zur Wirkung von Klinoptilolith-Zeolith als natürlicher Bioregulator und Sanogenetikum (gesundheitsfördernder Wirkstoff) im menschlichen Körper (K. Hecht und E. Hecht-Savoley: Naturmineralien und Gesundheit. 2005, 2008 und Klinoptilolith-Zeolith, Siliziummineralien und Gesundheit (2008, 2010, 2011)) haben für uns überraschend eine große Resonanz im In- und Ausland ausgelöst. Diese Bücher haben, wie uns häufig schriftlich und fernmündlich mitgeteilt wurde, bei Fachleuten und Laien zu einer neuen ganzheitlichen Denkweise bei der Erhaltung und Wiederherstellung der Gesundheit und zum Verständnis für eine naturverbundene gesundheitsfördernde Lebensweise geführt.

Die gesundheitsfördernde Lebensweise erhöht die Lebenserwartung und hält biologisch jung, d. h. sie vermindert das biologische Altern. Das bewies die in England an 20.244 Menschen durchgeführte „Norfolk-Study" [Khaw et al. 2008]: Ergebnis: Menschen mit einem gesunden Lebensstil werden im Durchschnitt um 4 Jahre älter, als jene, die ungesund leben und ihr biologisches Alter ist um 14 Jahre jünger als das Kalenderalter.

Wenn nun zu der gesundheitsfördernden Lebensweise regelmäßig der siliziumrieche Naturzeolith verzehrt wird, besteht die Chance, noch günstiger abzuschneiden, als die gesunden Engländer der „Norfolk-Study". Denn Siliziumdioxid gilt seit der Antike als ein Verjüngungsmineral.

Die amerikanische Siliziumforscherin Edith Muriel Carlisle [1968] hat dies durch ihre Studienergebnisse für die Neuzeit bewiesen. Es ist daher logisch, dass das Interesse am Naturzeolith in den letzten 20 Jahren weltweit in steilem Anstieg begriffen ist. Das gilt aber nicht nur für den Bereich der Gesundheitsförderung, sondern auch für die Technik. Der Naturzeolith dient nämlich den Technikwissenschaften als Ionenaustauscher und Sorbent als Vorbild zur Herstellung von synthetischen Zeolithen. In Deutschland wird fast an allen Universitäten zu diesem Problem geforscht. Prof. Gies und Dr. Marler von der Ruhr-Uni-Bochum überschrieben schon 2004 einen Artikel: „Zeolith erobert unseren Alltag."

Jeder Autofahrer, der mit bleifreiem Benzin fährt, verdankt die Bleientfernung den synthetischen Zeolithen, die das Blei per Ionenaustausch aus dem Benzin entfernen.

In diesem Buch wird die Anwendung und Effektivität des Naturzeoliths für die Bereiche
- Prävention (vorbeugen, verhüten),
- Detoxhygiene (Entgiftung als Gesundheitsfürsorge),
- Ökologie (Lehre von der Beziehung des Menschen zu seiner Umwelt)

beschrieben.

Diese Schwerpunkte resultieren aus der Tatsache, dass die heutige Menschheit in einem umweltverschmutzten und stressigen Milieu leben muss, wozu dringend Hilfe benötigt wird.

In diesem Zusammenhang wird das Zwei-Komponenten-Wirkungs-Prinzip des Natur-Klinoptilolith-Zeoliths besonders herausgestellt.

1. Die verschiedenen strukturbedingten Wirkmechanismen, wie z. B. Ionenaustausch und Adsorption
2. Die Wirkung des im menschlichen Körpers aus dem Natur-Klinoptilolith-Zeolith freigesetzten kolloidalen Siliziumdioxids

Ich fühle mich auch veranlasst, überholte Vorstellungen im Vergleich mit dem aktuellen Erkenntnisstand zu korrigieren. Zum Beispiel im Kapitel „Aluminium, Aluminumsilikate, Aluminium-Alzheimer-Mythos".

Da Zeolith nicht gleich Zeolith ist und leider nicht alle Anbieter dieses siliziumhaltige Tuffgestein in der erforderlichen Qualität verkaufen, ist dem entgegen zu wirken. Dazu wird in dem Kapitel „Qualitätsmerkmale für Klinoptilolith-Zeolith" Stellung genommen.

Die dekontaminierende Wirkung des Klinoptilolith-Zeoliths gegenüber Radioaktivität wird im Zusammenhang mit den Reaktorkatastrophen in Tschernobyl und Fukushima und den bisher ungelösten Atommüllproblemen beschrieben. Geologische Zeolith-Endlager können eine mögliche Lösung sein.

Sie werden auch darüber informiert, was dieses Silikat als Fänger von überschüssigen Radikalen und bei der Entfernung von Schwermetallen aus dem menschlichen Körper zu leisten vermag.

Ein umfangreiches Literaturverzeichnis öffnet den Weg zu dem einschlägigen wissenschaftlichen Schrifttum.

Probieren Sie selbst die Lebenskraft verschaffende Wirkung des Naturzeoliths. Ich selbst verzehre dieses Urgestein seit mehr als 15 Jahren täglich als erstes Frühstück und bin mit 91 Jahren noch geistig und körperlich fit. Seit dieser Zeit habe ich keinen Grippeinfekt gehabt.

Danksagung

Erkenntnisse und Ideen zu diesem Buch verdanke ich den vielen fruchtbaren, kritischen Gesprächen mit meiner Frau Elena Hecht-Savoley, die mir mit ihrem Weitblick beträchtliche Unterstützung gegeben hat. Dafür möchte ich mich an dieser Stelle herzlich bedanken.

In bewährter Weise hat auch Frau Dipl. Ing. Anke Dahmen einen wesentlichen Teil zum Gelingen dieses Buches beigetragen. Für die kreative, technische Gestaltung bin ich ihr sehr dankbar. Für die wertvollen Anregungen danke ich meinen Kollegen Dr. sc. med. Hans-Peter Scherf und Dr. med. Axel Kölling sowie meinem Neffen, dem Heilpraktiker Peter Krönert.

Den Herren Jakob Hraschan, Dr. Horst Poosch und Dieter Maurer gilt mein aufrichtiger Dank für die Zurverfügungstellung von Studien zur gesundheitsfördernden Wirkung des PMA-Naturzeoliths.

Herrn Thomas Görner und Frau Ellen Görner danke ich für die Überlassung von Dokumenten über die Wirkung von MANC-Zeolith.

Dank gilt auch Herrn Klaus Hinkel, der mich zu diesem Buch angeregt und die Herausgabe im Spurbuchverlag gewährleistet hat.

Karl Hecht, Oktober 2015

Was gehört zum Gesundsein?

Zu Feiertagen, z. B. Geburtstagen und vor allem am Beginn eines neuen Jahres wünschen sich die Menschen gegenseitig beste Gesundheit. Gratulationskarten zu persönlichen Festtagen lassen größtenteils das Wort „Gesundheit" nicht vermissen.

Mit Gesundheit werden gewöhnlich Wohlbefinden, Leistungsfähigkeit, Zufriedenheit und Glücklichsein assoziiert und jeder Mensch strebt nach einem solchen Zustand. Besonders groß ist die Sehnsucht gesund zu sein, wenn man einmal krank ist.

Gesundsein ist ein Grundbedürfnis aller Menschen. Ohne eigene Leistung ist es aber unerfüllbar. Das wusste schon der griechische Philosoph Demokrit vor ca. 2.400 Jahren, als er an seine „Zeitgenossen" zur Bereitschaft Verantwortung für das Gesundsein zu übernehmen appellierte.

„Die Menschen erbitten sich Gesundheit von den Göttern; dass sie selbst Gewalt über ihre Gesundheit haben, wissen sie nicht."
[Demokrit 460-370 v. Christus, griechischer Philosoph]

Sebastian Kneipp (1821-1897), Pfarrer und Naturheilkundler, ermahnte ebenfalls seine Zeitgenossen zur vorbeugenden Gesundheit mit folgenden Worten:

„Wer nicht jeden Tag etwas Zeit für die Gesundheit aufbringt, muss eines Tages mehr Zeit für die Krankheit opfern."

Die häufig gebrauchte Formel „Vorbeugen ist besser als heilen" wird den berühmten Arzt Christoph Wilhelm Hufeland (1762-1836) zugeschrieben. Er schrieb zu seiner Zeit (1770) ein Buch: „Die Kunst das menschliche Leben zu verlängern". Von der dritten Auflage [1805] an hat er dem Titel „Makrobiotik" vorangestellt. Unter Makrobiotik verstand er eine bewusste Lebensweise, die auf die Erhaltung der „Lebenskraft" ausgerichtet ist. Dazu gab er folgende Erläuterungen: „Die Dauer des Lebens hängt nicht von „Zaubermitteln und Goldtinkturen" ab, sondern:

- von der Summe der Lebenskraft, die einer hat
- von der Gesundheit seiner Organe
- von der Intensität bzw. Extensität, mit der die Lebenskraft verbraucht wird
- von der Ersetzung des Verlorenen, um den Verbrauch einigermaßen auszugleichen.

Dr. Christoph Wilhelm Hufeland war Naturheilkundler. Während der Zeit in der er als Arzt in Weimar tätig war, zählten die deutschen Dichter Goethe, Herder und Schiller zu seinen Patienten. 1801 wurde er nach Berlin berufen und zum Direktor der Charité und zum ersten Dekan der medizinischen Fakultät der Berliner Universität ernannt. Gleichzeitig übte er das Amt eines Stadtrats für Gesundheitswesen im preußischen Innenministerium aus.

Was ist die Gesundheit?

Über den Begriff Gesundheit bestehen leider verschiedene Ansichten. Die Schulmedizin definiert Gesundheit als Freisein von organisch nachweisbaren Krankheiten.

Eine derartige Definition entspricht nicht den Realitäten. Das so genannte „Funktionelle Syndrom" bzw. somatoforme Störungen (ICD 10F) werden dabei nicht berücksichtigt. In der Gründungspräambel der WHO (Weltgesundheitsorganisation) wird Gesundheit wie folgt definiert: „Gesundheit ist der Zustand des vollständigen körperlichen, geistigen und sozialen Wohlbefindens und nicht das Freisein von Krankheiten und Gebrechen". In der Ottava-Charta 1986 wurde diese Definition wie folgt erweitert:

Gesundheit ist „als ein befriedigendes Maß an Funktionsfähigkeit in physischer, psychischer, sozialer und wirtschaftlicher Hinsicht und von Selbstbetreuungsfähigkeit bis ins hohe Alter" aufzufassen [WHO, 1987].

Ich persönlich habe dazu folgenden Einwand: Gesundheit ist ein abstrakter Begriff. Deshalb bevorzuge ich es, den Begriff „Gesundsein" zu gebrauchen. Gesundsein kann man gut für jeden Menschen individuell beschreiben und sogar in bestimmter Weise messen. Gleichzeitig kann jeder Mensch seine eigene Vorstellung von seinem Gesundsein als Ziel oder als Sinn seines Lebens formulieren. Eine gewisse Orientierung dazu gibt die zweite Gesundheitsdefinition der WHO. In dieser sehe ich die Selbstbetreuungsfähigkeit bis ins hohe Alter als einen wichtigen Fakt.

Was ist Krankheit?

Bezüglich einer Krankheitsdefinition gibt es viel mehr Unklarheiten als bei der Definition der Gesundheit.

Man wird in den einschlägigen Lehrbüchern kaum eine allgemeingültige brauchbare Krankheitsdefinition finden. Die Zersplitterung der Medizin in viele Fachdisziplinen führte zu einer Inflation von Krankheitsdefinitionen. Der US-amerikanische psychosomatische Arzt und Psychiater H. Weiner [1990] bemerkt dazu kritisch:

> „Krankheiten sind von Menschen entworfene Begriffskategorien, welche den Menschen aufgestülpt werden. Sie können in manchen Fällen angemessen sein, in anderen aber nicht".

Dazu gibt er folgende kritische Einschätzung [Weiner 1990]: *„Die Grenzen zwischen Gesundheit, Störungen und Leiden sind also verwischt. Sie sind es auch aus anderen Gründen: Symptome (besonders, wenn sie mit Bedeutungen, Glaubensvorstellungen über Leiden und Absichten durchtränkt sind) und Verhalten können nicht von Gepflogenheiten losgelöst betrachtet werden, die ihrerseits vielfältig sind und unter dem Einfluss religiöser, politischer, ökonomischer und sozialer Normen stehen. Normen, seien es physiologische, immunologische, biochemische oder verhaltensmäßige, sind schwer zu fassen. Sogar die ‚harten wissenschaftlichen' Merkmale wechseln je nach Geschlecht, ethnischer Zugehörigkeit, Alter, Tages- und Jahreszeit."*

Pathologisierung der Medizin

Die heute sich entwickelnde Kommerzialisierung der Medizin [Unschuld 2009] führt zu einer Inflation der Erfindung neuer Krankheiten. Allen Frances [2013] beweist dies in seinem Buch: „Normal. Gegen Inflation psychischer Diagnosen." Darin übt er Kritik am Diagnostikmanual für psychiatrische Erkrankungen (DSM-5 = Diagnostic and Statistical Manual of Mental Disorder). Er kritisiert die „Pathologisierung der Medizin" (Krankmachung der Gesunden) und meint, wenn das so weiter geht, gibt es keine gesunden Menschen mehr auf unserem Planeten. Unter anderem führt er an: Ein Mensch, den man 1980 für normal hielt, wenn er ein Jahr lang um seinen nahen Angehörigen trauerte, wird ab 1994, wenn er zwei Monate Trauerzeit benötigt, schon als nicht mehr normal eingeschätzt und behandelt. Seit Mai 2013 soll schon nach wenigen Wochen die Behandlung des Trauernden einsetzen.

Bei Menschen mit vorübergehender Gemütsschwankungen ist nach DSM-5 sofort die Diagnose „Depression" zu stellen und entsprechend medikamentös zu behandeln. Früher war Aufklärung des Patienten über seinen Gemütszustand als Erstes angezeigt. Allen Frances prangert die Verabreichung von Antidepressiva (depressionsbeseitigende Mittel) mit folgenden Zahlen an. Antidepressiva erhalten in den USA:

21 % der Frauen
11 % der Männer
4 % der Teenager
4 % der Kinder: Ritalin
25 % der Pflegefälle: Neuroleptika

[Frances 2013]

Auf anderen medizinischen Gebieten sieht es mit der Krankmachung der Gesunden ähnlich aus, zum Beispiel bei den Herz-Kreislauferkrankungen [Hecht und Scherf 2012]

Abstufungen zwischen Gesundsein und Kranksein

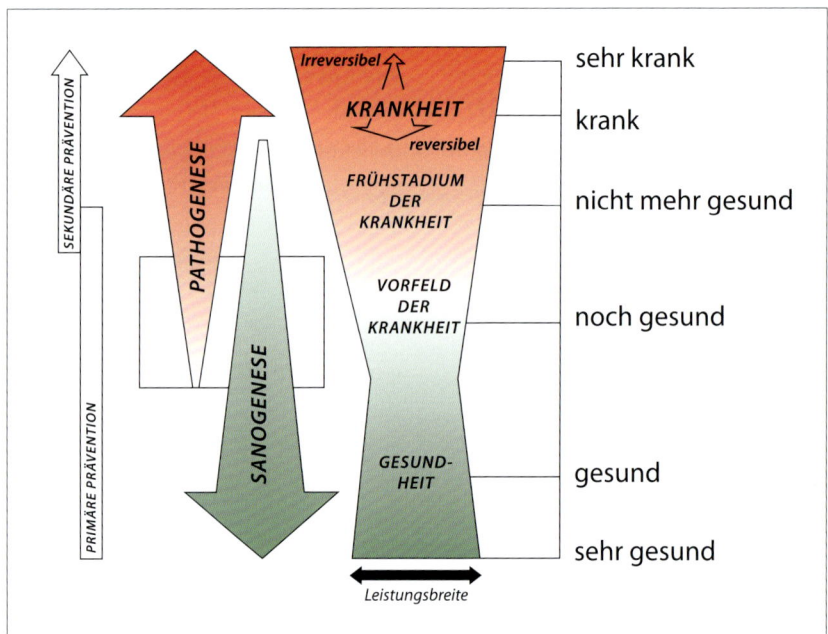

Abbildung 1:
Modell der Gesundheits-Krankheits-Beziehung
[nach Hecht 1984]

Die Grenze zur Gesundheit ist keine abrupte Übergangsfunktion, sondern ein fließender Übergang mit vielen „Grauzonen". Darauf verwies bereits Ibn Sina, auch unter dem Namen Avicenna bekannt (980-1037). Er klassifizierte sechs Abstufungen zwischen Gesundheit und Krankheit.

Man muss auf jeden Fall gesund, prämorbide Phase (Vorfeld der Erkrankung), Frühstadium und Krankheit unterscheiden [Hecht 1984]. In Anlehnung an das Modell von Avicenna klassifizierten wir [Hecht 2001, Anske 2003] mit objektiven Messungen mittels der Chronopsychobiologischen

Regulationsdiagnostik [Übersicht: Hecht 2001] sechs verschiedene Abstufungen: sehr gesund, gesund, noch gesund (prämorbide Phase), nicht mehr gesund (Frühstadium), krank und sehr krank.

Mit einer derartigen diagnostischen Abstufung zwischen Gesundheit und Krankheit sind differenzierte therapeutische und prophylaktische Wirkungsstrategien im Sinne der primären und sekundären Prävention möglich.

Die Pathogenese (Pathos = Krankheit) ist ein in der Medizin geläufiger Begriff, der sich einseitig auf die Krankheitsentstehung und -entwicklung orientiert. Die Sanogenese ist weniger bekannt.

Die Sanogenese ist der Gesamtprozess im Rahmen der Selbstregulation des Gesundsein (Sanos = Gesundheit)

Hecht [1984] beschreibt Sanogenese als einen komplexen autoregulatorischen Prozess, mit welchem Adaptations-, Schutz- und Selbstheilungsfunktionen stimuliert werden. Der Ansatz der Prävention und Therapie ist die Sanogenese. Sie muss gestärkt und gefördert werden. Dazu braucht man Sanogenetika (Gesundheitsfördernde Mittel und Methoden). Naturzeolith und Montmorillonit sind Sanogenetika.

Die Medizin ist eine Individualdisziplin

Die Medizin ist eine individuelle Disziplin. Jeder Mensch auf unserem Planeten ist unwiederholbar und lässt sich nicht in „statistische Mittelwertkorsetts" einzwängen, wie es häufig getan wird.

Die Bedeutung des Individuums in der Diagnostik und Therapie hat der bekannte Charité-Professor Rudolf Virchow schon 1869 auf der Naturforscherversammlung in Innsbruck in einem Grundsatzvortrag hervorgehoben. Die Medizin war, bleibt und wird auch immer eine Individualdisziplin sein, wenn wir Ärzte die Menschen gesund halten oder machen wollen.

Krankheit beginnt mit der Einschränkung der Regulation

Im gleichen Vortrag 1869 in Innsbruck äußerte sich Virchow auch darüber, wo er das Ende der Gesundheit und den Anfang der Krankheit sieht.

„Die bekannte wunderbare Adaptationsfähigkeit der Körper, sie gibt zugleich den Maßstab an, wo die Grenze der Krankheit ist. Die Krankheit beginnt in dem Augenblick, wo die regulatorische Einrichtung des Körpers nicht ausreicht, die Störung zu beseitigen. Nicht das Leben unter abnormen Bedingungen als solches erzeugt Krankheit, sondern die Krankheit beginnt mit der Insuffizienz (nicht mehr voll funktionsfähig; der Autor) des regulatorischen Apparats". [Virchow 1868]

Dazu sollen nachfolgend zum besseren Verständnis zwei wesentliche Funktionsprinzipien unseres Organismus kurz erklärt werden. Selbstregulation (regula – Richtschnur, Norm) und Adaptation (Anpassung).

Auto-(Selbst)regulation des Menschen

Die menschlichen Lebensfunktionen werden sein ganzes Leben so reguliert, dass sie in einem gewissen Gleichgewicht innerhalb des Körpers und mit seinen Umwelt- bzw. Umfeldbedingungen ablaufen. Man nennt dieses Gleichgewicht „Homöostase". Diese verläuft nicht linear statisch, sondern oszillierend (rhythmisch, schwankend). Wenn eine Anforderung oder ein starker Reiz einwirkt, wird diese Regulation ausgelenkt, um sich neu einzustellen.

Die psychophysiologischen Prozesse eines Menschen sind so eingestellt, dass sie beim Gesunden stets wieder in das Gleichgewicht gelangen, wenn sie durch äußere oder innere Einflüsse Veränderungen unterliegen.

Der russische Physiologie Professor Dr. Pjotr Anochin formulierte die „goldene Regel der Norm". Sie besagt, dass der einem Individuum innewohnende Schutzmecha-

Abbildung 2: Modell der regulatorischen Arbeitsweise biologischer Systeme mittels Periodenvariabilität.

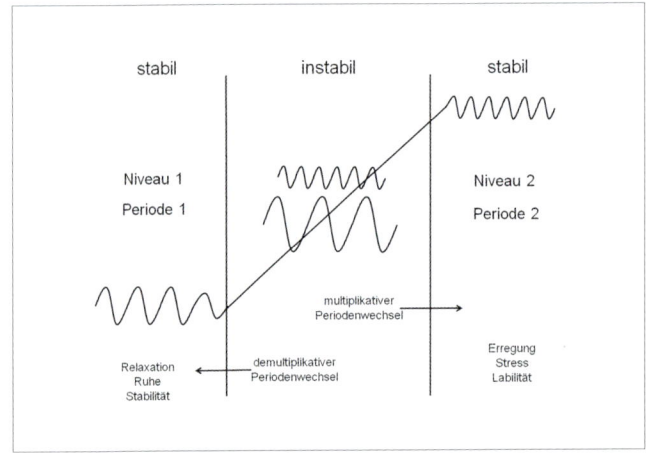

nismus beim Gesunden stets stärker ist als die maximale Abweichung von der Norm. Die Wiederherstellung des Gleichgewichts erfolgt somit auch dann, wenn die Anpassungskapazität eines Organismus bis zur äußersten Grenze belastet wird.

Mit dieser grundlegenden Funktion, die als Auto- oder Selbstregulation bezeichnet wird, ist der gesunde Mensch in der Lage, den meisten Umwelteinflüssen gerecht zu werden. Die Autoregulation ist eine Funktion, die uns bei der Geburt mitgegeben wird, damit wir „unverwundbar" sind.

Damit besitzt der gesunde Mensch eigentlich erhebliche Reserven und eine große Widerstandsfähigkeit gegen Krankheitserreger und schädliche Einflüsse.

Adaptation – Anpassung – das Lebensprinzip

Durch die Selbstregulation ist es den Menschen möglich, sich an bestimmte extreme Umweltbedingungen anzupassen (zu adaptieren). Dazu ein aktuelles Beispiel.

Die deutsche Fußballnationalmannschaft hat sich unter ungewohnten extremen Bedingungen in Brasilien den Weltmeistertitel geholt. Bei 30°C Temperatur und 90% Luftfeuchtigkeit musste ein Tempospiel von 90 Minuten durchgestanden werden. Das konnte nur durch Training der Selbstregulation erreicht werden.

Existenzleistungskapazität erlernen

Kybernetisch gesehen ist der Mensch ein offenes funktionelles System, welches mit der gesamten Umwelt, einschließlich der sozialen Umwelt, einen geschlossenen, unermesslich vernetzten Regelkreis bilden muss, um eine optimale Existenzleistungskapazität zu erreichen. Da die Umwelt des Menschen, einschließlich der sozialen Beziehungen, ständigen mehr oder weniger ausgeprägten Veränderungen unterliegt, muss sich das funktionelle System Mensch ständig, meistens sehr schnell, auf diese Veränderungen einstellen. Dieser Prozess wird als Adaptation bezeichnet. (Adaptation; lateinisch: adaptare = anpassen).

Unter Adaptation wird ein aktiver Prozess verstanden, der einem Menschen die Fähigkeit verleiht, bei kurzfristigen oder langdauernden Einwirkungen sein psychophysiologisches funktionelles System so zu optimieren, dass sein Gleichgewicht zur Umwelt „flexible Stabilität" besitzt. Diese flexible Stabilität reflektiert Wohlbefinden, Leistungsstärke, Lebensqualität.

Einwirkungen von außen können sein: alle natürlichen und künstlichen Umweltreize wie das Wetter, Hitze, Luftfeuchtigkeit, Licht, akustische Reize, Stress, Anforderungen verschiedener Art, soziale Beziehungen usw. Aber auch aus dem Inneren des Menschen können Einwirkungen kommen, z. B. Schmerzen, Bauchbeschwerden (bei zu viel Essen und Trinken), Durst, Hunger, Konflikte u. a.

Willensstärke, Selbstbeherrschung, gewollte Selbstdisziplin fördern die Adaptionsfähigkeit

Diese Adaptation, eine Dauerfunktion im Leben eines gesunden Menschen, wird durch die neuronale Plastizität (funktionelle Plastizität des Gehirns) gewährleistet. Bei einem geistig und körperlich aktiven Menschen können Nervenzellen des Gehirns sogar bis zum Lebensende nachwachsen.

Beim Menschen handelt es sich um eine psychophysiologische Adaptation, welche der Aufrechterhaltung des gesamten funktionellen Gleichgewichts des Individuums dient und vom Gehirn dieses Individuums kontrolliert und gesteuert wird. Die Optimalität und Qualität des individuellen adaptiven Prozesses gewährleistet die
- Adaptationsbreite,
- Adaptationsflexibilität und
- Adaptationsreserve.

Die Adaptationsbereite ist groß, wenn der Mensch jeder Umweltveränderung, z. B. jeder Anforderung, gelassen und ohne sonderbare Anstrengung gerecht werden kann, z. B. war dies bei der deutschen Mannschaft während der Fußballweltmeisterschaft der Fall.

Die Adaptationsflexibilität ist gut ausgebildet, wenn der Mensch sehr rasch, blitzartig auf erforderliche Umweltveränderungen zu reagieren vermag.

Der Mensch verfügt über eine große Adaptationsreserve.

Er kann in bestimmten Situationen Energien aufbringen, die sehr hohe Leistungen kurzzeitig oder auch längerzeitig ermöglichen. Das hat die deutsche Fußballnationalmannschaft unter den extremen klimatischen Bedingungen bei der Weltmeisterschaft 2014 in Brasilien überzeugend demonstriert.

Diese Adaptationsmechanismen haben sich im Laufe der Evolution des Menschen herausgebildet. Die Adaptationsfähigkeit war stets ein Kriterium für das überleben. Somit stellte die Fähigkeit zur Adaptation ein Kriterium für die Erhaltung der Art Mensch dar.

Überforderung der Adaptionsfähigkeit – das gegenwärtige Problem

In den letzten 100 Jahren und noch mehr in den letzten 50 Jahren hat sich in einer für die Evolution des Menschen sehr kurzen Zeitspanne die Umwelt des Menschen gravierend verändert. Wir haben uns eine Welt geschaffen, die für uns nicht geschaffen ist! Damit wird auf die Grenzen der Adaptionsfähigkeit hingewiesen, weil die Selbstregulation versagen kann, wenn diese dauerhaft überschritten werden.

Drei Stufen der Selbstregulation

1. Das vorhandene Fitnessvermögen wird genutzt

Es erfolgt eine Leistungssteigerung durch Veränderung des gesamten Regulationsniveaus (Nerven-, Hormon- und Immunsystem). Damit wird die Belastung nicht als Belastung wahrgenommen. Das ist z. B. der Fall bei einem gut trainierten Sportler oder überhaupt bei Menschen, die sich in einer guten psychophysischen Kondition befinden.

2. Der Körper hilft sich selbst

Der Körper entwickelt Strategien, die die Beanspruchung der funktionellen Systeme bei Belastung vermindern, z. B. durch Mobilisierung von Energiereserven, wie das in der Regel beim Eustress der Fall ist. In beiden Fällen funktioniert die Autoregulation gut und bietet Schutz vor Überforderung und Krankheit.

3. Der Ausfall der Autoregulation

Das Ungleichgewicht zwischen Überforderung und Leistungsvermögen kann mit eigenen Regulationsmechanismen nicht beseitigt werden, weil die psychophysiologische Regulation partiell oder ganzheitlich gestört ist oder bereits war. Die Autoregulation setzt aus. In solchen Fällen tritt im Sinne Virchows Krankheit auf und die Selbstregulation muss durch entsprechende Maßnahmen gestärkt werden. Wenn das nicht geschieht, wird der Mensch chronisch krank.

Leider ist gegenwärtig die Tendenz der chronischen Erkrankungen steigend (z. B. Allergien, Rheuma, Burnout, Schlaganfall, Demenz, Diabetes mellitus, Tumore).

Laut Statistiken hat es noch niemals so viele chronisch Erkrankte gegeben, wie in unserer Gegenwart. Burnout, welcher heute häufig vorkommt, ist ein Aussetzen der Autoregulation und gleichzeitig eine Einschränkung der Adaptationsfähigkeit. Diese drückt sich in vielen Krankheiten aus, wie zum Beispiel Herzinfarkt, Schlaganfall, Diabetes mellitus, Krebserkrankung, Depression, Schmerzen.

Lebensstil naturgemäß gestalten

Progressive Ärzte empfehlen schon jetzt vielen Patienten zum Gesundwerden ihren Lebensstil zu verändern. Dazu gehören:

- sich täglich bewegen (1-2 Stunden), Wandern, Nordic Walking oder andere Ausdauersportarten
- Mäßigkeit in der Ernährung
- gesunder Schlaf
- rhythmische Lebensweise
- Kontakt zur Natur suchen
- positive Emotionen und optimistische Lebenseinstellung
- Körper entgiften
- ausreichende Versorgung mit Mineralien. Zu empfehlen: Klinoptilolith-Zeolith und andere Silikate
- Stress beherrschen lernen
- Fähigkeit zur Relaxation aneignen
- keine Genussmittel
- Zurückhaltung mit Medikamenten (Beipackzettel bezüglich der Nebenwirkungen lesen)

Abb. 3 (links): Erholsamer Schlaf. Wichtige Grundlage des Gesundseins.

Abb. 4 (rechts): Mäßig und natürlich essen.

Abbildungen 5 (ganz unten): Körperbewegung: regelmäßig, richtig und fröhlich.

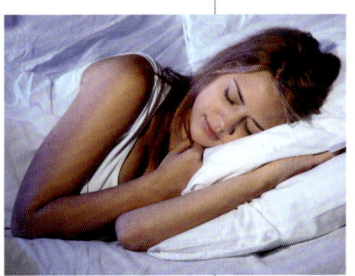
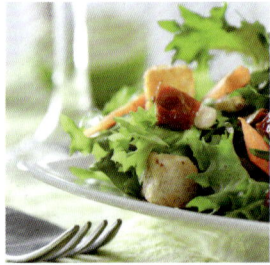
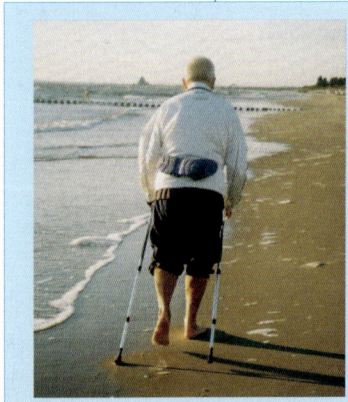
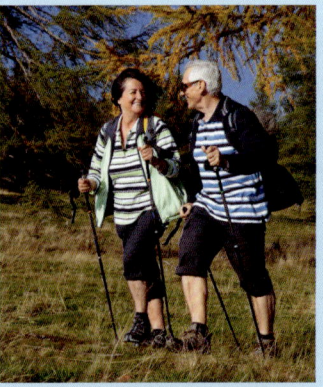
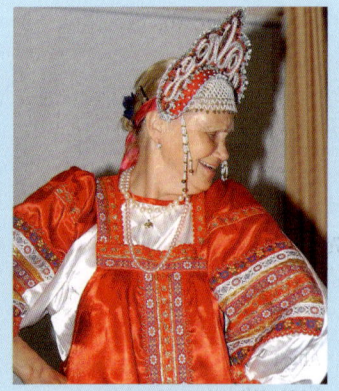

„Wir sind nicht für diese Welt geschaffen, die wir uns geschaffen haben"

Dieses Postulat stammt von Dr. Martin Moore-Ede, Professor für Chronophysiologie an der Medizinischen Fakultät der berühmten Harvard-Universität (USA) [Moore-Ede 1993]

Wie sieht diese Welt aus, die sich der Mensch geschafften hat und die für ihn zum gesunden Leben nicht geeignet ist?

Ohne Anspruch auf Vollständigkeit zu erheben, sollen einige Punkte angeführt werden.

Was hat sich verändert in den letzten 50 Jahren?
- Die gesamte Umwelt
- der Lebensstil der Menschen
- die Entfernung von der Natur durch Megastädte.
- Dazu kommen schleichende Vergiftung durch chemische Stoffe in der Luft, im Boden, in der Nahrung und im Wasser durch Verkehr und Industrie.

Weiter:
- Lärm und Elektrosmog
- psychosozialer Stress
- Angst
- Verweichlichung der Menschen, besonders der jungen Generation durch Bequemlichkeit (Computer)
- extensiver Bewegungsmangel
- Störung der biologischen Rhythmen (selbst erzeugtes „Jetlag-Syndrom")
- Vitamin- und Mineralienmangel in den pflanzlichen Produkten
- Autotoxikation durch Alkohol, Tabak, Coffein u. a.
- Übermedikation, besonders bei älteren Menschen

Technosierung und Chemonisierung haben unsere Umwelt zu unseren Ungunsten grundlegend verändert. „Wir unterliegen zum Beispiel einer schleichenden Vergiftung". Dieser Satz stammt von Prof. Dr.

David Servan-Schreiber aus seinem Antikrebsbuch [2008].

An den meisten chronischen Erkrankungen ist die globale schleichende Vergiftung der Menschen beteiligt. Wie wir wissen, sind alle sogenannten Umweltkonferenzen, an denen sich Politiker fast aller Länder der Erde beteiligt haben, ohne greifbares Ergebnis ausgegangen. Die Politik versagt und die Menschen leiden und sterben. Wie die Realität aussieht, sollen folgende Beispiele demonstrieren.

Giftalarm im Mutterleib

Im Spiegel Nr. 39 vom 27.09.2010 war zu lesen: „Giftalarm im Mutterleib!". In diesem Artikel wird über die US-amerikanische Ärztin Frederica Perera berichtet, die nachwies, dass Umweltchemikalien in die Gebärmutter von Schwangeren eindringen und Schädigungen der Föten verursachen. Kranke Kinder sind die Folge. In diesem besagten Spiegelartikel aus dem Jahr 2010 werden auch Ergebnisse einer von der USA-Regierung beauftragten Expertengruppe angeführt. Es wurde Blut und Urin von Erwachsenen entnommen, um das Vorhandensein von Umweltchemikalien zu prüfen. Dem Spiegelbericht zufolge wurden bis zu 212 Chemikalien bei einzelnen Menschen festgestellt.

Entgiftung des Körpers des Krebskranken

In dem bekannten Antikrebsbuch des französischen, in den USA forschenden Arztes David Servan-Schreiber wird ein großes Kapitel „Krebs und Umwelt" der Bedeutung der Umweltchemikalien bei der Entstehung der Krebserkrankung gewidmet. Eine seiner wichtigsten Therapieempfehlungen lautet: **Entgiftung des Körpers des Krebskranken.** Er hatte selbst eigene Erfahrungen mit dieser bösartigen Erkrankung. Eine erfolgreiche Therapie sollte immer mit einer Entgiftung beginnen.

Schleichende Vergiftung auch bei Ministern und Parlamentariern

In diesem Buch zitiert er auch wissenschaftliche Ergebnisse einer Detoxikationskampagne der Europäischen Sektion des WWF [Campagne Detox des WWF; World Wildlife Fund, 2005, ww.panda.org/detox]. In dieser Kampagne werden in großem Stil Blut und Urin von freiwilligen Erwachsenen nach 109 Umweltchemikalien untersucht. David Servan-Schreiber führt eine Person an, bei der 42 derartige Stoffe von den 109 gefunden wurden. Einen weiteren Bericht von David Servan-Schreiber (den ich persönlich hoch geschätzt habe, leider ist er 2012 verstorben) möchte ich in einen Zitat darlegen.

„Bei der Studie wurden auch 39 Mitglieder des Europaparlaments und 14 Minister für Gesundheit und Umwelt aus verschiedenen europäischen Ländern untersucht. Sie alle wiesen beträchtliche Mengen an Schadstoffen auf, deren Giftigkeit für Menschen nachgewiesen ist. 13 chemische Rückstandsprodukte (Phthalate und Perfluorverbindungen) wurden bei allen Parlamentsabgeordneten nachgewiesen, bei den Ministern fand man Spuren von 25 chemischen Substanzen, darunter Flammschutzmittel, zwei Pestizide und 22 PCB (polychlorierte Bisphenyle). Diese Form der schleichenden Vergiftung ist weder auf Abgeordnete noch auf Europäer beschränkt: In den USA fanden Wissenschaftler der Centers for Disease Control in Blut und Urin von Amerikanern aller Altersgruppen 148 giftige Chemikalien."

Als Literaturquelle führt er dazu folgende an: Campagne Detox du WWF. World Wildlife Fund, 2005 (zugänglich unter www.panda.org/detox).

Centers for Disease Control and Prevention (2005), Third National Report on Human Exposure to Environmental Chemicals. Atlanta, USA (Zentrum für Erkrankungskontrolle und Prävention, 2005, Dritter Nationaler Bericht über die Belastung des Menschen mit Umweltchemikalien).

Servan-Schreiber beschreibt in seinem Krebsbuch ausführlich, wie durch Giftstoffe Entzündungen ausgelöst werden und diese damit die Grundlagen für die Entstehung der Krebserkrankung bieten.

Die schleichende Vergiftung, wie David Servan-Schreiber die nachweisbaren Gifte im menschlichen Körper bezeichnet, betrifft heute die meisten Menschen auf unserem Planeten.

Ein besonders hohes Risiko besteht aber für die Übergewichtigen. Gifte setzen sich im Fettgewebe fest (sie gelangen über die überforderte extrazelluläre Matrix in das Bindegewebe, zu dem das Fettgewebe gehört) und verursachen Entzündungen, die wiederum Auslöser für Erkrankungen sind, darunter auch Krebserkrankungen [Servan-Schreiber 2008].

Das Gift lauert überall

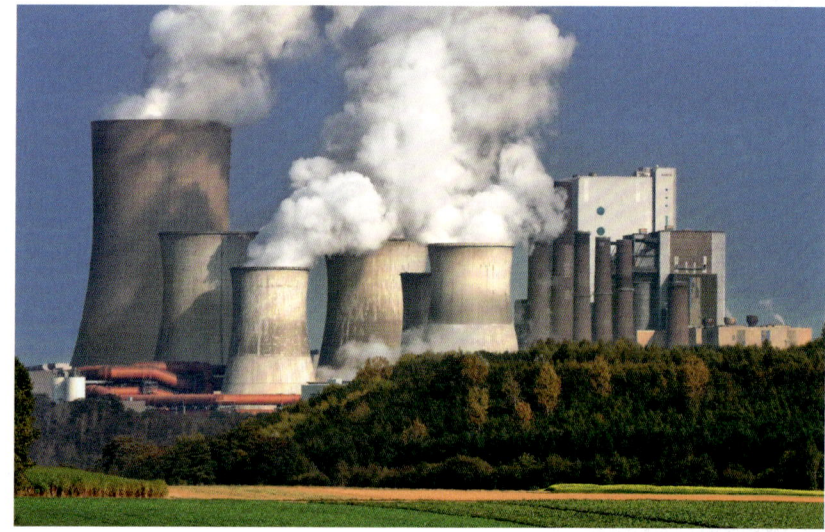

Abbildung 6: Schadstoffe aus Kohlekraftwerken machen krank. Die Folgekosten für Gesundheitswesen und Volkswirtschaft betragen in Deutschland bis zu 6,4 Milliarden EURO pro Jahr.
[Deutsches Ärzteblatt, 03.05.2013, Jhrg. 110, Heft 18]

Die Giftstoffe werden aufgenommen durch Einatmen aus der Luft, durch Trinken aus dem Wasser und durch die Nahrung. Fast wöchentlich hören und lesen wir über Nahrungsmittelskandale: Gift in Eiern, verdorbenes Fleisch, schädigende Zusatzstoffe in Bio-Lebensmitteln, Arsen in Meeresprodukten usw.

Wer sich zum Abendessen Meeresprodukte auftischen lässt, muss größtenteils damit rechnen, dass er am nächsten Morgen bei der Blutuntersuchung eine erhöhte Konzentration an Arsen bestätigt bekommt. In den Ozeanen und Flüssen sind erhöhte Konzentrationen von Arsenverbindungen nachgewiesen worden. Diese werden von Fischen, Garnelen, Hummern und Pflanzen aufgenommen und gelangen mit den Meerestiermahlzeiten in den menschlichen Körper.

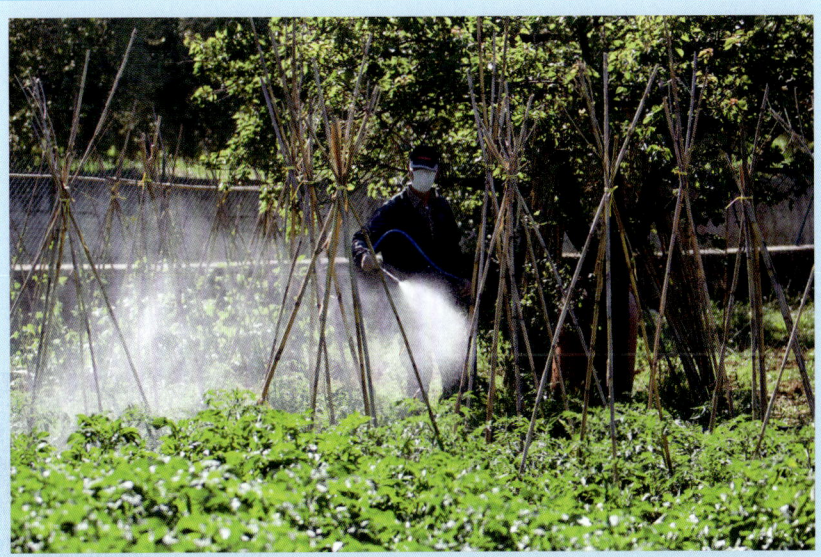

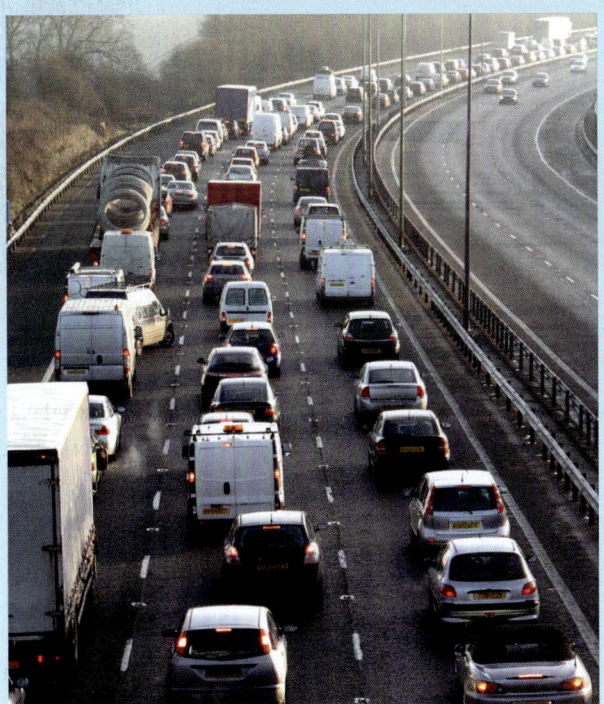

Abbildung 7 und 8:
Wie von der Weltgesundheitsorganisation (WHO) kürzlich berichtet, sind weltweit pro Jahr rund acht Millionen Todesfälle auf die Folgen von Luftschadstoffen zurückzuführen. Die Luftverschmutzung im Freien sowie in den Häusern ist mittlerweile eine der größten umweltbedingten Gesundheitsgefahren. Davon 4,3 Mio. durch häusliche Luftverschmutzung sowie 3,7 Mio durch Umgebungs-Luftverschmutzung. Die Beweise dafür häufen sich. (Häusliche Luftverschmutzung: Rauchen, Brennstoffe für Heizen und Kochen, Reinigungsmittel, etc.
Umgebungs-Luftverschmutzung: Abgabe von Auto, LKW, Flugzeugen und Industrie, Kraftwerke, Landwirtschaft, etc.)

Laut WHO (2014) hat sich die geschätzte Anzahl der weltweiten jährlichen Sterblichkeitsrate aufgrund verschmutzter Luft mehr als verdoppelt: von 3,3 auf 8 Millionen. Dies ist höchst dramatisch und veranschaulicht die Notwendigkeit der weiteren Beobachtung mittels Studien.
(WHO 2014)

Zeolith entfernt Arsen nach Fischmahlzeiten

Wir haben eine derartige Untersuchung an Personen, die am Abend eine Fischmahlzeit mit Garnelen zu sich genommen hatten, vorgenommen. Diese wiesen am nächsten Morgen im Blut eine bis zu 6-fache Erhöhung der Arsenwerte gegenüber den Referenzwerten aus. Da diese Personen regelmäßig Klinoptilolith-Zeolith einnahmen, war das Arsen innerhalb von 24 Stunden wieder ausgeschieden.

Fehlende Mineralien

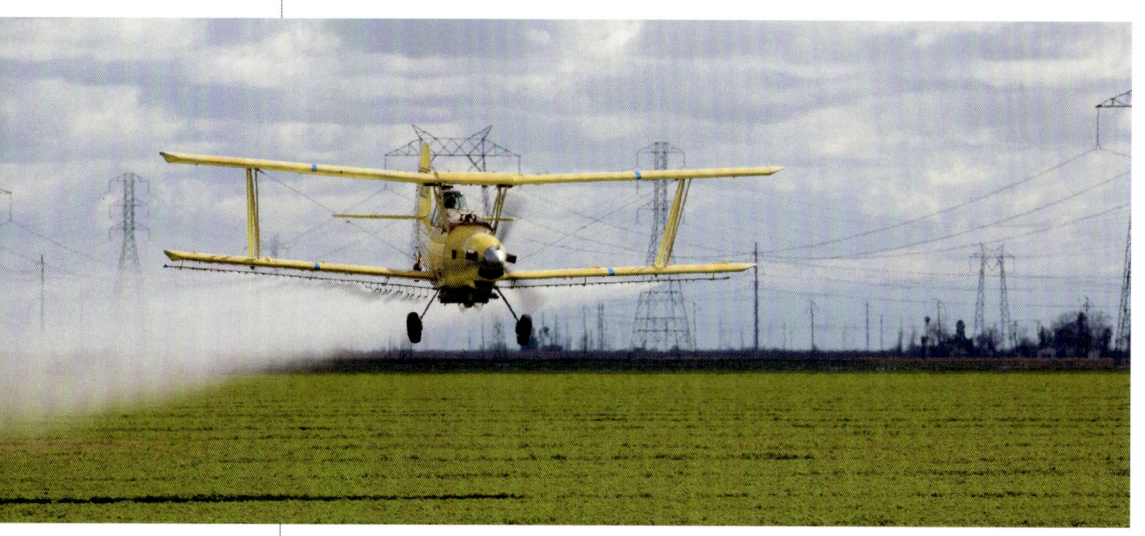

Abbildung 9: Pestizidanwendung auf den Feldern
(Foto: shutterstock)

Durch Hochzüchtung von Gemüse und Obst durch Bearbeitung der pflanzlichen Produkte sowie durch die unnatürliche Bodenbearbeitung und nicht artgerechte Haltung von Nutzvieh enthalten die meisten heute angebotenen Lebensmittel nicht mehr die Menge an Mineralien, wie sie zum Beispiel vor 100 Jahren ausweisen. Die Folge davon ist Mineralmangel bei Menschen und somit ein Gesundseinverlust der heute vielfach noch nicht erkannt ist. Die schleichende Vergiftung und der Mangel an elementaren lebenswichtigen Mineralien verursachen chronische Erkrankungen: Allergien, Autoimmunerkrankungen, psychische Störungen und neurogenerative Erkrankungen sowie vorzeitiges biologisches Altern. Giftstoffe verursachen auch oxidativen Stress.

Toxische (giftige) Umwelt Wohnmöbel

Zur Umwelt des Menschen gehört auch die Wohnung, Möbel, Teppiche, Anstriche, Bodenbeläge. Sie enthalten oft Giftstoffe, die täglich in Spuren von den Menschen eingeatmet werden. Möbel aus Kunststoffen und Plastik enthalten Toxine (Giftstoffe). In Neubauwohnungen ist oft das giftige Formaldehyd nachgewiesen worden. Untersuchungen haben gezeigt, dass häufig in der Wohnungsluft in Berlin mehr Giftstoffe nachgewiesen wurden, als in der Außenluft.

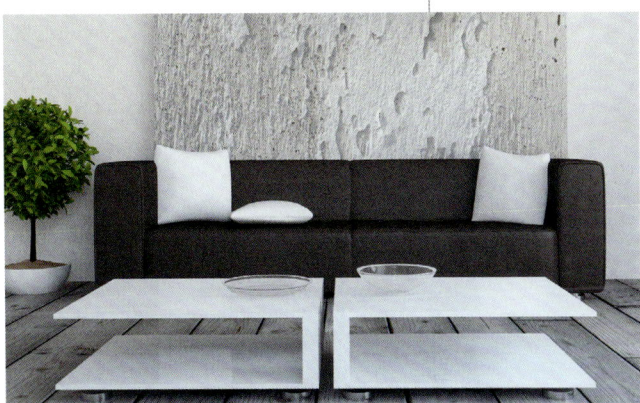

Abbildung 10: Wohnung mit Kunststoffmöbeln belastet die Menschen mit Giftspuren.

Giftspuren in Nahrungsmitteln und Getränken

Getränke aus Plastikflaschen enthalten Bisphenole, die hormonelle Störungen, vor allem bei Kindern, auslösen können. Männer sollen durch die Bisphenole „verweiblichen" und sexuelle Störungen bekommen. Unsere Nahrung, Trinkwasser und Getränke enthalten verschiedenste Schadstoffe, wie aus den permanent erscheinenden Berichten der verschiedenen Verbraucherorganisationen hervorgeht. Zum Beispiel sind zu nennen: Konservierungsmittel, Farbstoffe, Stabilisatoren, Geschmacksverstärker, Herbizide, Schwermetalle, z. B. Blei im Blattgemüse.

Aus der Luft sind es Rußpartikel verschiedener chemischer Zusammensetzung von Abgasen der Verkehrsmittel und der Industrie.

Völlig unterschätzt werden Elektrosmog und Radioaktivität. Den Ernst dieser schleichenden Vergiftung erkennen immer mehr prominente Persönlichkeiten.

Sie äußern sich öffentlich warnend in Artikeln und Büchern. Als Beispiel möchte ich das Buch des bekannten Fernsehschauspielers Hannes Jaenicke anführen: „Die große Volksverarsche. Wie Industrie und Medien uns zum Narren halten." [2013] Gut recherchiert und für einen Schauspieler beachtenswert gut wissenschaftlich fundiert, beschreibt er anschaulich, wie Industrie aus Profitgründen auf das Gesundsein der Menschen und deren Umwelt keine Rücksicht nimmt.

Blei und Cadmium im Großstadtgartengemüse

Gift im Gartenkraut

Gemüseanbau in der Stadt – eine Gesundheitsgefahr?

„Wer sein Gemüse im eigenen Schrebergarten anbaut, benutzt meist keine Kunstdünger oder Pflanzenschutzmittel und erntet somit besonders gesunde Produkte - sollte man meinen. Doch Ina Säumel, Expertin für Umweltgifte an der Technischen Universität Berlin, rät zur Vorsicht beim Gärtnern in der Großstadt. In der Stadt sind Böden oft belastet, unter anderem mit Schwermetallen wie Cadmium und Blei, erklärt die Ökotoxikologin. Der Verzehr von Gemüse mit solchen Belastungen kann gesundheitliche Folgen haben, beispielsweise für das Herz-Kreislaufsystem, das Nervensystems oder für die Nieren." [Quelle: http://www.ardmediathek.de/tv/W-wie-Wissen/Gift-im-Gartenkraut/Das-Erste/Video]

„Durch Verkehrs- und Industrieabgase gelangt jede Menge Feinstaub in die Luft und der enthält Cadmium und Blei. Dieser Feinstaub sinkt zu Boden und die Schwermetalle werden von den Pflanzen aufgenommen. Aber auch Dünger und Pflanzenschutzmittel können mit Schwermetallen belastet sein." (Zitat)

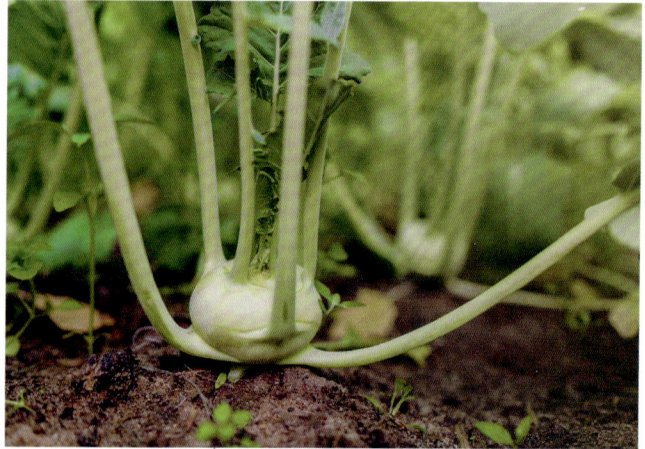

Abbildung 11: Gift im Gartenkraut (Foto: shutterstock)

Ist Gemüse aus dem Supermarkt besser?

„Das Dilemma: Auch Supermarktware ist nicht zwangsläufig besser. Die TU-Berlin hat dazu Vergleichsstudien gemacht. Zwar haben Mangold, Tomate, Möhre und Kohl aus dem Supermarkt insgesamt besser abgeschnitten als die Vergleichsprodukte aus Kleingartenanlagen, die in der Nähe von stark befahren Straßen lagen. Dafür waren in der Studie Kohlrabi, Bohnen, Äpfel, Mirabellen, Pflaumen und Nüsse aus dem Supermarkt teilweise stärker belastet als die jeweiligen Stadtgemüse bzw. Stadtfrüchte." (Zitat)

[Quelle: http://www.daserste.de/information/wissen-kultur/w-wie-wissen/sendung/gemuese-104.html]

Auch Bauern haben Probleme mit Blei im Gemüseanbau

Elz- und Glottertal

Blei im Gemüse: Landwirte haben mit Altlasten zu kämpfen

Große Sorgen machen sich derzeit die Bauern im Landkreis Emmendingen: Einige Äcker und Pflanzen sind zu hoch mit Schwermetall belastet. In sechs Fällen wurde jetzt der Anbau bestimmter Gemüsesorten verboten. Wie hoch ist die Gefahr für die Verbraucher?

[Quelle: Südwest: Elz- und Glottertal: Blei im Gemüse: Landwirte haben mit Altlasten zu kämpfen – badische-Zeitung.de, 14.07.2014]

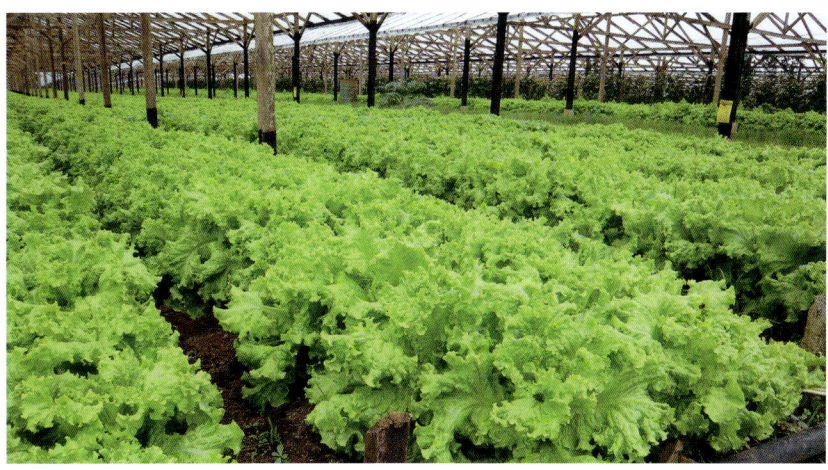

Abbildung 12: Salat nimmt gerne Blei aus belastetem Boden auf.

Auch Nordrhein-Westfalen meldet: Blei und Cadmium in Pflanzen durch verseuchten Boden

[Quelle: http://www.lanuv.nrw.de/veroeffentlichungen/infoblaetter/infoblatt11.pdf]

Das Landesumweltamt weist darauf hin, dass die Aufnahme von Schwermetallen in das Gemüse vom pH-Wert, d. h. vom Säuregehalt des Bodens abhängig ist. Je saurer der Boden, umso mehr Schwermetalle gelangen in die Pflanzen. Genauso ist es beim Menschen. Die Aufnahme von Schwermetallen in das Gewebe erfolgt umso schneller und intensiver, je niedriger der pH-Wert (saurer) ist.

Gifte stören die Grundprozesse des Lebens

Diese Beispiele stellen faktisch wie man sagt „die Spitze des Eisbergs" dar. Es könnte noch eine lange Liste derartiger Beispiele angeführt werden. Oft wird mir Panikmache vorgeworfen! Keinesfalls! Die schleichende Vergiftung ist für die Menschheit unseres Planeten ein sehr ernstzunehmendes Problem. Hinzu kommen noch die Selbstvergiftungen durch Alkohol und Nikotin und die Störung unseres Entgiftungssystems durch falsche oder übermäßige Nahrungsaufnahme.

Wir sollten uns bei der Gestaltung der Lebensweise immer folgendes vor Augen führen, was durch die schleichende Vergiftung geschehen und was jeder Einzelne dafür tun kann. Die schleichende Vergiftung hat zur Folge:

- Vergiftung des Bindegewebes, des Organgewebes, der Zellen und der Mitochondrien
- Produktion übermäßiger freier Radikale
- Verschmutzung der Grundsubstanz der extrazellulären Matrix des Bindegewebes
- Blockung von Andockstellen für nützliche, notwendige Mineralien, die auf Grund dessen wieder ausgeschieden werden, wenn man sie einnimmt, z. B. Magnesium. Das führt zur Dysmineralose, zur Störung des Mineralstoffwechsels.
- Beschleunigung des Alterungsprozesses
- Versauerung des Gewebes (Senkung des pH-Werts)

Diese Störungen der Grundprozesse des Lebens erfordern unbedingt Entgiftungshygiene oder wie auch gesagt wird Detoxhygiene für jeden Menschen, der sein Gesundsein erhalten möchte. Der Mensch hat Funktionszentren für die Entgiftung. Diese dürfen nicht überlastet werden. Ansonsten werden die Grenzen der Adaptationsfähigkeit überschritten.

Ärzte fordern Entgiftung als ständige therapeutische Maßnahme

Es gibt bereits eine, wenn auch noch nicht große Zahl an Ärzten, die die Gefahr der schleichenden Vergiftung erkannt haben und nicht nur warnen, sondern auch zeigen, wie man „Entgiften" kann. Als Beispiel möchte ich Dr. med. Friedrich Douwes, Ärztlicher Direktor der St. Georg Klinik Bad Aibing anführen. Er beschreibt zum Beispiel in einem Artikel „Vergiften und Entgiften" [2011], was jeder tun kann, um der schleichende Vergiftung entgegen zu wirken.

Dr. Douwes führt unter anderem folgende Symptome an, die aus der schleichenden Vergiftung entstehen können:

- „Erschöpfung
- Nervosität
- Gereiztheit
- Appetitlosigkeit
- Lustlosigkeit und
- Konzentrationsstörungen."

Langzeitig hohe Gift-(Toxin)belastungen führen nach den Erkenntnissen von Dr. Douwes zu folgenden charakteristischen Erscheinungen:
- „allgemeine Krankheitsbereitschaft und Infektanfälligkeit (z. B. chronischer Schnupfen und rezidivierender Herpes, Blasenentzündungen etc.)
- Zahnfleischprobleme wie Parodontose und Kariesneigung
- gereizte und geschwollene Augen
- trockene und schuppige Haut, schlechte Haut mit verzögerter Heilungstendenz
- Akne, Ekzeme wie Neurodermitis, Hautallergien sowie Mykosen (Pilzbefall)
- erhöhte Schweißneigung, stark riechender Schweiß
- vermehrter Haarausfall
- häufiger Schwindel und Kopfschmerzbereitschaft
- therapieresistente Neuralgien (Nervenschmerzen)
- Autoimmunleiden, Allergien wie Heuschnupfen, Asthma
- rheumatische Beschwerden
- Urinveränderungen (stark riechend, dunkel, trüb, brennend, oft sogar ohne entsprechende Entzündungshinweise, Ausfluss)
- zunehmende Unfruchtbarkeit beider Geschlechter
- Stuhlveränderungen und rezidivierende Verdauungsbeschwerden
- Tumorbildung und Krebs"

Chemische und physikalische Umweltverschmutzung

Die chemische Umweltverschmutzung ist nur die eine Seite der Medaille. Die zweite ist die durch physikalische Schadfaktoren. Das ist der Elektrosmog (Umweltverschmutzung durch Energie) und der Lärm, als Stressor und Schlafstörer. Was bisher meistens nicht beachtet wird: Die Interaktion zwischen chemischen und physikalischen Umweltfaktoren. Zum Beispiel wird eine Quecksilbervergiftung eines Menschen durch Elektrosmog verstärkt. Schlafstörungen werden durch Lärm und Abgasrußpartikel erzeugt [Ising et al. 2005].

Auch der von Menschen geschaffene Elektrosmog ist nicht für den Menschen geschaffen

Die in den letzten 10-15 Jahren weltweiten und flächendeckenden Telekommunikationen, Sendeanlagen, Radarstationen usw. haben sich zu einer großen Gefahr für die Gesundheit der Menschheit angehäuft. Spätestens seit 1932 wissen wir durch die Untersuchungen des deutschen Arztes Dr. Erwin Schliephake, dass Funkwellen Nervenerschöpfung, Schlafstörungen, chronische Tagesmüdigkeit und heftige Kopfschmerzen auslösen können.

Schon vor 40 Jahren wurde, auf Grund vorliegender Beweise und unter Druck von Ärzten und Wissenschaftlern in den USA, die Politik gezwungen, einen Regierungsreport zur Wirkung von EMF-Strahlungen von Experten erarbeiten zu lassen [Brodeur 1980].

Gesundheitsschädigung durch Elektrosmog schon früh erkannt, aber ignoriert

Darin wird u. a. angeführt: *„Die elektromagnetischen Strahlungen von Radar, Fernsehen, Fernmeldeeinrichtungen, Mikrowellenöfen, industriellen Wärmeprozessen, medizinischen Bestrahlungsgeräten und vielen anderen Quellen durchdringen die heutige Umwelt, im zivilen wie im militärischen Bereich. ... Dass die Menschen jetzt einer Strahlungsart ausgesetzt waren, die in der Geschichte kein Gegenstück hat, bedeutet bis etwa zu Beginn des 2. Weltkriegs eine Gefahr, die man als relativ vernachlässigbar ansehen konnte."*

„Wenn nicht in naher Zukunft angemessene Vorkehrungen und Kontrollen eingeführt werden, die auf einem grundsätzlichen Verständnis der biologischen Wirkungen elektromagnetischer Strahlungen basieren, wird die Menschheit in den kommenden Jahrzehnten in ein Zeitalter der Umweltverschmutzung durch Energie eintreten, welche mit der chemischen Umweltverschmutzung von heute vergleichbar ist. ... Die Folgen einer Unterschätzung oder Missachtung der biologischen Schädigungen, die infolge lang dauernder Strahlungsexposition auch bei geringer ständiger Strahleneinwirkung auftreten könnten, können für die Volksgesundheit einmal verheerend sein." [zitiert bei Brodeur 1980]

Literaturrecherche belegt Gesundheitsschädigung

Hecht und Balzer [1997] vom I. S. F Institut für Stressforschung GmbH, 10115 Berlin, führten 1996/1997 im Auftrag des Bundesamtes für Telekommunikation (später Regulierungsbehörde, heute Bundesnetzagentur) eine Recherche der russischsprachigen Literatur aus dem Zeitraum von 1960 bis 1997 (Auftragsnr. 4231/630402 vom 14.11.1996) zum Thema: „Biologische Wirkungen elektromagnetischer Felder im Frequenzbereich 0-3 GHz auf den Menschen" durch. Von über 1.500 gesichteten wissenschaftlichen Arbeiten wurden 878 von uns in einem ca. 120seitigen Recherchebericht ausgewertet. Berücksichtigt wurden dabei vor allem Ergebnisse einer jahrelangen Langzeiteinwirkung von EMF-Strahlungen unter arbeitsmedizinischen und -hygienischen Aspekten gewonnen.

Dieser Recherchebericht verschwand nach der Übergabe sofort im Archiv der damaligen Regulierungsbehörde. Er wurde auch nicht, wie zuvor in Aussicht gestellt, dem Bundesminister für Umwelt zugeleitet oder gar öffentlich publik gemacht. Er erlitt das analoge Schicksal, wie der oben erwähnte Regierungsreport der USA aus dem Jahr 1971. Erst durch die von uns vorgenommene zusammenfassende Publikation wurden die Ergebnisse bekannt, bald auch in englischer, spanischer und italienischer Sprache. Glücklicherweise gab es in unserem Vertrag mit dem Auftraggeber keine Klausel, die das untersagte.

Als wir 1999 Teilergebnisse dieser Literaturrecherche auf dem 10. Internationalen Kongress über Stress in Montreux (Schweiz), der zum Teil auch dem „Biomagnetismus" gewidmet war, vortrugen, lösten wir vor allem bei den aus den USA stammenden Wissenschaftlern, wie sie selbst bekannten, einen Schock aus. Warum?

Erstens: Die Grenzwerte in Russland und in anderen Staaten des ehemaligen Ostblocks liegen um drei Zehnerpotenzen niedriger als in den USA und Europa.

Zweitens: Unter Einhaltung dieser niedrigen Grenzwerte und bei ursprünglich gesunden Menschen konnten pathologische Befunde nach 3-5-jähriger und längerer Einwirkungsdauer erhoben werden. Die Wissenschaftler aus den USA bestätigten, dass bei ihnen die Laufzeit eines Forschungsprojekts höchstens zwei Jahre dauert, gewöhnlich kürzer. Gesundheitsschädigende Effekte aber waren bei so angelegten Forschungsprojekten nicht nachweisbar.

Den erwähnten Regierungsreport der USA von 1971 kannten diese Wissenschaftler nicht, weil er schnell in der Schublade verschwunden ist.

Wesentliche Befunde nach langzeitiger EMF- und EF-Wirkung (Zusammenfassung)

Objektiv erhobene Befunde

- Neurasthenie, neurotische Symptome
- EEG-Veränderungen (Zerfall des Alpha-Rhythmus bei Theta- und vereinzelt Delta-Rhythmus)
- Schlafstörungen
- Deformation der biologischen Rhythmushierarchie
- Störungen im hypothalamischen-hypophysären Nebennierenrindensystem
- arterielle Hypotonie, seltener arterielle Hypertonie, Bradykardie oder Tachykardie
- vagotone Verschiebung der Herz-Kreislauf-Funktion
- Überfunktion der Schilddrüse
- Potenzstörungen
- Verdauungsfunktionsstörungen
- Verlangsamung der Sensormotorik
- Ruhetremor der Finger
- Haarausfall
- Tinnitus
- erhöhte Infektionsanfälligkeit

[Drogitschina et al. 1966; Drogitschina und Sadtschikowa 1968, 1965, 1964; Gordon 1966; Ginsburg und Sadtschikowa 1964; Kapitanenko 1964]

Subjektive Beschwerden

- Erschöpfung, Mattigkeit
- Tagesmüdigkeit
- schnelles Ermüden bei Belastung
- Einschränkung der körperlichen und geistigen Leistungsfähigkeit
- Konzentrations- und Gedächtnisverminderung
- Konzentrationsschwäche
- Kopfschmerzen
- Kopfschwindel
- Schweißausbrüche
- spontan auftretende Erregbarkeit aus hypotoner Reaktionslage, besonders bei Anforderungen
- Herzschmerzen, Herzrasen

[Rubzowa 1983; Rakitin 1977; Drogitschina et al. 1966; Gordon 1966; Drogitschina und Sadtschikowa 1965, 1964; Piskunova und Abramowitsch-Poljakow 1961].

Langzeitger Einfluss von Funkwellen verursacht oxidativen und nitrosativen Stress

Oxidativer Stress ist ein Überschuss an freien Sauerstoffradikalen. Nitrosativer Stress ist ein Überschuss an Stickstoffmonooxidradikalen (NO). Beide zusammen verstärken sich gegenseitig.

Ulrich Warnke von der Universität Saarbrücken und Peter Hensinger von der Diagnose Funk haben einen Forschungsbericht mit dem Titel „Steigende „Burn-out" Inzidenz durch technisch erzeugte magnetische und elektromagnetische Felder des Mobil- und Kommunikationsfunks" 2013 veröffentlicht.

Warnke und Hensinger [2013] zeigen in diesem Forschungsbericht, dass seit 2001 mit zirka 50 wissenschaftlichen Arbeiten Forschungsergebnisse über die Ionisierung der sogenannten nichtionisierenden Strahlung vorliegen. Anders ausgedrückt, die elektromagnetischen Strahlungen verursachen im menschlichen Körper oxidativen und nitrosativen Stress, als überschüssige freie Sauerstoff- und NO-Radikale in Ionenform, die zusammen wirkend, sehr aggressiv die Zellen und deren Ultrastrukturen sowie die Erbgutsubstanz zerstören können.

Daraus resultieren die sogenannten Multisystemerkrankungen mit einer Multisymptomatik, z. B.

MCS	=	Multiple chemische Empfindlichkeit
CFS	=	chronisches Erschöpfungssyndrom
BOS	=	Burn-out-Syndrom
PTSD	=	Posttraumatische Stresskrankheit
FMS	=	Fibromyalgie Syndrom = generalisierte Muskelschmerzen

[Warnke und Hensinger 2013]

Diese Erkrankungen könnte man zusammengefasst auch als Umwelt-Verschmutzungs-Erkrankungen bezeichnen.

Ukrainische Wissenschaftler bestätigen Ergebnisse von Warnke und Hensinger

Die Ergebnisse von Ulrich Warnke und Peter Hensinger wurden 2014 von einer ukrainischen Forschergruppe um Igor Yakymenko vom Institut für Experimentelle Pathologie, Onkologie und Radiobiologie bestätigt. Sie bewiesen, dass Funkwellen (Mikrowellen niedriger Intensität) oxidativen Stress verursachen. In der wissenschaftlichen Zeitschrift Oxidant and Antioxidant in Medical Science vom 29.03.2014 berichten diese Wissenschaftler, dass 76 von 80 Studien (92,5 %) die gesundheitsschädigende Wirkung von Funkwellen durch oxidativen Stress nachgewiesen haben.

Warum hebe ich die gesundheitsschädigende Wirkung von Funkwellen so hervor?

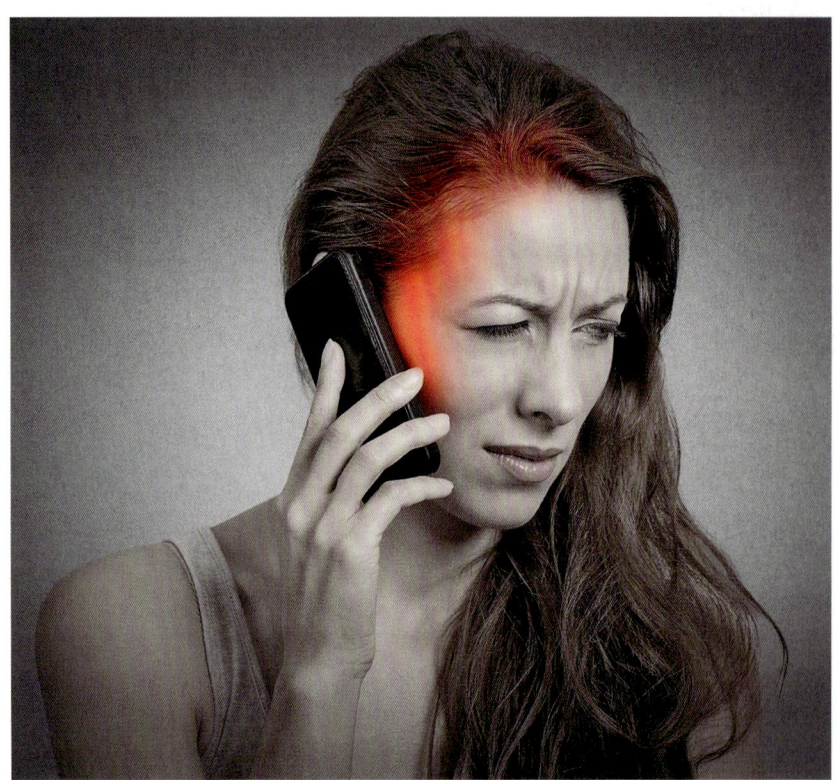

Abbildung 13: Stiller Dauerstress bei Handynutzung.

1. Weil Funkwellen von Menschen gewöhnlich nicht wahrnehmbar sind.
2. Weil die europäischen Staaten und die USA mit den geltenden Grenzwerten keinen Schutz für die Bevölkerung bieten.
3. Weil durch den Nachweis, dass Funkwellen oxidativen Stress verursachen, sich Klinoptilolith-Zeolith mit seiner antioxidativen Wirkung als ein präventives Naturmittel anbietet.
4. Politiker und Kommunikationsfunkbetreiber verharmlosen oder negieren die gesundheitsschädigende Wirkung von Funkwellen.

In diesem Fall ist das folgende Zitat von Berthold Brecht (1908-1956) zutreffend:

„Wer die Wahrheit nicht weiß, ist nur ein Dummkopf. Aber wer die kennt und sie eine Lüge nennt, der ist ein Verbrecher."
[Quelle: Das Leben des Galilei 1938/1939]

Kapitel 2

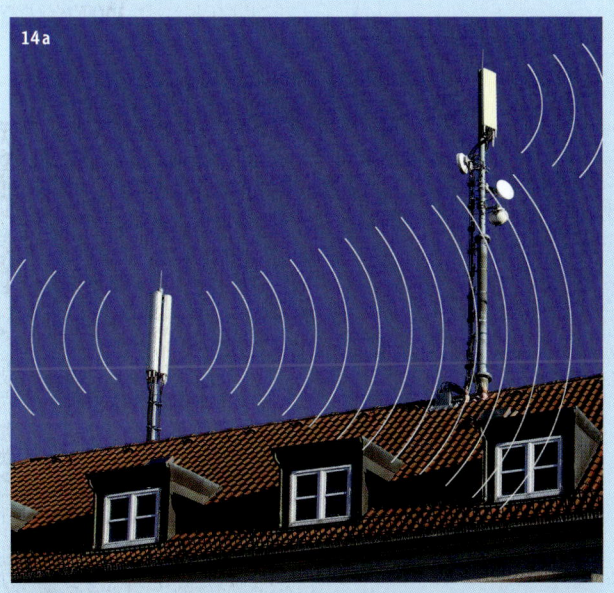
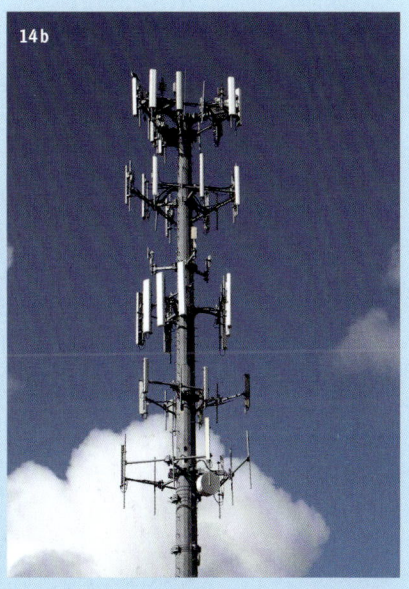
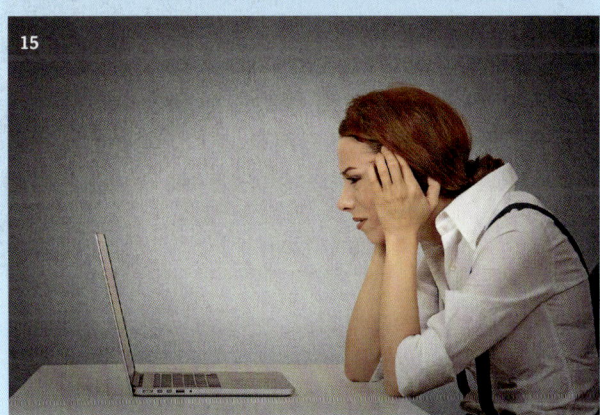
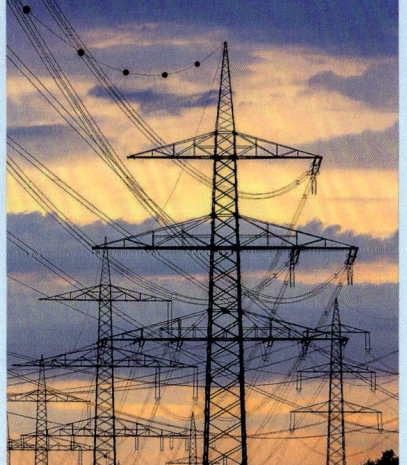

Abbildungen 14 a/b (ganz oben):
Elektrosmog: erhöht Cortisol, freie O_2- und NO-Radikale.

Abbildung 15 (oben):
Internet-Strahlung wird immer gefährlicher.

Abbildung 16 (rechts):
Elektrosmog stört die Leistungsfähigkeit und den Schlaf.

Gestörter Schlaf durch Lärm und Stress

Wir sind eine laute Gesellschaft geworden. Lärm ist ein Verursacher vieler Erkrankungen, das erwies die WHO-LARES-Studie.

Nächtlicher Fluglärm führt zu unerwünschter Aktivierung und belastet den Schlaf. Die lärmbedingte Aktivierung kann den Schlafablauf stören und zum Erwachen führen. Ein ungestörter Schlaf bewirkt Gesundheit, Wohlbefinden, Leistungsfähigkeit, Optimismus. Sofern eine längerfristige Störung des Schlafablaufs auftritt, können gesundheitliche Beeinträchtigungen unterschiedlicher Intensität und Art auftreten. Vor allem Straßen-, Schienen- und Fluglärm sind für den Menschen ein Gesundheitsrisiko, besonders dann, wenn der Schlaf infolge dessen gestört wird.
[Niemann und Maschke 2004]

WHO-LARES-STUDY
Housing and health survey
(2003-2004)

Chronische Schlafstörungen
Risikofaktor für
Chronische Erkrankungen

- Diabetes mellitus
- Hypertonie
- Herzattacken
- Schlaganfall
- Magline Tumoren
- Asthma
- Bronchitis
- Depressionen
- Migräne
- Hauterkrankungen
- Allergie
- Magengeschwüre

Untersuchungen an über 8.000 Personen in 8 europäischen Großstädten.

Schlussfolgerung

Schlussfolgerung aus der nur beispielhaft dargelegten Umweltverschmutzung mit Chemikalien, Energie und Lärm als gesundseinbedrohende Faktoren für den Menschen: **Detoxhygiene mit Naturzeolith und Montmorillonit als Selbsthilfe!**

Entgiftungssysteme des Menschen

Das menschliche ganzheitliche Funktionssystem ist so angelegt, dass es den unter natürlichen Bedingungen lebenden Menschen optimal entgiften kann. Seit der Industrialisierung und Chemisierung der Wirtschaft wird das menschliche Entgiftungssystem überfordert und die Grenzen der Adaptationsfähigkeit überschritten werden. Dieses vollzieht sich in den letzten 65 Jahren permanent ansteigend, wie wir das in Kapitel 2 kurz dargelegt haben. Das Entgiftungssystem besteht aus verschiedenen Einzelteilen, die sich aber funktionell zusammenfügen und zeitweise (wenn ein Teilsystem stark überforder ist) auch ergänzen können. Nachfolgend werden die Teilsysteme kurz beschrieben. Dabei möchten wir darauf hinweisen, dass auch hier das Gesetz gilt: „Die Gesamtheit ist mehr als die Summe der Einzelteile".

Die Leberfunktion

Die Leber ist das größte Entgiftungssystem des Menschen. Sie analysiert in Sekundenschnelle die Bestandteile der zerlegten Nahrung und entscheidet, was gut ist und was dem Körper nicht dienlich ist. Es gibt keine chemische Fabrik auf unserem Erdball, die auch nur annähernd in so kurzer Zeit wie die Leber eine derartige Menge an chemischen Prozessen gut koordiniert bewerkstelligen könnte.

Die größten Feinde der Leber:
- Alkohol
- die Menge an Arzneimitteln (lesen Sie bitte immer die Beipackzettel der Arznei)
- die Menge an Umweltgiften

Freunde der Leber:
- Klinoptilolith-Zeolith. Dieser entgiftet unter Umgehung der Leber, also selbständig und vermag die Leber erheblich zu entlasten. Außerdem beseitigt er den Ammoniak, der im Stoffwechsel der Leber als Endprodukt im Übermaß entstehen kann.

Die Darmfunktion

Der Verdauungskanal erstreckt sich vom Mund bis zum After und umfasst Speiseröhre, 12-Finger-Darm, Dünndarm und Dickdarm. Im Darm wird eine beträchtliche Entgiftungsleistung erbracht und zwar als eine Vorleistung für die Leberentgiftung (z. B. wenn ein Mensch zu viel Alkohol getrunken hat, veranlassen ihn der Magen und Darm zum Erbrechen, damit der leberschädigende Stoff (Alkohol) nicht zur Leber gelangt.

Die Leistungen des Verdauungssystems sind hoch einzuschätzen. Beurteilen Sie das selbst an folgenden Daten: Innerhalb von 75 Lebensjahren nimmt ein Mensch bei mäßiger Ernährung zirka 30 Tonnen Nahrungsmittel auf. Das sind pro Jahr 400 kg und pro Tag 1,2 kg. Außerdem fließen 75.000 l Flüssigkeit durch das Verdauungssystem. Das sind zirka 1.000 l/Jahr und etwa 2,8 l/Tag.

Die Verdauung erfordert folgende intelligente Leistungen:

- Analyse der vielfältigen Komponenten der Nahrung. Je mehr Komponenten die Nahrung zum Inhalt hat, desto mehr Analyseprozesse müssen ablaufen
- Steuerung der Millionen Stoffwechsel- und Transportprozesse, um die Billionen von Körperzellen richtig zu versorgen
- Differenzierung von nützlichen und giftigen Stoffen

Diese Prozesse werden durch das „Bauchgehirn" gesteuert, welches mit 100 Millionen Nervenzellen das Verdauungssystem umringt. Das Bauchgehirn steht mit dem Kopfgehirn im Dialog. Das Kopfgehirn hat 100 Milliarden Nervenzellen.

Die größten Feinde des Verdauungssystems:

- Übermaß an Nahrungsaufnahme
- Alkohol
- Medikamente (besonders Antibiotika)
- schadstoffbelastete Nahrung
- Softgetränke (Limonaden)

Freunde des Magens und des Darms:

- mäßige Nahrungsaufnahme aus der „Bionatur" mit wenigen Komponenten
- Klinoptilolith-Zeolith
- gutes Trinkwasser
- Colonhydrotherapie (Reinigung des Dickdarms (Colon) mit einer speziellen Darmspülung. Diese Spülflüssigkeit soll Silikate enthalten, z. B. Klinoptilolith-Zeolith und SiO_2)

Die Nierenfunktion

Vom Blut werden die Gifte der Niere zugeführt, in der sie analysiert und ausgeschieden werden. Wenn die Stoffwechselprozesse im Körper nicht mehr ordentlich ablaufen, können Nierensteine gebildet werden. Jeder 10. Erwachsene soll Nierensteine haben.

Die größten Feinde der Nierenfunktion:
- Wassermangel (zu wenig trinken)
- Umwelt- und andere Gifte (auch manche Arzneimittel)
- Abbauprodukte von Stoffwechselstörungen
- chemisch hergestellte und mit chemischen Substanzen versehene Arzneimittel

Freunde der Nierenfunktion:
- Wasser (viel Wasser trinken)
- kolloidales Siliziumdioxid, welches im Klinoptilolith-Zeolith enthalten ist oder siliziumhaltiger Schachtelhalmtee, der auch als Nierenreinigungstee in der Apotheke angeboten wird

Die Lungenfunktion

Die Lunge entgiftet im Rahmen des Gasaustausches $O_2 \longleftrightarrow CO_2$. Mit der Luft werden aber auch viele schädliche Umweltstoffe, z. B. Ruß- und Staubpartikel mit eingeatmet. Die Lunge versucht, diese Stoffe schon in den Bronchien abzufangen. Wenn Sie z. B. Schleim abhusten, können Sie manchmal eine schwarze Färbung erkennen. Das sind z. B. Rußpartikel, die aus der Lunge entfernt werden. Die Lunge hilft in der Nachtatmung den Darm zu entgiften.

Die großen Feinde der Lungenfunktion:
- abiotische (unnatürliche) Luft in den Großstäten
- Tabakrauch
- Luftverschmutzung aller Art

Freunde der Lungen:
- Meeres- und Wasserfallluft mit negativen Sauerstoffionen
- Waldluft am Morgen
- meditatives Atmen
- Klinoptilolith-Zeolith zur Beseitigung von Mundgeruch und Säuberung der Atemluft

Die Haut

Die Haut ist auch ein großes Entgiftungssystem. Durch Schwitzen werde Giftstoffe ausgeschieden, z B. auch beim Saunabaden. Körpergeruch beim Schwitzen zeigt, dass Sie viel Gift aus dem Körper über die Haut ausführen.

Die größten Feinde der Haut:
- Kosmetika aller Art
- „Germanengrill" (langes Liegen in der Mittagssonne), Sonne und Sonnenbrand
- Sonnenbrandschutzsalben und -öle

Freunde der Haut:
- kurzes Sonnenbaden am Morgen (20 Minuten)
- Klinoptilolith-Zeolith, kolloidales SiO_2 innerlich und äußerlich (Tonmineralien, Zeolith)
- Dampfbäder
- Duschen nur mit Wasser
- Wechselduschen, Wechselbäder (warm/kalt)

Blutkreislauf und lymphatisches System

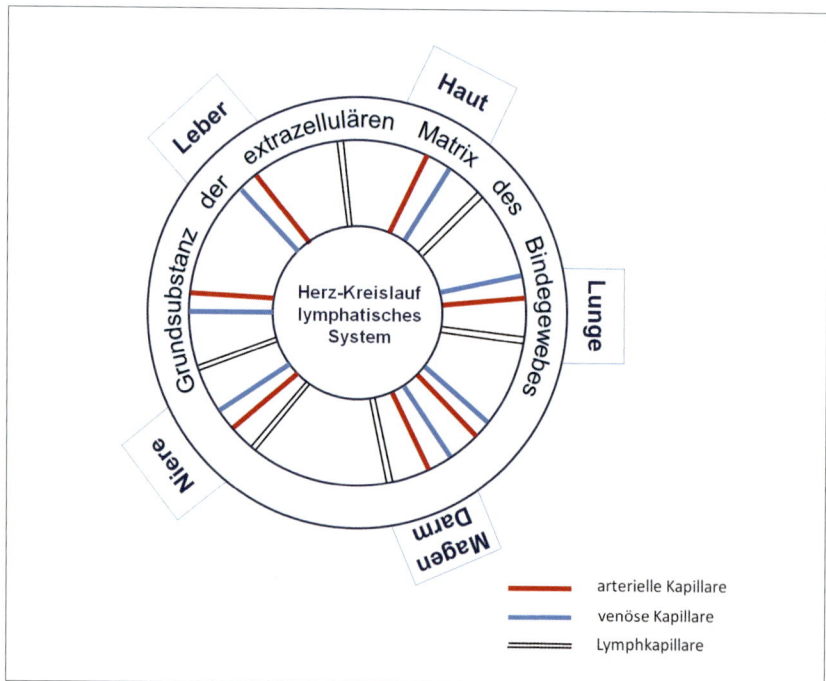

Abbildung 17: Das Entgiftungssystem des Menschen. Körperbewegung ist notwendig, damit die Lymphe fließt.

Die angeführten fünf Entgiftungssysteme des Menschen werden durch das Blutkreislauf- und lymphatische Gefäßsystem miteinander verbunden. In diesem „Transportsystem" werden die „Gifte" zu den Entgiftungszentren gebracht, um unschädlich gemacht zu werden. Zum lymphatischen System gehören als Entgiftungszentren die Milz, die Thymusdrüse, das Knochenmark und über den ganzen Körper verteilt Lymphknoten und Lymphknotenansammlungen, wozu auch die Halsmandeln (Tonsillen) gehören. Lymphknotenansammlungen finden wir z. B. in den Leistenbeugen. Das lymphatische System ist Hauptbestandteil des menschlichen Immunsystems. Die Verbindungen zwischen dem Blutkreislauf und Lymphsystem einerseits und den Zellen der Entgiftungszentren andererseits bildet die Grundsubstanz der extrazellulären Matrix des Bindegewebes. Die Grundsubstanz der extrazellulären Matrix wird auch als das flüssige Bindegewebe bezeichnet.

Diese Grundsubstanz führt die Grundregulation aller unspezifischen Funktionsprozesse im menschlichen Körper durch. Es ist das größte „Organ" des Menschen. Das Bindegewebe wird von der Embryonalentwicklung an von Siliziumdioxid gesteuert [Carlisle 1986a-c]. Das flüssige Bindegewebe ist kolloidal.

Damit diese natürliche Entgiftungsfunktion ungestört realisiert wird, ist es erforderlich, sich täglich mindestens eine Stunde körperlich zu bewegen. Bei mangelnder Bewegung entstehen Lymphstauungen, die das Tor zum Kranksein sind.

Vorbeugen ist besser als heilen

Berliner Charité-Professoren – erste Präventivmediziner

Vom ersten deutschen Präventionsmediziner Christian Wilhelm Hufeland (1762-1836), der auch der erste Dekan der Medizinischen Fakultät (Charité) der Berliner Universität war, soll der Ausspruch stammen: „Prophylaxe (Prävention) ist besser als Therapie". („Vorbeugen ist besser als heilen".) Diesen Standpunkt vertritt er jedenfalls in seinem berühmt gewordenen Buch „Die Kunst das menschliche Leben zu verlängern. Die Makrobiotik." dessen erste Auflage 1796 erschien.

Hufeland schreibt, dass die natürlichen Heilkräfte durch Naturverbundenheit und naturheilkundliche Methoden zu stärken sind, um Gesundheit und gesunde Langlebigkeit zu erreichen.

Rudolf Virchow (1821-1902), ebenfalls ein berühmter Professor der Berliner Charité, postulierte, dass Gesundheit mehr als die Medizin ist und die Medizin eine soziale Wissenschaft.

In der gegenwärtigen Gesellschaft spielt die Prävention bisher eine Stiefkindrolle. Es beginnt aber ein Umdenken.

Denn es ist unübersehbar, dass aufgrund des ungeheuren Kostendrucks, der auf dem Gesundheitswesen aller Länder lastet, eine optimale Therapie von Kranken immer weniger möglich ist. Die Erhaltung und Wiederherstellung der Gesundheit der Erkrankten gerät in die Gefahr der „Nichtmehr-Machbarkeit". Das hat sogar die keinesfalls präventionsfreundliche Politik und Gesundheitspolitik der Bundesrepublik Deutschland erkannt. Aufgrund dessen wurde im Koalitionsvertrag der damaligen Regierung von CDU und FDP die Entwicklung einer Gesundheitsprävention aufgenommen. Mit der Realisierung dieses Punkts tat man sich aber sehr schwer. Erst ein ¾ Jahr vor den Neuwahlen wurden im Dezember 2012 „Eckpunkte einer Präventionsstrategie" formuliert. Dazu gab es im Deutschen Ärzteblatt [Jrg. 109, Hefte 51/52] vom 24.12.2012 folgende Kurzinformation: *„Die Koalitionsparteien haben sich kurz vor Weihnachten noch auf „Eckpunkte zur Umsetzung des Koalitionsvertrags für eine Präventionsstrategie" geeinigt".* Demnach sollen Krankenkassen künftig dazu verpflichtet werden, mindestens sechs Euro pro Versicherten für Präventionsleistungen auszugeben. Mindestens zwei Euro sind dabei für betriebliche Gesundheitsförderung vorgesehen sowie mindestens ein Euro für die Prävention zum Beispiel in Schulen, Kindergärten oder Vereinen. 50 Cent pro

Versicherten soll jeweils die Bundeszentrale für gesundheitliche Aufklärung (BZgA) erhalten.

Diese will die Regierung zu einem „Nationalen Zentrum für Prävention und Gesundheitsförderung" ausbauen. Künftig soll die BZgA unter anderem Leitfäden und Fortbildungsmodelle für medizinische Fachangestellte, Haus- und Kinderärzte entwickeln und die Koordination der Prävention übernehmen. Zudem soll sie die Impfquoten erhöhen, über Infektionshygiene aufklären und den sachgerechten Einsatz von Antibiotika fördern. **Das ist viel zu wenig für die Prävention.**

In ihren Eckpunkten kritisieren die Koalitionsparteien, dass Prävention zwar „*seit jeher eine zentrale Aufgabe ärztlichen Handelns sei, die bisherige gesundheitsfördernde Beratung und Betreuung in der Arztpraxis jedoch offenbar nicht ausreichend*" wirke. Deshalb müsse Prävention noch stärker als integraler Bestandteil des ärztlichen Tuns gelebt werden und die Aufklärung über Krankheitsrisiken und Beratung über gesundheitsförderlichen Verhaltensweisen in der Arztpraxis an Bedeutung gewinnen.

Wer sich schon seit jeher mit der Prävention beschäftigt hat, gewinnt auf Grund dieser Information den Eindruck, dass Geld für etwas bereitgestellt werden soll, was man noch nicht so richtig kennt. Auch die Definition ist unklar. Infolge dessen hat der Bundesrat die Konzeption der damaligen Regierung „abgeschmettert". Die neue CDU-SPD-Koalition möchte laut ihres Vertrages einen neuen Anlauf starten.

Zur Definition der Prävention

Es gibt die primäre Prävention. Diese hat die Verhinderung von Krankheitsursachen und Erkrankungen zum Ziel. Der Mensch soll gesund bleiben und nicht erkranken. Erhaltung der Gesundheit der Gesunden.

Die primäre Prävention sollte die Adaptationsfähigkeit eines Menschen erhalten oder steigern.

Die sekundäre Prävention. Sie hat das Ziel, sich entwickelnde, krankhafte Störungen frühzeitig zu erkennen und rechtzeitig zu behandeln, z. B. in Form von Vorsorgemaßnahmen. Eigentlich hat die Pharmatherapie die sekundäre Prävention zum Ziel. Sie ist aber teuer und nicht unbedingt effektiv. Die tertiäre Prävention. Sie hat zum Ziel, die Kranken und Behinderten vor der Weiterentwicklung der pathologischen Prozesse zu bewahren und weitere Schädigungen oder den Tod abzuwenden.

Nur primäre Prävention kann etwas erreichen

Wenn mit der Prävention etwas erreicht werden soll, ist nur die primäre Prävention gefragt, denn nur diese kann auch kostengünstig grundsätzlich etwas verändern. Diesbezüglich ist es vor allem wichtig, die Menschen zu einem gesundheitsbewussten Lebensstil anzuregen. Gesundheit ist mehr als Medizin (R. Virchow). Die Vorsorge muss aber neu angedacht werden.

Primäre Prävention ist nur durch freiwillige Selbstdisziplin und hohes Gesundheitsbewusstsein zu erreichen.

Krebsvorsorge bringt nicht das, was sie bringen soll

Vorsorgeuntersuchungen (sekundäre Prävention) müssen einen Sinn haben und ausschließlich den noch nicht Erkrankten dienen. Leider ist das nicht immer der Fall. Unter Kritik stehen zum Beispiel die sogenannten Krebsvorsorgeuntersuchungen.

Prof. Dr. med. Lothar Weißbach, von 1998-2000 Präsident der deutschen Krebsgesellschaft, nimmt in dem Artikel „Wurde die Chance vertan?", der im Deutschen Ärzteblatt 109/7 vom 17.02.2012 veröffentlicht wurde, wie folgt dazu Stellung: „Die Krebsfrüherkennung ist teuer und erfüllt nicht ihre Aufgaben".

„Die Nutzen-Schaden-Bilanz für Untersuchungen zur Krebsfrüherkennung ist, sofern sie überhaupt durch randomisierte kontrollierte Studien belegt wurde, zwiespältig. Zudem ist keine der vorhandenen Screeningstudien groß genug, um nachzuweisen, dass die Gesamtmortalität für einzelne Tumorentitäten durch Reihenuntersuchungen abnimmt. Die derzeit verfügbaren Daten zeigen aber, dass Überdiagnosen und daraus resultierende Überbehandlungen mindestens zehnmal häufiger sind als verhinderte Todesfälle. So kann Früherkennung aus einem Gesunden einen chronischen Patienten machen."

Unter der Überschrift „Massive Kritik am Mammographie-Screening" ist in der Zeitschrift „Berliner Ärzte Nr. 6/2014" folgende Information veröffentlicht:

„Mammographie-Screening-Programme sollen gestoppt werden, empfiehlt das Swiss Medical Board, ein Schweizer Expertengremium aus Medizin, Ethik, Recht und Ökonomie, in einer aktuellen Ausgabe des führenden Wissenschaftsjournals The New England Journal of Medicine. Eine überfällige Aufforderung sei dies, eine ernsthafte öffentliche Diskussion zu beginnen, so kommentieren Ingrid Mühlhauser und Gabriele Meyer vom Deutschen Netzwerk für evidenzbasierte Medizin e.V. (DNEbM). Zu beunruhigend seien die wissenschaftlichen Ergebnisse aus den letzten Jahren, die einen Nutzen des Mammographie-Screenings in Frage stellen und den bisher unterschätzten Schaden des Screenings deutlich machen."

Wer soll wo die Prävention realisieren?

Mit erneutem Bezug auf die oben angeführte Kurzinformation im Deutschen Ärzteblatt ist es „verwunderlich", dass die Koalition sich „wundert", weil die „*bisherige gesundheitsfördernde Beratung und Betreuung in der Arztpraxis jedoch noch offenbar nicht ausreichend*" ist. Wenn die Ärzte die dafür erforderliche Ausbildung bekommen hätten und die notwendige Zeit entsprechend honoriert bekämen, hätten sie es längst getan. Tatsache ist aber, dass die Ärzte nach Tätigkeiten, d. h. nach den Industrieakkordprinzip, vergütet werden und zwar nach dem Motto: „Machste viele Operationen, bekommste viel Geld." Die Zeit für Patientengespräche wird nicht honoriert, aber diese wird dringend für die Aufklärung benötigt.

Es gibt bereits vorbildliche Ansätze

Es gibt aber dennoch bereits gute Ansätze. Auf Initiative vor allem von Sportärzten wurde das „Rezept für sportliche Maßnahmen" 2012 in der BRD eingeführt. Die Ärzte erhielten damit die Möglichkeit, anstelle von Medikamenten angepasste, gut dosierte Sportaktivitäten zu verordnen. (Das ist eine Form der primären Prävention, die schnell Verbreitung finden sollte). In dem der angeführten Information nachfolgenden Heft des Deutschen Ärzteblatts [110, 1-2 Januar 2013] erschien ein redaktioneller Artikel: „Eckpunkte der Präventionsstrategie. Klare Rollenzuweisung für die Ärzte." In diesem Artikel wird noch einmal auf die Eckpunkte der Präventionsstrategie der Koalition verwiesen, in der den Ärzten klar die Verantwortung für die Umsetzung der Prävention übertragen wird, denn diese haben „*durch ihre bevölkerungsgruppenübergreifende Erreichbarkeit besonders gute Möglichkeiten, die Menschen zu motivieren und die Wahrnehmung wirksamer präventiver Angebote zu verbessern.*"

Weiter heißt es in diesem Artikel: „*Rudolf Henke, im Vorstand der Bundesärztekammer, zuständig für Prävention, (beurteilte) die Eckpunkte positiv: ‚Lange Zeit ist es geleugnet worden, dass die Ärzte eine spezielle Rolle in der Gesund-*

heitsförderung und Primärprävention spielen sollen. Wenn sie jetzt sogar eine Beratungs- und Steuerungsfunktion hinsichtlich primärpräventiver Angebote erhalten sollen, dann ist das doch ein sehr beträchtlicher Vertrauensbeweis."'

Unseres Erachtens ist es nicht nur ein Vertrauensbeweis, sondern eine verantwortungsvolle Herausforderung. Nur die notwendige Ausbildung dafür muss noch erfolgen.

Gesundheitswissenschaft wird nicht an der medizinischen Fakultät gelehrt

Ein Paradigmenwechsel in der Medizin ist dafür unbedingt erforderlich.

Es soll erinnert werden: 1993 wurde an der Universität Bielefeld die erste deutsche Fakultät für Gesundheitswissenschaften (Scool of Public Health) gegründet. Sie war keine medizinische Einrichtung und es werden dort keine Ärzte ausgebildet. Fakt ist, dass an den meisten deutschen medizinischen Fakultäten (oder an den Zentren für Universitätsmedizin) auf die Krankheit, d. h. auf die Pathogenese, orientiert wird. Die Orientierung auf die Sanogenese (Salutogenese) erfolgt an den Institutionen für Gesundheitswissenschaften unter interdisziplinären Aspekten aller humanwissenschaftlichen Disziplinen und auch der Naturheilkunde. Unseres Erachtens können Ärzte nur dann die von Rudolf Henke begrüßte Beratungs- und Steuerungsfunktion bezüglich der primären Prävention verantwortungsbewusst übernehmen, wenn sie neben der Pathogenese auch die Sanogenese (Salutogenese) kennen und eine Fortbildung an gesundheitswissenschaftlichen Institutionen erfahren. Wir möchten noch einmal an Rudolf Virchows Worte erinnern: *„Gesundheit ist mehr als Medizin".*

Wie werden die Bürger auf die Prävention reagieren?

Und wie werden die Bürger reagieren, die mit der Prävention Verantwortung für ihre persönliche Gesundheit übernehmen sollen?

Auf dem Weltkardiologenkongress 2007 in Wien fasste der Londoner Kardiologe Prof. Dr. med. Philip Poole-Wilson diese derartigen Situationen wie folgt zusammen: *„Die Bevölkerung zieht die Einnahme von Tabletten einer unbequemen Änderung des gewohnten Lebensstils vor"* [Zitiert bei Zylka-Menhorn 2007]. In diesem Zusammenhang wird man an den Vers von

Eugen Roth erinnert:
„Dass es nicht komme erst zum Knaxe, erfindet der Arzt die Prophylaxe. Doch lieber beugt der Mensch, der Tor, sich vor der Krankheit, als ihr vor".
Professor Dr. Gerald Hüther, Leiter der Zentralstelle für neurobiologische Präventionsforschung der Universitäten Göttingen und Heidelberg/Mannheim äußert im Deutschen Ärzteblatt [2012] dazu seine Auffassung:
„Wie soll überhaupt jemand auf die Idee kommen, Verantwortung für seine Gesundheit zu übernehmen, dem von Kindesbeinen an erklärt worden ist, dass der eigene Körper wie eine Maschine funktioniere, der deshalb sein Herz als Pumpe bezeichnet und der glaubt, dass ihm im Alter das Gehirn oder die Gelenke einrosten? Wer so denkt, muss jede Erkrankung als Maschinenschaden und den Arzt als „Reparateur" betrachten, der die Störung im Getriebe ausfindig macht und mit den richtigen Techniken und den richtigen Medikamenten die Pumpe oder das Gelenk oder das Gehirn wieder zum Funktionieren bringt. Je mehr die Personen in diesem Reparaturdenken gefangen bleiben, umso stabiler bleibt die Nachfrage nach entsprechenden Reparaturleistungen."
Der Mensch ist aber weit entfernt, wie eine Maschine zu funktionieren. Er ist vielmehr vielfach komplizierter. Professor Dr. Harald Walsch, Autor des Buchs „Weg mit den Pillen" sieht das genauso und fordert *„Wir müssen aufhören, uns selbst als Automaten und die Mediziner als Mechaniker zu sehen."* Deshalb besteht die Notwendigkeit, ein neues Berufsbild zu schaffen, welches die primäre Prävention der Ganzheitlichkeit des Menschen berücksichtigt.

Neues Berufsbild für die Gesundheitsberufe erforderlich

Ein solches Berufsbild entspricht auch den Forderungen des vierten Weltgesundheitsgipfels „World Health Summit", der vom 21.-24.10.2012 in der Berliner Charité tagte. Der Begründer dieses Gesundheitsgipfels, Professor Dr. med. Detlev Ganten:

„Ein weithin unterschätzter Aspekt ist die Ausbildung der Gesundheitsberufe, die viel differenzierter sein sollte als das vereinfachte alte Ausbildungssystem von Arzt und Pflegekraft."

Professor Ganten fordert weiter: *„Wir müssen Gesundheit und Medizin neu denken".* Er bezog sich auf den berühmten Charité-Professor Rudolf Virchow (1821-1902), der, wie schon erwähnt, postulierte, dass Gesundheit mehr ist als Medizin und dass die Medizin eine soziale Wissenschaft ist.

Umdenken von Behandlung zur vorbeugenden Lebensweise

Das „Umdenken" zur Prävention erfordert eine umfassende Betrachtung dessen, was für das Gesundsein breiter Bevölkerungskreise erforderlich ist.

Jon Kabat-Zinn beschrieb in seinem Buch „Zur Besinnung kommen" die Weisheit der Sinne und den Sinn der Achtsamkeit in einer aus den Fugen geratenen Welt. Damit meint er die völlige Nach-Außen-Orientierung vieler Menschen und deren Sorglosigkeit und Gleichgültigkeit. Er fordert mit Recht die Konzentration auf die Innen-Orientierung, mit der sich der Mensch selbst lieben, seinen Geist und seine Seele beruhigen, stärken und unverletzlich machen kann.

Daniel Coleman fordert in seinem Buch „Emotionale Intelligenz" selbige und die Erziehung der Gefühle von Kindheit an, als ein wirksames Mittel gegen Gewalt und für einen freundlichen humanen Umgang miteinander.

Herbert Benson hat ein Buch geschrieben „Heilung durch Glauben: Beweise!" und tritt konsequent für die Unterstützung der Selbstheilung in der „neuen Medizin" ein. Diese hat übrigens schon der Nobelpreisträger, der Urwalddoktor Albert Schweitzer (1875-1965), konsequent vertreten: *„Wir Ärzte tun nichts anderes, als den Doktor im Inneren zu unterstützen und anzuspornen. Heilen ist immer Selbstheilung".*

Alle diese Standpunkte, und noch zahlreiche weitere, sollen in eine ganzheitliche naturverbundene primäre Prävention einfließen.

Wir möchten uns noch eine Bemerkung zu dem Begriff Prävention erlauben. In den Regierungsdokumenten wird der Begriff „Prävention" verwendet. Prävention wird vom lateinischen Wort praevenire abgeleitet und bedeutet Vorsorge, zuvorkommen, vorbeugende Maßnahme. Prophylaxe wird von lateinischen pro (vor) und vom griechischen Wort phylais abgeleitet und bedeutet schützen, behüten, verhüten. Unseres Erachtens wäre Prophylaxe zutreffender als der Begriff Prävention. So wie die Umwelt geschützt werden soll, so sollte auch das menschliche Gesundsein geschützt und behütet werden.

Hilfreich können dabei die entgiftenden und mineralienzuführenden Silikate Naturzeolith und Montmorillonit sein.

Gesundheitsforschung statt Krankheitsstudien

Der Mensch ist grundsätzlich Natur und hat sich in der Natur entwickelt. Wenn der Arzt Diener der Natur sein soll, wie es der Urvater der modernen Medizin, Hippokrates postulierte, dann besteht vorrangig die Aufgabe, die sanogenetischen (gesundheitsfördernden) Selbstheilungskräfte in unserem Körper zu stimulieren. Die Forschung müsste sich daher nicht mit der Frage beschäftigen: „Warum werden die Menschen krank?" sondern „Warum bleiben Menschen trotz widrige Einflussfaktoren gesund?"

In den letzten Jahrzehnten hat sich deutlich gezeigt, dass die Entgiftung des menschlichen Körpers unbedingt zur primären Prävention zählen muss,

- weil die schleichende Vergiftung immer mehr um sich greift,
- weil ohne Entgiftung Medikamente anders wirken können,
- weil sich ohne Entgiftung keine richtigen Diagnosen stellen lassen,
- weil die Menschen gesund bleiben wollen,
- weil die Entgiftung Basis jeder Therapie sein muss.

Nach dem heutigen wissenschaftlichen Erkenntnisstand können Silikate, insbesondere der Klinoptilolith-Zeolith und auch Montmorillonit bei der Entgiftung eine entscheidende Rolle spielen. Gleichzeitig sollte, einhergehend mit der Einnahme von Silikaten, grundsätzlich ein gesunder Lebensstil angestrebt werden, der die Verantwortung für die eigene Gesundheit voraussetzt. Dazu gehören

- Maßnahmen zur psychosozialen Gesundheit
- tägliche Bewegung (Ausdauersport: Kondition vor Kraft)
- Regelmäßigkeit und Rhythmen
- natürliche und mäßige Ernährungskultur
- Zufuhr von Mineralien auf wissenschaftlichem Erkenntnisstand
- Umgang mit dem Stress
- Verbundenheit mit der Natur
- Verzicht auf Alkohol, Nikotin und Übermaß an Medikamenten

Primäre Prävention: Jährlich durch die Krankenkassen bezahlte Toxikations-Gesundheitstests

In Anbetracht der schleichenden Vergiftung durch zunehmende Verschmutzung der Umwelt des Menschen muss es zur gesetzlich festgelegten Pflicht werden, jedem Bürger unseres Landes (auch Europa) jährlich einmal die kostenlose Möglichkeit eines umfassenden Toxikations-Tests zu bieten.

Das sollte in das Präventionsgesetz der Bundesrepublik Deutschland aufgenommen werden. Die Kosten sind durch die Krankenkassen abzudecken. Schadstoffbelasteten Bürgern ist die erforderliche Behandlung zu garantieren.

In Betrieben mit höherer Schadstoffbelastung ist den Arbeitern halbjährlich ein Toxikations-Test zu garantieren.

Vorbeugen (Entgiften) ist besser als Heilen

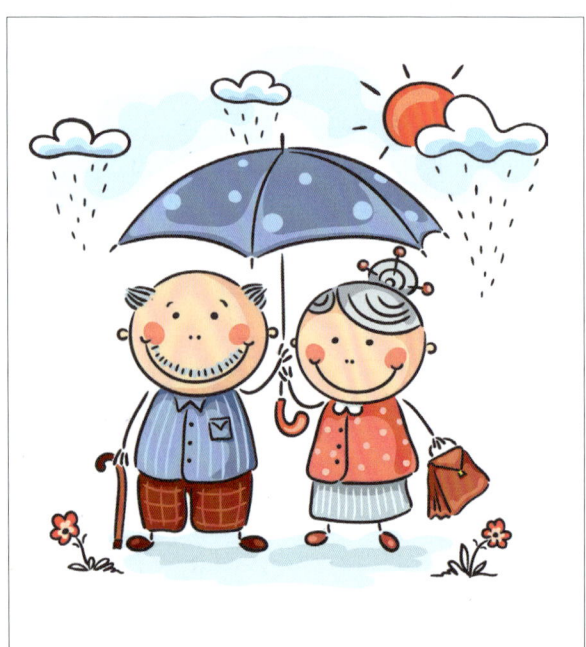
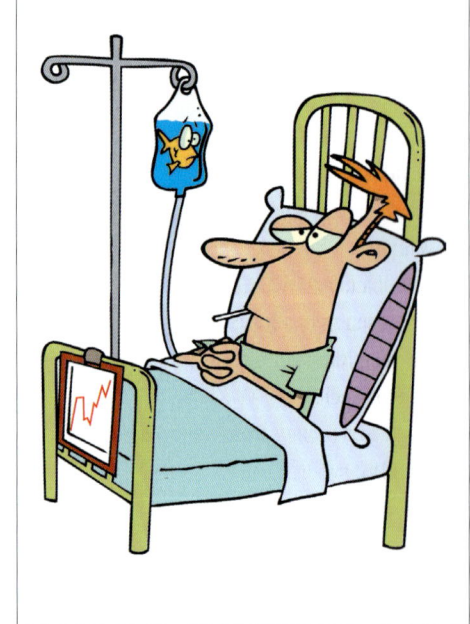

Detoxhygiene: Was ist das?

Im Kapitel 2 haben wir mit Beispielen gezeigt, dass die gegenwärtig lebende Menschheit einer schleichenden Vergiftung unterliegt und auch noch weiteren Schadfaktoren wie Lärm, Stress und Elektrosmog ausgesetzt ist.

Nur giftfrei ist gesunde Langlebigkeit möglich

Wer gesund bleiben möchte und eine gesunde Langlebigkeit wünscht, muss immer frei von Giften sein. Ein Experiment des französischen Nobelpreisträgers Prof. Dr. Alexis Carrel (1873-1944, Nobelpreis 1912) zeigt uns, dass gesunde Langlebigkeit nur dann möglich ist, wenn sich keine „Gifte" oder wie er feststellte keine giftigen Stoffwechselendprodukte in unserem Körper befinden.

Carrel hatte embryonale Hühnerzellen in einer Lösung bewahrt, in der die entsprechenden Naturstoffe enthalten waren. Um die Stoffwechselabbauprodukte zu beseitigen, wechselte er täglich die Lösung. Während Hühner normalerweise ca. 7 Jahre leben, lebten diese Hühnerzellen 29 Jahre. Sie hätten sicherlich noch länger gelebt, wenn nicht ein Assistent von Alexis Carrel vergessen hätte, die Lösung täglich zu erneuern. **Das war das Grundlagenexperiment für die Detoxhygiene.**

Dr. Carrel zog aus seinen Beobachtungen die Schlussfolgerung, dass bei Beseitigung der Abbauprodukte (im Sinne einer Entgiftung) der Alterungsprozess verhindert werden kann. Carrel vertrat die Auffassung, dass die Auslösung des Alterns durch die Ansammlung von Schadstoffen im Organismus bewirkt wird. Die Erkenntnisse von Dr. A. Carrel wurden später von Ärzten wiederholt bestätigt.

Heute wissen wir, dass der Naturzeolith den Entgiftungsprozess im menschlichen Körper bewirkt und somit das biologische Altern bremsen kann.

Detoxhygiene ist kein Blödsinn, wenn sie richtig erfolgt

Das war und ist in der Wissenschaft leider immer so. Wer mit etwas Neuem auftritt und gegen gewohnte Denkweisen verstößt, verursacht „Schmerzen" und reizt zur Gegenwehr. Für die Verbreitung längst überholter wissenschaftlicher Erkenntnisse lassen sich leider auch häufig die Medien missbrauchen. Das soll folgendes Beispiel zeigen. Am 12.09.2013 erschien in „Spiegel Online Gesundheit" ein Artikel: Trend: Detox: „Der Mythos von der bösen Schlacke" von Christine Pander (Ethnologin). Darin kommen Ernährungswissenschaftler zu Wort, die behaupten, dass Detox „reinster Blödsinn" sei. Ich habe an Spiegel Online eine Richtigstellung gesendet, die aber unbeantwortet blieb. Diese begann wie folgt:

„Wer behauptet, dass Detox (Entgiftung des menschlichen Körpers) der „reinste Blödsinn" sei, kennt nicht den neuesten wissenschaftlichen Erkenntnisstand, sondern verfügt nur über einen Wissensstand von etwa 1960. Wer in diesem Zusammenhang von halber Wahrheit spricht, hat leider nur halbes Wissen.

Deshalb gestatten Sie mir bitte etwas ausführlicher wissenschaftlich fundiert über Detoxikation (Entgiftung des menschlichen Körpers) und über Detoxhygiene zu schreiben."

Vor der Diagnose muss entgiftet werden

Als Student lernte ich „vor jeder Therapie haben die Götter die Diagnose geschaffen". Das war vor 65 Jahren richtig! Heute ist dieser Grundsatz überholt, weil eben die Symptome der schleichenden Vergiftungen die Diagnose maskieren können. Deshalb gilt heute der Grundsatz „Vor jeder Diagnose muss unbedingt eine Entgiftung erfolgen". Erst nachdem das Gift heraus ist, was natürlich mit Kontrollen bestätigt werden muss, kann eine unmaskierte saubere Diagnose gestellt werden.

Was ist Detoxhygiene?

Hygiene bedeutet so viel wie gesund erhalten, sich gesund erhalten, etwas für die Gesunderhaltung zu tun.

Hygiene wurde von der Medizin begründet, um gesundheitsschädigende Keime, die Krankheiten hervorrufen, von Menschen fern zu halten (regelmäßiges Händewaschen gehört dazu). Später wurde in die Hygiene das Fernhalten (vermeiden) von allen organischen und anorganischen Krankheitserregern einbezogen.

Ziel der Hygiene ist die primäre Prävention, um das Wohlbefinden und die Leistungsfähigkeit des Menschen zu erhalten oder zu steigern. Detoxhygiene akzentuiert dieses Ziel in Bezug auf die ständig im Ansteigen begriffene schleichende Vergiftung (Toxikation).

Was ist bei der Detoxhygiene besonders zu beachten?

Die in Kapitel 3 angeführten Entgiftungssysteme des Menschen sollten unter ganzheitlichem Aspekt voll Funktionsfähig gehalten werden.

Mit einer gesunden Lebensweise, wozu nach Auffassung der WHO (Weltgesundheitsorganisation) die richtige und mäßige Ernährung, die regelmäßige Bewegung (Ausdauersport) und ein erholsamer Schlaf durch Einhalten eines regelmäßigen Schlaf-Wach-Rhythmus gehört, sowie mit einem Verzicht auf Autotoxikationen (Tabakgenuss, alkoholische Getränke und Arzneimittel im Übermaß) kann schon vieles erreicht werden.

Detoxhygiene bedeutet zum Beispiel auch:
1. Aufklärung über die schleichende Vergiftung
2. Vermeiden und abwehren von exogenen toxisch wirkenden Faktoren, die durch Lebensstil zu beeinflussen sind, z. B. Intoxikation durch Dysstress infolge von psychosozialen, Lärm- und Elektrosmogstressoren.
3. Vermeiden von medikamentösen Massenverordnungen. 1-3 Medikamente ist das Höchste was ein Mensch, vor allem ein älterer Mensch, vertragen kann.
4. Einsatz von Naturstoffen (zur Einnahme), die der Natur des Menschen entsprechen, selbst untoxisch sind und die Fähigkeit besitzen ganzheitlich Gewebe und Zellen zu entgiften und gleichzeitig gut dosiert die notwendigen Mineralien zuzuführen. **Diese Eigenschaft besitzt der Natur-Klinoptilolith-Zeolith** sowie weitere andere Silikate, z. B. Tonmineralien.

Gifte verursachen oxidativen Stress

Gifte verursachen aber nicht nur Entzündungen als Basis für Krebserkrankungen, sondern Sie verursachen des Weiteren den oxidativen Stress, d. h. einen Überschuss von freien O_2- und NO (Stickstoffmonoxid)-Radikalen, die in dieser Form sehr aggressiv gegen die Zellen und sogar gegen die genetische Struktur des menschlichen Körpers sein können.

Was bewirken freie Radikale im menschlichen Körper beim ständigen Vorhandensein? Beschleunigtes Altern, degenerative Erkrankungen des Nervensystems, Hemmung der Spermatogenese, Arteriosklerose, Mitochondrienpathien, erhöhte Virusinfektanfälligkeit, Zellschädigungen vielfältiger Art, Autoimmunerkrankungen, Hauterkrankungen, Ekzeme, Melanome, Erkrankung der Atemwege, Fehlfunktionen des Immunsystems. (siehe Kapitel 13)

Neben dem oxidativen und auch nitrosativen Stress wird durch die Umweltvergiftung noch eine Dysmineralose verursacht. Dysmineralose ist eine Störung des Mineralhaushalts, die chronische Krankheiten verschiedener Art auszulösen vermag. Dysmineralose entsteht dadurch, weil die Gifte, die für den menschlichen Körper wichtigen Mineralien aus dem Körper verdrängen. Wenn man Mineralien, zum Beispiel Magnesium, einnimmt, werden diese bei der Dysmineralose größtenteils wieder ausgeschieden [Ziskoven 1997].

Suche nach Entgiftungsmitteln und Antioxidantien

Das Erkennen der Gefahr einer schleichenden Vergiftung der Menschen auf unserem Planeten hat einschlägige medizinische Wissenschaftszweige oder Einzelwissenschaftler stimuliert, Mittel zur Entgiftung zu suchen, zu entwickeln und zu erproben.

Bekannt und wissenschaftlich belegt ist z. B. die Entgiftung von Schwermetallen im menschlichen Körper mit der Alge Chlorella.

Immer größer wird die Zahl der Antioxidantien, die auch als freie Radikalfänger bezeichnet werden und gegen oxidativen Stress eingesetzt werden. Als Beispiel möchte ich die Vitamine A, C und E und das Mineral Selen nennen. Diese Stoffe haben aber nur Wirkeigenschaften für bestimmte spezifische Funktionen. Sie gewährleisten aber nicht die komplette Detoxikation des gesamten Körpers, da sie keine Mineralien zuführen können.

Klinoptilolith-Zeolith: ein vorzügliches Detoxhygienikum

In den letzten Jahrzehnten hat sich der Natur-Klinoptilolith-Zeolith als ein vielfältig wirkendes Detoxikationsmittel (Detoxhygienikum) besonderer Art erwiesen.

Natur-Klinoptilolith Zeolith vermag nicht nur zu entgiften, sondern hat auch eine starke Antioxidantien-Wirkung, bewirkt die Zufuhr lebenswichtiger Mineralien und unterstützt das Immunsystem.

Natur-Klinoptilolith-Zeolith ist ein mikroporöses Tuffgestein mit einem hohen Anteil von Siliziumdioxid, welches nach der Einnahme in den menschlichen Körper in die kolloidale Phase (Suspension) überführt wird. Außerdem erhält der Klinoptilolith-Zeolith durch ein spezielles Mikronisierungsverfahren ein breites Spektrum von Detoxikations-Wirkprinzipien mit einer optimalen Bioverfügbarkeit.

Der Natur-Klinoptilolith-Zeolith geht nicht in seiner ursprünglichen Form in die Zelle. Er wirkt durch selektiven Ionenaustausch, Adsorption, Antioxidantienfunktion sowie als Donator (Lieferant) von Mineralien, insbesondere das für das Bindegewebe wichtige Siliziumdioxid. Die belastenden Stoffe werden der Grundsubstanz der extrazellulären Matrix entnommen. Dies ist das größte Regulationsorgan des Menschen.

Die Dauereinnahme von Natur-Klinoptilolith-Zeolith bietet einen guten Schutz gegen die schleichende Vergiftung. Dieser Effekt ist durch zahlreiche Studien sowie Erfahrung in der Praxis belegt.

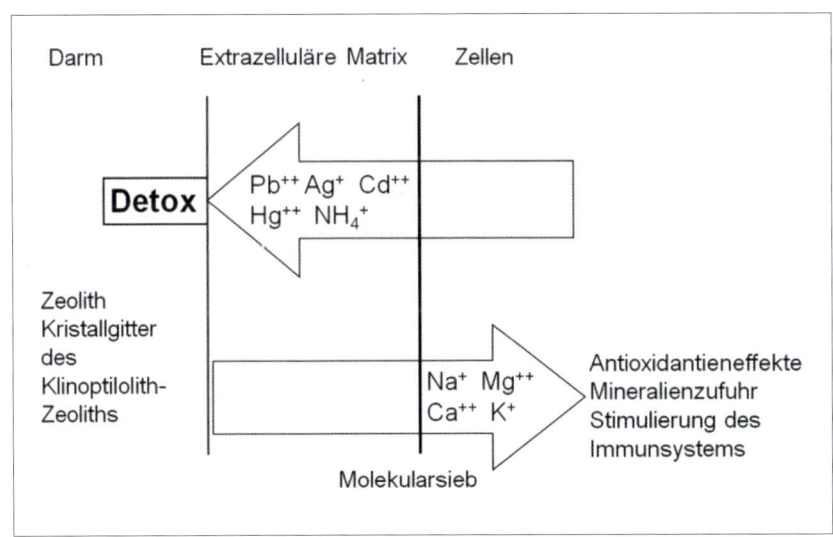

Abbildung 18: Mittels selektivem Ionenaustausch und Adsorption des Natur-Klinoptilolith-Zeoliths erfolgt Detoxikation, Antioxidantienwirkung und Mineralienzufuhr.

Detoxhygiene schon in der Antike und im Altertum

Zum alltäglichen Leben sollte heute die Detoxhygiene gehören, wobei nach dem heutigen wissenschaftlichen Erkenntnisstand Natur-Klinoptilolith-Zeolith mehr als ein Detoxhygienikum darstellt (Abbildung 18) oder anders ausgedrückt: Silikate sind derzeitig die einzigen ganzheitlich wirkenden Detoxhygienika (Detoxikationsmittel). Das wussten aber schon Ärzte seit der Antike, wie Hippokrates von Kos (460-370 v. Chr.), Avicenna (960-1037 v. Chr.) und Paracelsus (1493-1541), die ihre Patienten mit Silikaten (Tonmineralien), z. B. mit Siegelerde, behandelten und auch entgifteten [Lange 2012].

Mir werden häufig Fragen zur Detoxhygiene gestellt. Einige davon möchte ich nachfolgend anführen.

Gibt es Detoxikationskuren?

Detoxikationskuren können sehr hilfreich sein. Aber nicht alle Angebote von Kuren erfüllen dieses Werbeversprechen. Man muss bei der Auswahl sehr kritisch sein, denn das Angebotsspektrum erstreckt sich von solchen Kuren, die gut wissenschaftlich fundiert sind, bis zu solchen, die nur einen pseudowissenschaftlichen „Rummel" darstellen.

Die wissenschaftlich fundierten Kuren applizieren neben den angeführten Antioxidantien und Mineralien Bäder, Körperbewegung, Hydrocolontherapien, Magnetfeldtherapien, Sauerstofftherapien, Diäten, Heilfasten und Ernährungsprogramme. Solche Detoxkuren können nachweisbar nachhaltig gute Effekte haben. Dabei ist zu beachten: Nach der Kur werden wieder Gifte aufgenommen. Deshalb sind Kurwiederholungen erforderlich. Nur jene Kurzentren, die ihren Patienten während der Detoxkur empfehlen hochwertigen siliziumdioxidreichen Klinoptilolith-Zeolith dauerhaft einzunehmen und den Effekt nachweisen können, sollen in Anspruch genommen werden. Derartige Kuren werden z. B. im Kurzentrum Naturmed Davutlar Westtürkei und in der St. Georg Klinik Bad Aibing durchgeführt.

Im Internet werden Detoxprodukte angeboten. Sind diese effektiv?

Ich habe mir die Mühe gemacht im Internet mehr als 100 Angebote von Detoxprodukten auf der Grundlage der jeweils dazu gegebenen Beschreibungen zu analysieren. Das Ergebnis ist enttäuschend. Viele der angebotenen Detoxprodukte entbehren eines wissenschaftlichen Fundaments. Auf jeden Fall ist ein solches an den zu den Detoxprodukten gegebenen Beschreibungen und Werbeversprechen nicht zu erkennen.

Unter den Stoffen, die zur schleichenden Vergiftung führen, nennen sie auch auch Medikamente. Ist das richtig und generell so?

Natürlich sind nicht alle Medikamente so zu bewerten, aber deren unerwünschte Nebenwirkungen sind zu beachten. Wie der Beipackzettel eines jeden Medikaments ausweist, hat aber jedes klassische Medikament unerwünschte Nebenwirkungen. Diese stellen eine giftige Wirkung dar. Die Chemotherapeutika gegen Krebs sind eindeutig Giftstoffe. Die USA-Verbraucherschutz-Zentrale „Citizen" hat 2009 eine Liste von 135 Medikamenten veröffentlicht, welche Demenz verursachen können. Darunter sind viele häufig verwendete, wie z. B. Antibiotika, Antidepressive, Kortikosteroide sowie Schlaf- und Beruhigungsmittel.

Für ältere Menschen ist Detoxhygiene besser als viele Medikamente

Die Patientensicherheit bei Arzneimitteleinnahme wird in den Fachzeitschriften kritisch diskutiert. Besonders wird auf den Schutz älterer Menschen orientiert, die eigentlich wenige Medikamente erhalten sollten, weil ihr Stoffwechsel anders verläuft als bei jüngeren Erwachsenen. Ältere Menschen weisen aber laut Statistiken den größeren Medikamentenverbrauch aus.

Wie in Abbildung 16 ersichtlich wird, bereiten die unerwünschten Nebenwirkungen vielen Ärzten Sorgen. In der Zeitschrift der Berliner Ärztekammer „Berliner Ärzte" wird diese Sorge schon im Titelblatt mit einer eindrucksvollen Karikatur zum Ausdruck gebracht. Dieses Heft hat sich

Abbildung 19:
Titelblatt der Zeitschrift „Berliner Ärzte"
[42/5 2005]

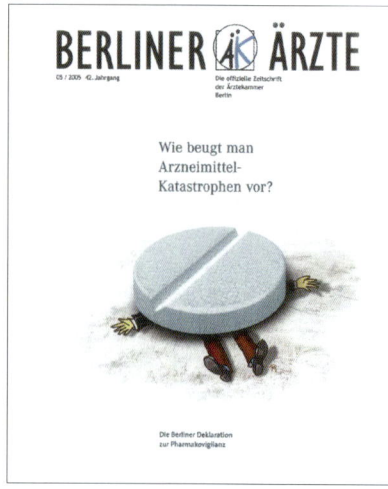

nur mit dem „Wie beugt man Arzneimittel-Katastrophen vor?" beschäftigt.

Besonders Problematisch ist es bei älteren Menschen über 60 Jahre. Viele Medikamente, die meistens an jungen Männern getestet werden, haben bei älteren Menschen ganz andere Wirkungen.

Infolgedessen kommt es zu falschen Medikationen. Das brachte die Berliner Altersstudie [Köppel 2003] überzeugend hervor, wie aus folgender Tabelle hervorgeht.

Tabelle 1:
Medikation bei alten Patienten
[modifiziert von Hecht nach Köppel 2003; Hecht 2005]

Medikation	70-84-jährige		85 Jahre und älter	
	Männer	**Frauen**	**Männer**	**Frauen**
Untermedikation	9,3 %	10,9 %	17,8 %	17,1 %
Übermedikation	15,5 %	12,4 %	20,9 %	15,5 %
Fehlmedikation	19,4 %	17,8 %	10,9 %	20,9 %
Richtige Medikation	55,8 %	58,9 %	50,4 %	46,5 %
Mindestens 5 Befunde unerwünschte Nebenwirkungen bei einem Patienten	15,5 %	22,5 %	31,0 %	30,2 %
Multimedikation > 5 Medikamente	34,1 %	39,5 %	42,6 %	35,7 %

Der deutsche Arzneiverordnungs-Report 2008 stellt bei der Pharmakotherapie folgendes fest: Bei älteren Menschen über 60 Jahre waren Verordnungen von Arzneimitteln in 40 % der Fälle ungerechtfertigt. In 25 % der Fälle lag keine korrekte Dosierung vor, in 20 % der Fälle waren die Arzneimittel für die Erkrankngen ungeeignet. Desweiteren wird in diesem Arzneiverordnungs-Report 2008 bemerkt, dass der Anteil der Bevölkerung über 60 Jahre 27 % in Deutschland beträgt, der Anteil der für diese Bevölkerungsgruppe erfolgten Arzneimittelverordnungen ist jedoch mit 64 % ausgewiesen.

Auch das ist Detoxhygiene: Priscus-Liste soll falsche Medikation verhindern

Derartige Erkenntnisse haben dazu geführt international PIM-Listen (potential inadäquate (nicht geeignet) Medikation) für ältere Menschen aufzustellen, um eine Arzneimittelsicherheit für den älteren Patienten anzustreben. Für Deutschland wurde die sogenannte „Priscus-Liste" für potenziell inadäquate Medikamentationen für ältere Menschen, unter der Leitung von Frau Professor Dr. med. Petra Thurmann vom Lehrstuhl für Klinische Pharmakologie der Universität Witten-Herdecke erarbeitet. Das Projekt wurde vom Bundesministerium für Bildung und Forschung (BMBF) gefördert.

Diese Priscus-Liste enthält 83 Arzneistoffe aus 18 Arzneistoffklassen, die potentiell inadäquat, also völlig ungeeignet für ältere Menschen sind. Wenn Sie ständig diese Medikamente einnehmen und älter als 60 Jahre sind, werden Sie sicherlich geschockt sein. Die Priscus-Liste wurde im Deutschen Ärzteblatt 107 [2010, S. 543-551] publiziert und ist abzurufen unter http://priscus.net.

Von den 83 Arzneistoffen möchte ich nachfolgend einige Beispiele anführen, weil die Aufzählung aller diesem Buch nicht gerecht werden würde.

Analgetika (schmerzlindernde Medikamente)	Antidepressiva (gegen Depressionen)	Antihypertensiva (blutdrucksenkende Mittel, Herz-Kreislauf-Mittel)
Indometacin	Amitriptylin	Terazosin
Acemetacin	Doxepin	Methyldopa
Ketoprofen	Imipramin	Clonidin
Phenylbutazon	Clomipramin	Reserpin
Piroxicam	Maprotilin	
Meloxicam	Trimipramin	
Etoricoxib	Fluoxetin	
Phethidin	Tranylcypromin	
	Doxazosin	
	Prazosin	

Das Vermeiden der Einnahme dieser Medikamente ist Detoxhygiene.

Bei verschiedenen Erkrankungen wird heute von Ärzten „Änderung des Lebensstils" als Therapie Nr. 1 empfohlen, z. B. bei Herz-Kreislauf-Erkrankungen, Tumorkrankheiten, Diabetes mellitus und andere Stoffwechselerkrankungen. Wir benötigen gegenwärtig nicht Medikamente, sondern Bioregulatoren mit Detoxeigenschaften. Dazu gehören Silikate, wie Klinoptilolith-Zeolith.

Welche Anforderungen sollten an ein Entgiftungsmittel gestellt werden?

1. Es muss ganzkörperlich und sicher nachweisbar entgiften und für die Neutralisierung eines großen Spektrums von Giften wirksam sein.
2. Es muss freie Radikale fangen können.
3. Es muss den durch die Vergiftung entstandenen Mineralmangel ersetzen oder Störungen des Mineralhaushalts (Dysmineralose) ausgleichen können.
4. Es darf selbst keine unerwünschten Nebenwirkungen und Toxizität haben.
5. Es muss, ohne Störungen oder Schaden im Organismus zu verursachen, dauerhaft eingenommen werden können.
6. Es muss präventiv und therapeutisch einzusetzen sein.
7. Es muss das Säure-Basen-Gleichgewicht ausgeglichen halten können oder bei vorliegenden Störungen ausgleichen können.
   Es muss also das durch falsche Ernährung oder durch die Gifte verursachte saure Milieu im Körper neutralisieren können.
8. Es muss einfach und sicher appliziert werden können.

Naturzeolith kann diesen Anforderungen entsprechen. Er sollte die Basis der Detoxhygiene sein und wenn es für notwendig gehalten wird, auch mit anderen Detoxmitteln kombiniert werden.

Gibt es Detoxkuren für fettleibige (adipöse) Menschen?

Es ist allgemein bekannt, dass sich Umweltgifte, einschließlich die so genannten Schwermetalle, im Fettgewebe festsetzen und nicht einfach daraus zu entfernen sind. Das Fettgewebe ist naturgemäß ein Teil des Bindegewebes. Normalerweise dient es den Menschen als Energiereservoir. Deshalb benötigt jeder Mensch etwas Fettgewebe, welches gewöhnlich aus nicht in der Verdauung verwendeten Kohlehydraten gebildet wird. Das fettige Bindegewebe besteht aus Fettzellen, die mit den Fasern des Bindegewebes (siehe Grundsubstanz der extrazellulären Matrix, Kapitel 7) gitterartig mit Kollagenen und elastischen Fasern umsponnen sind.

Da, wie wir noch weiter sehen werden (Kapitel 9-10), der Klinoptilolith-Zeolith und das von diesem im menschlichen Körper freigesetzte SiO_2 wichtige Regulatoren des Bindegewebes, speziell der Grundsubstanz der extrazellulären Matrix, sind, vermag dieses Urgestein auch das Fettgewebe sicher zu entgiften. Das geht schwieriger und langsamer als bei nichtfetthaltigem Gewebe vonstatten.

In der medizinischen Praxis werden daher Kombinationskuren mit Klinoptilolith-Zeolith und folgenden Verfahren angewendet:

- Heilfasten nach Buchinger oder Reduktionsdiät
- erhöhte Flüssigkeitszufuhr (Wasser) (Menschen von 60-70 kg 3-4 l/Tag)
- Leberwickel
- pneumatische pulsierende Therapie (PPT)
- Sauna
- SiO_2-reiche Thermalbäder
- Colonhydrotherapie
- tägliche Körperbewegung (Wandern)

Die Dauer der Detoxkur hängt vom Grad des Übergewichts ab. Je höher das Übergewicht, desto länger die Detoxkur. Die Mindestdauer sollte aber zwei Wochen betragen.

Kapitel 6 — Wie werden „Vergiftungen" und Detoxeffekte gemessen?

Wie werden „Vergiftungen" und Detoxeffekte gemessen?

Zur Messung von Giftkonzentrationen im Körper und entsprechender Effekte der Entgiftung, der Detoxikation, gibt es verschiedene gute Ansätze, aber noch kein geschlossenes verbindliches Messmethodensystem, was eigentlich benötigt würde. Nachfolgend sollen Beispiele einiger Messmethoden angeführt werden, die gegenwärtig gebräuchlich sind.

Der pH-Wert

Der pH-Wert ist das Maß für das saure oder basische Milieu im menschlichen Körper. Wissenschaftlich definiert man den pH-Wert als den negativen Logarithmus der Wasserstoff-Ionen-Aktivität. Er wird als eine dimensionslose Zahl von 1-14 angegeben. Je niedriger die Zahl, desto saurer ist das Körpermilieu. Je höher die Zahl ist, desto basischer ist das Milieu. pH 7 wird als neutral angegeben.

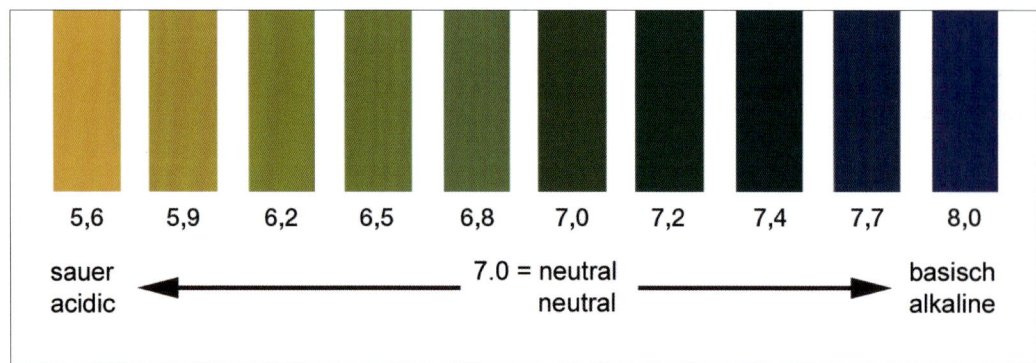

Abbildung 20:
pH-Wert-Skala wie am Lakmus-Teststreifen angegeben.
gelb = saures Milieu
blau = basisches Milieu
[Quelle: Macherey-Nagel GmbH, Düren] (Skala: Nachbildung)

Gemessen wird der pH-Wert im Blut, Urin und Speichel (Routinemessung). Mittels Magen- und Darmsonde lässt sich der pH-Wert auch im Verdauungstrakt messen.

Einige Beispiele von Durchschnittswerten im menschlichen Körper eines Gesunden:

Wie werden „Vergiftungen" und Detoxeffekte gemessen? **Kapitel 6**

	pH
nüchterner Magen (morgens)	1,0-1,5
Hautoberfläche	5,5
Speichel (nüchtern)	6,5-7,4
reines Trinkwasser	7,0
Blut	7,4
Zwölffingerdarmsaft (Galle, Sekret der Bauchspeicheldrüse)	8,0
Dünndarm	8,0
Je nach Nahrungsaufnahme, Getränkezufuhr, Medikamenteneinnahme, Mineralienzufuhr schwankt der pH-Wert im Magen beträchtlich. Im Dünndarm muss ein pH-Wert von 8,0 herrschen.	
Zeolith-Suspension	7,0-7,5
Montmorillonitsuspension	7,0-7,2

CRS-System (Cell Regulation Screening-System)

Das CRS-System ist eine ganzheitliche, auf biophysikalischen Regulationsprinzipien beruhende unblutige Methode.

Dabei wird die Hand auf eine gewölbte Fläche des Geräts gelegt, währenddessen wird Licht im UV-Bereich auf den Handballen gestrahlt. Dadurch werden körpereigene Stoffwechselsubstanzen zum Fluoreszieren (Leuchten) angeregt. Dieses Leuchten entsteht durch das sogenannte Redoxpotential.

Eine Redoxreaktion ist eine Stoffwechselumwandlungsfunktion auf der Grundlage von Elektronenaustausch der Atome oder Moleküle.

Red = Reduzieren. Ox = Oxidation. Der Redoxprozess ist faktisch ein energiespendender Sauerstoff-Verarbeitungsprozess auf molekularbiologischer Ebene.

Abbildung 21:
Die Apparatur des CRS-Systems.
(Fotomontage)

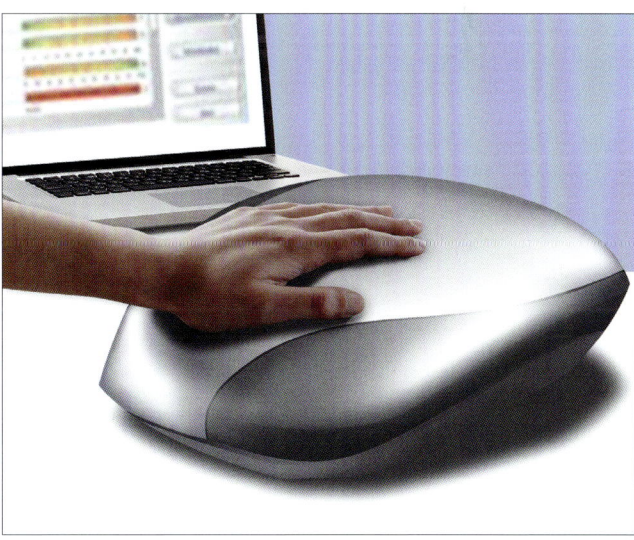

Redoxreaktionen gewährleisten permanent den Stoffwechsel in der Zelle. Dabei oxidieren die Zellen die angelieferten, für die Zellen im Verdauungsprozess vorbereiteten, Moleküle der Nahrung in Stufenreaktionen mit der eingeatmeten Luft (normale Sauerstoffradikale). Infolgedessen wird Energie für die Funktion der Zellen bereitgestellt.

Vereinfacht kann man sagen, dass mit dem CRS-System die Energiebereitstellung im Zellstoffwechsel gemessen wird. Wenn es aus irgendwelchen Gründen Störungen in diesem Stoffwechselprozess gibt, können sich überschüssige freie Radikale bilden, die sich z. B. auch in der CRS-Messung reflektieren.

Im diesem Zusammenhang soll noch erwähnt werden, dass der menschliche Körper uns nur äußerlich als ein statisches Gebilde erscheint. Die Zellen des Körpers sind ständig schwingend in Bewegung und reflektieren als Energie ganz schwache Biopotentiale.

Zu jeder Sekunde baut der menschliche Körper auf diese Weise Milliarden von Antikörpern ab und produziert gleichzeitig in dieser Zeiteinheit Millionen von Zellen. In jeder Sekunde werden 1030 bio-chemo-physikalische Reaktionen bewältigt (eine 1 mit 30 Nullen).

Das alles muss man wissen, um dieses diagnostische Verfahren des Zell-Regulations-Screenings (Test) zu verstehen. Dieser Komplex von Stoffwechselprozessen wird wie oben kurz beschrieben gemessen und gestattet Aussagen über folgende Prozesse:

- „Zustand des Säure-Basen-Gleichgewichtes
- Zustand der Immunabwehr
- Prozess der Stoffwechsel-Umsatzregulation
- Oxidativer-Stress-Ausmaß
- geistig-emotionale Belastbarkeit
- Zustand des Bindegewebes (extrazelluläre Matrix)
- Vorhandensein von entzündlichen Prozessen
- Abläufe in der allergischen Regulation
- Prozesse der Neubildung von Zellen
- Zellaufbaustatus
- allgemeine Leistungsfähigkeit
- Bedarf an Mikronährstoffen (Vitamine, Mineralien, Spurenelemente)
- Effekte von Mineralienzufuhr, z. B. von Silikaten (Klinoptilolith-Zeolith)"

Das Resultat einer CRS-Messung wird als Ausdruck mit den entsprechenden Bewertungen zur Verfügung gestellt. Diese Methode wird auch von einigen Ärzten angewendet, um den Nachweis der Wirkung von Klinoptilolith-Zeolith zu erbringen.

Typendiagnose des vegetativen Nervensystems (VNS Diagnosis 3000 by Dr. Engler)

„Mit Hilfe von zwei flachen, vergoldeten Handelektroden, auf welche der Proband seine Hände legt, wird nach einer minimalen Hautbelastung durch einen nicht bewusst wahrnehmbaren elektrischen Stromimpuls die elektrische **Polarisationskapazität** C (in µF, Mikrofarad) und der **Polarisations-Widerstand** R (in kΩ, Kiloohm) der Haut gemessen."

Wenn die Stromstärke bei einer gegebenen Spannung und gegebenem Körperwiderstand groß ist, strömen viele Ladungen durch den Körper, das heißt der Körper enthält viele Ladungsträger (Ionen mit elektrischen Ladungen).

Der Sympathikotoniker weist hohe Werte der Polarisationskapazität C aus. Der Parasympathikotoniker ist durch niedrige Werte der Polarisationskapazität C gekennzeichnet. Der Normotoniker liegt zwischen beiden. Engler hat auch Zwischentypen graduiert und neun verschiedene Typenstufen festgelegt.

Es ist bekannt, dass bestimmte Krankheiten auf einem sympathikotonen Regulationsniveau verlaufen und andere wiederum auf einem parasympathikotonen.

Auf sympathikotonem Niveau verlaufen z. B. alle stressinduzierten Erkrankungen wie Bluthochdruck, Diabetes mellitus, Neurosen. Krankheiten mit parasympathikotonischer Reaktionslage sind z. B. niedriger Blutdruck, verschiedene Formen der Tumorerkrankungen, Erschöpfung.

Das vegetative Nervensystem besteht aus zwei Regulatoren.
1. Der Nerv Sympathikus. Er ist der Antreiber, der Stimulator aller Lebensprozesse.
2. Der Nerv Parasympathikus (auch Nerv Vagus genannt). Er ist der Bremser der Lebensprozesse.

Der Sympathikus erzeugt z. B. Stress. Der Parasympathikus Relaxation. Die Typendiagnose nach Engler gewährleistet individuell exaktes Dosieren von therapeutischen und präventiven Maßnahmen [Hecht 2013].

Antioxidantien-Freie-Radikale-Test

Dazu wird Blut aus der Fingerbeere entnommen und in einer speziellen Apparatur analysiert. Damit wird das Gleichgewicht zwischen der oxidativen Belastung durch freie Radikale und dem antioxidantiven Potential gemessen. Dieses Messsystem besteht aus:

d-ROMs-Test
Bestimmung der Blutkonzentration von reaktiven Sauerstoffmetaboliten (ROMs) als Marker und Verstärker von oxidativem Stress

BAP-Test
Bestimmung des Antioxidantien-Potentials zur Neutralisierung von freien Radikalen

Messbeispiel:
Freitag, 09. Aug. 2013, 13:25:21 Uhr
d-ROMs = 319 U Carr.
BAP-Test = 2370 U Cor.

Messeinheit Carr: 1 Carr = 0,08 mg/dl Wasserstoffsuperoxid im Blutserum

Tabelle 2: Bewertung der Resultate im Blut

Carr d-ROMs-Test	Bewertung	Carr BAP
< 250	optimal	> 2200
250-300	gut	2200-2000
300-320	Durchschnitt	2000-1800
320-340	bedenklich	1800-1600
340-400	mangelhaft	1600-1400
400-500	schlecht	1400-1200

Es gibt noch weitere Methoden, zum Beispiel die TEAC (Trolox Equivalent Antioxidative Capacity). Bei der Messung dient das Vitamin-E-Derivat Trolox als Vergleichssubstanz. Das ist eine photometrische Methode. Damit kann man Stoffe, aber auch biologisches Material, z. B. Blut, untersuchen. Zur Bestimmung der Antioxidantienkapazität wird sie häufig angewendet, z. B. auch im Blut. Oder die ORAC-Methode (Oxigen Radical Absorbance Capacity). Sie untersucht die fluoreszierenden Eigenschaften des oxidativen Stresses. Diese Methode wird zur Messung der Antioxidantienkapazität in Lebensmitteln verwendet. Da die Bioverfügbarkeit der Lebensmittelproben unbekannt ist, kann keine Aussage über die gesundheitsfördernden Eigenschaften getroffen werden. Dies wird leider unter dem Aspekt des Lebensmittelmarketings gemacht.

Toxische und Ernährungselemente

Diese Gliederung in toxische und Ernährungselemente wird von verschiedenen Laboren vorgenommen, z. B. von Genova Diagnostik. Das ist im Hinblick auf den Wirkungsmechanismus dieser Elemente im menschlichen Körper nicht exakt: Warum?

Jedes Element kann toxisch wirken, wenn es in einer hohen oder sehr hohen Dosis in den menschlichen Körper gelangt. Andererseits sind die meisten der als toxisch ausgewiesenen Elemente auch essentielle Spurenelemente für den Menschen; natürlich in sehr kleinen Dosen (Spuren). Essentiell heißt unbedingt für den menschlichen Körper erforderlich. **Bevor wir auf die Bestimmungsmethoden eingehen sollte dies vorausgeschickt werden, damit auch die Referenzwertangaben verstanden werden. „Wert Null" bei den „toxischen Elementen" wäre für den Menschen schädlich oder sogar lebensgefährlich.**

Für die Bestimmung der Elemente im Blut, Urin, Speichel, in den Haaren und Organen (Biopsien) werden größtenteils spektrometrische Methoden verwendet. Am häufigsten sind folgende gebräuchlich:

Massenspektrometrie mit induktiv gekoppeltem Plasma {Quelle: Wikipedia}

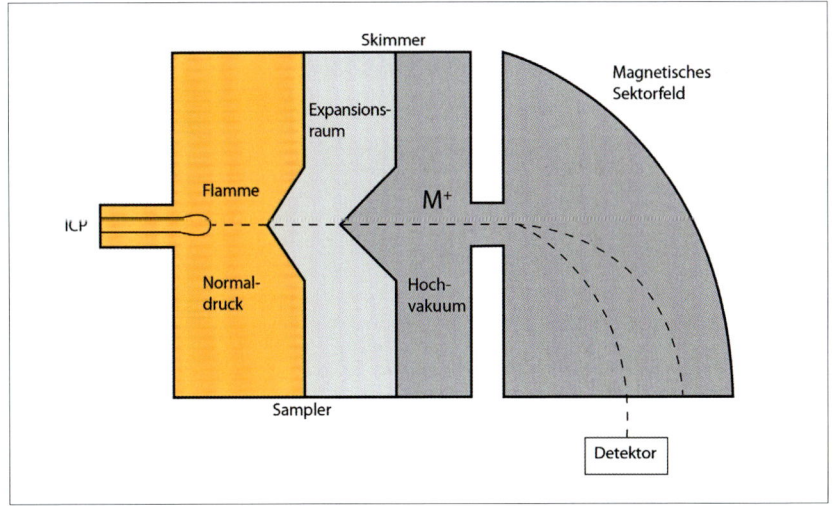

Abbildung 22:
Schemazeichnung: Massenspektrometrie mit induktiv gekoppeltem Plasma.
[Quelle: Wikipedia: http://de.wikipedia.org/wiki/Massenspektrometrie_mit_induktiv_gekoppeltem_Plasma]
(Grafik: Nachbildung)

Massenspektrometrie mit induktiv gekoppeltem Plasma (englisch: inductively coupled plasma mass spectrometry, ICP-MS) ist eine robuste, sehr empfindliche massenspektrometrische Analysenmethode in der anorganischen Elementanalytik.

Diese Methode wird von manchen Laboren auch als ICP-Massenspektrometrie oder abgekürzt ICP MM bezeichnet.

Tandem Massenspektrometrie (MS/MS)

„Eines der Hauptprobleme in der Spurenanalytik ist die mangelnde Selektivität bei Proben mit einer komplexen Matrix, wie sie bei vielen Umweltproben und bei biologischen oder medizinischen Proben normalerweise vorliegt. Um die Selektivität drastisch zu erhöhen, kann man zwei Massenspektrometer hintereinander schalten (Tandem-MS oder MS/MS). Dabei wählt das erste Spektrometer Ionen einer bestimmten Masse aus, die dann im zweiten Spektrometer zu weiterem Zerfall angeregt werden."

Man erzeugt also ein vollständiges Spektrum der vom ersten Massenfilter ausgewählten Ionen. Dieses Spektrum wird auch CID-Spektrum (englisch: collision induced dissociation) genannt und ist für die betreffenden Ionen genauso charakteristisch wie ein normales Massenspektrum für neutrale Moleküle.

[Quelle: http://www.vias.org/tmanalytik_germ/hl_ms_tandemms.html. Lahnirlger,

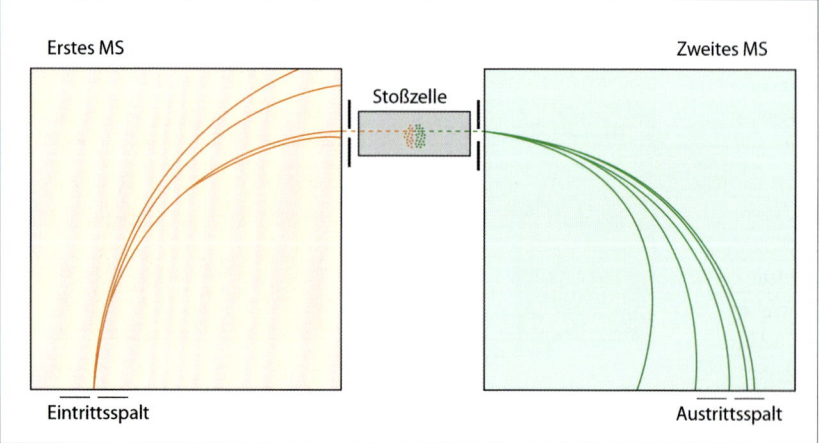

Abbildung 23:
MS/MS Tandemspektrometer. Schematisch funktionelle Darstellung.
[Quelle: http://www.vias.org/tmanalytik_germ/hl_ms_tandemms.html]
(Grafik: Nachbildung)

H.; J. Frohlich; B. Mizaikoff; R. Rosenberg: Teach/Me Instrumentelle Analytik. Springer Heidelberg].

In manchen Fällen wird auch die Atomabsorptionsspektrometrie zur Bestimmung von Elementen verwendet, z. B. bei dem Nachweis von Silizium, Aluminium und Mangan im Blut. Jedes Labor gibt Referenzwerte an. Nachfolgend werden Beispiele angeführt.

Aluminium < 10,0 µg/l	Nickel < 2,8 µg/l	Vanadium < 1,1 µg/l
Antimon < 7,00 µg/l	Selen 53-105 µg/l	Zink 60-120 µg/l
Arsen < 2,2 µg/l	Silber < 0,3 µg/l	Zinn < 2,0 µg/l
Blei Männer und Frauen < 45 Jahre < 10,0 µg/dl Frauen > 45 < 40 µg/dl	Silizium > 190 µg/l	Lithium 0,5-1,2 µg/l
	Strontium 10,0-70,0 µg/l	anorganisches Phosphat 0,8-1,45 mmol/l
		Natrium 132-145 mmol/l
Cadmium < 0,4 µg/l		Kalium 3,5-5,1 mmol/l
Chrom < 0,4 µg/l		Kalzium 2,1-2,6 mmol/l
Cobalt 0,5-3,9 µg/l		Chlorid 96-110 mmol/l
Kupfer 85-155 µg/dl		
Magnesium 1,6-2,5 mg/dl		
Mangan < 3,2 µg/l		
Molybdän 0,3-1,2 µg/l		
Eisen 33-193 µg/dl		

Tabelle 3: Beispiele für Referenzwerte Blut [Labor 28, Berlin]

	Referenzwerte
Blei	≤ 1,4
Quecksilber	≤ 2,19
Aluminium	≤ 22,3
Antimon	≤ 0,149
Arsen	≤ 50
Barium	≤ 6,7
Wismut	≤ 2,28
Cadmium	≤ 0,64
Cäsium	≤ 10,5
Nickel	≤ 3,88
Platin	≤ 0,033
Rubidium	≤ 2,263
Thallium	≤ 0,298
Zinn	≤ 2,04
Wolfram	≤ 0,211
Uranium	≤ 0,026

Tabelle 4: Referenzwerte Urin [Genova Diagnostik] Angaben in µg/l

Zum Nachweis von toxischen Stoffen im menschlichen Körper ist es optimal, wenn die Bestimmung im Blut (aktueller Zustand), in den Haaren (chronischer Zustand) und im Urin (Ausscheidungsvermögen von aufgenommenen Umweltgiften) vorgenommen wird. Der menschliche Körper vermag im gesunden Zustand größtenteils die täglich aufgenommenen Giftstoffe wieder auszuscheiden, besonders, wenn sie sich im löslichen Zustand befinden. Deshalb ist der Urinbefund mit einer hohen Ausscheidungsrate von Gift positiv zu bewerten. Die hohen Werte im Blut und in den Haaren dagegen negativ.

Beispiel		
Blut	Giftstoffwert unter dem Grenzwert	positiv (normal)
Haar	Giftstoffwert unter dem Grenzwert	positiv (normal)
Urin	hohe, über dem Grenzwert liegende Werte	positiv (normal)

Gesundheitsurteil: Dieser Mensch kann sich entgiften.

Bemerkung: Die Grenzwertangaben können von Land zu Land, aber auch von Labor zu Labor unterschiedlich angegeben werden. Sie sind daher keine absoluten Größen und folglich **nur** Orientierungswerte. Es empfiehlt sich, wenn erhöhte Werte festgestellt werden, eine Wiederholung des Tests vornehmen zu lassen. Man muss aber auch bedenken, dass die Elementbestimmungen sehr teuer sind.

Die Massenspektrometrie wird aber nicht nur bei dem Nachweis von Elementen im menschlichen Körper verwendet, sondern auch von bestimmten fehlregulierten Stoffen, die z. B. als Proteine vorliegen. So berichten Thornalley et al. [2003] über die Anwendung der Tandem-Massenspektroskopie zum Nachweis von AGEs (Advanced Glycation Endprotuct) im Protein der Zellen.

Diese AGE-Methode wird von manchen Ärzten verwendet, um den Nachweis für die Wirkung von Klinoptilolith-Zeolith zu erbringen.

Was sind AGEs?

AGEs sind „entartete" Stoffwechselprodukte, die durch irreversible Glykierung (Verzuckerung) in verschiedenen Geweben entstehen und ein wichtiges Kriterium sein können. [Thornalley 2003]

Die Grundsubstanz der extrazellulären Matrix des Bindegewebes: Das größte Funktionsorgan des Menschen

Kenntnisse über die Grundsubstanz der extrazellulären Matrix sind erforderlich, um die Wirkmechanismen des Klinoptilolith-Zeoliths zu verstehen. Deshalb erfolgt eine ausführliche Beschreibung dieses für den Menschen sehr wichtigen (für viele noch unbekannten) Funktionssystems.

Das System der Ganzheitlichen Grundregulation des Menschen beinhaltet die Elemente:
- Kapillare
- Bindegewebszellen und -strukturen
- vegetative Nervenfasern
- Lymphwege
- Neurotransmitter
- SiO_2 (Siliziumdioxid)

[Pischinger 1976, 1990; Rimpler 1987; Heine 1989, 1998, Perger 1979, 1990].

Die Grundsubstanz der extrazellulären Matrix ist die Transitstrecke von den Lymph- und Blutkapillaren über das Molekularsieb zu den Zellverbänden und zurück.

Sie erstreckt sich zusammenhängend über alle Organsysteme im ganzen menschlichen Körper. Sie ist wichtigster Bestandteil des Bindegewebes und ist das größte Funktionsorgan des Menschen.

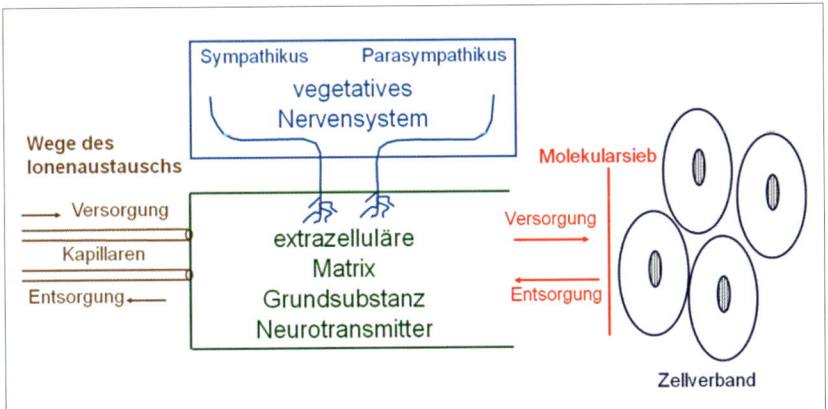

Abbildung 24:
Schematische Darstellung der untrennbaren zentral-peripheren, ubiquitären (über den ganzen Körper erstreckend), unspezifischen Regulationseinheit. Die Steuerung der extrazellulären Matrix erfolgt über das vegetative Nervensystem.

Kapitel 7 — Die Grundsubstanz der extrazellulären Matrix des Bindegewebes

Die Grundsubstanz der extrazellulären Matrix ist ein multistrukturelles System mit Zellen, Nervenfasern und speziellen Fasernetzen.

Die Funktionen und Kommunikationen innerhalb der extrazellulären Matrix werden mit den Zellen auf bioelektrischer Grundlage mit Hilfe von bestimmten Frequenzen gewährleistet.

Ihr wird auch Halbleiterfunktion zugeschrieben [Becker 1994], wie sie aus der Technik bekannt ist, natürlich mit sehr viel geringerer Intensität.

In der Grundsubstanz der extrazellulären Matrix wird bestimmt, was in die Zelle hineingeht und was herausgebracht werden soll. Diese Selektion nimmt ein Molekularsieb als Grenzschicht zu den Zellen vor.

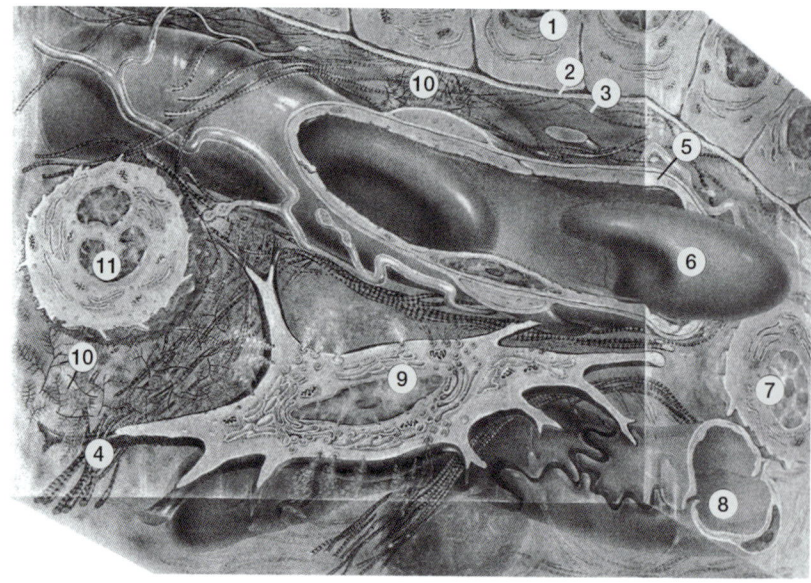

Abbildung 25:
Elektronenmikroskopische Aufnahme der Grundsubstanz der extrazellulären Matrix.
[nach Heine 1998, 1989]

1 Zellsystem
2 Basalmembran
3 Bindegewebe
4 kollagenes Fasergerüst
5 Endothel mit vegetativer Innervation
6 Erythrozyt
7 Mastzelle als Wächter der Grundsubstanz
8 Lymphgefäß
9 aktivierter Fibroblast synthetisiert Proteoglykane und Kollagen
10 Proteoglykane bilden das Molekularsieb
11 Granulozyt

Wenn man die Wirkungsmechanismen von Klinoptilolith-Zeolith verstehen möchte, sind Kenntnisse der Grundsubstanz der extrazellulären Matrix erforderlich

Die Grundsubstanz der extrazellulären Matrix ist vergleichbar mit einem Vorgarten zu einem Reihenhaus, in das nur derjenige in eine bestimmte Türe hinein kommt, der dazu den passenden Schlüssel hat. Auch durch das Molekularsieb in die Zellverbände können nur jene Wirkstoffe, die zu gegebener Zeit mit dem passenden „Schlüssel" ausgerüstet sind. Alle Regulationsprozesse, die die Zellverbände betreffen, vollziehen sich ausschließlich in der Grundsubstanz der extrazellulären Matrix.

Extrazelluläre Matrix erstreckt sich im ganzen Körper

Die Grundsubstanz der extrazellulären Matrix erstreckt sich ganzheitlich zusammenhängend im ganzen Körper bis zu den Zähnen. Die Zahnpulpa der Zahnwurzel ist Bestandteil der Grundsubstanz der extrazellulären Matrix. Diese Tatsache erklärt, warum zum Beispiel Zahnwurzelgranulome und Amalgam Ganzheitserkrankungen, z. B. Rheuma, Lymphstauungen, Schmerzen, Autoimmunerkrankungen, durch ihre Streuung in die gesamte Grundsubstanz der extrazellulären Matrix, verursachen können.

Das Siliziumdioxid wird als **das** Mineral des Bindegewebes bezeichnet. Es übt eine regulierende Funktion in der extrazellulären Matrix aus. Dies geschieht gleichfalls durch bioelektrische Funktion. Die Grundsubstanz der extrazellulären Matrix ist das größte regulierende Funktionsorgan des Menschen.

Die Kenntnisse über die Grundsubstanz der extrazellulären Matrix verdanken wir den Professoren Rimpler [1987], Pischinger [1990], Heine [1989, 1990a und b], Perger [1979, 1990].

Grundsubstanz der extrazellulären Matrix – das größte regulierende Funktionssystem des Menschen

Der wesentliche Bestandteil der extrazellulären Matrix ist die **Grundsubstanz,** die in Form eines flüssigen (kolloidalen, solphasenartigen) Milieus die **Grundregulation** gewährleistet, die u. a. folgende Lebensprozesse umfasst:

- Wasser- und Mineralstoffwechsel
- Elektrolyt- und bioelektrische Funktion
- Regulieren des pH-Werts, des Basen-Säuregleichgewichts
- Regulierung der gesamten unspezifischen immunologischen Prozesse
- Sicherung der unspezifischen Reaktivität des Organismus
- Regulierung der Neurotransmitter (Botenstoffe)

Wichtige Funktionen der Grundsubstanz der extrazellulären Matrix:

- Molekularsiebfunktion
- Ionenaustauschfunktion
- Wasserregulation
- Adsorptionsfunktion (Bindung von Giften)
- Bildung von Struktur- und Vernetzungsproteinen
- elektrobiologische Regulation
- Gewährleistung der kolloidalen Phase
- Reparatur und Regeneration der Zellmembran

Die Grundsubstanz der extrazellulären Matrix ist ein unspezifisches Funktionssystem, welches den spezifischen Parenchymzellen (Zellen der verschiedenen Organe) vorgeschaltet ist und steuert mittels eines nerval-humoralen Informationsprinzips die Versorgung und Entsorgung dieser Zellverbände.

Die Grundsubstanz, welche unter der Kontrolle des zentralisierten vegetativen Nervensystems und des hormonellen Systems (endokrin und exokrin) steht, reguliert die Homöostase (Regulationsgleichgewicht) eines vielzelligen Organismus.

Strukturen und Funktionen der Grundsubstanz der extrazellulären Matrix

Fibrozyten und Fibroblasten

Fibrozyten sind spindelförmige Zellen mit ovalen Kernen und langen Fortsätzen. Der Fibrozyt stellt faktisch das Regulationszentrum der Grundsubstanz dar. Er vermag mittels Rückkopplungsprinzipien zu allen zellulären und nervalen Funktionssystemen eine situations- und milieugerechte Grundsubstanz zu synthetisieren und somit die Homöostase zu gewährleisten. Die dabei in

Aktion tretenden Informationsvermittler- und Informationsfilterfunktionen werden durch
- Proteoglykane
- Strukturproteine
- Glykokalyx und
- Fibronektine FGF1-FGF9

übernommen und selektiv ausgeführt.

In Bezug auf die Fibrillogenese kann der Fibroblast als der aktive „Wachstumsfibrozyt" bezeichnet werden. In Fibroblasten, an die Fibronektine gebunden, befinden sich Wachstumsfaktoren (fibroblast growth factor = FGF) mit verschiedenen funktionellen Aufgaben (FGF1 – FGF9), die auch als Zytokine bezeichnet werden. Durch die Fibroblasten werden die Hauptstrukturelemente der Grundsubstanz der extrazellulären Matrix gebildet. Dazu gehören
- Proteoglykane (PG)
- Glykosaminglykane (GAG)
- Strukturproteine
- Vernetzungsproteine
- Kollagen
- Elastin
- Fibronektin
- Laminin
- Chondronektin

Molekulare Siebfunktion wird durch bioelektrische Vorgänge in der Grundsubstanz gewährleistet

Der Grundsubstanz der extrazellulären Matrix wird eine Molekularsiebfunktion zugeschrieben [Heine 1990a]. Das Molekularsieb wird durch die Proteoglykane und Glykoproteine gebildet.

Der gesamte Stoffwechsel, der sich in der extrazellulären Matrix abspielt, muss dieses Molekularsieb von der Kapillare bis zur Zelle und zurück durchlaufen. Das ist ein mächtiger und sicherer „Schutzschild" für die Zellen.

Moleküle ab einer bestimmten Größe und/oder ab einer bestimmten elektrischen Ladung gelangen nicht in die Zelle. Diese werden abgebaut (z. B. durch Phagozytose (Fress-Zellaktivitäten)) oder auf dem Blutweg ausgeschieden. Die Porengröße dieses Molekularsiebfilters wird bestimmt
- durch die Konzentration der Proteoglykane
- durch das Molekulargewicht der Stoffwechselmoleküle
- durch den pH-Wert
- durch den Ablauf der Elektrolytfunktion
- durch die elektrischen Potentialveränderungen

In dem Siebfunktionsablauf ist die negative Ladung der Proteoglykane von entscheidender Bedeutung, da sie zum Ionenaustausch einwertiger Kationen (z. B. K^+) gegen zweiwertige Kationen (z. B. Ca^{++}) veranlasst werden. Die negativen Ladungen der Proteoglykane gewährleisten nach Haus et al. [1968] und Heine [1991] den bioelektrischen Grundzustand der Grundsubstanz, der auf jede Veränderung mit Potentialschwankungen reagiert [Schlitter 1995]. Mittels derartiger Potentialschwankungen werden Informationen codiert. So können die Potentialschwankungen des Glykokalyx mittels eines zell- oder organtypischen negativ geladenen Zuckeroberflächenfilms der Zellmembran eine Information übermitteln und durch deren Depolarisation eine Zellreaktion an jedem Ort im menschlichen Körper veranlassen.

Der Glykokalyx

Der Glykokalyx ist der wichtigste Informationsträger und Informationsvermittler der Grundsubstanz der extrazellulären Matrix. Strukturell ist er ein Glykoprotein mit einem spezifischen Zuckerfilm und nur mit negativer elektrischer Ladung ausgestattet.

Der Glykokalyx

- steuert den Informationsaustausch zwischen extrazellulärer Matrix und Zellverbänden
- bewirkt die aktive rhythmische Bewegung der Zellverbände
- dient der Wachstumskontrolle
- ist an den Mitosezyklen (Zellteilungszyklen) beteiligt
- reguliert die Bioelektrizität der Grundsubstanz der extrazellulären Matrix
- kann als zellindividueller Rezeptor dienen
- bewirkt die Stimulation der Fibroblastenaktivität und weiterer Funktionen auf bioelektrischem Aktivitätsniveau

Informationsaktivitäten und Energietransfer erfolgen bioelektrisch

Da das hydratisierte SiO_2-Molekül der Klinoptilolith-Zeolith-Substanz, welches zum Aufbau von Peptiden und Proteinen aus Aminosäuren fähig ist [Davis et al. 2002; Scholl und Letters 1959; Fischer 1951], über Piezoelektrizität und Halbleitereigenschaften verfügt und ebenfalls mit negativer Ladung ausgerüstet ist, kann es selbst Molekularsiebfunktion ausüben und sich an der Molekularsiebfunktion der Grundsubstanz beteiligen.

Der Glykokalyx und das SiO_2-Molekül können durch ihre spezifische Bioelektrizität mittels Signalen die ganze Grundsubstanz von jedem Ort aus und an jedem Ort im menschli-

chen Körper regulieren. Zum besseren Verständnis soll hier noch einmal betont werden: Die gesamten Informationsaktivitäten und der Energietransfer vollziehen sich im menschlichen Körper und besonders in der Grundsubstanz der extrazellulären Matrix **bioelektrisch**. Dies erfolgt entweder im ionisierten Funktionszustand (z. B. Elektrolyte) oder durch Ladungssprünge der Elektronen. Die bioelektrischen Prozesse werden durch den aktuellen Kolloidzustand der Grundsubstanz der extrazellulären Matrix und der spezifischen Gewebezellen bestimmt. **Diese Prozesse vollziehen sich zeitlich innerhalb von Nanosekunden bis Millisekunden.**

Die Funktionseigenschaften der Grundsubstanz der extrazellulären Matrix und des kolloidalen SiO_2 sind sich sehr ähnlich

Der Vergleich der wesentlichen Eigenschaften der Grundsubstanz der extrazellulären Matrix, des kolloidalen SiO_2, zeigt **die nahezu identischen Eigenschaften der Grundsubstanz der extrazellulären Matrix und des kolloidalen SiO_2 und lässt auf ein einheitliches System Grundsubstanz ↔ SiO_2-Funktionen schließen.**

Grundsubstanz der extrazellulären Matrix	kolloidales SiO_2
Molekularsiebfunktion	Molekularsiebfunktion
Ionenaustauschfunktion	Ionenaustauschfunktion
Katalysatorfunktion	Katalysatorfunktion
Hydratation	Hydratation
Adsorption	Adsorption
Bildung von Proteinen (Struktur und Vernetzung)	Proteinaufbau
elektrostatische Bindung	elektrostatische Bindung
kolloidale Phase	kolloidale Phase
Basen-Säure-Homöostase	Basen-Säure-Homöostase
Zellreparatur	Zellreparatur
Gewebereparatur	Gewebereparatur
Mineralhomöostase	Mineralhomöostase
Rhythmus	Rhythmus
?	vorgenetisches Gedächtnis
Halbleiterfunktion	Halbleiterfunktion

Tabelle 5:
Eigenschaften-Vergleich der Grundsubstanz der extrazellulären Matrix und des kolloidalen SiO_2.

Die Einnahme der SiO$_2$-reichen Natursubstanz Klinoptilolith-Zeolith vermag die Grundsubstanz der extrazellulären Matrix in einer schadstoffverschmutzten Umwelt „sauber" zu halten. [Hecht und Hecht-Savoley 2005]

Alle Lebensvorgänge in der Grundsubstanz der extrazellulären Matrix laufen in der kolloidalen Phase ab

Der menschliche Körper besteht bekanntlich zu einem großen Teil aus Körperflüssigkeit (Blutserum, Urin, Lymphe, Verdauungssäfte, Liquor, Galle, Tränenflüssigkeit). Alle diese Flüssigkeiten haben kolloidalen Charakter und alle Lebensvorgänge spielen sich in der **kolloidalen Phase** ab.

Flüssige Kolloide werden Sole genannt, Kolloidgele sind relativ formbeständig und elastisch, z. B. Elastin und Kollagen. Fibrilläre Eiweiße, wie Myosin und Fibrin, d. h. Skelettmuskelfasern, Muskelfasern des Verdauungstrakts, Gelenkknorpel, Sehnen, Bänder usw. liegen im Körper in Gelform vor, Körperflüssigkeiten dagegen in Solform. Hydrophile Kolloide, z. B. die Eiweiße, verfügen über die Fähigkeit, Ausflockungen hydrophober Kolloide zu verhindern. Das ist eine biologische, kolloidale Schutzfunktion. Z. B. können dadurch wasserunlösliche Stoffe (z. B. Harnsäure, Cholesterin) im Plasma, in der Galle und im Harn in feindispersem Zustand aufrechterhalten werden.

Die vielfältigen Eigenschaften des Kolloids, z. B. Wechselwirkungen zu den Mineralien bzw. Elektrolyten und das Verhalten der Kolloide in elektrischen Feldern (das elektrische Potential der Kolloidoberfläche, ein negativ geladenes Potential, wird als „Zetapotential" bezeichnet) (siehe Kapitel 12), bedingen ihren oszillierenden Charakter. Es werden Frequenzen zwischen 1-30 Hz angegeben. Gleiche Frequenzen werden von der Bioelektrizität des Gehirns gemessen.

Auch Suspensionen des Klinoptilolith-Zeoliths weisen Bioelektrizität aus, die durch Zetapotentiale gemessen werden kann

Den körpereigenen Kolloiden sehr adäquat sind kolloidale Mineralverbindungen, z. B. das hydrophobe Siliziumdioxid und das solförmige Natriumchlorid. Das kolloidale Silizium bewirkt z. B. eine erhöhte Wasserverbindungsfähigkeit der Proteine, reguliert die Säure-Basen-Protein-Homöostase und verhindert die Dehydratisierung (Wasserverarmung) des alternden Gewebes (siehe Kapitel 9 und 10). Aus diesen kurzen Ausführungen wird ersichtlich, dass die kolloidale Phase einen wesentlichen strukturellen und funktionellen Bestandteil der Grundsubstanz der extrazellulären Matrix darstellt. Sie ist das Schloss für den Schlüssel „kolloidales SiO_2", welcher mit dem Klinoptilolith-Zeolith zugeführt wird.

Der Mensch ist so alt wie seine Grundsubstanz der extrazellulären Matrix

Der russische Bakteriologe, Entdecker der Phagozyten (Fresszellen, auch als Naturkillerzellen bezeichnet) und der Phagozytose, Nobelpreisträger (1908) Iljin I. Metschnikov (1845-1916), prägte den Satz: „Man ist so alt wie sein Bindegewebe". In der Tat, mit zunehmendem biologischem Alter nimmt die Straffheit des Bindegewebes ab, es bilden sich Falten und Runzeln auf der Haut. Es entwickeln sich sklerotisierende Veränderungen im Bindegewebe. Dies ist darauf zurückzuführen, dass sich im biologischen Alterungsprozess umfassende grundlegende Veränderungen, vor allem infolge Mangel des SiO_2, vollziehen [Übersicht: Hecht und Hecht-Savoley 2005].

Alterungsprozess – eine kolloid-physikalische Veränderung des lebenden Gewebes

Tabelle 6:
Veränderungen der kolloidalen Solphase der Grundsubstanz der extrazellulären Matrix im biologischen Alterungsprozess.

Ausführlich hat sich Kober [1955] mit dem SiO_2 im Kolloidsystem des menschlichen Körpers beschäftigt.

Er wies nach, dass jedes Kolloid die Eigenschaft besitzt, mit fortschreitendem Alter seine Teilchen zu vergrößern, Wasser abzugeben (Synäresis) und somit seine Oberfläche zu verkleinern.

Kolloidteilchen	→	Vergrößerung
Hydratation	→	Verminderung
Adsorptionsfläche	→	Verkleinerung
Ionenaustausch	→	Verminderung
Proteinsynthese	→	Verminderung
Kollagenproduktion	→	Steigerung
Molekularsiebfunktion	→	Einschränkung

Kolloidales SiO_2 vermag den biologischen Alterungsprozess zu hemmen oder rückgängig zu machen

Kolloidales Siliziumdioxid, welches durch Klinoptilolith-Zeolith im Körper gebildet wird, vermag in seiner fein verteilten aktiven Form derartige Altersvorgänge aufzuhalten und unter Umständen auch reversibel zu machen. Die jugendliche Aktivität des Gewebes wird durch die verbesserten Stoffwechselvorgänge und eine aktivere Zellteilungsfähigkeit bewirkt [Voronkov et al. 1975; Bürger 1958]. Das in geringen Mengen im Organismus vorkommende kolloidale Siliziumdioxid vermag nach Kober [1955] einerseits die Dehydratation des Gewebes, aber ebenfalls eine übermäßige Quellung des Gewebes zu verhindern, eine optimale Durchlässigkeit für Nährstoffe und Stoffwechselendprodukte zu sichern und durch die adsorptive Konzentrationserhöhung wichtige biochemische Umsetzungen im Zellbereich zu realisieren. Folglich können biochemische Vorgänge der Zelle nur durch kolloid-physikalische Prozesse des SiO_2 in der extrazellulären Matrix gewährleistet werden. Das Siliziumdioxid, welches mit Silikaten dem Körper zugeführt wird, ist weniger ein chemischer als vielmehr ein kolloidphysikalischer Prozess.

Grundsubstanz der extrazellulären Matrix ist sehr empfindlich gegenüber unphysiologischen (nicht ihrer Funktion entsprechenden) Reizen

Die Grundsubstanz und die Fibroblasten sind gegenüber jeglichem Reiz, der unspezifische Reaktionen auslöst, hochempfindlich. In der Grundsubstanz der extrazellulären Matrix laufen wesentliche Regulationsvorgänge eines hoch entwickelten Organismus, wie jener des Menschen, ab.

Stress mündet immer in den offenen Kapillaren und Synapsen der Grundsubstanz der extrazellulären Matrix

Heine [1988, 2001] sowie Rimpler und Bräuner [2004] haben mit ihren Untersuchungen gezeigt, dass sich Stress jeglicher Art (hormonell in den offenen Kapillaren und nerval in den offenen Synapsen des vegetative Nervensystems) stets in der extrazellulären Matrix reflektiert. Das gilt für Eustress und noch mehr für Dysstress.

Die genannten Autoren fanden, dass das Chronic Fatigue Syndrom (CFS) = chronisches Erschöpfungssyndrom und die Fibromyalgie (chronische Muskelschmerzen) durch Stresskaskaden verschiedener Art, welche die Grundsubstanz der extrazellulären Matrix abfeuern, verursacht werden (siehe Abbildung 26 und Abbildung 27).

Funktionsverlust der Grundsubstanz der extrazellulären Matrix

Die Grundsubstanz der extrazellulären Matrix verliert ihre Funktion,
- **wenn sie verschmutzt ist,**
- **wenn das Molekularsieb gestört oder zerstört ist, und**
- **wenn Siliziumdioxidmangel besteht.**

Das geschieht zum Beispiel durch Strahlungen. Einen histologisch nachweisbaren Befund einer funktionslosen Lungenfibrose fand Schlitter [1994] nach Durchstrahlung der Lunge mit hoch energetischen ionisierenden Strahlen.

Anderson [1965] wies bei Opfern des Atombombenabwurfs in der japanischen Stadt Hiroshima eine biochemische Veränderung im Verhältnis Mucopolysaccharide der Grundsubstanz zur Kollagenvermehrung nach. Er interpretierte dies als ein biochemisches Voraltern.

Veretenina et al. [2003] vertreten die Auffassung, dass Schadstoffe der Umwelt, aber auch Arzneimittel, durch die Verursachung von ungleichen Mengenverhältnissen in der systemischen Mineralregulierung in den extrazellulären Räumen „chemischen Stress" auslösen.

Er besteht darin, dass durch die auf diese Weise verschmutzte extrazelluläre Matrix die „Zellen ersticken" und ihre Funktion nicht ausfüllen können.

Das muss lebenslang verhindert werden, um die Grundsubstanz der extrazellulären Matrix „jung" und „sauber" zu halten. Klinoptilolith-Zeolith kann dabei sehr hilfreich sein (siehe Kapitel 5).

Stresskaskaden verursachen Erschöpfung und Schmerzen

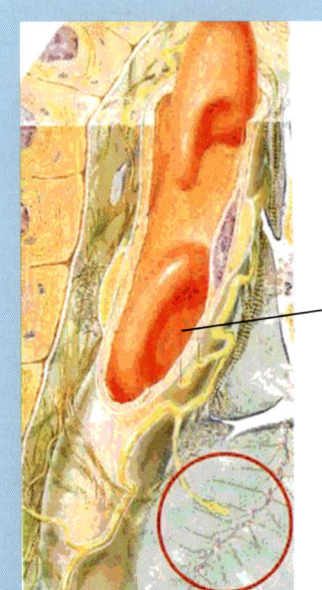

Abbildung 26:
Freisetzung von Entzündungs- und Schmerztransmittern in der extrazellulären Matrix durch Stresskaskaden.
[nach Rimpler und Bräuner 2004]
(Bild: Nachbildung)

Strahlen-, Gifte- und Stresskaskaden → Erschöpfung (Heine 2001)

Stress endet **immer** in den Kapillaren und an den offenen Synapsen des vegetativen Nervensystems in der Grundsubstanz der Extrazellularen Matrix

– Stresshormone

Folgen davon:
Schwächung der Immunabwehr durch Überschuss an Kortisol Endorphinen und Entzündungstransmitter → Schmerzen

[nach Rimpler und Bräuer 2004]

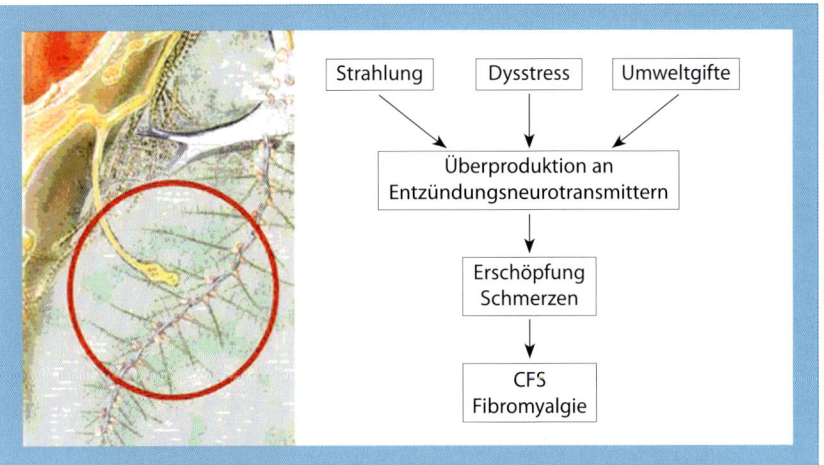

Abbildung 27:
Störung der Grundregulation in der Grundsubstanz der extrazellulären Matrix durch Stresskaskaden über den Weg des vegetativen Nervensystems.
(modifiziert nach Rimpler und Bräuner 2004) (Bild: Nachbildung)

CFS = Chronic Fatigue Syndrom = chronisches Erschöpfungssyndrom

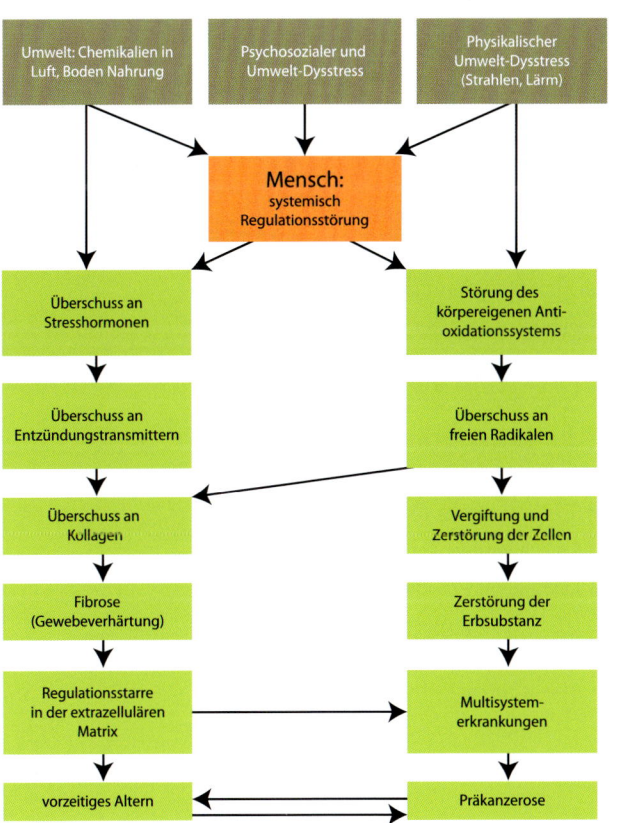

Abbildung 28:
Vereinfachtes Schema des umweltverschmutzten und stressüberschießenden Lebensmilieus des Menschen im 21. Jahrhundert und dessen Folgen.

Die Grundsubstanz der extrazellulären Matrix benötigt Silizium

Die volle Funktionsfähigkeit der Grundsubstanz der extrazellulären Matrix ist an Siliziumdioxid gebunden. Da bei chronischen Erkrankungen und mit zunehmendem Alter der körperliche Siliziumspiegel absinkt, ist die Zufuhr dieses Urminerals unerlässlich. Klinoptilolith-Zeolith ist der exzellente Donator (Geber) des kolloidalen SiO_2.

Klinoptilolith-Zeolith-Effekte vollziehen sich vor allem biophysikalisch über die Grundsubstanz der extrazellulären Matrix. Diese ist zum Beispiel über den ganzen Verdauungstrakt ausgelegt, so dass selektiver Ionenaustausch und Adsorption schon in der Mundhöhle beginnen können. Die Grundsubstanz der extrazellulären Matrix hat im Verdauungstrakt ein Ausmaß von 300-400 m^2 im Atmungssytem (Luftröhre Lunge) 80 m^2 und unter der Haut 3 m^2. Alle diese Ausdehnungsmaße der extrazellulären Matrix geben eine Vorstellung vom Leistungsvermögen der Grundsubstanz der extrazellulären Matrix. Kenntnisse der extrazellulären Matrix lassen auch die biophysikalischen Wirkmechanismen der Silikate, besonders des Klinoptilolith-Zeoliths, besser verstehen.

Was sind Silikate?

Silikate sind sehr stabile Silizium-Sauerstoff-Verbindungen, in die auch sehr stabil andere Elemente, z. B. Aluminium (dritthäufigstes Element auf unserem Planeten), Magnesium, Eisen, Natrium u. a., eingebunden sind. Das einfachste Silikat ist das Siliziumdioxid (SiO_2). Für die Anwendung im menschlichen Körper wurde bisher sehr effektiv SiO_2, auch als Kieselsäure bezeichnet, gebraucht.

Silikate (Kieselsäuremineralien) vermögen Schwingungen (Frequenzen) auszustrahlen und Bioresonanz zu erzeugen

Jedem gebildeten Menschen ist bekannt, dass die heutigen Radio-, Fernseh- und Mobilfunkgeräte mit Schwingungskristallen ausgerüstet sind, die auf jeder gewünschten Frequenz zu oszillieren vermögen. Das sind Quarzkristalle. Quarz ist ein Silikat, ein Kieselsäuremineral. Kieselsäurekristalle, z. B. Quarzkristalle, können auch durch elektrische Impulse in Schwingungen versetzt werden. Viele Menschen nutzen das beim Tragen einer Armbanduhr.

Mittels der SiO_2-haltigen Quarzkristalle können in einem bestimmten Schwingungszustand Hochfrequenzwellen, also Funkwellen ausgestrahlt werden. Des Weiteren verfügen Quarzkristalle über eine vortreffliche Speicherkapazität für Informationen. Deshalb werden sie bei der Herstellung von Mikrochips verwendet. Ohne Silikatkristalle würde kein Computer funktionieren.

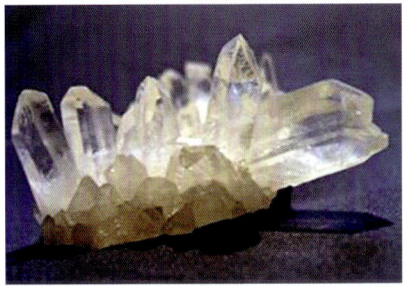

Aus den vorgestellten Tatsachen wird verständlich, dass es, wie bei der Quarzuhr, möglich ist, über elektrisch stimulierte Quarzkristalle Schwingungen auf den menschlichen Körper zu senden und somit eine Bioresonanz mit den Körperfrequenzen herzustellen. Da der Mensch ein elektromagnetisches Wesen ist, sind seine rhythmischen Funktionen vielfältig. Mit einem sehr breiten Frequenzspektrum kann er Kohärenz (Übereinstimmung mit den Siliziumfrequenzen) eingehen.

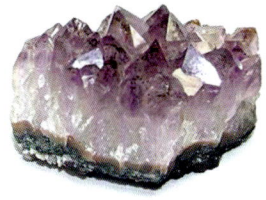

Abbildungen 29:
SiO_2 (Kieselsäuremineralien in Steinform).
links: Bergkristall,
rechts: Amethyst

Infolge dessen kann eine Synchronisation der gestörten Körperfrequenzen herbeigeführt werden, welche, wie es unsere Vorfahrenheiler schon beobachteten, Harmonie und somit Heilung bewirken.

Wissenschaft bestätigt Frequenz von Quarzkristallen

Die Naturwissenschaft unseres Zeitalters bestätigte zwischenzeitlich durch Experimente die Beobachtungen unserer Vorfahren, die Quarzkristalle zur Behandlung von Kranken angewendet haben. Quarz ist SiO_2 mit reiner kristalliner Struktur. Vor allem war es das bekannte französische Physikerehepaar Curie, welches mit Quarzkristallen und Elektrizität experimentierte. Pierre Curie entdeckte 1880 an der Oberfläche von Quarzkristallen elektrische Ladungen. Diese Erscheinung nannte er Piezoelektrizität. Dieser Begriff gehört heute schon zur alltäglichen Umgangssprache.

Marie Curie entdeckte 1889 die oszillierende Eigenschaft von Quarzkristallen. Mit dieser Entdeckung wurde die Grundlage dafür geschaffen, dass man mittels Bewegungen der Oszillationen (Schwingungen) drahtlos kontrolliert Informationen senden und empfangen kann. Das was wir heute als allgemein Gebildete über die elektromagnetischen Wellen kennen, haben unsere Vorfahrenheiler durch Beobachtungen erkannt und entsprechend angewendet.

Deshalb sind die Wirkungen elektrisch oder elektromagnetisch induzierter Quarzschwingungen keine esoterischen, abergläubischen oder Placebo-Hirngespinste, sondern Realität, die nichts anderes für den menschlichen Körper darstellt, was mit technischen Körpern schon fast ein Jahrhundert praktiziert wird. Dazu muss man wissen, dass die menschlichen Körperfrequenzen auf sehr schwache Umweltimpulse reagieren können, so auch auf die natürlich-biogenen Frequenzen der Silikatkristalle.

Wissenschaftliche Entdeckung in einer chinesischen Ziegelei

Eine Entdeckung in einer chinesischen Ziegelbrennerei in den 1970er Jahren bestätigte das. Dort stellte man fest, dass die Arbeiter einer Ziegelbrennerei einen ungewöhnlich guten Gesundheitszustand auswiesen, der von dem verwendeten schwarzen Lehm ausging. Lehm ist bekanntlich reich an SiO_2 und wurde auch von Naturärzten im deutschsprachigen Raum als Heilmittel angewendet. Sehr bekannt wurde der Schweizer Lehmdoktor Friedrich Antiker (1865-1941). Er schrieb ein Buch mit dem Titel: „Der Lehm, seine wunderbare heilkräftigende Wirkung" und applizierte Lehmwickel bei den verschiedensten Erkrankungen mit guter Heilwirkung. (Als Kind in einem Dorf aufgewachsen) beobachtete ich, dass die Bauern bei verletzten Pferden und Kühen die Wunde mit Lehm bestrichen.)

Die gleiche Wirkung, die Antiker mit Lehm erzielt hat, wird heute mit Natur-Klinoptilolith-Zeolith erreicht. Ton und Lehm sind SiO_2-reich.

Nun aber zurück zu den modernen Chinesen der Ziegelbrennerei. Mit Messinstrumenten stellte man dort fest, dass beim Brennen der Ziegel ein einzigartiges Spektrum mit einem Wellenbereich von 2-50 Mikrometer ausgestrahlt wurde. Die chinesischen Ärzte nutzten diese Erkenntnisse und stellten TDP-Lampen her, mit denen diese heilende Wirkung der Erdstrahlung bewirkt wurde. TDP: chinesisch: Teding Diancibo Pu = spezielles elektromagnetisches Spektrum. Der Kernteil dieser TDP-Lampe ist eine mit Silikatkristallen beschichtete Platte. Wenn die Platte bis zu 280°C erwärmt wird, strahlt sie das biogene elektromagnetische Spektrum von 215 Mikrometer aus, wodurch Zellen und Moleküle im menschlichen Körper wieder ins Gleichgewicht der hochfrequenten biologischen Rhythmen gebracht werden. Eine neue, wirksame, sanfte Therapie.

Bei Silikatwickeln (z. B. mit Zeolith-Suspension oder PMA-Zeolith-Creme) an verschiedenen Körperstellen und bei Gebrauch von Biokeramik-Bettwaren wirkt die Infrarotstrahlung auf der Haut (ähnlich wie die TDP-Lampen) frequenzinduzierend, woraus die heilende und gesundheitsfördernde Wirkung resultiert. Dieser Effekt ist vergleichbar mit der Sonnenenergiegewinnung über Siliziumdioxidplatten.

Eingenommene Siliziummineralien bewirken dieses in ähnlicher Weise durch die körpereigene Bioelektrizität, die bekanntlich gemessen werden kann (z.B. EKG).

Die Erdkruste besteht größtenteils aus Silikaten, vor allem aus Aluminium-Silikaten. Diese stellen die fruchtbarsten Böden dar (wie z. B. Tonarten, Lehm, Löß). Der

Klinoptilolith-Zeolith ist ein Tuffgestein und hat eine Struktur von Mikroporen, ähnlich wie ein Schwamm. Diese bedingen eine natürliche Einbindung in die Regulationsprozesse des Menschen. Aufgrund seines Siliziumreichtums und seiner besonderen Struktur verfügt er im menschlichen Körper über eine Zweikomponentenwirkung.

1. Eine strukturbedingte Wirkung mit den Haupteigenschaften:
   – selektiver Ionenaustausch
   – Adsorbent
   – Donator (Geber) von kolloidalem Siliziumdioxid
   – Molekularsiebfunktion
   – Detoxikation

2. Eine Siliziumdioxidwirkung:
   Das kolloidale Siliziumdioxid ist der Regulator des Bindegewebes, insbesondere der extrazellulären Matrix

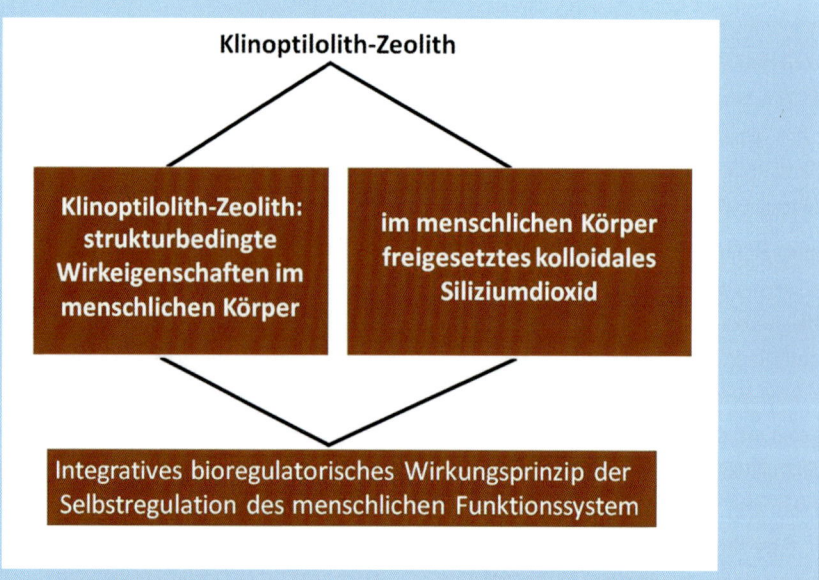

Abbildung 30: Zweikomponentenwirkungsfunktion des Klinoptilolith-Zeoliths im menschlichen Körper.

Natur-Klinoptilolith-Zeolith: Das kraftspendende Urgestein

Kristalline und chemische Struktur des Natur-Klinoptilolith-Zeoliths

Der Zeolith ist ein natürliches mikroporöses Gestein vulkanischen Ursprungs, welches in bestimmten Gebirgen vieler Länder vorkommt. Es gibt mehr als 100 verschiedene Zeolitharten. Der Klinoptilolith-Zeolith zählt zu den kristallinen Formen. Das Grundskelett des Klinoptilolith-Zeoliths ist ein Kristallgitter welches kalibrierte Hohlräume von 4,0-7,2 Ångström ausweist (1 Ångström = 10^{-10} m = 0,1 nm). Das Kristallgitter (Anionenteil) besteht aus Silizium-(SiO_4)- und Aluminium-(AlO_4)-Tetraedern. In diesen festen SiO_4-AlO_4-Kristallgittern, die netzartig gestaltet sind, befinden sich Kationen wie Kalzium, Magnesium, Natrium, Kalium u. a. im Verbund mit Kristallwasser (nicht freies H_2O).

Der Natur-Klinoptilolith-Zeolith hat einen Siliziumanteil von 65-75 %. Das Verhältnis von Aluminium zu Silizium beträgt 1:5 bis 1:8. Bisher sollen in den Naturzeolithen (Klinoptilolith) mindestens 34 Mineralien nachgewiesen worden sein, die häufig nur in Spuren vorhanden sind, wie sie ein höher entwickelter lebender Körper benötigt [Tsitsishvili et al 1992, 1989, 1985; Gorokhov et al. 1982]. Es wird vermutet, dass die meisten Elemente des periodischen Systems darin enthalten sind [Bgatov 1999]. Diese Angaben beziehen sich auf die Zeolith-Vorkommen im Kaukasus und in Kholinsk (Sibirien). Die idealisierte chemische Formel für Zeolith ist:

$M_{x/n}[Al_xSi_yO_{2(x+y)}] \cdot _pH_2O$

M = Einvalenzionen: Na^+, Ka^+, Li^+

oder/und

Zweivalenzionen: Ca^{++}, Mg^{++}, Ba^{++}, S^{++}

n = Kationenladung

y/x = 1 bis 6

p/x = 1 bis 4

Manchmal benutzt man auch folgende kürzere Formel:

$M_{2/n} O \cdot Al_2O_3 \cdot xSiO_2 \cdot yH_2O$

Auch die sogenannte Oxidformel findet Verwendung. Die Oxidformel für den stark verbreiteten Natur-Klinoptilolith-Zeolith sieht wie folgt aus:

$(K, Na, ½ Ca)_2O \cdot Al_2O_3 \cdot 10\, SiO_2 \cdot 8\, H_2O$

Die Zusammensetzung seines elementaren Gliedes kann durch folgende Formel ausgedrückt werden:

$(K_2, Na_2, Ca)_3[(AlO_2)_6(SiO_2)_{30}] \cdot 24\, H_2O$

In den Quadratklammern wurde das tetraedrische Skelett angeführt.

Besonderheiten des Klinoptilolith-Zeoliths

Wenn man die Wirkung von Klinoptilolith-Zeolith, welcher ein mineralreiches, vor allem siliziumdioxidreiches Naturtuffgestein darstellt, im menschlichen Körper verstehen möchte, ist ein neues Denken im Vergleich zu Wirkungen der klassischen Pharmaka unbedingt erforderlich.

Voraussetzungen dafür sind Kenntnisse von fünf Komplexfunktionen, die jedoch in sich eine integrative funktionelle Einheit reflektieren. Funktion bedeutet Dynamik, Plastizität sowie Prozessverlauf und keinesfalls eine strukturbezogene punktuelle Betrachtung.

Die fünf Komplexfunktionen sind:

1. Der Mineralstoffwechsel des Menschen als systemisches Funktionsprinzip.
2. Das System der ganzheitlichen Grundregulation des Menschen: Die Grundsubstanz der extrazellulären Matrix des Bindegewebes mit kolloidaler Wirkstruktur.
3. Die bio-chemo-physikalischen Funktionen und Wirkprinzipien des Klinoptilolith-Zeoliths in Form des mineralreichen und siliziumdioxidreichen Naturtuffgesteins im menschlichen Körper.
4. Die Wirkungen und Funktionen des Siliziumdioxids als steuerndes und kontrollierendes Mineralmolekül des Bindegewebes (Grundsubstanz der extrazellulären Matrix) mit biogenen Eigenschaften, welches zirka zwei Drittel des Anteils des Klinoptilolith-Zeoliths beträgt.
5. Die molekulare und atomare Bioelektrizität des SiO_2 als Informationsträger im kolloidalen Zustand.

Systemische Wechselwirkungen der Elemente im Mineralstoffwechsel des Menschen

Der Mineralstoffwechsel beruht auf einem fein aufeinander Abgestimmtsein der einzelnen Elemente. Das ist bei allen Lebewesen so: bei Pflanzen, Tieren und Menschen. Genauer ausgedrückt nur bei gesunden Menschen. Die einzelnen Elemente, die im menschlichen Körper größtenteils in Ionenform aktiv sind, können sich gegenseitig ergänzen. Es kann das ganze System nicht mehr funktionieren, wenn ein einziges Element fehlt. Es muss ein mineralisches Gleichgewicht bestehen. Wenn dieses gestört ist, spricht man von Dysmineralose. Die übermäßige Einnahme nur eines einzigen Minerals (z. B. Kalzium) kann schon das ganze System stören, genauso, wenn ein Element absolut fehlt. Klinoptilolith-Zeolith vermag selbstregulatorisch selektiv auf den systemischen Mineralstoffwechsel Einfluss zu nehmen, sodass sich die systemische

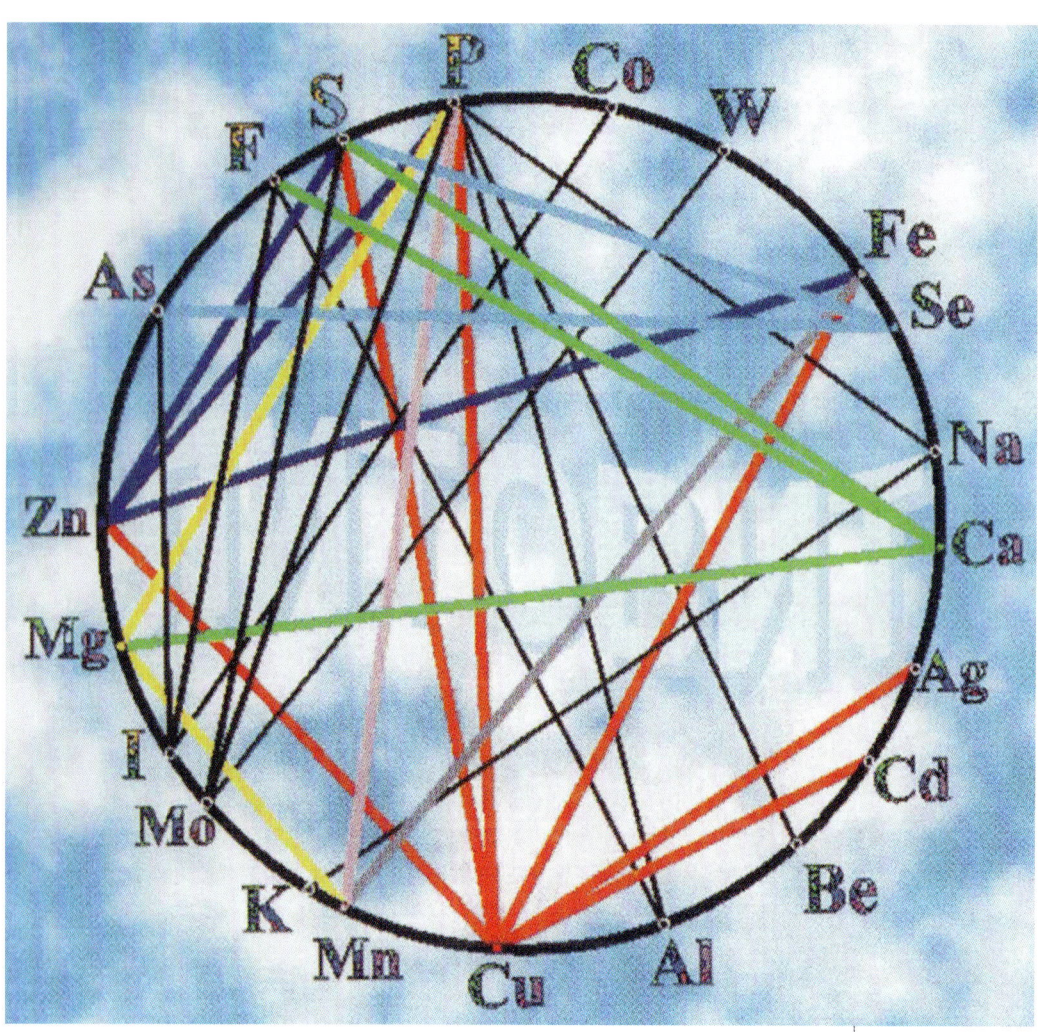

Wechselwirkung innerhalb des gesamten Mineralstoffwechsels im dynamischen Gleichgewicht befindet, um die jeweilige Adaptionssituation zu gewährleisten.

Abbildung 31:
Vereinfachtes Schema der funktionellen systemischen Wechselbeziehungen einiger Mineralien im Organismus.
(nach Enslinger 1986 und Shalmina und Novoselov 2002)

Das Tuffgestein Klinoptilolith-Zeolith

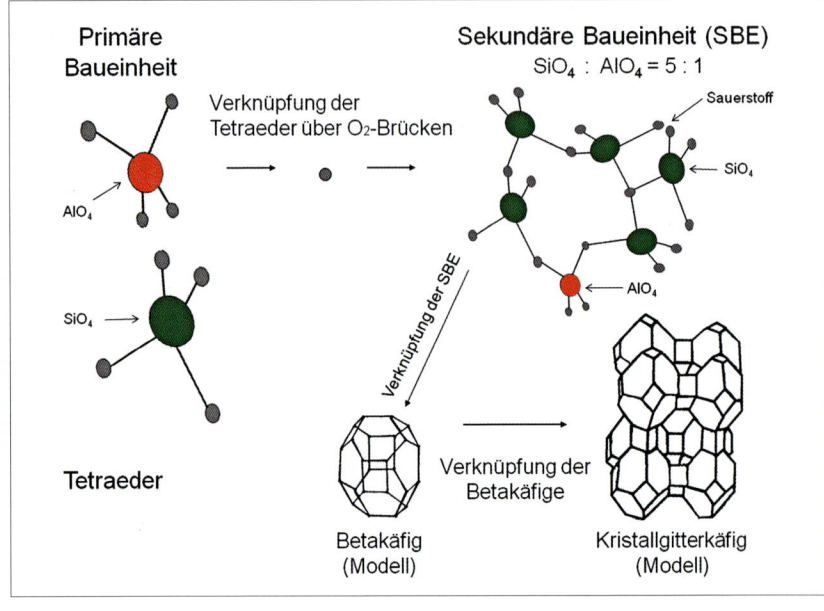

Abbildung 32:
Anionenanteil des Klinoptilolith-Zeoliths
[Hecht Archiv].
Beispiel eines Verhältnisses von SiO_4: AlO_4 von 5:1

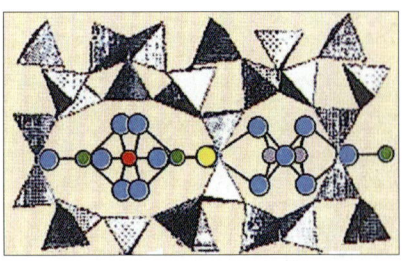

Abbildung 33:
Kationenteil
[modifiziert nach Belizkiy und Novoselov 2006 von Hecht und Hecht-Savoley 2008].
Elektronenmikroskopische Aufnahme von den Mikroporen (Kristallgitterkanälchen) des Natur-Klinoptilolith-Zeoliths in denen sich die Kationen befinden.

Klinoptilolith-Zeolith ist ein mikroporöses Tuffgestein, welches mit Kristallgitterkanälchen (Poren) von 0,4-0,72 nm ausgestattet ist. Diese unterschiedlichen Kristallgitterkanälchen vermögen mittels Molekularsiebfunktion den selektiven Ionenaustausch zu gewährleisten.

Chemisch ist der Natur-Klinoptilolith-Zeolith ein stabiles Aluminiumsilikat. Zahlreiche Untersuchungen haben nachgewiesen, dass Natur-Klinoptilolith-Zeolith völlig untoxisch ist. Er ist ebenfalls säure- und temperaturstabil.

Der Naturklinoptilolith-Zeolith besteht aus einem Anionenteil aus Silizium- und Aluminiumtetraedern, wobei gewöhnlich das Verhältnis von Silizium zu Aluminium 4:1 bis 8:1 beträgt und einem Kationenteil. Die Kationen wie Na^+, Ca^{++}, Zn^{++}, Mg^{++}, K^+ u. a. befinden sich in den Kristallgitterkanälchen.

Im menschlichen Körper wird das SiO_4 in kolloidales SiO_2 überführt, welches eine große Bioverfügbarkeit bietet. Alle Körperflüssigkeiten sind kolloidal.

Kationen des Klinoptilolith-Zeoliths

Bisher sind über 30 verschiedene Mineralien nachgewiesen worden, die sich im Naturgestein befinden. Manche nur in Spuren. Die am häufigsten vorkommenden Kationenverbindungen sind:

Al_2O_3	MgO
Fe_2O_3	K_2O
CaO	Na_2O
MnO	TiO_2

Da Klinoptilolith-Zeolith ein Naturprodukt ist, können die Anteile der Mineralien je nach Charge schwanken. Die Anteile sind aber gewöhnlich so ausreichend, dass der Bedarf des menschlichen Körpers mit der Tagesdosis abgedeckt wird. Im Körper gehen diese Mineralien gewöhnlich natürliche Verbindungen ein, so wie sie für die Gewebe- und Zellversorgung benötigt werden.

Aus der Grobstruktur zur Feinstruktur des Klinoptilolith-Zeoliths

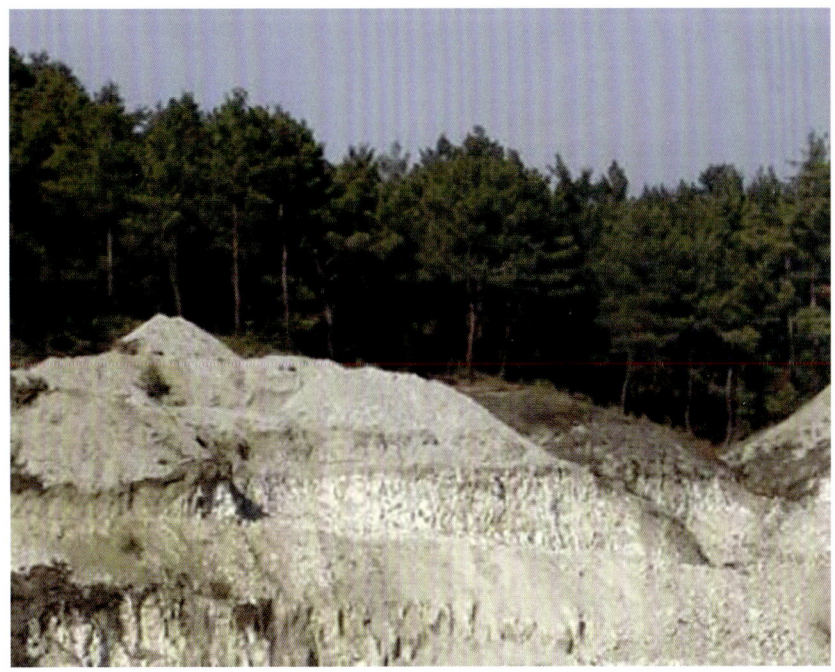

Abbildung 34:
Klinoptilolith-Zeolith Abbaugebiet (Gördes, Westtürkei)

Abbildung 35: Klinoptilolith-Zeolith Gördes (Westtürkei). Nahaufnahme der Abbauwand.

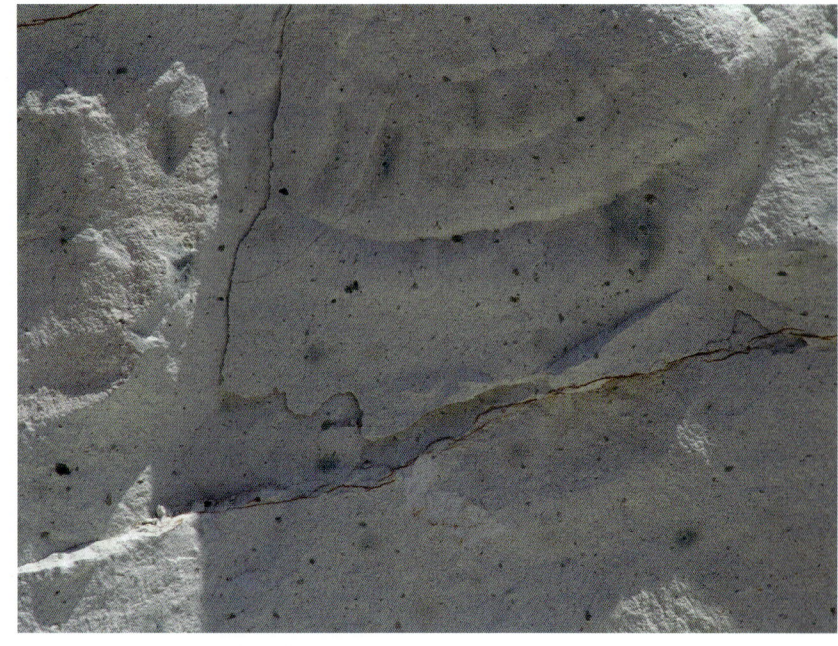

Abbildung 36 (unten): Natur-Klinoptilolith-Zeolith-Körnchen von ca. 10 µm Durchmesser in 300-facher Vergrößerung.
(modifiziert nach Pavelic et al. 2004)

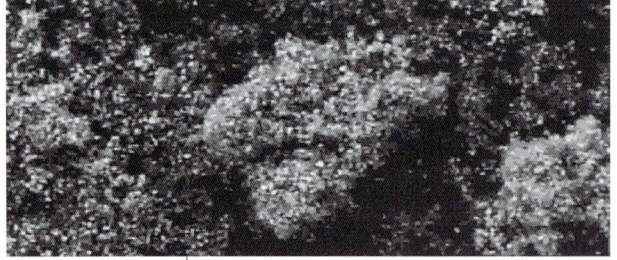

Mit speziellen Mikronisierungsverfahren wird der Klinoptilolith-Zeolith zerkleinert. Wissenschaftliche Untersuchungen [Montinaro et al. 2013] und praktische Erfahrungen belegen, dass eine mittlere Korngröße von zirka 7 µm im menschlichen Körper am wirkungsvollsten ist.

Klinoptilolith-Zeolith im Verdauungstrakt

Das Klinoptilolith-Zeolith-Pulver ist in ein mit ca. 300 ml trinkwarmem Wasser gefülltes Glas zu geben. Nach dem Verrühren (Verschlämmen) des Pulvers im Wasser wird die „milchige" Flüssigkeit mit einem pH-Wert von 7,2-8,0 schluckweise getrunken. Durch Zugabe des Wassers auf das Pulver wird in den Kanälchen die Kristallflüssigkeit aktiviert, welche die Voraussetzung für den Ionenaustausch ist. Das Wasser wird von Klinoptilolith-Zeolith-Körnchen wie ein Schwamm aufgesaugt (Kapillarprinzip).

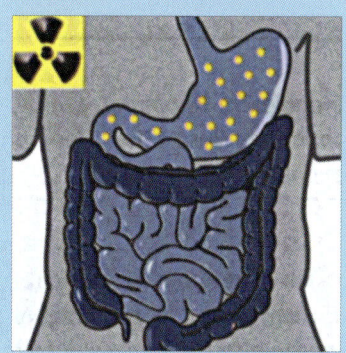 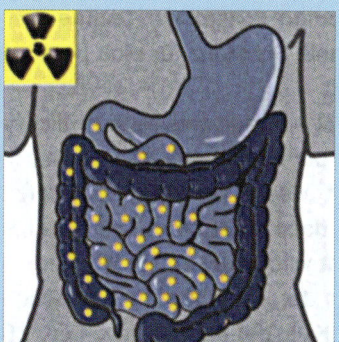 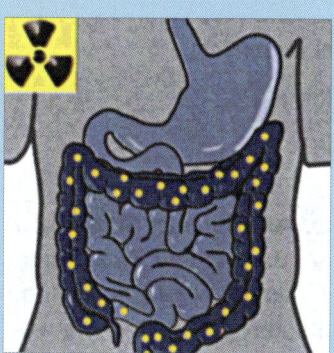

6 Minuten nach der Aufnahme ist Klinoptilolith-Zeolith im Abschnitt des Magens und Zwölffingerdarms messbar.	240 Minuten nach der Aufnahme hat der Klinoptilolith-Zeolith den Magen vollständig verlassen und ist teilweise bereits bis in den Dickdarm vorgedrungen.	24 Stunden nach der Aufnahme befindet sich der Klinoptilolith-Zeolith kurz vor der Ausscheidung nahezu vollständig im Abschnitt des Dick- und Mastdarms.

Die getrunkene Flüssigkeit durchläuft danach den ganzen Verdauungskanal von der Mundhöhle bis zum Anus. Dieser Durchlaufprozess des in der Flüssigkeit befindlichen Klinoptilolith-Zeoliths wurde von Dr. Nikolai Daskaloff [2005] isotopenmarkiert und mit der entsprechenden Technik beobachtet (siehe Abbildung 37).

Abbildungen 37:
Verhalten von isotopenmarkiertem Klinoptilolith-Zeolith während des Durchlaufens im Magen- und Darmtrakt
[Dr. Nikolai Daskaloff 2005]

Ein direktes Eindringen des Klinoptilolith-Zeolith-Körnchens durch die Darmwand in das Blut ist nicht nachweisbar.

Wichtige Wirkeigenschaften des siliziumdioxid- und mineralienreichen Klinoptilolith-Zeoliths

Folgende Wirkeigenschaften des Klinoptilolith-Zeoliths vermögen die Grundsubstanz der extrazellulären Matrix eines Menschen in der stresserfüllten Gesellschaft und in der umweltverschmutzten Lebenssphäre sauber zu halten:

1. Selektiver Ionenaustausch, wodurch dem menschlichen Körper nur die und so viel Mineralien zugeführt werden, wie er sie für die systemische Regulation benötigt. Andererseits werden Schadstoffe aus der extrazellulären Matrix entfernt.

2. Adsorption, d. h. Bindung von Stoffen, z. B. Toxinen (Giften), die damit unschädlich gemacht werden. Beide Funktionen wirken untrennbar zusammen.

3. Zufuhr von kolloidalem Siliziumdioxid.

Was ist das Besondere an Klinoptilolith-Zeolith?

Die Mikroporen des Tuffgesteins sind mit Kristallgitter-Kanälchen ausgerüstet, die einen Durchmesser von 0,4-0,72 Nanometer ausweisen. Darin befinden sich Kristallwasser und Anionen verschiedener Mineralien.

Der Antioxidantieneffekt soll um das 160-fache stärker sein als bei Vitamin E. Der Nachweis erfolgt mit der TEAC-Methode (Trolox Equivalent Antioxidative Capacity). Bei dieser Messung dient das Vitamin-E-Derivat „Trolox" als Referenzwert. Der TEAC-Wert wird häufiger zu Vergleichsuntersuchungen angewendet (Institut für Lebensmittel und Umweltforschung e.V., Prof. Dr. Dr. Otto Putz, nachgewiesen mit dem Photo-Chemolumineszenz-Verfahren (PCL)).

Klinoptilolith-Zeolith kann in die Autoregulation des menschlichen Organismus sanft steuernd eingreifen. Das ist eine einmalige Eigenschaft eines Wirkstoffs.

Die in zahlreichen wissenschaftlichen Arbeiten nachgewiesenen positiven Präventions- und Therapieeffekte des Klinoptilolith-Zeoliths lassen sich durch folgende Funktionseigenschaften erklären.

1. Detoxikation (Entgiftung) durch Ionenaustausch und Adsorption
2. Zufuhr notwendiger Mineralien und Regelung des Mineralstoffwechsels
3. Sicherung des Elektrolythaushalts und der bioelektrischen Aktivität durch Ionenaustausch
4. Beseitigung freier Radikale /Antioxidantienwirkung
5. Stärkung des Immunsystems
6. Zufuhr von kolloidalem SiO_2

Klinoptilolith-Zeolith

- ist ein einzigartiges und hochwirksames Adaptogen
- stellt das beste Mittel zur Detoxhygiene dar
- dient der Steuerung und Aktivierung der Selbstregulations- und Selbstheilungsprozesse
- schwächt die unerwünschten Nebenwirkungen klassischer Pharmaka ab (Chemotherapeutika, Antibiotika)
- wirkt der Impotenz entgegen und ermöglicht eine Steigerung der Libido
- ist bester Adsorbent zur Bindung von Schwermetallen, Ammoniak, Dioxin

- aktiviert das körpereigene Abwehrsystem
- bewirkt eine Steigerung der geistigen und körperlichen Leistungsfähigkeit und Leistungsausdauer
- ist ein aktiver Regulator der Verdauungsfunktionen
- bietet Schutz vor der Entwicklung von überschüssigen freien Radikalen
- bindet Radionuklide von Atomreaktorstrahlen
- gewährleistet das Säure-Basen-Gleichgewicht im menschlichen Körper
- führt zum Ausgleich des Elektrolyt-Mineralstoffwechsels
- kann die Haut straffen und jung erhalten
- gibt den Haaren neuen Glanz

Tägliche Einnahme des Klinoptilolith-Zeoliths kann die Jugendlichkeit und Schönheit erhalten. Günstig ist es für die Wirkung dieses Silikats, wenn gleichzeitig auch ein gesunder Lebensstil gepflegt wird. Dann kann sogar eine Optimierung der Wirkung erfolgen. Dazu gehören u. a.

- regelmäßige Bewegung (Ausdauersport)
- ein erholsamer Schlaf durch regelmäßigen Schlaf-Wach-Rhythmus
- mäßige Mengen einer artgerechten Ernährung
- positive Lebenseinstellung (Optimismus)
- Bewältigung des Lebensstresses
- Verzicht auf Genussmittel aller Art
- kein Medikamentenmissbrauch (höchstens drei Medikamente parallel)

Wenn die Frage gestellt wird, ob man in der gegenwärtigen verschmutzten Umwelt, mit einhergehender schleichender Vergiftung und in der stressangefüllten Gesellschaft Gesundsein aufrecht erhalten kann, so sehe ich durchaus eine Möglichkeit, die ich selbst täglich praktiziere. Aber man muss selbst etwas dafür tun.

Funktionen des Klinoptilolith-Zeoliths beim Durchgang durch den Verdauungstrakt

Abbildung 38:
Zeolithverarbeitung und -wirkung im Verdauungstrakt
[modifiziert nach Belizkiy und Novoselov 2006 aus Hecht und Hecht-Savoley 2008]

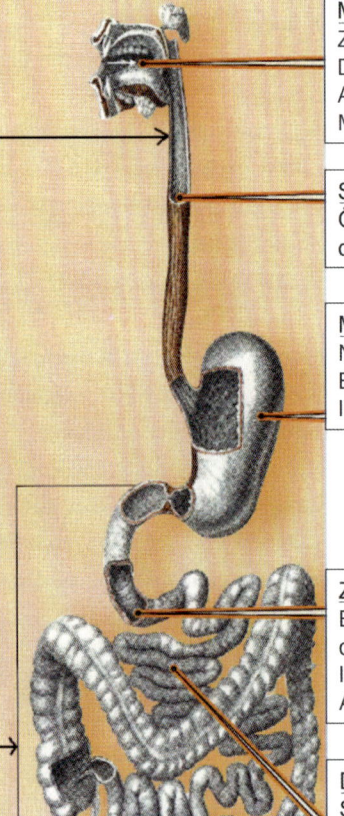

Mundhöhle: pH 6,8-7,4
Zeolithsuspension pH 7,2-8,0
Detoxikation der Mundhöhle und der Zähne, Adsorption und Ionenaustausch über die Mundschleimhaut

Speiseröhre: schneller Durchlauf
Öffnung der Kristallgitterporen und Beginn der Entleerung von Kristallwasser

Magen: nüchtern pH 1,0-1,5
Nach Zeolithsuspensionzufuhr pH 4,0-6,5
Bildung von kolloidalem SiO_2 und Al-Antazida, Ionenaustausch, Antazidaeffekt (Entsäuerung)

Zwölffingerdarm: pH 8,0
Beteiligung an der biokatalytischen Funktion des Verdauungsprozesses,
Intensivierung der Nahrungsverarbeitung,
Adsorption, Ionenaustausch, Detoxikation

Dünndarm: pH 8,0
Selektiver Ionenaustausch,
biokatalysatorische Funktion der Verdauung,
Adsorption, Detoxikation

Dickdarm: pH 7,0-8,0
Adsorption, Ionenaustausch, Detoxikation,
Regulierung der Mikroflora

Exkretion: der mit toxischen Biometallen, Endo- und Exotoxinen und pathogenen Mikroflora adsorbierten Zeolithkristalle, peristaltische reflektorische Regulation

Funktionen des Klinoptilolith-Zeoliths beim Durchlauf durch den Verdauungskanal

Wenn die Klinoptilolith-Zeolith-Suspension im Mund für kurze Zeit, bevor sie geschluckt wird, gehalten wird, beginnt der Ionenaustausch und die Sorbentwirkung bereits über die Mundschleimhaut. Auf diese Weise lassen sich Mundgeruch und Schleimhautentzündungen im Mund beseitigen.

Bei der weiteren Verarbeitung des Klinoptilolith-Zeoliths im Verdauungstrakt spielt der pH-Wert eine Rolle. Die Klinoptilolith-Zeolith-Suspension hat einen pH-Wert von 7,2-8,0 (schwach basisch). Im Magen besteht (nur im morgendlichen Nüchternzustand) ein pH-Wert von 1,0-1,5. Durch die Zugabe von 250-300 ml Suspension des Klinoptilolith-Zeoliths mit einem pH-Wert von 7,2-8,0 erfolgt unmittelbar eine partielle Entsäuerung des Magen-Milieus bis zu einem schwach sauren pH-Wert von 5,0-6,5. Unter diesen Bedingungen erfolgt die Bildung von kolloidalem Siliziumdioxid aus den Anionen-SiO4-Tetraedern. Die Aluminiumtetraeder werden im Magen in Aluminium-Anzida (Säurebinder) oder neutrale Al-Verbindungen umgewandelt, die mit dem Darminhalt ausgeschieden werden.

Goronkhov et al. [1982] drücken diesen Vorgang in folgender Formel aus:

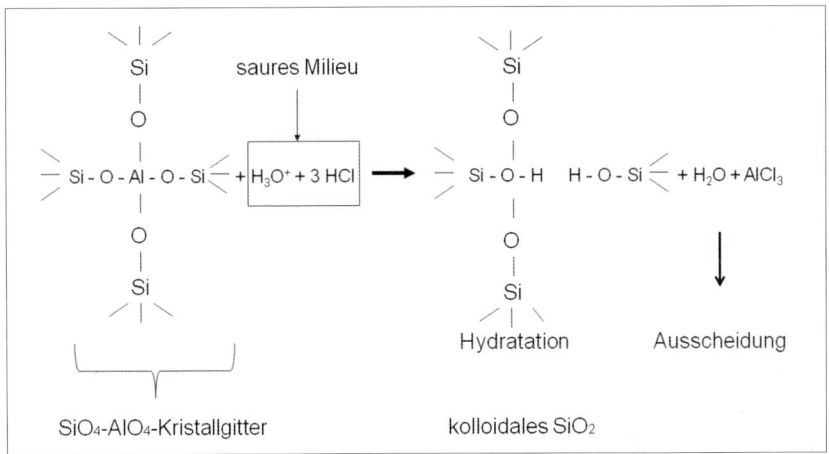

Abbildung 39: Bildung von kolloidalem SiO_2 [nach Goronkhov et al. 1982]

Dieser Vorgang der Dealuminierung im Kristallgitter des Klinoptilolith-Zeoliths wurde unabhängig voneinander von Barrer und Makki [1965], Gorokhov et al. [1982] und Čhelitshev et al. [1988] in gleicher Weise beschrieben.

Nachfolgend soll dieser Vorgang bezogen auf das Aluminium kurz zusammengefasst werden. Durch das saure Milieu im Magen wird Al^{3+} freigesetzt und verbindet sich außerhalb des Kristallgitter mit OH-Gruppen zu $Al(O)_3$. Durch die Magen-Salzsäure wird diese Verbindung in $AlCl_3$ (Aluminiumchlorid) überführt. Dabei können zum Beispiel auch die Antazida Aluminiumhydroxyd und Aluminiumcarbonat gebildet werden, die danach als unlösliche Stoffe mit dem Stuhl ausgeschieden werden.

Sollten weitere Al-Ionen von der Dealuminierung übrig bleiben, dann werden diese von den im Überschuss vorhandenen SiO_2-Molekülen infolge ihrer Affinität zum Siliziumdioxid fest gebunden also dedoxiziert. Dies vollzieht sich neben dem Ionenaustausch.

Die Herauslösung von elementarem (atomarem) Aluminium ist bei diesen Dealuminierungsvorgängen des Zeoliths völlig ausgeschlossen. Dazu müsste eine Temperatur von 400°C bestehen [Beyer 2002]. Dieser dargelegte Erkenntnisstand ist heute allgemein wissenschaftlich anerkannt und wird so auch als Lehrbuchwissen, zum Beispiel im Lehrbuch von Graefe et al. [2011] „Pharmakologie und Toxikologie" beschrieben. Im nüchternen Magen besteht ein pH-Wert von 1,0-1,5. Im Dünndarm (Zwölffingerdarm) wird Sekret aus der Bauchspeicheldrüse (Pankreas) mit einem pH-Wert 8,0 und von Leber und Galle ein Sekret mit einem pH-Wert 7,0 zugeführt. Um die Nahrung voll zu verwerten muss im Dünndarm ein pH-Wert von 8,0 konstant bestehen. Auch der selektive Ionenaustausch für Klinoptilolith-Zeolith benötigt einen pH-Wert von 8,0.

Im Verdauungskanal (Dünndarm) tritt neben dem selektiven Ionenaustausch die Adsorption, Detoxikation und die Biokatalysatorfunktion für die im Darm befindlichen Nährstoffe in Aktion. Die mit Schadstoffen (neutralisiert) beladenen Körnchen des Klinoptilolith-Zeoliths werden ausgeschieden (s. Abbildung 35).

Eine wichtige Anmerkung zu einem Irrtum

In einer Information an die Kunden zur Rezepturumstellung von Montilo durch Austausch von Montmorillonit gegen Bambusextrakt wird von Heck Biopharma formuliert: „Mit dieser neuen Rezeptur wird die relativ geringe Siliziummenge, die aus dem Naturzeolith während der Magen-Darm-Passage herausgelöst wird (etwa 1,5 mg Si/g Zeolith bei pH 1,0) deutlich erhöht". Das ist ein Irrtum. Zu der „Herauslösung" von Silizium aus dem „Naturzeolith", der sich durch Gegenwart von Bambusextrakt bei einem pH-Wert 1,0 in der Magen-Darmpassage deutlich erhöhen soll, ist erst einmal festzustellen, dass die Abgabe von kolloidalem SiO_2 aus dem Klinoptilolith-

Zeolith im Magen gewöhnlich mit einer Antazidawirkung beginnt, so dass kein pH-Wert von 1,0 aufrecht erhalten werden kann. Zur optimalen Freisetzung von Silizium aus dem synthetischen Zeolith ist nach Cook et al. [1982] ein pH-Wert von 4,0 erforderlich. Für den sibirischen (Kholnisk) Naturzeolith beobachteten Goronkhov et al. [1982 und Čelitshev et al. 1988] die optimale Herauslösung des SiO_2 bei einem pH-Wert von 5,0-6,5. Des weiteren ist festzustellen:

Einen pH-Wert 1,0 in der „Magen-Darm-Passage" aufrecht zu erhalten ist daher schon bei Zufuhr von reinem Wasser (pH-Wert 7,0) nicht möglich und gleich gar nicht bei Zufuhr von Natur-Klinoptilolith-Zeolith. Die Aussage von Heck Biopharma über seine Messungen der Siliziumabgabe aus dem Klinoptilolith-Zeolith in der Magen-Darm-Passage sind völlig irreal. Diese irreale Aussage bezieht sich auf in-vitro-Untersuchungen [Dathe 2014]. Die Ergebnisse einer in-vitro-Untersuchung zum pH-Wert in der Magen- und Darmpassage mit den dort ablaufenden vielfältigen systemischen Verdauungsprozessen gleichzusetzen und unphysiologische Schlussfolgerungen davon abzuleiten, spricht nicht unbedingt für eine physiologische Fachkompetenz.

Betrachten wir zusätzlich den Vorgang bei der Einnahme einer Zeolith-Suspension. Wasser hat einen pH-Wert von 7,0. Die Klinoptilolith-Zeolith-Suspension hat einen pH-Wert von 7,2-8,0. Wenn 300 ml einer Klinoptilolith-Zeolith-Suspension mit einem pH-Wert von 8,0 in den Magen gelangt, der pH-Wert 1,0-1,5 ausweist, erfolgt dort sofort eine Erhöhung des pH-Werts. Diese ist in der einschlägigen Literatur auch beschrieben [Übersicht Hecht und Hecht-Savoley 2005].

In der „Magen-Darmpassage" des Klinoptilolith-Zeoliths wird dieser im Darm mit einem pH-Wert von 8,0 empfangen, wodurch auch der Ionenaustausch, einschließlich der Zufuhr in die Grundsubstanz der extrazellulären Matrix, sowohl des Klinoptilolith-Zeoliths als auch des Montmorillonits optimal verlaufen kann. Mit einem pH-Wert 1,0 im Darm (der höchstens bei schweren Darmpathologien vorliegen kann) könnte natürlich weder eine Abgabe des kolloidalen SiO_2 noch des monomeren SiO_2 aus dem Bambusextrakt erfolgen.

Die von Heck Biopharma an die Therapeuten gegebene diesbezügliche Information über die ungenügende Freisetzung von SiO_2 aus dem Klinoptilolith-Zeolith in der „Magen-Darm-Passage" entspricht nicht den physiologischen Realitäten und ist eine unwissenschaftliche Behauptung. Bei der Einnahme der sublingualen Tabletten geht ein ähnlicher Vorgang wie bei der Pulversuspensionsapplikationen vor sich, nur langsamer.

Sublinguale Tabletten sollen mindestens 10-20 Minuten im Mund gehalten werden, damit sie langsam zergehen und sanft gelutscht werden. Der dazu verantwortliche Speichel hat einen pH-Wert von 7,0-7,1.

Mit diesem pH-Wert gelangt die Substanz, die selbst einen pH-Wert von 8,0-8,5 ausweist, in den Magen, der nur im nüchternen Zustand einen pH-Wert von 1,0-1,5 hat. Die Abgabe von Stoffen in den Magen besagt aber auch noch nichts. Entscheidend ist, was im Blut und in den Zellen ankommt. Dafür liefert Heck Biopharma keine Beweise.

Man muss folgendes wissen: Die funktionellen Abläufe der Verarbeitung von zugeführten Wirkstoffen stellen vielfältige Regulationsprozesse dar. Dabei können folgende Stufenprozesse ablaufen:

1. Vorbereitung des Wirkstoffs zur Verwendung im Körper und Verdauungskanal
2. Resorption, Aufsaugen der Wirkstoffe durch die Schleimhaut des Darms (Abhängig vom pH-Wert. Bei Entzündungen im Darm stark eingeschränkt.)
3. Verteilung der Substanz im Gewebe und in den Zellen. Die Aufnahme des Wirkstoffs ist von seiner Bioverfügbarkeit abhängig.
4. Einbeziehung in den Stoffwechsel (siehe Abbildung 40)

Die Aussage über diese Prozesse fehlt in den Informationen von Heck-Biopharma.

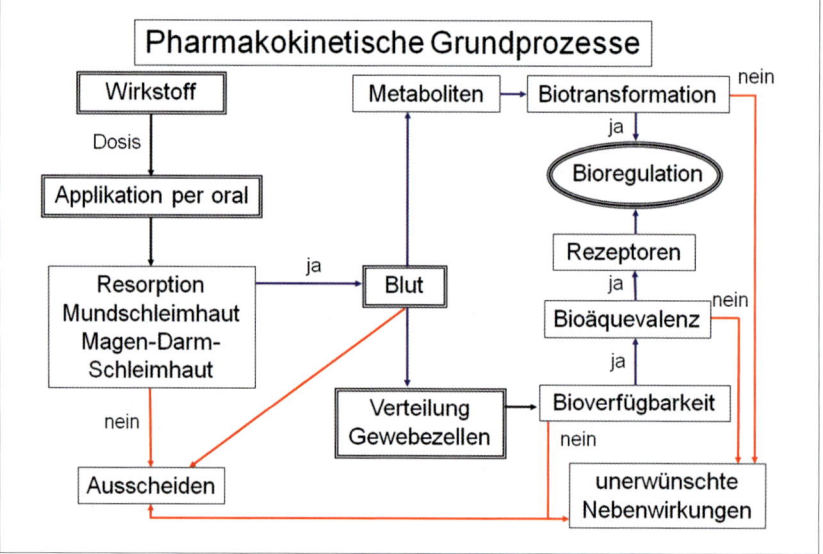

Abbildung 40: Schematische Darstellung der funktionellen Beziehungen der pharmakokinetischen Grundprozesse.

Zur Adsorptionsfunktion des Klinoptilolith-Zeoliths

Die Adsorption des Klinoptilolith-Zeoliths ist an die Körperflüssigkeiten gebunden. Sie stellt einen Wechselwirkungsprozess zwischen Adsorbens und Adsorbat dar, der sich an der Grenze der Körperflüssigkeit und der Oberfläche des Adsorbens darstellt. Ionenaustausch und Adsorption stellen eine funktionelle Wirkungseinheit im Organismus dar. Bei dem Ausleitungsprozess, z. B. von Blei durch Ionenaustausch und Adsorption, spielen die **van-der-Waals-Kräfte, die physikalische Adsorption (elektrostatische Wechselbeziehungen auf der Grundlage von Ionenladungen)** und die **chemische Adsorption (Herstellung von chemischen Verbindungen, z. B. zwischen Mineralionen und Molekülen von Aminosäuren, Peptiden usw.)** eine Rolle.

Selektiver Ionenaustausch

Der Hauptwirkungsmechanismus des Klinoptilolith-Zeoliths liegt in funktioneller Einheit: selektiver Ionenaustausch und Adsorption. Der Ionenaustausch vollzieht sich in der Weise, dass die „Schadstoffe" (z. B. Blei) eine große Affinität zu den Kristallgittern des Klinoptilolith-Zeoliths haben und die im Kristallgitter befindlichen Kationen stark von den organischen Stoffen im Organismus angezogen werden.

Dieser Prozess vollzieht sich, wie oben erwähnt, mittels van-der-Waals-Kräften sowie physikalischer und chemischer **Ad**sorption.

Das nunmehr mit adsorbierten Schwermetallen und anderen toxischen Stoffen belegte Kristallgitter wird mit dem Stuhl ausgeschieden. Das gleiche geschieht auch mit dem nicht zum selektiven Ionenaustausch benötigten Klinoptilolith-Zeolith-Kristallgitterkörnchen.

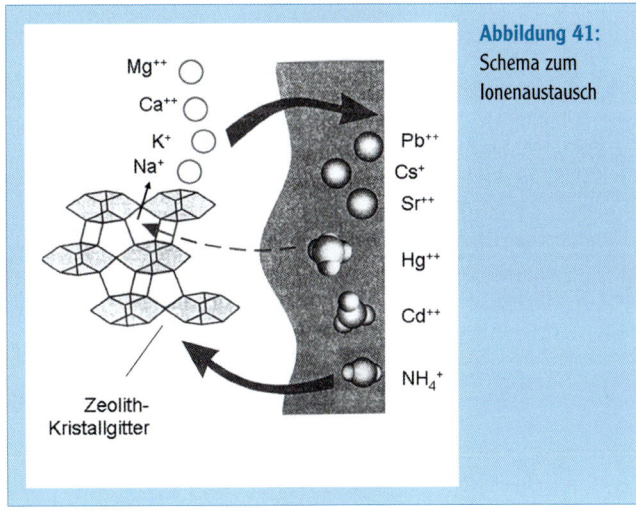

Abbildung 41: Schema zum Ionenaustausch

Selektivitätskoeffizient

Die selektive Fähigkeit des Zeolith-Kristallgitterkäfigs, die durch den unterschiedlichen Porendurchmesser von 0,4-0,72 nm gewährleistet wird, kann in einer mathematischen Formel zum Ausdruck gebracht werden, wodurch der Selektivitätskoeffizient „S" bestimmt wird. Das soll nachfolgend am Beispiel Na+ dargestellt werden.

$$S = \frac{Z(K^{n+}) \cdot L(Na^+)}{Z(Na^+) \cdot L(K^{n+})}$$

Zeolith (oben), Lösung (unten)

Z: Äquivalentanteil im Zeolith
L: Äquivalentanteil in der Lösung

Der Selektivitätskoeffizient (S) charakterisiert die Gleichgewichtskonstante der Ionenaustauschreaktion. „S" gibt an, in welchem Umfang, in unserem Beispiel, Natriumionen durch andere Kationen, z. B. Cu^{++}, Pb^{++}, Hg^{++}, Co^{++} unter äquivalenten Verhältnissen ersetzt worden sind. Je höher der Selektivitätskoeffizient, desto größer ist der Anteil der aus den Kristallgitterkäfigen des Klinoptilolith-Zeoliths ausgetauschten Kationen, zum Beispiel Na^+.

Sorptionsreihen

Mittels des Selektivitätskoeffizienten werden Sorptionsreihen erstellt. Nachfolgend einige Beispiele von verschiedenen Zeolithvorkommen:

Tabelle 7: Einige Beispiele von verschiedenen Sorptionsreihen.

Goronkhov et al. 1982
Pb^{++}>Co^{++}>Cu^{++}>Ag^+>Cd^+>Zn^{++}>NH_4^+
Datenblatt Zeolith Deutschland (2003)
Pb^{++}>Na^+>Ca^{++}>Mg^{++}>Ba^{++}>Cu^{++}>Zn^{++}
Veretenina et al. 2003
Cs^+>Rb^+>K^+>NH_4^+>**Pb^{++}**>Ag^+>Ba^{++}>Na^+>Sr^{++}>Ca^{++}>Li^{++}>Cd^+>Cu^{++}>Zn^{++}

Diese Sorptionsreihen bringen die Affinität des jeweiligen Elements zum Kristallgitter des Zeoliths zum Ausdruck. Die vorn stehenden Elemente haben die größte Affinität zum Zeolithkristallgitter und benötigen die wenigste Energie um von den Kristallgitterkanälchen des Klinoptilolith-Zeoliths aufgesaugt (absorbiert) und darin aufgenommen (adsorbiert) zu werden.

Blei (Pb) steht in den drei Beispielsorptionsreihen immer in vorderster Stellung, d. h. wenn sich Blei im menschlichen Körper befindet, wird es vom Klinoptilolith-Zeolith-Kristallgitter bevorzugt aufgenommen.

Adsorption und selektiver Ionenaustausch sind von verschiedenen Faktoren abhängig

Von allen Naturzeolithen führt der Klinoptilolith-Zeolith die Ionenaustauschreaktion mit der größten Geschwindigkeit aus [Veretenina et. al. 2003].

Auf Grund streng kalibrierter Poren sind dem Naturzeolith hervorragende Sorptionseigenschaften verliehen. Er kann infolge dessen sehr selektiv im Organismus wirken.

Vor allem kann der Zeolith-Ionenaustausch so vor sich gehen, dass Vitamine, Aminosäuren, polyungesättigte Fettsäuren nicht aus dem Körper ausgeführt werden. Sogenannte Schadstoffe (z. B. Blei) werden dagegen aus dem Körper (extrazelluläre Matrix) entfernt.

Die Sorptionsreihen können unterschiedlich verlaufen. Die Sorption ist von verschiedenen Faktoren abhängig, z. B. von der Struktur des Zeoliths, vom pH-Wert, vom Ionenangebot im Darm und von den Poren im Zeolith, von der Natur des Anions, von der Temperatur, von der „Verschmutzung" der Grundsubstanz der extrazellulären Matrix u. a.

Zentrum des selektiven Ionenaustausches: Die Grundsubstanz der extrazellulären Matrix

Nach Einnahme des Klinoptilolith-Zeoliths in Form des mikronisierten Tuffgesteinpulvers durchläuft es den Verdauungskanal, der sich von der Mundhöhle bis zum Anus erstreckt. Hinter der Magen- und Darmschleimhaut befindet sich eine Bindegewebsschicht, die die extrazelluläre Matrix mit ihrer Grundsubstanz enthält. Sie hat, wie die Schleimhäute des Verdauungstrakts, beim erwachsenen Menschen ein Ausmaß von 300-400 m^2 (in Worten: dreihundert bis vierhundert Quadratmeter). Unter der Haut ist sie mit ca. 3 m^2 und unter den Schleimhäuten des Atemsystems (Bronchen, Bronchiolen usw.) ca. 80 m^2.

Im Darm beginnt die Wirkungsstrecke des Klinoptilolith-Zeoliths. So wie die im Verdauungssystem zerlegte Nahrungsmoleküle oder Schadstoffe gelangen auch die im Klinoptilolith-Zeolith befindlichen Ionen der verschiedensten Elemente (Mineralien) von hier aus in die Grundsubstanz der extrazellulären Matrix. Diese schließt gegen die Zellverbände verschiedener Gewebe mit einem Molekularsieb ab. Das Molekularsieb bestimmt, was in die Zelle zur gegebenen Zeit rein und raus muss. Die Grundsubstanz der extrazellulären Matrix ist vergleichbar mit einem Vorgarten zu einem Reihenhaus, in das nur derjenige in eine bestimmte Türe hinein kommt, der dazu den passenden Schlüssel hat. Auch durch das Molekularsieb in die Zellverbände können nur jene Wirkstoffe, die zu gegebener Zeit mit dem passenden „Schlüssel" ausgerüstet sind. Alle Regulationsprozesse, die die Zellverbände betreffen, vollziehen sich ausschließlich in der Grundsubstanz der extrazellulären Matrix. Diese erstreckt sich zusammenhängend durch den ganzen menschlichen Körper.

Schematisch dargestelltes Wirkprinzip des selektiven Ionenaustauschs des Klinoptilolith-Zeoliths in der Grundsubstanz der extrazellulären Matrix

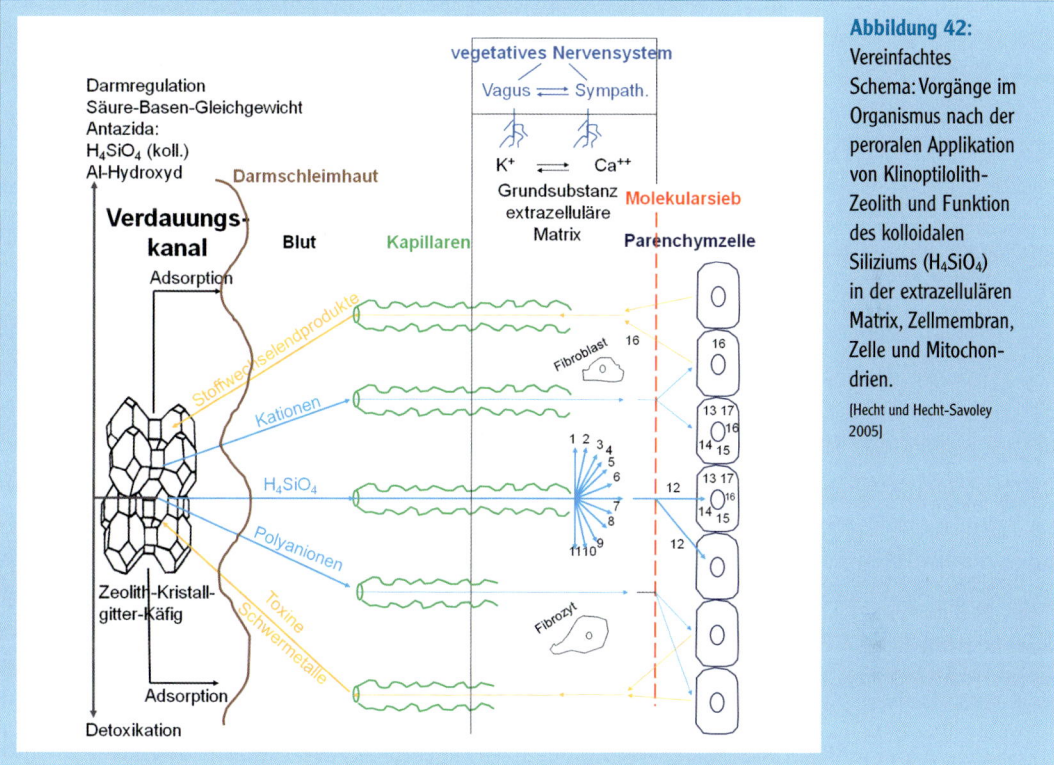

Abbildung 42:
Vereinfachtes Schema: Vorgänge im Organismus nach der peroralen Applikation von Klinoptilolith-Zeolith und Funktion des kolloidalen Siliziums (H_4SiO_4) in der extrazellulären Matrix, Zellmembran, Zelle und Mitochondrien.
[Hecht und Hecht-Savoley 2005]

Vorgänge in der Grundsubstanz der extrazellulären Matrix
1 Katalysatorfunktion
2 Hydratation
3 Adsorption
4 Rhythmustaktung
5 Proteinsynthese, Synthese von Mukopolysacchariden, Kollagen, Glukosaminoglykanen, Fibronektinen u. a.
6 Wachstum, Heilung
7 unspezifische Immunfunktion
8 elektrostatische Bindung
9 kolloidale Phase
10 Mineralhomöostase
11 Säure-Basen-Homöostase

Funktion des kolloidalen SiO_2 in der Zelle
12 Zellmembranaufbau, stabilisierung, -schutz, reparatur
13 Intrazelluläre Matrix: Atmungskette ↔ Energie- und Informationsaustausch
14 Atmungskette ↔ Mitochondrienmatrix ↔ Informationsaustausch ↔ ATP-Mechanismus
15 Genregulation
16 Na ↔ K: intra- ↔ extrazelluläre Matrix
17 Gentransaktion

Detoxikationseigenschaften des Klinoptilolith-Zeoliths

Goronkohov et al [1982] verweisen darauf, dass an den ersten Stellen der Sorptionsreihe die Ionen stehen, die größere polarisierende Fähigkeiten haben und meinen, dass diese jene sind, die für biologische Objekte (Mensch und Tier) in größeren Mengen die größte Schadstoffgefahr darstellen [Gorokhov et al. 1982].

Auf Grund streng kalibrierter Poren sind dem Klinoptilolith-Zeolith hervorragende Sorptionseigenschaften eigen. Er kann infolge dessen sehr selektiv im Organismus wirken.

Vor allem geht der Klinoptilolith-Zeolith-Ionenaustausch so vor sich, dass Vitamine, Aminosäuren, ungesättigte Fettsäuren nicht aus dem Körper ausgeführt werden, weil die Moleküle für die Poren zu groß sind.

Auf Grund von wissenschaftlichen Untersuchungen haben Shalmina und Novoselov [2002] sehr differenziert die Detoxikationsmechanismen des Klinoptilolith-Zeoliths beschrieben, die von der Porengröße und von der Funktion des Ionenaustausches abhängig sind, wie es folgende Tabelle zeigt.

Die Detoxikationseigenschaft des Klinoptilolith-Zeoliths wird nicht nur durch die Adsorption- und Ionenaustauschfunktion ausgeführt, sondern auch durch physikalische Kristalloberflächenwirkungen des Tuffgesteins und des SiO_2-Kristallmoleküls.

Tabelle 8: Detoxikationsmechanismen des Klinoptilolith-Zeolith bei verschiedenen Formen von Endotoxikosen im menschlichen und tierischen Organismus
[Shalmina und Novoselov 2002, Baraboy et al. 1991]

Endotoxikose durch	Mechanismus der Eliminierung der toxischen Stoffe durch Klinoptilolith-Zeolith
Endogene Toxine • Entzündungstransmitter • Zytokine • überschüssige freie Radikale • Stoffe von zerstörten Zellen • bakterielle Endo- und Exotoxine • Stoffwechselendprodukte in hoher Konzentration • fehlaktivierte Enzyme • Radionuklide	Adsorption in den Makro- und Mesoporen
Exogene Toxine	Adsorption in den Makro- und Mesoporen
Niedrigmolekulare Verbindungen, z. B. NH_3, NH_4, H_2O_2, Cadmium	Adsorption in den Makro- und Mesoporen
Biogene wirkende Makro- und Mikroelemente in überschüssiger Konzentration	Ionenaustausch und Adsorption
Schwermetalle	Ionenaustausch und Adsorption

Zermahlene Klinoptilolith-Zeolith-Teilchen haben Oberfläche mit detoxizierender Wirkung

Auf Grund von Forschungsergebnissen, die sich auf den zermahlenen Klinoptilolith-Zeolith beziehen, beschreiben Nikolajev und Mayanskiy [1997] noch zusätzlich folgenden Vorgang der Gesteinwirkung im menschlichen Körper. Sie gehen, wie bekannt, davon aus, dass das Kristallgittergerüst, neben den schon erwähnten alkalischen und erdalkalischen Kationen, auch eine stabile Struktur mit negativ geladenen Polyanionen besitzt, die mit Wassermolekülen umgeben sind. Beim Zermahlen der Naturtuffgesteine werden diese stabilen Ionenkristallverbindungen von alkalischen und erdalkalischen Kationen sowie von negativ geladenen Polyanionen zerrissen. Ein Teil dieser „Ionenzentren" bleibt auf der Oberfläche dieser zermahlenen Naturtuffgesteinpulverteilchen haften. Aus ihnen bildet sich eine bioaktive Oberfläche und verleiht dem Klinoptilolith-Zeolith eine weiter detoxizierende Wirkung.

Die Autoren nehmen an, dass die auf diese Weise bearbeiteten Tuffgesteine (Klinoptilolith-Zeolith) die Funktionsstruktur der flüssigen Kristalle in den Körperflüssigkeiten und im Gewebe zu regenerieren vermögen [Nikolajev und Mayansky 1997]. Dem SiO_2-Molekül werden ebenfalls Wirkungen der Oberflächenstruktur zugesprochen [Weyl 1950; Weyl und Hauser 1951].

Suspension von Klinoptilolith-Zeolith ist kolloidal

Der menschliche Körper besteht bekanntlich zu einem großen Teil aus Körperflüssigkeit (Blutserum, Urin, Lymphe, Verdauungssäfte, Liquor, Galle, Tränenflüssigkeit). Alle diese Flüssigkeiten haben kolloidalen Charakter und alle Lebensvorgänge spielen sich im **kolloidalen Zustand** ab.

Aus diesem Grund entspricht das kolloidale SiO_2 den Körperflüssigkeiten. Es wird physiologisch in diese Körperfunktionen einbezogen und hat somit eine sehr hohe Bioverfügbarkeit. Kein Medikament verfügt über einen derartigen natürlichen Wirkmechanismus im menschlichen Körper.

Kolloidales Siliziumdioxid ist deshalb immer dem monomeren SiO_2 (auch Orthokieselsäure genannt) vorzuziehen, z. B. dem im Bambusextrakt.

Kolloid = griechisch Kolla = Leim. Kolloide sind Stoffe in einem Verteilungszustand, bei denen die dispersen Teilchen nur ultramikroskopisch nachzuweisen sind. Der kolloidale Zustand ist eine besondere Verteilungs- oder Zustandsform der Materie.

Kolloiddisperse Verteilung = kolloidale „Lösung".

Sie besteht aus Molekülen größer 1-100 nm. Die Moleküle stehen untereinander in einem bioelektrischen Spannungsverhältnis und entziehen sich daher der Gravitation. Beispiel: Kolloidales Siliziumdioxid.

Kolloide zeichnen sich durch ein ausgeprägtes Adsorptionsvermögen aus, welches durch die physikalischen Oberflächenspannungskräfte der Teilchen gewährleistet wird. Dient Wasser als Dispersionsmittel, wird von hydrophilen und hydrophoben Kolloiden gesprochen.

Der kolloidale Zustand im menschlichen Organismus bietet eine Grundlage für die Bioelektrizität des Menschen.

Synoptik (Zusammenfassung) zum Wirkprinzip des Klinoptilolith-Zeoliths

Nachfolgend wird eine Synoptik (Zusammenfassung) zum Wirkprinzip des Klinoptilolith-Zeoliths auf der Grundlage von wissenschaftlichen Arbeiten und Büchern verschiedener Autoren gegeben. [Khalilov und Bagirov 2002; Bgatova und Novoselov 2000; Agadshanyan et al. 2000; Lapshin und Petrov 1997; Fedin 1994; Petrov und Filizova 1986; Fedin et al. 1993; Yakovlev 1990; Matyshkin 1993; Petrov 1993; Hecht und Hecht-Savoley 2005/2008]

Klinoptilolith-Zeolith durchläuft nach der Einnahme im flüssigen Milieu (Wasser) den gesamten Verdauungstrakt. Dort vollziehen sich grob dargestellt folgende biologische Prozesse:

- Kationenaustausch gegen Schwermetalle, Toxine usw.
- generelle Adsorptionssteigerung durch das im Kristallgitter befindliche hydratisierte SiO_2 (H_4SiO_4)
- generelle Detoxikation durch physikalische Oberflächenprozesse des Klinoptilolith-Zeoliths und des SiO_2
- Polyanionenangebot
- durch gesteigerte Adsorptionsbereitschaft → verbesserte Resorption der im Dünndarm befindlichen Stoffe, vor allem der Mikro- und Makroelemente (Spuren- und Mengenelemente)
- Abgabe von Kristallflüssigkeit aus der Hydrathülle des Kristallgitters des **Klinoptilolith-Zeoliths**
- Aufspaltung der AlO_4-SiO_4-Tetraeder unter Nutzung des jeweilig herrschenden pH-Milieus (5,0-6,5)
- Freiwerden von hydratisiertem SiO_2 (kolloidal = H_4SiO_4) und Überführung in die extrazelluläre Matrix
- damit verbunden weitere Freisetzung von Kationen
- Aufarbeitung des Aluminiums

- als Salz, z. B. zur Ausscheidung
- Bildung von Aluminiumhydroxyd und Aluminium-Magnesiumsilikat zur Verwendung als Antazida zur Regulierung der Säure-Basen-Balance im Darm (pH ~ 8,0)
- bei Bedarf wird auch das hydratisierte SiO_2 als Antazidum, vor allem im Darm, verwendet
- Bindung von Al-Ionen an das SiO_2-Molekül (Detoxifizierung des Al-Ions)
- die Adsorbensfunktion kann auch Darmgase entfernen

Die Hauptmenge von hydratisiertem SiO_2 gelangt in die extrazelluläre Matrix zur Erfüllung derer Hauptfunktionen [Keeting et al. 1992; Carlisle 1986a und b; Iler 1979; Voronkov et al. 1975]:
- Adsorption
- Hydratation [William 1986]
- Immunsystemstärkung [Ivkovic et al. 2004; Zarkovic et al. 2003; Ivkovic et al. 2002; Pavlic et al. 2002; Calic und Pavelic 2000; Aikoh et al. 1998; Ueki et al. 1994; Ryn und Shacy 1981, 1980]
- bakterizide Efffekte [Müller-Alouf et al. 2001; Rodriguez-Fuentis et al. 1997; Uchida 1992; Allison et al. 1966]
- antifungale Wirkung [Nikawa et al. 1997]
- Rhythmustakten [Bgatov 1999]
- Katalysatorfunktion
- Proteinsynthese
- Synthese von Struktur- und Vernetzungsproteinen
- Synthese der Fibronektine
- Synthese der Proteoglykane
- Synthese und Regulation der Glykosaminoglykane (GAG)
- Kollagensynthese
- Gewährleistung der kolloidalen Phase
- Regulierungen in der Informations- und Kommunikationsfunktion der Glykokalyx
- Gewährleistung der Mineralhomöostase
- Aufrechterhaltung der Säure-Basen-Balance
- Wachstum und Heilung [Carlisle 1986a und c; William 1986; Voronkov und Kuznezov 1984; Iler 1979; Carlisle und Alpenfels 1978; Voronkov et al. 1975; Schwarz 1978; Voronkov et al. 1975]

Zellmembran
- SiO_2 → mineralische Stabilisierung
- Phosphoglyzerinaldehyd-SiO_2 → Einbau in Zellwand
- SiO_2-Aminosäure-Peptide – Proteine – Glykoproteine → Eiweißaufbau, Schutz und Reparatur der Zellmembran

Intrazelluläre Matrix
- Einbau von SiO_2 in die intrazelluläre Flüssigkeit unter Nutzung der Atmungskette
- Aufnahme in die Mitochondrien über die Atmungskette

Dieser Prozess verläuft in zwei Stufen: In der ersten Stufe wird das Substrat oxidiert, in der zweiten erfolgt eine Anreicherung des Substrats, wodurch der

Austausch von Phosphor gegen Silizium begünstigt wird. „SiO$_2$ kann Phosphor aus einer Reihe von Verbindungen, z. B. aus der Ribonukleinsäure und möglicherweise auch dem ATP-ADP-Zyklus verdrängen [Schwarz 1978].

Dabei kann Phosphor durch Silizium ersetzt werden. In diesem Prozess wird die bei der Spaltung der energiereichen Phosphate freiwerdende Energie unmittelbar zur Bindung des Siliziums genutzt. Wenn die Konzentration der Silizium-Zucker-Ester eine bestimmte Höhe erreicht, gelangen sie in die intrazellulären Flüssigkeiten, wobei auch der zuvor direkt aufgenommene Anteil anorganischer Siliziumverbindungen an Zucker gebunden wird." [Schwarz et al. 1978; Voronkov et al. 1975]

- Initiierung von Gentransaktionen und Veränderung auf Genen [Charlton et al. 1988; Oschilewski et al. 1985] durch Silizium
- Rezeptor-Aktivierung mit genereller Aktivierung und Deaktivierung von bestimmten Proteinkinasen durch Silizium
- Aktivierung von mitogenaktivierter Proteinkinase, Proteinkinase C und stressaktivierter Proteinkinase (SPPK) [Morishita et al. 1998]

Klinoptilolith-Zeolith ist ein natürlicher SiO$_2$-Donator und Applikator.

Um sicher den SiO$_2$-Bedarf im menschlichen Körper decken zu können, genügt die Einnahme von Klinoptilolith-Zeolith mit gleichzeitig ausreichender Flüssigkeitszufuhr und eine tägliche Körperbewegung.

Dies gilt vor allem für Seniorinnen und Senioren, die jung bleiben möchten (siehe Kapitel 10).

Silizium: Das einzigartige Urmineral unseres Planeten

Silizium – das zweithäufigste Element unseres Planeten

Nach dem Sauerstoff ist das Silizium (als Silikat und Siliziumdioxid vorkommend) das zweithäufigste Element unseres Planeten. Auch im Universum nimmt es eine vorrangige Stellung ein. Nach den Elementen H, He, O, Ne, N, C steht Si an siebter Stelle vor Mg, Fe, S, Ar und Al. Die Gesteine des Monds, die mit der Station Luna zur Erde gebracht worden sind, enthalten 41 Gewichtsprozent SiO_2.

Die Erdkruste soll zu 75 % aus Silikaten und zu 12 % aus Kieselsäure (SiO_2) bestehen. Insgesamt sind 800 verschiedene Siliziumverbindungen gefunden worden. Zu den Kieselsäureverbindungen SiO_2 zählen Quarz, Bergkristall, Amethyst, Rauchquarz, Morion, Citrin, Rosenquarz, Kieselgur, Basalt, Glimmer, Feldspat, Opal, Olivin u. a.. Der Übergang zwischen Lithosphäre und Biosphäre ist bekanntlich der Erdboden. Er ist die fruchtbarste Oberflächenschicht des Festlands unseres Planeten und wird als verwittertes Gestein bezeichnet. Der Boden ist die oberste belebte Verwitterungsschicht der Geosphäre. Die so genannten schweren Böden mit feinkörnigem Ton und Lehm und somit SiO_2 gelten als die fruchtbarsten. Die leichten Böden sind Sandböden. Sie enthalten ebenfalls Ton, Quarz bzw. Kieselsäure (SiO_2), aber grobkörnig.

Die Einzigartigkeit des Siliziums (SiO_2)

Silizium (SiO_4 und SiO_2) hat für den menschlichen Körper eine Reihe einzigartiger Wirkeigenschaften, die es von anderen Mineralien beträchtlich, aber vorteilhaft unterscheidet. Das Aluminiumsilikat Klinoptilolith-Zeolith ist für den Menschen ein SiO_2-Geber.

Erstens: SiO_2-Mineralien sind biogen geprägt

SiO_2 und ähnliche Silikate spielen im „Kreislauf des Lebendigen" eine bedeutende Rolle [Rusch 2004]. Sie üben in der Natur und im menschlichen Körper physikalische und kolloidchemische Funktionen aus.

Die kristalline Struktur der SiO$_2$-Moleküle gewährleistet funktionell ein offenes System, welches jedem Lebewesen eigen ist, auch dem des Menschen. Der Mensch bildet mit seiner natürlichen, sozialen und künstlichen Umwelt ein geschlossenes System.

Als offenes System können diese kristalline SiO$_2$-Strukturen, ohne Veränderung ihres eigenen Ordnungsgefüges, bestimmte Elemente abgeben und aufnehmen, in gleicher Weise, wie es von lebenden Systemen bekannt ist. Kieselsäurekristallen wird daher ein Ordnungsgefüge zugesprochen, wie es vergleichbar für lebende Substanzen typisch ist [Rusch 2004]. Sie sind biogen geprägt. Infolge dessen haben sie regulative, informationsfunktionelle und heilende Eigenschaften im lebenden Organismus, auch beim Menschen.

Zweitens: SiO$_2$-Mineralien haben eine wesentliche Rolle bei der Entstehung der Prototypen des Lebens auf unserem Planeten gespielt

Die Beteiligung von siliziumhaltigen Tonmaterialien bei der Entstehung des Lebens auf der Erde wird von zahlreichen Autoren vertreten und auch in Modellen experimentell belegt [Sedlak 1967, 1965, 1961; Panda 1962; Samoulov 1957; Pirie 1956; Herrera 1928; Cayeux 1894].

Als eine von zahlreichen Theorien möchte ich zum Beispiel die Adsorptionstheorie vorstellen. Die besondere Fähigkeit

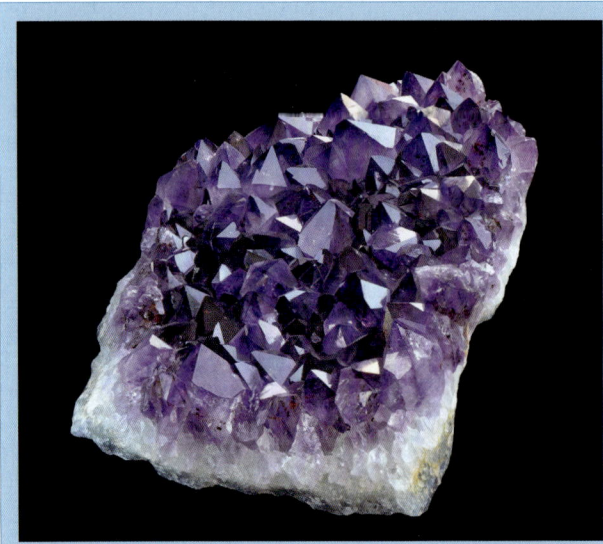
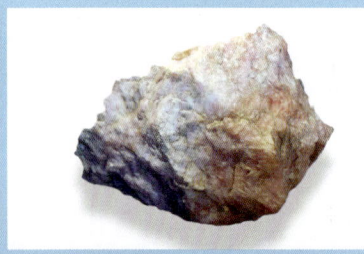
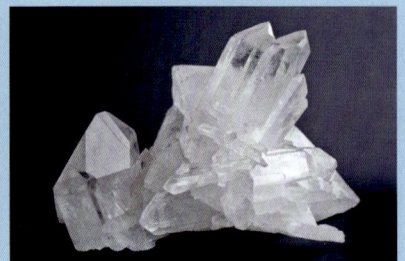

Abbildungen 43: Siliziummineralien – Grundstoffe der natürlichen Umwelt des Menschen und aller menschlichen Lebensprozesse.

der Kieselsäure (SiO$_2$) und der Silikate, Aminosäuren, Kohlenwasserstoffe und Naturstoffe zu adsorbieren, führte zu der Vorstellung, dass Siliziumverbindungen nicht nur bei der Entstehung des Lebens, sondern auch bei der Weiterentwicklung der Protoorganismen eine hervorragende Rolle gespielt haben.

Im Zusammenhang mit dieser Vorstellung wurde experimentell nachgewiesen, dass ein auf Kaolinit oder Bentonit adsorbiertes Protein besonders leicht von Bakterien aufgenommen wird [Estermann und McLaren 1959]. Des Weiteren konnte experimentell festgestellt werden, dass die Adsorption von Nahrungsstoffen an Tonoberflächen Wachstum und Entwicklung von Bakterien beschleunigt [Estermann und Peterson 1959].

In zahlreichen weiteren Arbeiten konnte nachgewiesen werden, dass Kieselsäure, die sich in der Anwesenheit einer bestimmten organischen Verbindung bildet, nach der Entfernung dieser organischen Verbindung ein spezifisches, für die jeweilige organische Verbindung geltendes Adsorptionsvermögen besitzt.

Dies bedeutet, dass sich im Gegensatz zu anderen in der Natur vorhandenen anorganischen Stoffen bei der Kieselsäure (SiO$_2$) ein Gedächtnis herausgebildet hat [Voronkov et al. 1975; Agronomov et al. 1958].

Diese Gedächtniseigenschaft soll sich durch „Abdrücke" oder „Matrizen", die an der Oberfläche der Kieselsäure (SiO$_2$) durch die Moleküle des organischen „Musters" in Form deren geometrischer Molekülform hinterlassen werden, reflektieren [Becket und Anderson 1960; Patrikeev 1958; Haldeman und Emmett 1955].

In diesem Zusammenhang soll erwähnt werden, dass in der Schöpfungslehre der

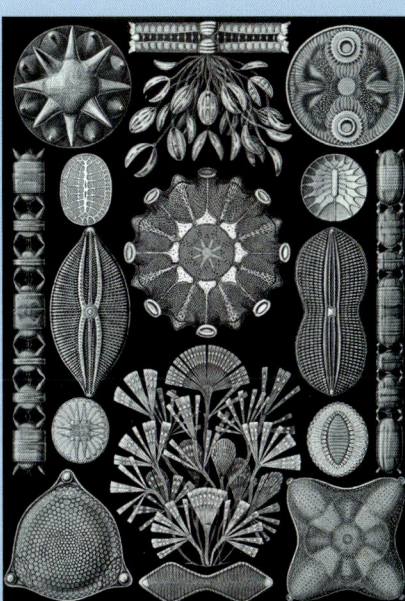
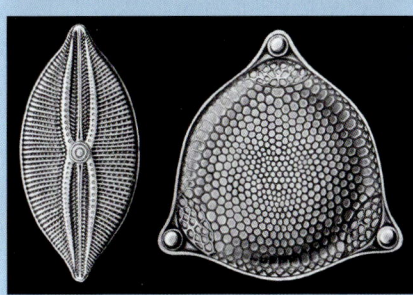

Abbildung 44: Kieselalgen produzieren in den Ozeanen nahezu die Hälfte des Sauerstoffbedarfs für die Menschheit unseres Planeten.

Religionen Ton (oder Erden) als wesentlicher Fakt der Entstehung des Menschen beschrieben wird: „Da nahm Gott, der Herr, Ton* von der Erde, formte daraus den Menschen und blies ihm den Lebensatem in die Nase. So wurde der Mensch ein lebendes Wesen" [1. Mose Genesis 2, 7 Altes Testament] (*: in manchen Bibeln steht Lehm oder Staub).

Drittens: SiO_2 in den Genen des Menschen

Die Auffassung, dass Silizium in die Genexpression involviert und an der DNS-Synthese wesentlich beteiligt ist, wird von zahlreichen Wissenschaftlern vertreten. Volcani [1986] vertritt die Auffassung, dass es siliziumabhängige Gene gibt und dass Silizium essentiell für das AMP-Zyklensystem ist und die Replikation (Erneuerung) der AMP-Zyklen gewährleistet. In diesem Zusammenhang ist die Arbeit von Oschilewski et al. [1985] zu erwähnen, die feststellten, dass Siliziumpartikel mittels Signalen die Gentransaktionen zu stimulieren vermögen. Hierbei sollen Genkristalle aus SiO_2 eine Rolle spielen.

Viertens: SiO_2 vermag Schwingungen (Frequenzen) auszustrahlen und Bioresonanz zu erzielen

Mittels der SiO_2-haltigen Quarzkristalle können in einem bestimmten Schwingungszustand Hochfrequenzwellen, z. B. Funkwellen ausgestrahlt werden. Des Weiteren verfügen Quarzkristalle über eine vortreffliche Speicherkapazität für Informationen. Deshalb werden sie bei der Herstellung von Mikrochips verwendet. Ohne Silikatkristalle würde kein Computer funktionieren. Quarz besteht aus kristallinen SiO_2-Molekülen. Das SiO_2-Molekül ist wie Quarz, kristallin und hat damit die gleichen Eigenschaften.

Daraus wird verständlich, dass es, wie bei der Quarzuhr, möglich ist, über elektrisch stimulierte Quarzkristalle Schwingungen auf den menschlichen Körper zu senden und somit eine Bioresonanz mit den Körperfrequenzen herzustellen. Da der Mensch ein elektromagnetisches Wesen ist, sind seine schwingenden Funktionen vielfältig. Mit einem sehr breiten Frequenzspektrum kann er Kohärenz (Übereinstimmung mit den Siliziumfrequenzen) eingehen. Das geschieht in der bioelektrisch funktionierenden Grundsubstanz der extrazellulären Matrix. SiO_2 gilt als das steuernde Mineral des Bindegewebes von der Embryonalentwicklung an [Carlisle 1986].

Fünftens: SiO_2 hat eine eigene spezifische Wasserchemie

Silizium verfügt nach William [1986] über eine eigene spezielle Wasserchemie, die durch die Hydratationsfunktion des SiO_2 gegeben ist. Durch die Bindung von Wassermolekülen vermag SiO_2 sich und die extrazelluläre Matrix in einen hydratisierten

Zustand zu versetzen, wodurch die Regulation des Bindegewebes gewährleistet wird. Ein Einblick in die „Wasserchemie des Siliziums" soll mit nachfolgender Formel von William [1986] gegeben werden.

Hierbei soll das SiO₂ bis zum 40-fachen seines eigenen Molgewichts H₂O an sich binden können. Silizium vermag aber auch Sorge dafür zu tragen, dass das Bindegewebe nicht überwässert wird. Wenn es für den menschlichen Körper notwendig ist, kann SiO₂ auch wasserabführende Funktion haben.

Der siliziumreiche Schachtelhalm wird als „Nierentee" in den deutschen Apotheken angeboten.

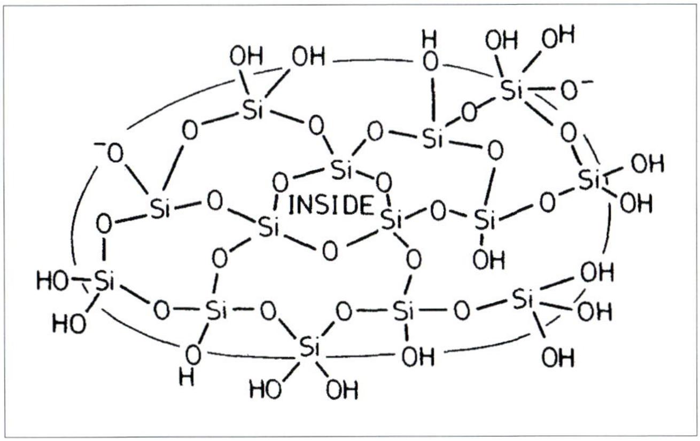

Das hydratisierte (mit Wasser verbundene) SiO₂ vermag in diesem Zustand mit vielen anderen Ionen Interaktionen, Wechselbeziehungen und Beeinflussungen einzugehen, z. B. mit Mg, Ca, Fe, P, N, C, Cl.

Abbildung 45:
Schematische Darstellung des amorphen hydratisierten SiO₂. Zu beachten ist die unterschiedliche Anzahl an OH-Gruppen in den verschiedenen Si-Gruppen, die fehlende strukturelle Wiederholung und die wenigen Änderungen in der Oberfläche.
[William 1986]

Bindegewebeverjüngung mit SiO₂

„Man ist so alt wie sein Bindegewebe" postulierte der Nobelpreisträger I. Metschnikov (1845-1916). Das Alter des Bindegewebes wird durch SiO₂ (Kieselsäuremineral) bestimmt, z. B. die straffe Haut, die glänzenden Haare, die glatten Fingernägel.

Dank der Adsorption (Bindung) von Proteinen durch das SiO₂-Molekül und der Einbeziehung des Körper-SiO₂ in die Proteinsynthese (Eiweißaufbausynthese), kann das SiO₂ die Gewebeerneuerung stimulieren. Das hat die US-amerikanische Siliziumforscherin Edith Muriel Carlisle [1986] nachgewiesen. Desweiteren entdeckte sie,

dass Silizium in der Embryogenese (Embryoentwicklung) vor allem beim Wachstum eine bedeutsame Rolle spielt. Edith Muriel Carlisle postulierte: „Ohne Silizium gibt es kein Wachstum".

Auch die vorgestellte spezifische Wasserchemie des Siliziums spielt dabei eine Rolle. Es ist wissenschaftlich belegt: Silizium vermag das biologische Altern zu verzögern und die Arteriosklerose, die Faltenbildung der Haut und die Kalzifizierung, z. B. der Aorta, zu verhindern. Silizium wird deshalb auch als das „Verjüngungssalz" bezeichnet.

Die physiologischen Grundlagen der jung erhaltenden Eigenschaften des Siliziums werden, vereinfacht dargestellt, wie folgt erklärt. Silizium übt hydrophile (Neigung zur Wasseraufnahme) Funktionen aus, die Tonus und Straffheit des Gewebes, besonders der Haut, bewirken. Die Hydrophilie ist aber eine wichtige Voraussetzung für das biologische Funktionieren der Proteinsynthese (Eiweißaufbau) (z. B. Albumin, Peptide). Die günstigste physiologische Kombination für die Albuminwasserverbindung wird in Gegenwart von physiologischer Kochsalzlösung erreicht.

Spitzenkapazität des Zellmetabolismus (Abbau, Aufbau, Enzymreaktionen) ist zu erreichen, wenn Proteine (z. B. Albumin) hochgradig hydrathaltig sind, d. h. wenn eine optimale Wasserbindung vorliegt, wodurch die Säure-Basen-Albumin-Homöostase gewährleistet wird.

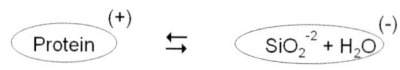

Die lockere aber sichere kolloidale Verbindung hat eine große Adsorptionsfläche zur Folge (1 g zugeführtes kolloidales Siliziumgel = 300 m² Adsorptionsfläche) und befähigt zur Einbindung des bioaktiven Siliziums in das kolloidale Blut- und Bindegewebe des Menschen.

Die kolloidale Verteilung des Siliziums erleichtert wegen der großen adsorbierenden Oberfläche erheblich das Eindringen in die extrazelluläre Matrix und in die Zelle und somit zur bioaktiven Wechselwirkung zwischen dem Eiweiß-Stoffwechsel und den einzelnen Siliziummolekülen.

Kolloidales und monomeres SiO$_2$

Bei der Anwendung des Siliziumdioxids in der Heilkunde sind zwei Formen der Kieselsäure (SiO$_2$) zu unterscheiden.

1. Das kolloidale SiO$_2$. Es ist hydriertes (mit Wasser gebundenes) SiO$_2$ und entspricht in dieser Form der kolloidalen Phase aller Körperflüssigkeiten des Menschen. Hauser [1955] charakterisierte das kolloidale Siliziumdioxid (Kieselsäure) als ein hydratisiertes Molekül.

Die Summenformel gab er als H$_4$SiO$_4$ an Die Strukturformel des an das SiO$_2$ gebundenen Wassers wird in zwei Formen angegeben:

Kolloidales SiO$_2$ befindet sich in geringer Menge in Pflanzen und Gewässern. Bei

der Applikation von Klinoptilolith-Zeolith wird das in diesen Silikaten enthaltene Silizium im Magen im schwachsauren Milieu in kolloidales SiO_2 überführt.
2. Monomeres SiO_2 wird auch als Orthokieselsäure bezeichnet. Es kommt in größeren Mengen in Pflanzen und Gewässern als das kolloidale SiO_2 vor. Es gibt aber zwei Dinge zu beachten. Die Löslichkeit der Orthokieselsäure in Flüssigkeit und deren Polymerisierung.

Siliziummangelerkrankungen

Auf Grund tierexperimenteller Untersuchungen und klinischer Beobachtungen verursacht Siliziummangel gesamtorganische Störungen. Nach der uns zur Verfügung stehenden Literatur kann jedes Funktionssystem des Menschen davon betroffen werden. Nachfolgend möchten wir ausgewählte Beispiele auflisten, um eine Vorstellung von diesen Mangelerscheinungen zu vermitteln. Abnutzungserscheinungen durch Siliziummangel sind seit Jahren vielfach beschrieben:
- Über Beschleunigung des biologischen Alterungsprozesses durch Mangel an Silizium wird von nicht wenigen Autoren berichtet, z. B. von Kudryashova [2000], Carlisle [1986], Voronkov et al. [1983, 1975], Fischer [1951].
- Das Fehlen von Silizium im Körper führt auch zu beschleunigten Abnutzungserscheinungen der Gelenkknorpel. Siliziummangel kann auch Arteriosklerose verursachen.
- Die Chondrozyten, die das kollagene Bindegewebe der Gelenkknorpel immer wieder erneuern, sind reduziert.
- Bei brüchigen Fingernägeln und Haarausfall hat auch der gestörte Siliziumstoffwechsel seinen Anteil.

Siliziummangel verursacht des Weiteren
- Störung des Kalzium- und Magnesiumstoffwechsels im Knochen (Osteoporose) [Voronkov et al. 1975; Charnot 1959, 1953]. Ohne Gegenwart von Silizium kann den Autoren zufolge kein regulärer Kalzium- und Magnesiumstoffwechsel ablaufen.
- Arteriosklerose [Kudryashova 2000; Carlisle 1986; Voronkov et al. 1975, 1971, 1984]
  Es werden Fälle beschrieben, bei denen nachgewiesen wurde, dass Patienten mit Arteriosklerose eine sehr niedrige Konzentration an Silizium ausweisen. Die Ursache für die Arteriosklerose wird in dem durch Siliziummangel gestörten Kalziumstoffwechsel gesehen.
- Tumorerkrankungen: Voronkov [1984, 1975, 1971a und b], Charnot und Peres

Kapitel 10 Silizium

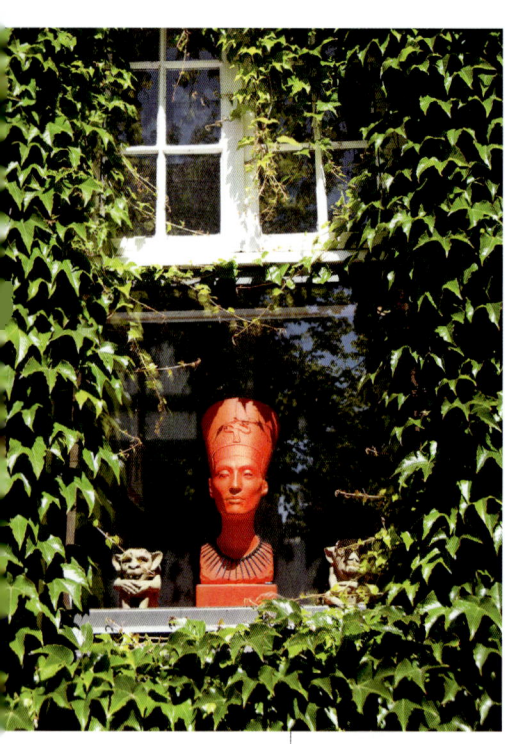

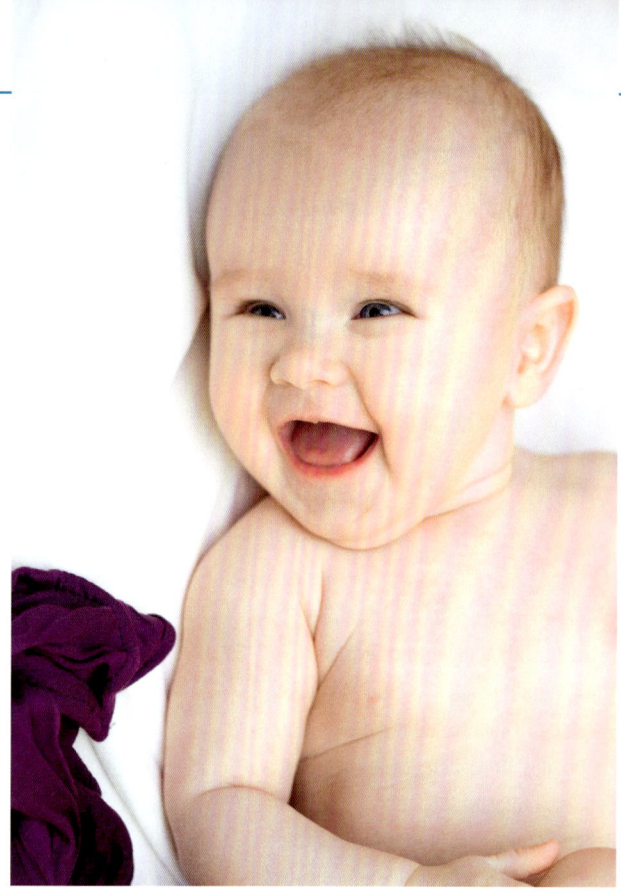

Abbildung 46 (oben):
Nofretete = Die Schöne ist angekommen (14 v. Chr.) soll ihre Schönheit durch Pflege mit Tonmineralien erhalten haben.
(Nekrassova 2000)

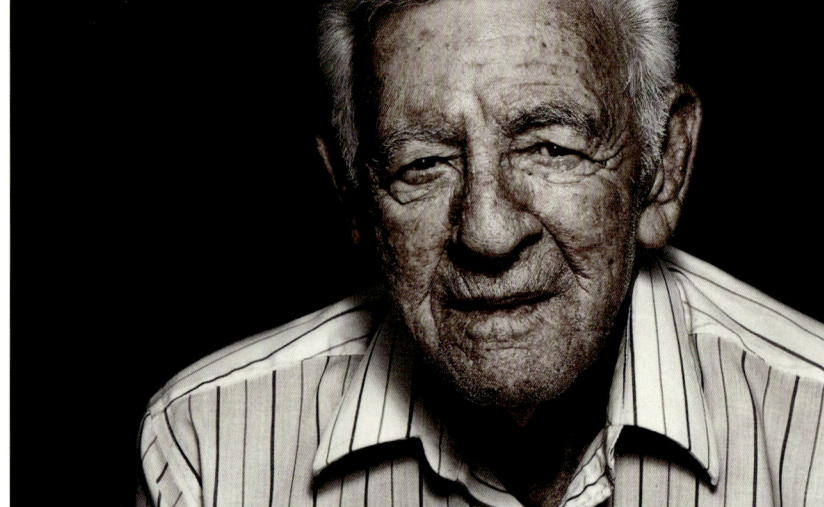

Abbildungen 47:
rechts oben:
SiO₂-Reichtum,
rechts unten:
SiO₂-Mangel

[1971], Charnot [1953], Seeger [1937] berichten über Zusammenhänge zwischen Siliziummangel und Krebskrankheiten, wobei sowohl Ergebnisse von Tierexperimenten als auch Fallbeobachtungen angeführt werden.

Des Weiteren beschreiben Voronkov et al. [1975] die Abkapselung von Krebsgeschwülsten mit Kalkanlagerungen bei Gegenwart von erhöhter Konzentration an SiO_2 im Tumorgebiet (Tierexperimente) sowie keine erhöhte Menge von Silizium im Urin.

- Haarausfall bei Siliziummangel haben Voronkov et al. [1975] im Tierexperiment nachgewiesen.
- Dermatosen, Akne und andere Hautkrankheiten bei Siliziummangel wurden vielerorts beobachtet [Kudryashova 2000; Voronkov et al. 1975, 1971; Delova 1963].
- Siliziummangel als Ursache von Diabetes mellitus beschreiben die russischen Autoren Kudryashova [2000] und Voronkov [1983]].
- Siliziummangel verursacht Altersdemenz [Gillette-Guyonnet et al. 2005]

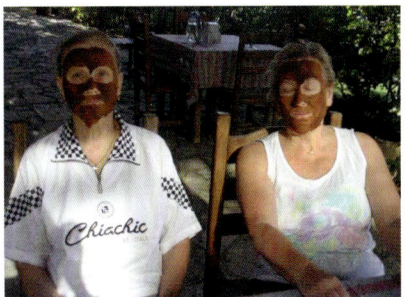

Abbildung 48:
Gesichtsmasken mit Ton, oder Klinoptilolith-Zeolith halten die Gesichtshaut jung.

Zusammenhänge zwischen Körperbewegung und Wirkung von SiO_2 im menschlichen Körper

Kudryashova [2000a und b] berichtet, dass die Aufnahme und Verarbeitung von Silizium bei regelmäßiger Körperbewegung günstiger vollzogen wird als bei Bewegungsarmut.

Es wird daher empfohlen, bei Einnahme von SiO_2 stets auch für eine individuell angemessene Körperbewegung zu sorgen.

In diesem Zusammenhang sind auch die Ergebnisse von Nasolodin et al. [1987] erwähnenswert. Diese Autoren untersuchten hoch trainierte Spitzensportler auf den Verbrauch von Silizium und Zink im Gewebe unter harten Trainingsbedingungen. Sie stellten dabei fest, dass der Verbrauch von Silizium um 30-35 mg/Tag und von Zink um 20-25 mg/Tag höher ist als bei normal Sporttreibenden.

Sporttreibende sollten zur Aufrechterhaltung ihres Leistungsniveaus ausreichend SiO_2 in Form von silizi-

umhaltiger Nahrung bzw. in Form von kolloidalen Zubereitungen, noch besser in Form von Natur-Klinoptilolith-Zeolith, zuführen.

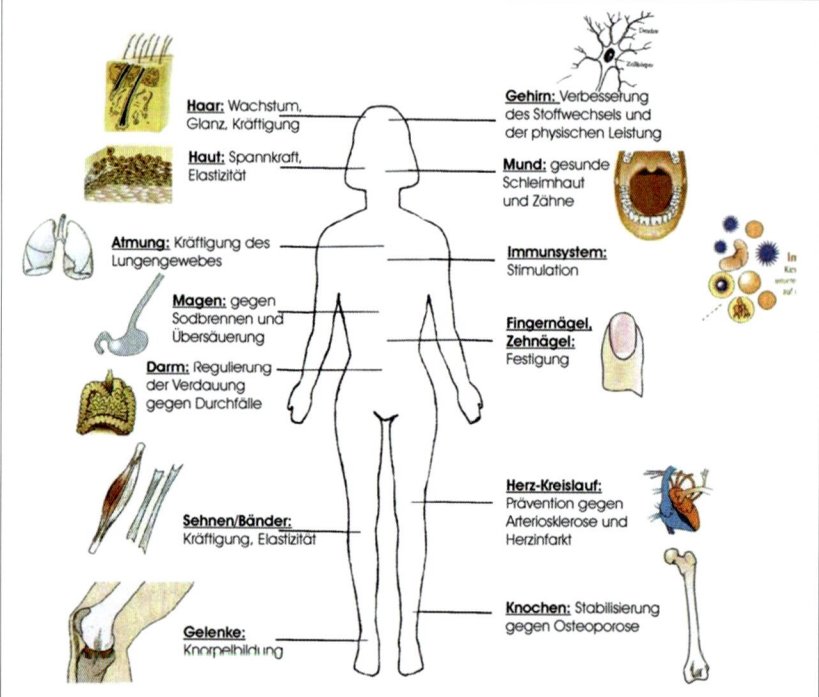

Abbildung 49: Beispiele einiger Wirkungen des SiO_2 im Bindegewebe

Welche Menschen haben einen besonders hohen SiO_2-Bedarf

- bei hoher Anforderung im Beruf
- Sportler, besonders bei Leistungssport
- bei Mangelernährung
- bei Schwangeren
- bei chronisch Erkrankten
- bei Menschen mit Infektanfälligkeit
- bei Elektrosensiblen
- bei Dauergestressten

Wie hoch ist der normale Siliziumwert im Körper?

Der Nachweis von Siliziumdioxidverbindungen im Körper ist nicht einfach, denn weniger als 10 % des Körpersiliziums befindet sich in den Körperflüssigkeiten (40-50 ug/100 ml bei jungen Erwachsenen), 60 % des Körpersiliziums ist an Eiweiß gebunden und 30 % an Fette. Die Ausscheidungsmenge beim erwachsenen gesunden Menschen beträgt ca. 45 mg/Tag. Diese Menge soll täglich mindestens zugeführt werden. Bei der Siliziumbestimmung im Körper ist die Altersabhängigkeit zu beachten. Mit zunehmendem Alter nimmt das Silizium im menschlichen Körper ab.

Voronkov et al. [1975] bezeichneten das Silizium als „Feuerwehrmineral", das immer dort zu finden ist, wo es „brennt" (also gebraucht wird). Diese Autoren stellten z. B. im Tierexperiment fest, dass bei der Einkapselung eines Tumors mittels Kalzifizierung hohe Mengen von Silizium in der Nähe des Tumors waren und im Urin keine Ausscheidung von Silizium erfolgte. Die ubiquitäre (ganzkörperliche) Verteilung der extrazellulären Matrix ermöglicht offensichtlich dem Silizium eine große funktionelle Flexibilität zu bieten.

Siliziumgehalt nimmt mit zunehmendem Alter ab

Der einschlägigen Literatur sind folgende quantitative Angaben zum altersabhängigen Vorhandensein von SiO_2 im Körper zu entnehmen.

Baby: Die höchste Silizium-Konzentration ist in der Nabelschnur nachzuweisen. Die Haut, das Bindegewebe und alle Organe des Babys haben hohe Siliziumkonzentrationen, was die straffe Vernetzung des Bindegewebes bewirkt.

Erwachsener: Im Erwachsenenalter findet man hohe Siliziumkonzentrationen im Bindegewebe, in den Nägeln, in den Lymphdrüsen, in den Augenlinsen, in den Haaren, im Zahnschmelz, in der Lunge, in der Haut, im Knochen und im Knorpel. Die glatte Muskulatur hat mehr Silizium als die quer gestreifte.

Alter Mensch: Bei alten Menschen tritt in Abhängigkeit vom biologischen Alter Siliziummangel auf. Er zeigt sich u. a. in der Faltenbildung der Haut, im Sinken der Elastizität des Bindegewebes, durch stumpfes, lebloses Haar, durch brüchige Fingernägel. Diese Erscheinungen sind zurückzuführen auf eine Austrocknung von Zellproteinen, wodurch der Zelldruck sinkt [Voronkov et al. 1975; Scholl und Letters 1959; Carlisle 1986].

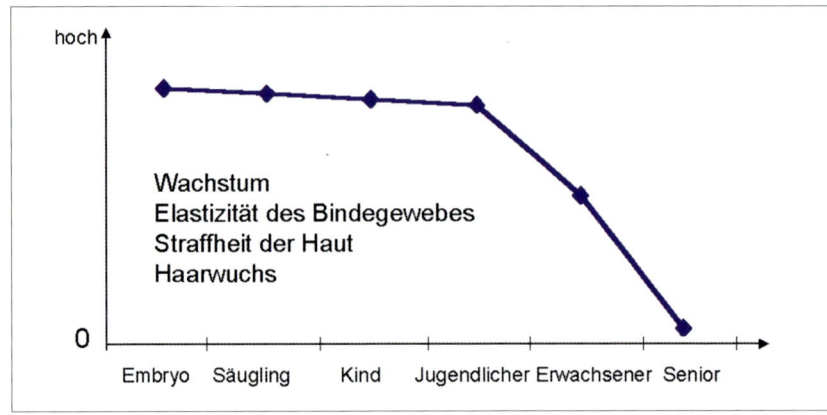

Abbildung 50:
Altersabhängigkeit des Siliziumgehalts im menschlichen Körper (semiquantitative, schematische Darstellung) auf der Grundlage einer Literaturrecherche.
[Hecht und Hecht-Savoley 2005]

Überprüfung des Siliziumgehalts im Blut bei älteren Menschen

In einer Stichprobe wurden von uns folgende Fragen überprüft:
1. Ist es wirklich zutreffend, dass ältere Menschen einen niedrigeren Siliziumlevel im Blut haben?
2. Können Langzeiteinnahmen von Klinoptilolith-Zeolith und/oder Montmorillonit bei älteren Menschen dauerhaft einen hohen Siliziumgehalt im Blut gewährleisten?

Als erstes wurde die Verumgruppe, also jene, die langzeitig die Silikate eingenommen haben, zusammengestellt, um ihr eine etwa gleichaltrige Kontrollgruppe, d. h. ältere Menschen, die niemals Silikate eingenommen haben, gegenüber zu stellen.

Für die Verumgruppe mussten ältere Personen gefunden werden, die mindestens zwei Jahre lang konsekutiv täglich mehr als 5 g Klinoptilolith-Zeolith allein oder kombiniert mit Montmorillonit eingenommen haben.

Dem Versuchsleiter waren aus seinem Patienten-/Klientenkreis Personen bekannt, die freiwillig aus Gründen der Prävention langzeitig permanent diese Silikate eingenommen haben.

Solche Personen wurden persönlich angesprochen und von ihnen mittels Ausfüllen eines Anamnese-Fragebogens die Bereitschaft zu einer Teilnahme eingeholt.

Zur Untersuchung kamen 12 Personen, 4 weibliche und 7 männliche im Alter von 48-90 Jahre. Diese hatten 2-13 Jahre permanent täglich Dosen von mehr als 5 g eines oder beide dieser Silikate eingenommen. Eine weibliche Person musste wegen nicht Erfüllung der Einschlusskriterien ausscheiden.

Aus einem Berliner Wohngebiet, in dem überwiegend ältere Menschen (70 % Rentner) wohnen, wurde der größte Teil von 12 Personen gewonnen (9 Frauen, 3 Männer), die niemals Silikate eingenommen hatten und als Kontrollen dienten.

Da wir für beide Gruppen die Forderung gestellt hatten, dass die Probanden noch volle lokomotorische Mobilität (Gehen) und geistig aktiv und flexibel sowie Selbstbetreuungsfähigkeit ausweisen sollten, war es bei der Kontrollgruppe schwieriger Männer im höheren Alter mit diesen Eigenschaften zu finden als Frauen.

Deshalb sind in der Kontrollgruppe vorwiegend Frauen, weil viele Männer diesen Alters, jedenfalls in diesem Wohnbereich, nicht die geforderten Bedingungen erfüllten.

Ausschlusskriterien waren:
- Bettlägerigkeit, Gebrechlichkeit
- Multimedikamenteneinnahme
- chronische Toxizität
- bestehende schwere chronische Erkrankungen
- Demenz

Die Versuchspersonen 1,2,5,6,8,11 und 12 hatten größtenteils beide Silikate eingenommen. Die Versuchspersonen 2,7,9 und 10 verzehrten dauerhaft nur Klinoptilolith-Zeolith.

Diesen 23 Personen wurden an zwei aufeinander folgenden Tagen (zwischen 08:00-09:00 Uhr) im „Labor 28", Mecklenburgische Straße 28, 14197 Berlin, Nüchternblut aus der cubitalen Vene entnommen.

Die Analysen des Siliziums im Blut wurden mit der Atomabsorptionsspektrometrie vorgenommen. Dieses ist ein sehr empfindliches Analyseverfahren. Der Referenzwert wurde vom Labor > 190 µg/l angegeben.

Die Ergebnisse werden in Tabelle 9 dargestellt und beurteilt.

Die Daten der Kontrollgruppe bestätigen, dass der Siliziumgehalt im Blut mit höherem Alter erheblich vermindert ist.

7 Personen dieser Gruppe wiesen einen Siliziumgehalt im Blut unter dem Grenzwert oder knapp darüber aus. Auch die anderen 5 Personen hatten niedrige Werte Der Mittelwert dieser Gruppe wies 225 µg/l aus. Wenn wir die Personen dieser Gruppe zusammenfassten, die über 70 Jahre alt waren, ergab sich ein Mittelwert von 222 µg/l (n=6).

Kapitel 10 Silizium: Das einzigartige Urmineral unseres Planeten

VP Nr.	1	2	3	5	6	7	8	9	10	11	12
Sex	F	F	F	M	M	M	M	M	M	M	F
Alter	79	72	46	90	89	65	59	48	48	73	73
Dauer der Zeolitheinnahme in Jahren	>11	>6	>2	>6	>13	>3	>2	>2	>2	>2	>2
Silizium Referenzwert > 190 µg/l	451	580	509	576	596	362	354	362	374	503	500

VP Nr.	1	2	3	4	5	6	7	8	9	10	11	12
Sex	M	M	F	F	M	F	F	F	F	F	F	F
Alter	69	72	76	76	82	73	62	57	76	61	50	56
Element												
Silizium Referenzwert > 190 µg/l	187	300	147	113	310	116	245	207	348	129	404	191

Tabelle 9: Siliziumgehalt im Blut bei Langzeitanwendung von Klinoptilolith-Zeolith und Montmorillonit bei älteren Menschen.

Mittelwert Silizium **mit** Silikaten 470 µg/l (> 70 Jahre (N=6): 534 µg/l)
Mittelwert Silizium **ohne** Silikate 225 µg/l (> 70 Jahre (N=6): 222 µg/l)

Aus der Tabelle geht weiter hervor, dass die langjährige Einnahme der Silikate Klinoptilolith-Zeolith und Montmorillonit beträchtlich höhere Si-Werte im Blut zur Folge haben als bei den Untersuchten, die diese Mineralien nicht eingenommen haben. Der Mittelwert beträgt bei der Verumgruppe 470 µg/l.

Bei den über 70-Jährigen ist der mittlere Blutspiegel des Siliziums sogar 534 µg/l (n=6).

Aufgrund weiterer uns vorliegender Daten ist abzuleiten, dass der Gesundheitszustand der Silikat-Gruppe besser zu bewerten ist, als der der Kontrollgruppe. (Ausführliche Datenangaben in Hecht et al. 2014 in der Zeitschrift Orthomolekulare Medizin und Ernährung Nr. 148).

Schlussfolgerungen

1. Unsere Stichprobenergebnisse bestätigen überzeugend,
- dass sich mit zunehmendem Alter der Siliziumgehalt im Blut erheblich vermindert,
- dass mit permanenter Einnahme von Silikaten bei Menschen bis ins hohe Alter der Siliziumgehalt im Blut auf einem hohen Niveau präsent ist und
- dass sich dieser hohe Gehalt des Siliziums im Blut auch in einem guten Gesundheitszustand bei älteren Personen reflektieren kann.

2. Silikate (SiO_2, Kieselsäure, Klinoptilolith-Zeolith und Montmorillonit) können als Donatoren (Lieferanten) die Menschen mit dem essentiellen Spurenelement Silizium regulativ versorgen und den altersbedingten Verlust des körpereigenen Siliziums ausreichend kompensieren.

3. Die in Abbildung 50 dargestellte Grafik möchten wir aufgrund unserer Stichprobenergebnisse, wie in Abbildung 51 dargestellt, abändern.

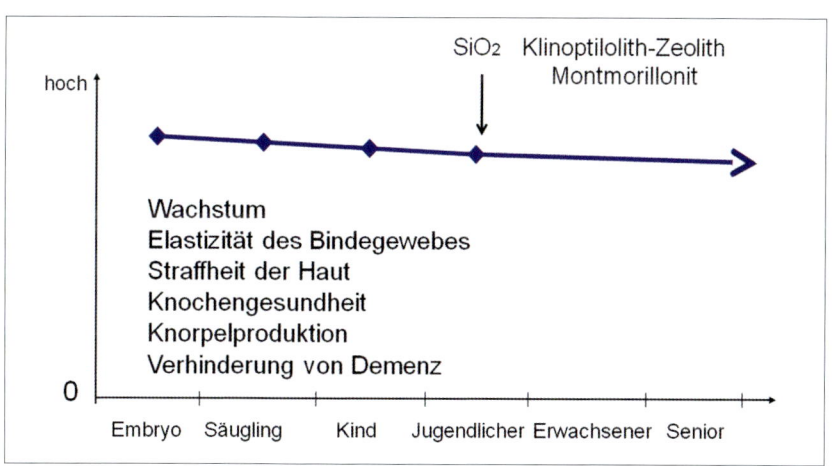

Abbildung 51:
Bei permanenter Applikation von Silikaten kann der Siliziumgehalt im Blut bei älteren Menschen auf dem Erwachsenenniveau aufrecht erhalten werden.

Die Ältesten der Siliziumstudie

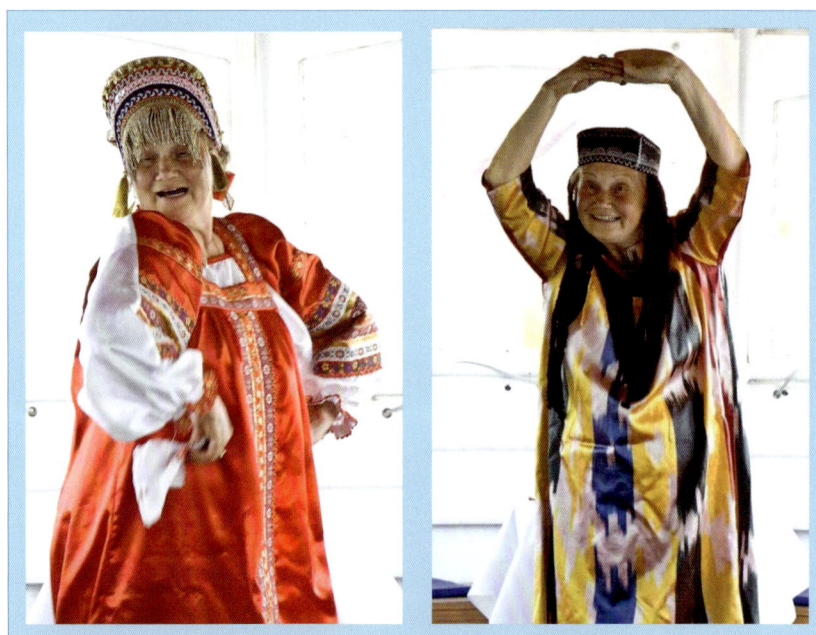

Abbildungen 52: Elena nach 11 Jahren täglichen Verzehrs von Klinoptilolith-Zeolith. 75. Geburtstag: links: Kalinka-Tanz; rechts: Usbekischer Tanz

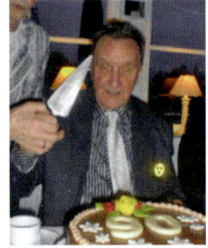

Abbildung 53 (oben): Harry, 90. Geburtstag, nach > 6 Jahren täglicher Einnahme von Klinoptilolith-Zeolith: voller Haarschopf, glatte Gesichtshaut, geistig fit, schlagfertig, humorvoll. Laborbefunde normal. Täglich 1-2 Stunden Wandern.

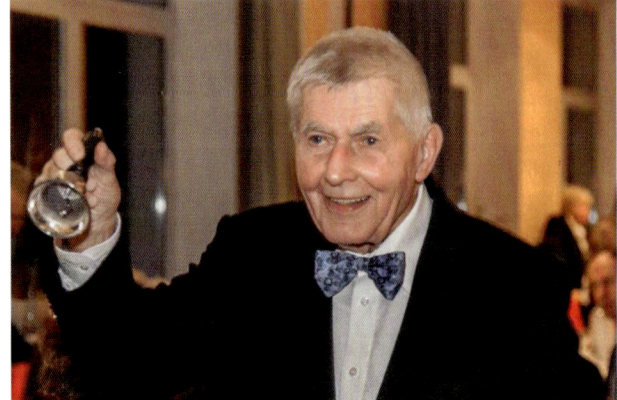

Abbildung 55 (links): Der Autor an seinem 90. Geburtstag läutet das nächste Jahrzehnt ein. 14 Jahre täglich Verzehr von Silikaten.

Siliziummangel verursacht Demenz

- **Ergebnisse der EPIDOS-Studie**
  [Gillette-Guyonnet et al. 2005]

Diese französische Forschergruppe um Sophie Gillette-Guyonett aus der gerontologischen Klinik des Casselardit-Hospitals Toulouse [2005] wertete die Daten einer groß angelegten französischen Langzeituntersuchung mit insgesamt über 7.500 Teilnehmerinnen in einem Alter ab 75 Jahre aus. Ihr Hauptaugenmerk galt dem Zusammenhang von Kieselsäure(SiO_2)zufuhr durch Trinkwasser und geistige Leistungsfähigkeit. Die geistige Leistungsfähigkeit war anhand eines Fragebogens zu Gedächtnisleistung und Konzentrationsfähigkeit erhoben worden. Die Trinkwasserzufuhr wurde ebenfalls erfragt und die darin enthaltenen Mengen an Kieselsäure ermittelt. (Kieselsäure = SiO_2)

- **Weniger SiO_2 im Trinkwasser: schlechtere geistige Leistung**

Die Forscher setzten die geistige Leistungsfähigkeit in Bezug zur Zusammensetzung des regelmäßig getrunkenen Wassers. Sie fanden dabei einen deutlichen Zusammenhang zwischen verminderter kognitiver Funktion zu Beginn der Untersuchung und niedrigem Kieselsäuregehalts des Trinkwassers. Frauen mit schlechterer geistiger Leistung hatten statistisch eindeutig belegt etwa 10 % weniger Kieselsäure aufgenommen als Frauen mit guter kognitiver Funktion.

Dieser Zusammenhang blieb während der weiteren Beobachtungsdauer bestehen.

In einer Untergruppe von 383 Teilnehmerinnen wurde zusätzlich die Häufigkeit einer Alzheimer-Erkrankung während des Beobachtungszeitraums von bis zu 7 Jahren untersucht. Danach erkrankten Frauen, die bis Studienbeginn weniger Kieselsäure aufgenommen hatten, deutlich häufiger an einer Demenz als Frauen mit höherer Kieselsäurezufuhr.

- **Demenz durch Kieselsäure-SiO_2-Mangel**

Aus den erhobenen Daten errechneten die Forscher Wahrscheinlichkeiten: Beim Auftreten einer Demenz war es deutlich wahrscheinlicher (um das 2,7-fache), dass die Kieselsäurezufuhr zu gering gewesen war. Als gering wurde eine tägliche Kieselsäure-Zufuhr von 4 mg pro Tag oder weniger eingestuft. Vergleichswert war eine Kieselsäure-Zufuhr von mehr als 12 mg pro Tag.

Die Forscher ziehen daraus den Schluss, dass hohe Kieselsäure-Konzentrationen im Trinkwasser einen Schutz vor dem Verlust kognitiver Funktionen im Alter bieten und sogar das Risiko einer Demenz-Erkrankung vermindern können.

Siliziumgehalt in Mineral- und Trinkwasser

Zur Orientierung haben die Autoren die Siliziumdioxid-(Kieselsäure)konzentration in gebräuchlichem Mineralwasser und in Versorgungswasser einiger französischer Städte in folgender Tabelle zusammengestellt.

Tabelle 10: Siliziumdioxidkonzentration der Mineralwasser und des städtischen Versorgungswassers in Frankreich. Angaben in mg/l.
[nach Gillette-Guyonnet et al. 2005]

	Siliziumdioxid
Mineralwasser	
Badoit	33,4
Contrex	8,6
Evian	15,2
Perrier	10
Vichy Celestin	36,4
Vittel Grand Source	9,5
Vittel Hepar	8,8
Volvic	35,7
Städtisches Versorgungswasser (1992-1994)	
Paris (Orly-Vanne, Loing)	5,2
Boulogne Billancourt	5,1
Toulouse (EPIDOS-Studie)	4,6
Toulouse (1999-2000)	4,0
Montpellier	6,4
Amiens	11,2
Lyon	4,0

Volvic hat von den in Deutschland zugängigen Wassern den zweithöchsten Gehalt an SiO_2. Außer in Amiens, enthält das städtische Versorgungswasser in den französischen Städten wenig SiO_2.

Der Nachweis durch dieses französische Forscherteam, wonach bei SiO_2-Mangel das Risiko an Demenz zu erkranken erheblich hoch ist und aufgrund der Untersuchungen die eine relativ geringen Gehalt an SiO_2 in dem Trinkwasser der französischen Städte ausweisen, ist die Bedarfsdeckung an SiO_2 der Bevölkerung nur durch zusätzliche Aufnahme von SiO_2 zu gewährleisten. Leider fehlen derartige Trinkwasseruntersuchungen in den meisten Ländern. Es ist aber davon auszugehen, dass der SiO$_2$-Gehalt im Trinkwasser von großen Städten aller Länder gering ist. Für angebotene Mineralwässer fehlt größtenteils die Angabe über den SiO$_2$-Gehalt. Die Menschen, die in großen Städten leben, sollten deswegen unbedingt regelmäßig täglich Klinoptilolith-Zeolith, einnehmen oder SiO$_2$-haltige Nahrung verzehren, um durch Deckung des täglichen Siliziumbedarfs einen Schutz gegen frühzeitiges Altern und somit auch gegen Altersdemenz zu gewährleisten.

Silizium und Knochengesundheit

Prof. Dr. R. Jugdaohsingh stellt in einer grundlegenden Übersichtsarbeit die Bedeutung des Siliziums für die Knochengesundheit heraus. Knochengesundheit bedeutet eine hohe Knochenmineraldichte (BMD), die gemessen werden kann. Dabei nimmt er Bezug auf eigene Forschungsergebnisse und auf Ergebnisse der einschlägigen Fachliteratur.

Ausgang seiner Übersichtsarbeit ist für Jugdaohsingh der zunehmende Anstieg der Osteoporose (Verminderung der Knochenmasse) und deren Folgen. Er führt an, dass infolge der Osteoporose in Großbritannien jährlich mehr als 200.000 Menschen Knochenbrüche verschiedener Art erleiden. Diese verursachen Kosten von über einer Milliarde englische Pounds. Nach der Ursache der Osteoporose suchend, ist die medizinische Wissenschaft auch auf den Siliziummangel gestoßen.

Hierfür gaben die wissenschaftlichen Arbeiten von Edith Carlisle [1972] sowie von Schwarz und Milner [1972] Anlass, die im Tierexperiment zeigen konnten, dass Siliziumdioxid für das normale Wachstum höher entwickelter Tiere, einschließlich des Menschen, unverzichtbar ist und dass dieses eine dominierende Rolle bei der Bildung des Bindegewebes, speziell des Knochengewebes, spielt. Siliziummangel dagegen hemmt diesen Entwicklungsprozess.

Zahlreiche Zell- und Gewebekulturstudien zeigten, dass Zeolith, ein SiO$_2$-reiches Naturgestein, die Osteoblasten-Vermehrung, die extrazelluläre Matrixsynthese und die Osteocalcinsynthese des Menschen erheblich stimulieren kann [Mills et al. 1989;].

Osteoblasten sind Zellen, die Knochen bilden. Osteocalcin ist ein spezielles knochenbildendes Protein (Eiweiß), welches in den Osteoblasten gebildet wird und dem Knochenaufbau dient.

Die extrazelluläre Matrix ist wichtigster Bestandteil des Bindegewebes. Sie steuert das Wachstum und den Heilungsprozess sowie das unspezifische (nicht organbezogene) Immunsystem.

Reffitt et al. [2003] haben mit Orthokieselsäure (monomeres SiO_2) die Kollagensynthese und Zelldifferenzierung erhöht. Reffitt et al. [2003] vermuten aufgrund ihrer Forschungsergebnisse auch eine potentielle Beteiligung des Siliziums an der Gentranskription.

Des Weiteren führen die Autoren an, dass sich siliziumhaltige Transplantate besser an Knochen binden, als solche ohne dieses Mineral.

Ohne Silizium kein Wachstum! Ohne Silizium keine Zufuhr von Kalzium in den Knochen

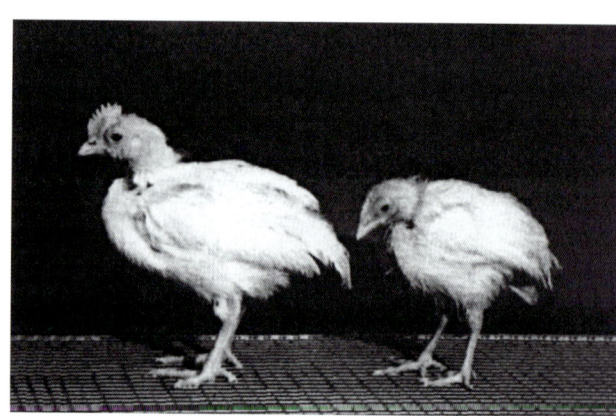

Abbildung 54:
Vier Wochen alte Küken.
Links: mit einer durch Silizium ergänzten Kost gefüttert.
Rechts: Kost mit geringem Siliziumanteil.
[Carlisle 1972]

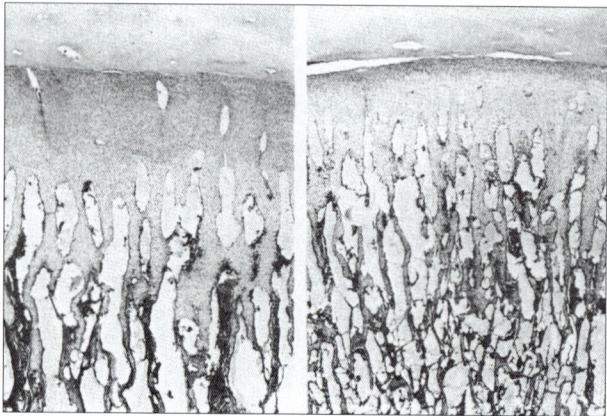

Abbildung 55:
Längsschnitt durch das innere Ende des Schienbeins von vier Wochen alten Hühnern.
Links: mit einer durch Silizium ergänzten Kost gefüttert.
Rechts: Kost mit geringem Siliziumanteil. Bei der siliziumarmen Kost fällt die geringe Breite des epiphysären Knorpels unter der knorpeligen Epiphyse auf, besonders da sie an den schmalen Bereich der wuchernden Knorpelzellen heranragen. Die wuchernde Zone der mit Siliziummangel ernährten Hühner ist sieben- bis achtmal schmaler als die der Hühner mit siliziumreicher Kost.
[Carlisle 1980c]

Die berühmte USA-Siliziumforscherin Prof. Dr. Edith Muriel Carlisle und ihre Mitarbeiter stellten umfangreiche Tierexperimente zu Siliziummangelerscheinungen sowie zur Bedeutung des Siliziums im Mineralstoffwechsel, im Knochenaufbau und vor allem in Wachstumsprozessen an.

Prof. Dr. Carlisle postulierte: **Ohne Silizium ist kein Wachstum von Pflanze, Tier und Mensch möglich.**

Als Beispiel dafür möchten wir aus Arbeiten von Prof. Dr. Carlisle Ergebnisse von Untersuchungen zum Wachstum speziell zum Knochenwachstum anführen. Sie konnte zeigen, dass vier Wochen alte Küken mit siliziumreichem Futter wuchsen, mit siliziumarmer Kost dagegen eine kümmerliche Entwicklung nahmen. Diese Wachstumshemmung infolge Siliziummangels konnte auch mit histologischen Untersuchungen an Knochen dieser Tiere bestätigt werden [Carlisle 1972] (Abbildungen 54 und 55).

Bei Osteoporosetherapie Silizium statt Kalzium

Kalziumzufuhr verschlechtert den Prozess der Osteoporose.

Lothar Ursinus beurteilte in einem Artikel in der Zeitschrift „Orthomolekulare Medizin und Ernährung" unter der Titelüberschrift: „Ernährungsempfehlungen bei kataboler Stoffwechsellage" die Verabreichung von Kalzium bei Osteoporose unter dem Aspekt der anabolen-katabolen Stoffwechselvorgänge. Dazu sollte man wissen: Die anabolen Stoffwechselvorgänge wirken aufbauend, die katabolen abbauend. Im gesunden Organismus befinden sich die beiden in einem Gleichgewicht. Dabei bewirkt die anabole Komponente den Synthesestoffwechsel, die katabole Komponente den Energiestoffwechsel. Bei chronischen Erkrankungen kann dieses System ins Ungleichgewicht kommen, wobei einerseits die katabole und andererseits die anabole Komponente das Übergewicht haben kann. In der extrazellulären Matrix des Bindegewebes regulieren steuernd durch das Siliziumdioxid Magnesium und Natrium anabol, Kalium und Kalzium katabol. Ursinus schreibt, dass bei einer akuten Allergie, bei der die anabolen Stoffwechsel überwiegen, Kalzium richtig eingesetzt ist, indem es katabolisch wirkt und das Gleichgewicht der Stoffwechselprozesse wieder in Ordnung bringt. Bei der Osteoporose, die katabol ausgelenkt ist, bewirkt die Applikation von Kalzium eine Verstärkung der katabolischen Stoffwechsellage und verschlechtert somit den Zustand.

Ursinus zur Anwendung von Kalzium bei der Osteoporose wörtlich (Zitat): „Osteoporose wird durch Kalzium verstärkt". Die

Osteoporose „ist ein kataboles, degeneratives Leiden. Daher wäre es therapeutisch sinnvoll, die anabole Aktivität zu steigern. Die allgemeine Empfehlung besteht allerdings darin, die Kalziumzufuhr zu erhöhen. Kalzium wirkt aber katabol und verschlimmert deshalb den Zustand. Magnesium, der Gegenspieler, wäre hier richtig. In der 'Embryologie' (Keimblattlehre) wird darauf hingewiesen, dass das Bindegewebe und der Knochen aus dem mittleren Keimblatt der Menschwerdung entstanden sind. Zu diesem Keimblatt gehört Silizium. Es ist das stabilisierende Element. Silizium bringt eine klare Struktur, festigt das Bindegewebe und den Knochen. Tägliche Siliziumgaben erhöhen nachweislich die Knochendichte."

„Die Kalzium-Empfehlung bei Osteoporose kann besonders kritisch sein, da sie eine latent vorhandene Krebserkrankung (katabotes Stoffwechselgeschehen) aktivieren könnte. Ein Krebspatient sollte eine verstärkte Kalziumzufuhr vermeiden. Möglicherweise hat die Zunahme von Brustkrebs hier ihre wirkliche Ursache."

Umwandlung der Elemente: Biologische Transmutation kann mit schwachen Energien aus Silizium Kalzium herstellen

Unter völlig anderem Aspekt als Lothar Ursinus kam der französische Arzt und Wissenschaftler Corentin Louis Kervran (1901-1983) zu der Auffassung, dass Osteoporose nicht Kalzium, sondern Silizium benötigt.

In Jahrzehnte langen Forschungen hat er nachgewiesen, dass sich im menschlichen Körper Elemente transmutieren (umwandeln) können. So kam er zu dem Ergebnis, dass zugeführtes Kalzium im menschlichen Körper nicht verarbeitet wird. Dagegen kann aber Kalzium aus Silizium und Magnesium im Körper entstehen.

Bevor der Mechanismus bei diesem körpereigenen Prozess beschrieben wird, möchte ich einige Ergebnisse bzw. Auffassungen von Kervran kurz thesenhaft darlegen.

Kervran kritisiert die übliche Substitutionstherapie (Ergänzungstherapie) der Medizin, die darin besteht, einen fehlenden Stoff im Organismus durch Applikation zu ersetzen. Ich möchte vorausschicken, dass ich als Physiologe diese Art des Denkens in der Medizin auch nicht gutheißen kann. Die lineare Reaktionskette „Input = Output" gibt es in Lebensprozessen nicht. Jeder „input", jeder Stoff oder Reiz, setzt in dem komplizierten menschlichen Organismus „zig" Regelkreise in Bewegung, die diesen

„input" entsprechend verarbeiten. Eine Ausnahme macht das biogen geprägte kolloidale SiO_2, welches sich als „offenes System" in das offene System Mensch gut eintakten kann.

Aus der mechanischen Sichtweite einen Stoff in einem so komplizierten Organismus, wie ihn der Mensch bietet, ersetzen zu wollen, spiegelt nach Kervran ein primitives Denken wider und beruht auf mangelndem Verständnis für die Physiologie des Menschen. Die Fragen der „Rekalzifizierung" und Stärkung der Knochen muss völlig neu erforscht werden. Mit Bezugnahme auf Forschungsergebnisse von Charnot (einem französischen Siliziumforscher) betont er wiederholt, dass Magnesium und Silizium die Hauptquellen darstellen, aus denen der Organismus „Kalk" bildet und die Kalifizierung der Knochen bewirken.

Kalzium ist nicht immer das richtig Mittel, wenn Kalzifizierung erfolgen soll

Untersuchungen von Kervran bei der Heilung von Knochenbrüchen zeigten, dass z. B. Schachtelhalm und andere Siliziummineralien den Heilungsprozess beschleunigen. Kalziumzufuhr verzögert dagegen den Heilungsprozess. Kervran führt weitere Untersuchungen bei Knochenbrüchen an und zeigt, dass kalziumreiche Nahrung den Heilungsprozess verlangsamt. Dagegen beschleunigt kalziumarme und siliziumreiche Kost den Heilungsprozess.

Verzögerte Zahnentwicklung bei Kindern kann durch kalziumreiche Kost entstehen. nachdem die Kinder keine Milchprodukte erhielten, dafür frisches Obst und Gemüse, war dieser gesundheitliche Schaden sehr schnell behoben.

Diese wenigen Beispiele aus den Arbeiten von Kervran [1989]
1. verweisen auf die Bedeutung des Siliziumdioxids im Mineralstoffwechsel, speziell im Knochenaufbau bzw. -abbau bei Mangel in Krankheitsfällen,
2. zeigen, dass die biologische Transmutation von Mineralien im menschlichen Körper Realität ist, durch die eine enorme Flexibilität im Mineralstoffwechsel während dieser allgemeinen Adaptationsprozesse gewährleistet werden kann,
3. leiten die Aufmerksamkeit auf wichtige therapeutische Konsequenzen, wenn selektive Zufuhr von Mineralien, speziell von Kalzium, den Lebensprozessen mehr Schaden als Nutzen antun kann.

Die Hühnereischalenfrage

Wenn Sie an der biologischen Transmutation zweifeln, dann beantworten Sie die Frage: Warum legt das Huhn bei kalziumarmer Nahrung Eier mit fester Kalkschale und warum hat das sich entwickelnde Küken bei kalkarmer Ernährung des Mutterhuhns ein normales festes Skelett? Schon 1799 wurde die Frage Gestellt: Warum enthält ein Hühnerei mehr Kalzium als es im zugeführten Futter enthalten ist?

Um das Verständnis des Lesers für die biologische Transmutation von Mineralien zu wecken, möchte ich zwei Stellen aus den Arbeiten von Kervran [1989] zitieren.

Woher kommt das Kalzium der Hühnerschale?

1. „Im Jahre 1799 war der französische Chemiker Vauquelin so fasziniert von der großen Menge Kalk, die eine Henne jeden Tag produziert, dass er beschloss, ein Tier in einem Käfig einzusperren und nur mit Hafer zu füttern. Zuerst analysierte er, wie viel Kalk in einem Pfund Hafer enthalten war und dann fütterte er die Henne damit. Hinterher untersuchte er, wie viel Kalk mit den Eierschalen und den Exkrementen ausgeschieden worden war. Er stellte fest, dass die Henne fünfmal so viel Kalk ausgeschieden hatte, wie in der Nahrung enthalten war. Vauquelin folgerte daraus, dass der Kalk sich gebildet haben musste, aber woher, das wusste er nicht."

Heute wissen wir, dass Hafer viel SiO_2 enthält und Pferden das glatte Fell verleiht. Gleiches vermag auch Klinoptilolith-Zeolith. Das SiO_2 hat sich offensichtlich in Kalzium umgewandelt und so die kalkhaltige Eierschale gebildet.

Kindheitsbeobachtungen eines späteren Arztes und Wissenschaftlers:

2. Kervran [1989]: „Meine Eltern hatten ein paar Hühner, für die sie neben dem Hof einen Auslauf hatten. Wir wohnten in der Bretagne und mein Vater war dort Regierungsbeamter. In der Gegend gab es viel Schiefer und Granit, aber absolut keinen Kalkstein. Die Hühner erhielten nie Kalk und doch legten sie in der Saison jeden Tag Eier mit Kalkschale. Damals fragte ich mich noch nicht, woher der Kalk kam, doch mich faszinierte es zuzuschauen, wie die Hühner unablässig am Boden scharrten, wenn man sie auf den Hof freiließ. Sie suchten Glimmerstückchen. (Glimmer ist zusammen mit Quarz und Feldspat Bestandteil von Granit; alle drei sind Siliziumverbindungen. Mehr wusste ich in meiner Grundschulzeit noch nicht.) Mir fiel auf, wie gut die Hühner ihre Auswahl trafen, wenn es geregnet hatte: Im sauberen, gewaschenen Zustand sahen diese Bruchstücke wie winzige Spiegel aus. Man konnte genau sehen, wo sie mit ihren Schnäbeln gepickt hatten.

Keiner konnte mir erklären, weshalb die Hühner nach Glimmer scharrten und nicht nach Sand. Jedes Mal wenn ein Huhn geschlachtet wurde, sah ich meiner Mutter beim Öffnen des Vormagens zu; immer fand sie Sandkörnchen, nie Glimmerstückchen. Wo war der Glimmer geblieben? In den Magen weitergewandert? Weshalb aßen die Tiere dieses Mineral? Dieses Problem fesselte mich und blieb wie alles Geheimnisvolle in meinem Unbewussten haften, denn ich wollte logische und klare Erklärungen, wie bei all den Fragen nach dem „Warum", die Kinder so stellen."

Von C. L. Kervran erschienen acht Bücher auf Französisch. Als Zusammenfassungen der acht Bücher sind zwei Übersetzungen in englischer Sprache erschienen:

– *Biological transmutations, and their applications in chemistry, physics, biology, exology, medicine, nutrition, agriculture, geology, translation and adaptation by Michel Abehsera. Bnghamton, N. Y., Swan House Pub. Co 1972 (Neuausgabe mit zusätzlichem Vorwort by Happiness Press, Magalia, CA, USA 1989, 1998).*
– *Biological transmutations, revised and edited by Herbert & Elisabeth Rosenauer, London, Crosby Lockwood 1972.*

Es liegt auch ein unveröffentlichtes Manuskript in deutscher Sprache vor (199 Seiten), welches aus der englischen Sprache übersetzt wurde. Schade, dass es in Deutschland nicht gedruckt wird.

Wissenschaftliches Fundament der biologischen Transmutation

Nun zum möglichen wissenschaftlichen Fundament der biologischen Transmutation von Elementen im menschlichen Körper. Voraussetzung dafür schafften Kenntnisse über den Aufbau des Atoms. Die später folgende Entdeckung der Radioaktivität durch Marie und Pierre Curie, welche dafür 1903 den Nobelpreis erhielten, zeigten, dass sich bei radioaktiven Zerfallsreihen nach und nach aus einem Element ein ganz anderes entstehen kann, z. B. aus Uran → Thorium → Blei.

Diese Beobachtung wurde von der Schulphysik als ein möglicher Spezialfall abgetan. Es gab aber immer wieder Forscher, die auch zu der Auffassung kamen, dass die Elemente nicht stabil sind bzw. dass es stabile und weniger stabile gibt.

Das Problem kalkhaltiger Hühnereischalen bei kalkarmer Kost hat zwischenzeitlich eine Reihe von Forscher zu Untersuchungen angeregt. Sie wurden aber mit ihren Ergebnissen nicht ernst genommen. 1950 erschien ein Buch von Rudolf Hauschka: Sub-

Kapitel 10 — Silizium: Das einzigartige Urmineral unseres Planeten

stanzlehre (Verlag Klostermann, Frankfurt/Main, 360 Seiten), in dem er auch über die Transmutation der Elemente, einschließlich eigener Experimente, berichtet. Dieses Buch stimuliert die Aufmerksamkeit für die Transmutation von Elementen in lebenden Organismen.

Ob Sie an die biologische Transmutation glauben oder nicht, es gibt sie ohne Zweifel und eines steht heute fest: **Bei Osteoporose kein Kalzium, sondern Silikate.**

zu dieser Erkenntnis sind unabhängig voneinander Kervran (Frankreich), Edith Muriel Carlisle (USA), Ravin Jugdaosingh (England), Lothar Ursinus (Deutschland) und Michael Voronkov (Russland) gekommen. Diese Auffassungen haben auch meine Erfahrungen in der Praxis bestätigt.

Das sind die Fakten. Nun gilt es nur noch diesen Irrtum der Mediziner der Kalziumapplikation bei Osteoporose endlich zu beseitigen.

Dickeres Haar und bessere Fingernägel durch langzeitige Einnahme von kolloidalem SiO$_2$

Einige Langzeitstudien belegen, dass die tägliche Einnahme von kolloidalem Siliziumdioxid die Fingernägel und die Haarstruktur verbessert (Abb. 56). Das zeigt zum Beispiel eine Studie aus dem klinischen Forschungslaboratorium New Jersey (USA). Prof. Dr Augustin vom Universitäts-Klinikum Hamburg-Eppendorf untersuchte 55 Frauen mit dünnen und brüchigen Haaren, denen er sechs Monate lang täglich kolloidales

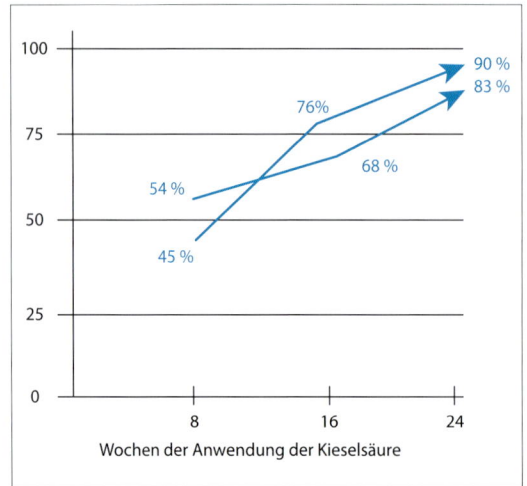
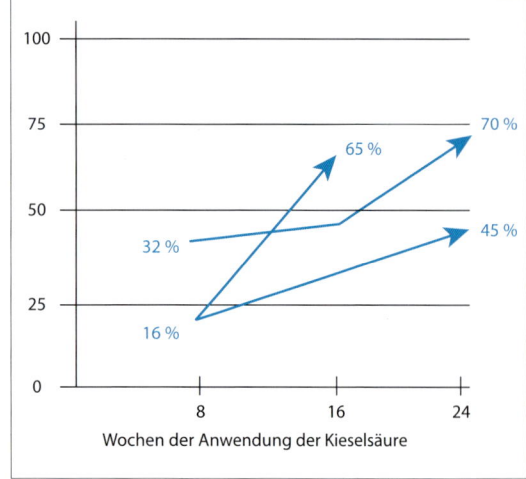

Abbildungen 56: Verbesserung der Struktur von Nägeln und Haaren durch die Anwendung von kolloidaler Kieselsäure.
[Studie Clinical Research Laboratories Inc., New Jersey, USA 2000/2001]

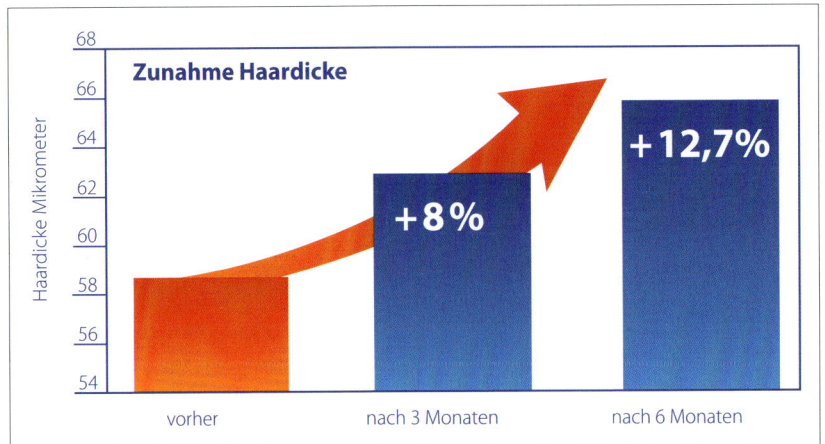

Abbildung 57:
Nachweislich dickeres Haar durch Silizium.

[Universitäts-Klinikum Hamburg-Eppendorf, Klinik und Poliklinik für Dermatologie und Venerologie, 01/2006, Prof. Dr. med. Augustin]

SiO_2 verabreichte. Er stellte dabei fest: „Nachweislich dickeres Haar; sichtbar mehr Volumen; deutlich gesünderes Aussehen". Die quantitativen Daten sind in Abbildung 57 dargestellt. Anmerkung des Autoren: Seitdem ich täglich die beiden Silikate seit 15 Jahren einnehme, ist mein einst ergrautes Haar auf der Schädeldecke wieder dunkel geworden.

Silizium in höheren Pflanzen

Silizium befindet sich in vielen Pflanzen und somit in menschlichen Nahrungsmitteln. Hierbei spielt das Silizium in der Stabilisierung, z. B. von Gras, Getreidestengeln, Rohr, Bambus und in vielen anderen Pflanzen eine Rolle. Gleichzeitig ist wichtig zu wissen, wie das pflanzliche Silizium in dem menschlichen und tierischen Körper verarbeitet wird. Hierzu liegen viele Arbeiten vor, von denen nur einige genannt werden sollen [Sangster und Hodson 1986; Perry 1985; Hodson et al. 1985; Raven 1983; Jones und Handreck 1967; Frey-Wyssling 1930].

Pflanze	SiO_2-Gehalt
Schachtelhalm	2.200-5.400 mg/100 g
Hafer	600 mg/100 g
Hirse	500 mg/100 g
Gerste	230 mg/100 g
Weizen	160 mg/100 g
Kartoffeln	200 mg/100 g
Rote Bete (Rüben)	21 mg/100 g

Tabelle 11:
Siliziumgehalt in verschiedenen Pflanzen (Beispiele), Angaben von natürlichen Böden (früher).

In Ergänzung dieser Tabelle möchten wir nachfolgend noch einige Daten von Pflanzen mit hohem SiO$_2$-Gehalt anführen. In diesem Fall wird der prozentuale Gehalt bezogen auf die Asche, die sich nach Verbrennung dieser Pflanzen ergab, angegeben.

Schachtelhalm	50-96 %
Tannennadeln	84 %
Farne und Gräser	ca. 50 %
Samenschalen des Reis	93 %

[Voronkov et al. 1975]

Bezogen auf die Trockenmasse werden folgende Daten angegeben.

Baum Moquila ca. 50 % SiO$_2$. Bäume, die über 0,05 % SiO$_2$ enthalten, werden als Kieselbäume bezeichnet [Amos und Dadwell 1949]. Es soll ca. 400 Arten derartiger Bäume geben. Die Grasnarbe unter Erlen und Birken soll 15-16 % (bezogen auf die Trockenmasse) SiO$_2$ führen. In alten Blättern von Dattelpalmen (Phoenix) sind bis zu 20 % SiO$_2$ (bezogen auf die Trockenmasse) festgestellt worden. Der häufig in Bambusmark enthaltene „Tabaschir" (ca. 15 g) soll fast vollständig aus jedoch vorwiegend unlöslichem SiO$_2$ bestehen [Voronkov et al. 1975]. Auch Brennnesseln, insbesondere der Samen und die Wurzeln, enthalten SiO$_2$.

Früher hat man den Pferden, wenn sie zum Verkauf auf den Markt geführt werden sollten, Tage zuvor Brennnesselsamen zu fressen gegeben, damit das Fell besonders glänzt, um so einen guten Preis zu erzielen.

Zur Löslichkeit der in Pflanzen enthaltenen Kieselsäure (SiO$_2$) im Verdauungsprozess

Zur Klärung des Mechanismus der Bioverfügbarkeit der pflanzlichen Kieselsäure (SiO$_2$) im Verdauungstrakt von Mensch und Tier sind zahlreiche Modelluntersuchungen durchgeführt worden [Randhawa 1994; Hollemann, Wieberg 1985; Mohn 1971, 1968]. Die Pflanze bezieht ihren Kieselsäurebedarf zum Wachstum aus dem Boden. Im Laufe der Vegetation verändert sich der Gehalt an SiO$_2$ in den Pflanzen und ist daher sehr variabel. Ältere Pflanzen sind reicher an SiO$_2$, jüngere können weniger SiO$_2$ ausweisen. Große Unterschiede gibt es zwischen den einzelnen Pflanzenarten.

In der Pflanze werden drei Formen von SiO$_2$ unterschieden: Phytolithe innerhalb der Zellen und an der Zellwand abgelagerte Kieselsäure oder nicht abgelagerte freie Kieselsäure [Balley 1970]. Die freie Kieselsäure ist gewöhnlich der lösliche Anteil, da sie im Gegensatz zu den anderen, die polymer sind, oligomeren Charakter hat [Balley 1970]. Im menschlichen und tierischen Organismus können der Transport und die

Resorption von SiO_2 im Gastrointestinaltrakt bzw. im Blut nur in gelöster oder auch in kolloidaler Form erfolgen. Es muss also für die Aufnahme in den Organismus Monokieselsäure oder kolloidales SiO_2 vorliegen. Diese werden, auch wenn sie nicht verwertet wird, mit dem Harn ausgeschieden. Die Ausscheidung der polymeren SiO_2 erfolgt über den Stuhl. Pflanzliches SiO_2 ist immer anorganisch. Wenn behauptet wird, es wäre organisches SiO_2, dann liegt ein Irrtum vor (siehe Heck Biopharma Kundeninformation 2014).

Da das SiO_2 (Kieselsäure) für den Organismus essentiell ist und sehr wichtige Funktionen ausüben muss, ist natürlich der Löslichkeitsprozess der pflanzlichen freien Kieselsäure im Verdauungstrakt von sehr großer Bedeutung. In Untersuchungen von Mohn [1971, 1968] und Randhawa [1994], in welchen die Löslichkeit der pflanzlichen Kieselsäure geprüft wurde, konnte festgestellt werden, dass die in Lösung gegangene SiO_2 (Monokieselsäure) das normale Löslichkeitsprodukt der Kieselsäure ($2 \cdot 10^3$ mol/l Monokieselsäure, L = < 120 mg/l) übersteigt.

Diese Erscheinung wird damit erklärt, dass sich zusätzlich auch eine gewisse Menge von kolloidalem SiO_2

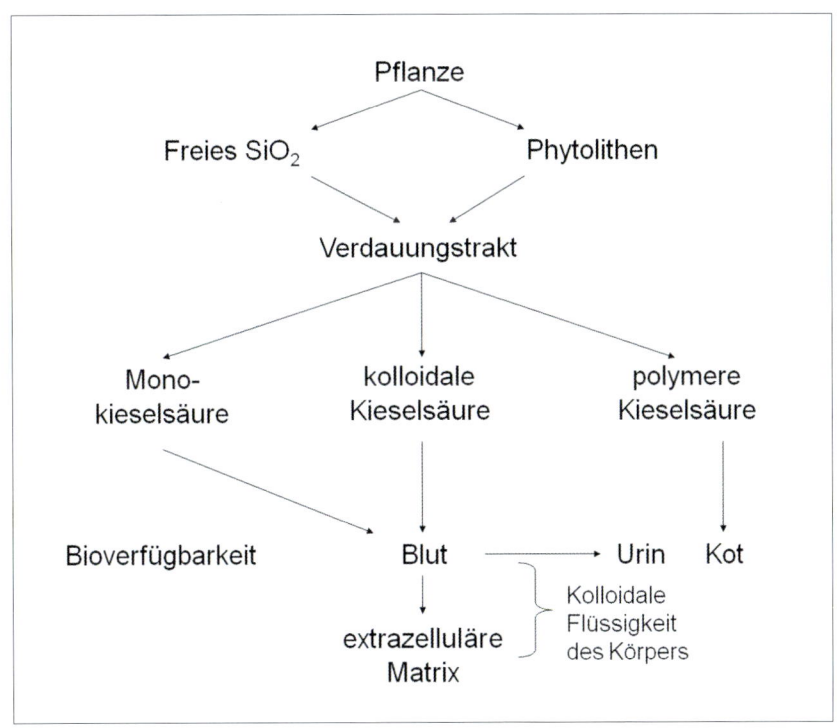

Abbildung 58:
Modell des Lösungsvorgangs der Kieselsäure (SiO_2) im Verdauungstrakt.

in der Lösung befindet, das sich in den Pflanzen befand. **Das ist für die Verwertung und Aufnahme durch den menschlichen Körper ein beachtenswerter Vorteil.**

Die Löslichkeit des pflanzlichen SiO_2 hängt von einer Reihe von Faktoren ab: pH-Wert und Temperatur. **Im sauren Milieu ist die Löslichkeit sehr niedrig, im neutralen Bereich steigt die Löslichkeit stark an.** Auch die Temperatur spielt bei der Löslichkeit des SiO_2 eine Rolle. **Eine relativ hohe Löslichkeit wurde bei einem pH-Wert von 7 und 40°C gefunden** [Randhawa 1994]. In der Abbildung 58 wird der Lösungsvorgang der Kieselsäure der Pflanze und die Verwertung zur Bioverfügbarkeit schematisch dargestellt.

Schachtelhalm (Equisetum arvense): „Unkraut", aber ein Heilmittel

Die bekannteste und älteste pflanzliche medizinische Zubereitung mit SiO_2 ist die des Schachtelhalms. Diese möchten wir als Beispiel anführen.

Der in unseren Regionen als Unkraut betrachtete Ackerschachtelhalm (Zinnkraut) gilt als siliziumreichste Pflanze mit 5-8 % Kieselsäure. Der Schachtelhalm ist eigentlich ein botanisches prähistorisches Relikt. Er soll mit Bäumen verwandt sein, die vor 270 Mio. Jahren die Erde bedeckten. Neben der Kieselsäure soll Schachtelhalm Alkaloide, Saponine, Flavonoide, Mineralstoffe (Kalium, Magnesium, Mangan), Phytosterine und Gerbsäuren enthalten. Diese natürliche „systemische" Zusammensetzung scheint mit der Dominanz der Kieselsäure den heilenden Effekt zu bewirken. Schon im alten Griechenland wurde Schachtelhalm zur Wundheilung bei verletzten Kriegern verwendet und als ein effektives Mittel gepriesen. Die Ernte von Schachtelhalm kann während der ganzen Wachstumsperiode erfolgen. Es wird eine adstringierende, blutstillende, harntreibende, entzündungshemmende und gewebeheilende Wirkung beschrieben. Die Anwendung kann als Tee, Absud und Trockenpulver erfolgen. Zur Herstellung des Absuds lässt man die Sprossteile des Schachtelhalms drei Stunden kochen, damit die wichtigsten Wirkstoffe freigesetzt werden, darunter auch lösliche Monokieselsäure und kolloidales SiO_2 entsteht. Traditionelle Anwendung erfolgt als blutstillendes Mittel, z.B. bei Nasenbluten und starken Menstruationsblutungen, als Adjuvans bei tuberkulösen Erkrankungen, bei rissigen Fingernägeln, Haarausfall, rheumatischen Beschwerden, Gicht, Geschwüren, Schwellungen, Frakturen und Erfrierungen.

In den deutschen Apotheken wird Schachtelhalmkraut- (Zinnkraut-) Tee zur innerlichen und äußerlich Anwendung angeboten, jedoch ohne Angabe, dass dieser Tee Siliziumdioxid enthält. Es wird nach Verletzungen zur Unterstützung schlecht heilender Wunden und zur Durchspülung der ableitenden Harnwege bei Nierengries empfohlen. Schachtelhalmtee kann auch die in Flüssigkeiten täglich aufgenommenen Schwermetalle aus dem Körper zum Ausscheiden bringen.

Polymerisation des monomeren Siliziumdioxids

Polymerisation ist eine Kettenreaktion, bei der gleiche oder ähnliche Moleküle (Monomere) durch Addition miteinander verbunden werden. Dies geschieht besonders bei solchen Molekülen bei den die elektrische Ladung nicht abgedeckt ist.

In Abhängigkeit von der Temperatur, dem pH-Wert und der Gegenwart anderer Moleküle in Ionenform, kann monomeres SiO_2 (Orthokieselsäure) polymerisieren und sich zu Makromolekülen entwickeln. Suspension mit monomeren SiO_2-Anteil sollten deshalb immer frisch angesetzt und sofort getrunken werden.

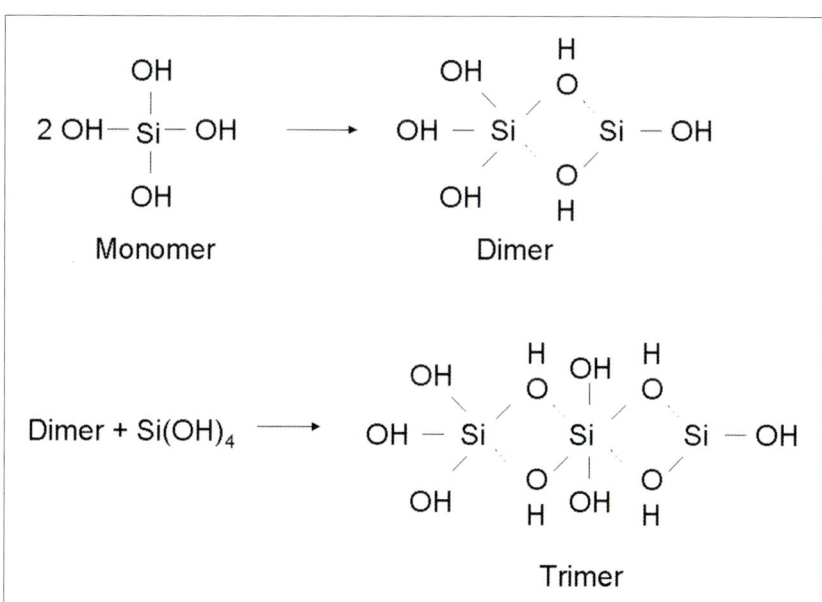

Abbildung 59:
Polymerisationsvorgang nach dem Prinzip der fraktalen Geometrie
(nach Kroll 1958)
Dimer = 2 Moleküle
Trimer = 3 Moleküle

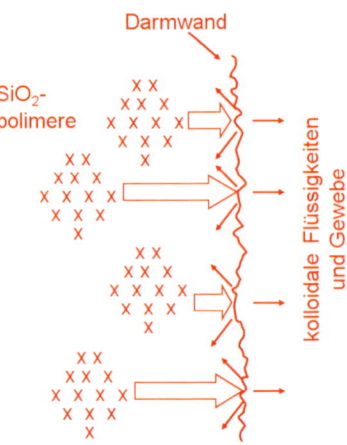

Abbildung 60: Schema der Resorption verschiedener Formen der Kieselsäure an der Darmwand.

Das polymere SiO$_2$ hat eine herabgesetzte Resorptionsmöglichkeit. Die Durchdringung der Darmwand ist nur bedingt möglich.

Die gleichverteilten SiO$_2$- und H$_2$O-Moleküle in der kolloidalen Phase haben eine große Resorptionsfähigkeit und durchdringen leicht die Darmwand.

Polymeres SiO$_2$ hat folglich nur geringe oder keine Wirkungen im menschlichen Körper, weil es nicht löslich ist. Bei Pflanzen ist der Anteil von polymerem SiO$_2$ von Natur aus groß. **Deshalb muss ein Prüfungsergebnis der Polymerisation von Produkten mit pflanzlichen Anteilen des SiO$_2$ unbedingt vorliegen, um den Effekt des Produkts zu belegen.**

Bettwäsche aus Quarz-(SiO$_2$-)Garn wirkt schlaffördernd

Kaum zu glauben würden Sie beim Lesen dieser Überschrift denken. Wie ist das möglich?

Vielleicht ist Ihnen schon einmal der Begriff „Biokeramik" begegnet. In Deutschland ist die Biokeramik noch wenig bekannt. In den USA und in China weitaus mehr. Es gibt sie wirklich, die Bettwäsche aus Quarz-(SiO$_2$-)Garn, die als Biokeramik-Bettwaren bezeichnet werden.

Vor einiger Zeit erhielt ich darüber vom Direktor der Naturbettenfirma „Samina" in Frastanz (Österreich), Dr. hc. Dipl. Psych. Günter W. Amann-Jennson wissenschaftliche Informationsmaterialien. Biokeramik-Bettwaren sind Bettauflagen, Bettdecken, Kissen, Bettwäsche usw.

Diese Biokeramik-Bettwaren bestehen aus 60 % Baumwollgewebe oder gesponnener Schafschurwolle und aus 40 % Biokeramikgarn, welches auch als Quarzgarn oder SiO_2-/Siliziumdioxidgarn bezeichnet werden kann.

Das SiO_2-Garn wird wie folgt hergestellt. Quarz (reines SiO_2) wird bei einer Temperatur von 1.600° C geschmolzen. Aus der entstandenen Quarzflüssigkeit werden mit einem bestimmten Verfahren feine Garnfäden hergestellt. Die aus kristallinen SiO_2-Molekülen bestehenden Quarzfäden verfügen weiterhin über alle Eigenschaften, die vorstehend vom Siliziumdioxid beschrieben worden sind. So auch die piezoelektrischen und pyro(wärme)elektrischen Eigenschaften.

Die SiO_2-Garnfäden werden durch die menschliche Energieausstrahlung (in Form von Wärme) aktiviert, ähnlich wie das eine Batterie in einer Quarzuhr bewirkt. Die Energie, die die menschliche Haut als Wärme abgibt, weist Frequenzen von 8-10 Nanometer Wellenlänge aus. Diese reflektieren den Infrarotbereich. Sie stimulieren Frequenzen in den SiO_2-Molekülen, wodurch Bioresonanz und damit die schlaffördernde Wirkung entsteht. Diese Bioresonanz äußert sich subjektiv beim Menschen in Wohlgefühl, Relaxation und Schlafförderung. In den Kapiteln 10 und 11 wurde schon ausführlich über die ausstrahlenden Frequenzen des SiO_2 berichtet. Eine kurze Erinnerung an folgendes zum besseren Verständnis.

Vor allem war es das bekannte französische Nobelpreisträger Physikerehepaar Curie, welches mit Quarzkristallen und Elektrizität experimentierte. Pierre Curie entdeckte 1880 an der Oberfläche von Quarzkristallen elektrische Ladungen. Diese Erscheinung nannte er Piezoelektrizität. Dieser Begriff gehört heute schon zur alltäglichen Umgangssprache.

Marie Curie entdeckte 1889 die oszillierende Eigenschaft von Quarzkristallen. Mit dieser Entdeckung wurde die Grundlage dafür geschaffen, dass man mittels Bewegungen der Oszillationen (Schwingungen) drahtlos kontrolliert Informationen senden und empfangen kann.

Mittels der SiO_2-haltigen Quarzkristalle können in einem bestimmten Schwingungszustand Hochfrequenzwellen, z. B. Funkwellen ausgestrahlt werden. Des Weiteren verfügen Quarzkristalle über eine vortreffliche Speicherkapazität für Informationen. Deshalb werden sie bei der Herstellung von Mikrochips verwendet. Ohne Silikatkristalle würde kein Computer funktionieren. Quarz besteht aus kristallinen SiO_2-Molekülen. Das SiO_2-Molekül ist wie Quarz, kristallin und hat damit die gleichen Eigenschaften.

Bei der Anwendung der Keramik-Bettwaren im Bett des Schlafenden sichern die durch Körperwärme stimulierten Schwingungen der SiO_2-Kristallmoleküle nicht nur einen guten Schlaf, sondern noch manches mehr.

Zum Beispiel: Die Keramik-Bettware
- unterstützt die Entspannung und Entstressung sowie den Schlafprozess,
- verbessert die Mikrozirkulation,
- verbessert den Sauerstoff- und Nährstofftransport,
- fördert die Regeneration und Heilung (schmerzlindernd, entzündungshemmend),
- erhöht die Aktivität der Leukozyten und stärkt die Abwehrkraft,
- regt das Lymphsystem an und verbessert so die Gewebeentgiftung,
- und verbessert die Ausscheidung von Fetten, Chemikalien und Toxinen aus dem Blut, dadurch Reduktion des Säuregehalts und verjüngende/regenerierende Wirkung auf das Nervensystem [Amann-Jennson 2014].

In diesem Zusammenhang möchte ich noch erwähnen, dass wir in einer früheren Arbeit [Hecht und Hecht-Savoley 2008] Ergebnisse veröffentlicht haben, die die schlaffördernde Wirkung durch Einnahme von Klinoptilolith-Zeolith-Pulver mit Messungen mit dem ambulanten automatischen elektrophysiologischen Schlafanalysator belegen. nachdem nun diese Keramik-Bettwaren vorliegen, könnte durch Einnahme von SiO_2-reichem Klinoptilolith-Zeolith und durch SiO_2-haltige Bettwäsche der Schlaf optimal gefördert werden. Damit könnte in Zukunft auf die Demenz und Sucht auslösenden klassischen Schlafmittel verzichtet werden.

Silikose

Die Inhalation von größeren Mengen an SiO_2-Staub führt zu Erkrankungen der Atmungsorgane, die man Pneumokoniose nennt. Die Silikose entsteht vor allem beim Einatmen von kristallinem Siliziumdioxidstaub [Last und Reiser 1986; Voronkov und Kusnezov 1984; Voronkov et al. 1975; Swenson 1971; Klosterkötter 1958].

Die Silikose, auch als Quarzstaublunge bezeichnet, entsteht durch Einatmen von alveolengängigem kieselsäureanhydrithaltigem Staub und äußert sich in kollagenösen Veränderungen in der extrazellulären Matrix. Die Silikose ist faktisch eine „Erkrankung des Bindegewebes". Im Bindegewebe (extrazelluläre Matrix) der Lunge bilden sich Silikoseknötchen (Granulome) und andere fibrotische Veränderungen bis zu sklerotischen Entartungen. Silikose entsteht nur durch Stäube des kristallinen

SiO_2, z. B. durch Quarz-, Cristobatit- oder Tridymitpartikel, aber auch durch Talkum, Asbest-, Olivin-, Nephelin, Diatomeen-Staub. Betroffen sind von der Silikose vorwiegend Bergleute, Steinmetze, Porzellan- und Glasarbeiter, Sandstrahler, Gießereiarbeiter und Industrieofenmaurer.

Arbeitsmedizinisch wurde die Entwicklung der Silikose von der Konzentration des SiO_2-Staubs im Arbeitsraum abhängig gemacht. Diesbezüglich wurden entsprechende Grenzwerte festgelegt. Für Staub der mehr als 70 % freies SiO_2 in kristalliner Modifikation enthält, ist die maximale zulässige Konzentration 1 mg/m^3. Für Staub der 10-70 % freies SiO_2 enthält, sind 2 mg/m^3 und für den der weniger als 10 % freies SiO_2 enthält 4 mg/m^3 zulässig.

Klinische Anfangssymptome der Silikose
- Schmerzen in der Brustgegend
- trockener Husten
- trockene Raschelgeräusche der Lunge
- Kurzatmigkeit bei physischer Belastung
- gesteigerte Ermüdbarkeit
- Entwicklung eines Bluthochdrucks
- Abnahme des Säuregehalts im Magensaft
- Verminderung der Magen- und Darmperistaltik
- Hemmung der Verdauungsfermente

Bei der Weiterentwicklung der Erkrankung stellen sich ein:
- Absinken der Ascorbinsäure im Blut
- Zunahme des Histamins
- Zyanose, Atemnot
- Verringerung der Lungenvitalkapazität [Voronkov et al. 1975]

Es werden drei Formen der Silikose unterschieden:
- Lymphknotensilikose
- diffus-sklerotische Silikose
- gemischte Form

Zur Silikoseentstehung gibt es viele Theorien und Hypothesen. Dies bedeutet, dass man noch wenig darüber weiß. Heute weiß man, dass auch viele andere Stoffe Pneumokoniose auslösen, z. B. Kohlenstaub, Ruß von Abgasen (Anthrakose), Schwerspatstaub (Barytose), Eisenstaub (Lungensiderose), Schimmelpilzsporen (Käsewäscherlunge), Getreide- und Grasstäube (Farmerlunge), Zuckerrohrstaub (Bagassose). Des Weiteren gibt es Aluminose, Berylliose und Pneumokoniose durch Hartmetallstäube.

Bei der Einnahme des Klinoptilolith-Zeolith-Pulver in Suspensionen besteht keine Gefahr der Silikose, wenn sich keine Nanopartikel darin befinden (< 100 nm). Silikate sollten aber niemals in reiner Pulverform eingenommen werden, sondern immer als Suspension, d. h. in Wasser eingeschlämmt.

Silizium – Sprachverwirrung

Es gibt unterschiedliche und verwirrende Begriffe beim Vergleich der deutschen und englischen Sprachbereiche:

Schon das Silikon mit und ohne „e" am Ende des Worts führte oft zu Missverständnissen.

deutsch:	Silizium	englisch:	silicon
	Silikon (als technisches Siliziummaterial)		silicone

Silizium mehr als ein essentielles Spurenelement für den Menschen

Silizium wird in der Fachliteratur als essentielles Spurenelement geführt. Spurenelement bedeutet, dass es nur im ganz geringen Mengen im menschlichen Körper vorkommt. Essentiell heißt, dass es für den Menschen unbedingt lebenswichtig ist. Wie wir an Beispielen zeigen konnten, hat aber Silizium als Spurenelement außerordentlich viele Funktionen und Wirkmechanismen im menschlichen Körper auszuführen, was offensichtlich mit relativ geringen Mengen geschehen kann.

Die Medizin, einschließlich der orthomolekularen Medizin, ist wohl bezüglich der Anwendung von Siliziumdioxid deshalb zurückhaltend, weil es als Spurenelement deklariert wird. Geringe Mengen des Vorkommens im menschlichen Körper bedeutet aber keinesfalls auch geringe Wirkungen. Das zu glauben wäre in großer Irrtum.

Ich wurde in einem Interview der Zeitschrift „Naturarzt" [132/2014] gefragt, warum Silizium in der Medizin und auch in der Naturheilkunde so wenig bekannt ist. Diese Frage konnte ich nicht beantworten, aber doch den Hinweis geben, dass schon in der Antike und im Mittelalter die Ärzte Silikate als wichtiges Heilmittel schätzten und erfolgreich anwendeten. Silikate wirken nicht toxisch und haben keine bedrohlichen unerwünschten Nebenwirkungen. Schon deswegen wäre es im Interesse der Patienten wichtig, dass Medizin, Naturheilkunde und orthomolekulare Medizin dem SiO_2 größere Aufmerksamkeit schenken sollten. Wie aus den vorausgegangenen Kapiteln hervorgeht, ist die Zufuhr des SiO_2 für den menschlichen Körper durch Silikate (Klinoptilolith-Zeolith) besonders effektiv und nützlich, weil sie als Naturmittel der Natur des Menschen entsprechen.

Jene Therapeuten aber, die Siliziumdioxid in ihrer täglichen Praxis anwenden, bezeichnen es überschwänglich als „Alleskönner". Persönlich würde ich das Siliziumdioxid als „Vieleskönner" bezeichnen.

Obgleich wir heute noch relativ wenig von diesem sogenannten Spurenelement wissen, wissen wir aber genug, um sagen zu können, dass es

- den Alterungsprozess verzögert,
- Verjüngungseffekte hervorrufen kann,
- die sogenannte Alzheimerdemenz verhindern kann,
- der Knochengesundheit dienlich ist,
- Arteriosklerose verhindern kann,
- Detoxfunktionen ausübt,
- Bioresonanz auslösen kann,
- und schlaffördernd wirkt.

Es ist zu wünschen, dass das Siliziumdioxid recht bald zu Nutzen der Gesunden und Kranken in der Heilkunde (Medizin) mindestens die gleiche Anerkennung und Anwendung findet, wie in der Computer- und Technik-Wissenschaft.

Wer einen gesundheitsfördernden Lebensstil pflegen möchte, sollte zwecks Optimierung neben der Bewegung, Ernährung, regelmäßigem Schlaf-Wach-Rhythmus und optimistischer Lebenseinstellung sich auch des kolloidalen Siliziums aus dem Naturzeolith bedienen.

Wie die Norfolg-Study [Khaw et al. 2008] bewies, kann mit einem gesunden Lebensstil die Lebenserwartung um 4 Jahre erhöht werden und das biologische Alter im Sinne eines „Jungerhaltens" um 14 Jahre zurückgeschraubt werden. Es ist davon auszugehen, dass mit Zusatz von Siliziumdioxid diese Werte noch verbessert werden können.

Qualitätsmerkmale für Klinoptilolith-Zeolith

Häufig wird uns die Frage gestellt, ob beim Kauf von Zeolith Qualitätsmerkmale zu beachten seien. Ja, es ist unbedingt wichtig beim Kauf dieser Silikate auf Qualitätsmerkmale zu achten. **Zeolith ist nicht gleich Zeolith.** Nachfolgend werden einige Hinweise zur Qualitätsbeurteilung des Klinoptilolith-Zeoliths gegeben.

1. Zeolith sollte immer klinoptilolith und siliziumreich sein. Das Verhältnis Silizium zu Aluminium sollte mindestens 5:1 bis 8:1 betragen.
2. Ein wichtiges qualitatives Merkmal ist die Zertifikation als Medizinprodukt. Ein Medizinprodukt wird durch entsprechende Zertifizierungsurkunden ausgewiesen.
3. Für Nahrungsergänzungsmittel sollte jede Charge des Klinoptilolith-Zeoliths durch ein Datenblatt ausgewiesen sein, welches von einem unabhängigen Labor durch Messungen erstellt wurde. Dazu müssen die Mineralienzusammensetzungen, Schwermetalle und Mikrobiologie ausgewiesen sein. Ein Datenblatt für Klinoptilolith-Zeolith ist in Abbildung 64 und 65 dargestellt. Ein solches Datenblatt sollte Ihnen der Anbieter von Silikaten vorzeigen können. Bitte dabei auf das Datum achten. Es sollte nicht älter als 18 Monate sein.
4. Körnigkeit und Mahlverfahren. Wichtig ist die Angabe der Körnigkeit (Durchmesser der Partikel des Naturzeoliths). Aufgrund von Erfahrungen hat der aktivierte Naturklinoptilolith-Zeolith mit einer mittleren Partikelgröße von 7,0-14,0 Mikrometer Durchmesser die beste Effektivität im menschlichen Körper erzielt. **Keinesfalls darf Klinoptilolith-Zeolith als Nanopartikel verwendet werden (< 400 nm).**
5. Die Substanz Klinoptilolith-Zeolith sollte möglichst in Glasbehältern oder in weichmacherfreien (bisphenolfreien) Plastikbehältern aufbewahrt werden. Aluminiumfreie Sachets oder Sticks mit der Tagesdosis bieten eine bequeme Einnahme. Die Einnahme sollte möglichst mittels Suspension erfolgen.
6. Die Einnahme durch eine Suspension in der das Pulver verrührt ist halte ich auf Grund meiner Erfahrung für besser als die Einnahme als Kapsel oder Tablette.
7. Von Wichtigkeit für den Effekt des Klinoptilolith-Zeoliths ist auch die Zubereitung der Suspension für die Einnahme und den Einnahmeritus selbst (siehe Anlage).

Beachtung des Zetapotentials, welches eine Aussage über die Qualität und insbesondere die Bioverfügbarkeit des Silikats in den menschlichen Lebensprozessen gestattet. Das Zetapotential ist ein wichtiges Qualitätszeichen für den Klinoptilolith-Zeolith.

8. Desweiteren sollte der Ort der Abbaumine ausgewiesen sein. Die Qualität in den Abbauminen verschiedener Länder ist sehr unterschiedlich.
9. Adsorptionsreihen mit vorderständigen Schwermetallen sind ein wichtiges Qualitätsmerkmal.

Vorsicht vor Missbrauch bei Angeboten von minderwertigem Naturzeolith. Wenn der Zeolith Kiloweise in Tüten und für 20 Euro angeboten wird, bitte das „Kleingeschriebene" lesen. Das ist gewöhnlich ein Zeolith, der für die Tierzucht oder sogar nur für die Ackerdüngung vorgesehen ist. Ich habe es sogar erlebt, dass auf Märkten und Basaren unsere Bücher missbraucht wurden, indem sie neben solchem minderwertigen Zeolith als „Qualitätsausweis" gelegt worden sind.

Einnahmeempfehlungen – Wie soll Naturzeolith eingenommen werden?

Für die optimale Wirkung ist folgendes Einnahmeritual unbedingt zu gewährleisten:

- Ein Glas Wasser bereitstellen (trinkwarm).
- Die Pulvermenge in das Wasser einbringen.
- Danach mit einem Keramik- oder Plastiklöffel das Pulver zu einer Aufschwemmung (Suspension) gut verrühren.
- Eine kleine Menge von der Flüssigkeit (Suspension) (ca. 20-25 ml) in den Mund bringen. Dort für kurze Zeit festhalten und danach langsam herunterschlucken.
- Danach erneut die Suspension umrühren und wieder eine kleine Menge Flüssigkeit in den Mund nehmen, für kurze Zeit festhalten und dann langsam schlucken.

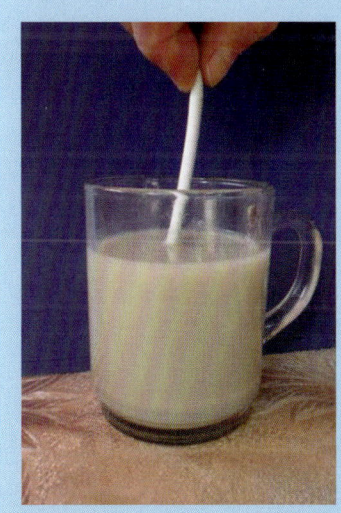

Abbildung 61: Verrühren des Zeolithpulvers zu einer Suspension mit einem Keramiklöffel

Diese Prozedur ist so lange zu wiederholen, bis das Glas leer ist. Gewöhnlich werden aus einem Wasserglas 10-15 Portionen Suspension schluckweise eingenommen. **Außerdem sind tagsüber 2-3 Liter Wasser zu trinken.**

Welche Tagesdosis kann zur präventiven Anwendung verwendet werden?

Die Tagesdosis für einen Erwachsenen kann 3 g betragen. Für Menschen über 50 Jahre sind 6 g/Tag empfehlenswert.

Erfahrungsgemäß ist es günstig, die Tagesdosis von 3 g unmittelbar nach dem Aufstehen, mindestens 1/2 Stunde vor dem Frühstück oder vor der Einnahme anderer Wirkstoffe oder Genussmittel (Kaffee, Tee, Alkohol, Rauchen) einzunehmen. Bei Verwendung einer Tagesdosis von 6 g kann diese zur Hälfte auf den Morgen und zur anderen Hälfte auf den Abend verteilt werden. Der Abstand zu anderen Stoffen (Nahrung usw.) soll auch hier 1/2 Stunde betragen.

Die Anwendung bei Erkrankten wird immer von den Heilberuflern bestimmt (Arzt, Ärztin, Heilpraktiker /In). Niemals selbst therapieren.

Kann man Naturzeolith mit Fruchtsäften einnehmen?

Bitte niemals! Verschiedene Säuren und Enzyme der Früchte, vor allem aber der Zitrusfrüchte (Grapefruit, Orange, Zitrone, Mandarine) können die Wirkung von Naturzeolith-Pulver beeinflussen und andere Wirkungen auslösen. Diese Empfehlung gilt nicht nur für Naturzeolith, sondern für jeden Wirkstoff und besonders für jedes Medikament. Besonders gefährlich ist die Einnahme von Medikamenten in Kombination mit Grapefruitsaft.

Transparente Qualitätsbewertung des Klinoptilolith-Zeoliths

Ein Expertenkreis namens ZeolithVergleich, Hertastr. 4, 50969 Köln, bemüht sich mit nachfolgend angeführten Fragen um eine Qualitätsbewertung, die ich in dieser Art gutheiße. (Dieser Expertenkreis hat aber bis jetzt mich noch nicht angesprochen, mitzuarbeiten.) Ungeachtet dessen möchte ich nachfolgend die Fragen anführen, die dieser Expertenkreis stellt und die sich jeder Anbieter und Käufer von Klinoptilolith-Zeolith auch stellen sollte:

1. Angaben zur Rohstoffbeschaffung, Rohstoffqualität und Rohstoffprüfung
2. Angaben zu Herstellungsverfahren

3. Angaben zur Zulassung und Verkehrsfähigkeit
4. Angaben zur Produktsicherheit anhand von wissenschaftlichen Quellen
5. Angaben zum Wirkmechanismus und Wirkungsnachweis

In diesem Zusammenhang möchte ich aber darauf hinweisen, dass ich „Experten" kennengelernt habe, die nicht die geringste Ahnung von dem Wirkmechanismus des Klinoptilolith-Zeoliths haben. Das betrifft vor allem jene Aluminiumexperten, die sich am Begriff Aluminiumsilikat (siehe Kapitel „Aluminiumsilikat, Aluminium Alzheimer-Mythos") nicht ganzheitlich, sonder einseitig „festbeißen" und unsinnige Vorstellungen dazu äußern.

Was ist das Zetapotential?

Im Zusammenhang mit der kurzen Beschreibung des Zetapotentials soll noch einmal erwähnt werden, dass der Mensch (und natürlich die Tiere) elektrische Wesen sind. Die Elektrolyte steuern elektrisch alle Vorgänge an der Zellmembran und im gesamten Stoffwechsel. Die Bioelektrizität ist der Energieträger jeglicher Lebensprozesse. Wir können diese messen. In der medizinischen Diagnostik ist die Bioelektrizität des Herzens (EKG), der Gehirnfunktionen (EEG), der Muskulatur (EMG) und der Haut (EDA) seit zirka 100 Jahren nicht mehr wegzudenken.

Der klinische Tod wird an Hand des Verlusts des EEGs (gehirnelektrische Prozesse) festgestellt. Wenn die Bioelektrizität nicht mehr nachzuweisen ist, ist die Energie des Menschen nicht mehr vorhanden und der Körper ist tot. Bei Erkrankten ist die Bioelektrizität abnorm reguliert oder vermindert. Deshalb spielt die Zufuhr von Stoffen mit elektrischen Ladungen für die menschlichen Funktionen eine sehr wichtige Rolle.

Das Zetapotential ist die Bezeichnung für elektrokinetische Potentiale in Suspensionen. Eine Suspension ist ein heterogenes Stoffgemisch in einer Flüssigkeit (Medium) mit feinst verteilten Partikelchen. Diese werden auch als Aufschwämmung bezeichnet.

Es werden unterteilt:
Grobe Suspension
Medium (Flüssigkeit) mit Partikelchen von 0,1-1,0 mm Durchmesser
Feine Suspension
Medium (Flüssigkeit) mit Partikelchen von 1-1.000 Mikrometer

Gemessen werden die Zetapotentiale in Mikrovolt. Je höher das Zetapotential eines Kolloids, umso stabiler ist das Kolloid. In Aufschwämmungen (Suspension) sind die Partikel in Bewegung und durch Reibung wird der elektrische Spannungszustand aufrecht erhalten.

Wenn eine Suspension eine Zeit steht, kommen die Partikelchen zur Ruhe. Die schweren setzen sich als Sediment ab, die leichteren docken sich locker als Ionen aneinander an und so wird die Suspension elektrisch neutral.

Wird ein Partikel oder werden mehrere Partikel in einer Suspension wieder in Bewegung gebracht, z. B. durch Rühren, dann gewinnt ein Teil der durch die Ruhe locker aneinander angedockten Partikelchen wieder ihre elektrische Ladung. Man nennt diesen Vorgang Abscheren der locker aneinander angedockten Partikelchen, die sich im Ruhezustand (elektrisch neutraler Zustand) befand. Dieses durch die Abscherung erzeugtes Potential einer zuvor in Ruhe befindlichen Suspension wird als Zetapotential bezeichnet.

Das Zetapotential ist für gleiche Medien (Flüssigkeiten) eine relative Messgröße für das Oberflächenpotential einer Suspension und auch für die darin befindlichen, mit elektrischen Ladungen versehenen Partikelchen. Das Zetapotential kann mit einer speziellen Methode gemessen werden: die geladenen Partikel werden durch ein elektrisches Feld „gejagt". Die resultierende Geschwindigkeit des Partikels ist das Maß für das Zetapotential.

Welche Beziehungen hat das Zetapotential zum Klinoptilolith-Zeolith?

Wenn das Pulver Klinoptilolith-Zeolith in das Wasser gegeben wird, dann entsteht, vor allem durch das Umrühren, eine Aufschwämmung, wodurch die Partikel bewegt werden und dabei ihre elektrische Ladung aktivieren. In diesem elektrisch geladenen Zustand können sie besser im selektiven Ionenaustausch, in der Adsorption und in der Detoxikation wirksam werden.

Infolge dessen können vielseitige Verbindungen während der Adsorption, des selektiven Ionenaustausches und der Detoxikation eingegangen werden und eine physiologische Eintaktung in die Regulationsprozesse, vor allem in jene der Grundsubstanz der extrazellulären Matrix, erfolgen. Aus der Darlegung wird ersichtlich, dass die Verabreichung des Klinoptilolith-Zeoliths in einer Suspension (Wasser) die optimale Variante darstellt. Die sublinguale Applikation von Zeolithtabletten (z. B. als Lutschtabletten oder Kaugummi) wäre noch einer weitere akzeptable Verabreichungsform.

Die Applikation in Kapseln kann nicht die volle Wirksamkeit des Zeoliths entwickeln, z. B. auch, weil die Zetapotentialeffekte nicht voll zur Entfaltung kommen können.

Qualitätsmerkmale für Klinoptilolith-Zeolith — Kapitel 11

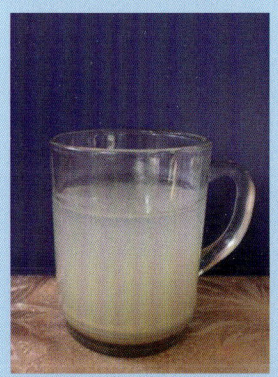

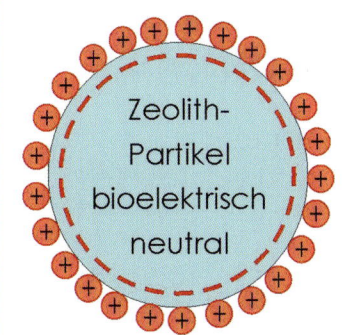

Klinoptilolith-Zeolith-Suspension in Ruhe

Abbildung 62:
Partikel einer Suspension in Ruhe. Elektrisch neutral. Die elektrischen Ladungen (Ionen) legen sich locker an das Oberflächenpotential eines Partikels. Die Suspension wird elektrisch neutralisiert.

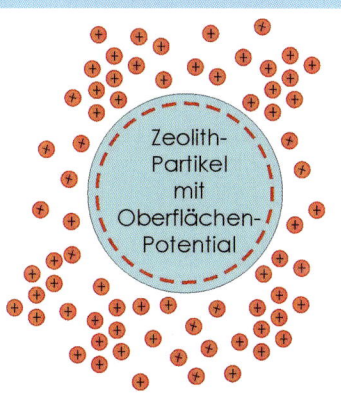

Klinoptilolith-Zeolith-Suspension in Bewegung

Abbildung 63:
Zetapotential. Wird die Suspension in Bewegung gebracht, z. B. durch Rühren, → Abscheren der elektrischen Ladungen → die Partikel und die Suspension werden wieder elektrisch aktiv.

Zetapotential (mV)	Stabiles Verhalten des Kolloids
von 0 bis ±5	schnelle Koagulation (Ausflockung) oder Ausfällung
von ±10 bis ±30	beginnende Instabilität
von ±30 bis ±40	moderate Stabilität
von ±40 bis ±60	gute Stabilität
mehr als ±61	ausgezeichnete Stabilität

Kapitel 11 — Qualitätsmerkmale für Klinoptilolith-Zeolith

Abbildung 64:
Beispiel eines Datenblatts für Klinoptilolith-Zeolith. Hier fehlt die Toxikologie und Radioaktivität.
[Quelle: E. Walraph 2004; http://www.ns-eugenik.de/labor/vortrag.htm]

DATENBLATT CLINOPTILOLITH-Zeolith

Materialbezeichnung

Materialname	Naturzeolith
Chemische Benennung	Hydratiertes Alumosilikat der alkalischen Metalle und der Metalle von alkalischen Erden
Mineralform	Clinoptilolith
Chemische Sorte	Molekularsieb
Empirische Formel	$(Ca, K_2, Na_2, Mg)_4 Al_8 Si_{40} O_{96} 24 H_2O$

Chemische Zusammensetzung

SiO_2	65,0–71,3 %
MgO	0,6–1,2 %
Al_2O_3	11,5–13,1 %
Na_2O	0,2–1,3 %
CaO	2,7–5,2 %
TiO_2	0,1–0,3 %
K_2O	2,2–3,4 %
Fe_2O_3	0,7–1,9 %
Si/Al	4,8–5,4

Ionenaustauschfähige Eigenschaften

Gesamtaustausch	Ca^{2+} 0,64–0,98 mol/kg	K^+ 0,22–0,45 mol/kg
	Mg^{2+} 0,06–0,19 mol/kg	Na^+ 0,01–0,19 mol/kg
Partielle Austauschkapazität		mind. 0,70 mol/kg
Gesamte Austauschkapazität		1,3–1,3 mol/kg

Sorption des Wasserdampfes durch dehydratisiertes Gestein
Bei relativer Feuchte 52 %   7,5–8,5 g H_2O/100 g
Bei relativer Feuchte 98 %   13,5–14,5 g H_2O/100 g

Selektivität

$Cs^+ > NH_4^+ > Pb^{2+} > K^+ > Na^+ > Ca^{2+} > Mg^{2+} > Ba^{2+} > Cu^{2+} > Zn^{2+}$

DATENBLATT CLINOPTILOLITH-Zeolith

Physikalische und chemische Eigenschaften

Erweichungstemperatur	1.260 °C	Porosität	ca. 30 %
Schmelztemperatur	1.340 °C	Eff. Porendurchm.	0,4 mio.stel. mm
Schüttgewicht	nach Fraktion		(4 Angström)
Fließtemperatur	1.420 °C	Dichte	70 %
Druckfestigkeit	33 Mpa	Weißgrad	70 %
Spezifisches Gewicht	2.200-2.400 kh/m3	Härte nach Mohs	1,5-2,5
Rohwichte	1.600-1.800 kh/m3	Veränderlichkeit	kVTI = 1,628
Aussehen	grau-grün	Geruch	ohne

Reaktivitätsdaten

Säurestabilität	79,5 %	Gefährliche Zersetzung	keine
Thermische Stabilität	bis 400 °C	Gefährliche Polymerisation	kommt nicht vor
Wasserlösbarkeit	0		

Körnigkeit Zeolith

In der „SIEBLINIE" sind Rückstände dargestellt:

15 Mikrometer	15.000 nm	0 %
10-15 Mikrometer	10.000-15.000 nm	26,2 %
1-10 Mikrometer	1.000-10.000 nm	69,7 %
0,5-1 Mikrometer	500-1.000 nm	4,1 %

[Quelle: Die Wirkung von tribomechanisch aktivierten Natur-Klinoptilolith-Zeolith auf die Zellen des Immunsystems. Vortrag gehalten im Maritim-Golf und Sport Hotel, Timmendorfer Strand, am 17.07.2004 durch Dr. Walraph]

Abbildung 65:
Beispiel eines Datenblatts für Klinoptilolith-Zeolith. Hier fehlt die Toxikologie und Radioaktivität.
[Quelle: E. Walraph 2004; http://www.ns-eugenik.de/labor/vortrag.htm]

Klinoptilolith-Zeolith verhindert und beseitigt oxidativen Stress

Die schleichende Vergiftung, wie David Servan-Schreiber die nachweisbaren Gifte im menschlichen Körper in seinem Antikrebsbuch [2008] bezeichnet, betrifft heute die meisten Menschen auf unserem Planeten. Diese Gifte verursachen aber nicht nur Entzündungen, z. B. als Basis für Krebserkrankungen, sondern sie verursachen des Weiteren den oxidativen Stress, d. h. einen Überschuss von freien O_2-Radikalen, die in dieser Form sehr aggressiv gegen die Zellen des menschlichen Körpers sein können (siehe Kapitel 7).

Was bewirkt oxidativer Stress im menschlichen Körper beim ständigen Vorhandensein?

- beschleunigtes Altern
- degenerative Erkrankungen des Nervensystems, z. B. Demenz
- Hemmung der Spermatogenese
- Arteriosklerose
- Mitochondrienpathien
- erhöhte Virusinfektanfälligkeit
- Zellschädigungen vielfältiger Art
- Autoimmunerkrankungen
- Hauterkrankungen, Ekzeme, Melanome
- Erkrankung der Atemwege
- Fehlfunktionen des Immunsystems
  [Cornelli et al. 2004; Christou et al. 2003; Iorio et al. 2003; Ippolito et al. 2003; Antonicelli et al. 2001; Sukkar und Rosi 2004; Tremoli et al. 2003; Vasalle et al. 2005; Forte et al. 2005 u. a.].

Als Hauptverursacher des oxidativen Stresses, der sich häufig mit nitrosativem Stress (NO-freie Radikale) verbindet und infolgedessen noch aggressivere Wirkungen gegen diese Zellen auslöst, besonders gegen die Nervenzellen des menschlichen Körpers, gelten Umwelteinflüsse. Das wurde in sehr vielen wissenschaftlichen Arbeiten nachgewiesen [Perry et al. 2002; Jenner 2003; Cornelli 2000; Thomas und Aust 1986; Warnke und Hensinger 2013 u. a.) (NO = Stickstoffmonoxid).

Wodurch wird oxidativer Stress verursacht?

1. Umweltverschmutzung (Beispiele)
- Verbrennungsabgase: Rauch und Rußpartikel, Schwefeldioxide (SO_2), Kohlenmonoxid (CO), Stickoxide (NO und NO_2), Blei, Polychloride, Dioxin und Furan
- Strahlungen: z. B. UV-Strahlung, radioaktive Strahlung, Radionuklide, Mikrowellenstrahlungen (Handy)
- Autointoxikation (Selbstvergiftung) des Menschen: Nikotin, Alkohol
- Chemische Zusatzstoffe in Lebensmitteln, wie künstliche Aromen, Farbstoffe, Konservierungsmittel, Verpackungsmittel usw. sowie in Kosmetika

2. Dysstress (Beispiele)
- psychosozialer Stress
- posttraumatischer Stress
- posttraumatische Halswirbelsäulen (HSW)-Schädigung

3. Medikamente (Beispiele)
- Antihypertensiva (Blutdrucksenker)
- Cholesterinsynthesehemmer
- orale Antidiabetika
- Potenzmittel (Viagra)
- Antibiotika
- Analgetika (Schmerzmittel)
- Aspirin
- Antiarrythmika (Mittel gegen Herz-Rhythmusstörungen)

4. Als Begleiterscheinungen bei Erkrankungen (Beispiele)
- Tumorerkrankungen
- Diabetes mellitus
- AIDS
- Lebererkrankungen
- Nierenerkrankungen
- Hypertonie (Bluthochdruck)
- Depression
- Adipositas (Fettsucht)
- Schmerzen

In den letzten Jahrzehnten wurde in zahlreichen wissenschaftlichen Arbeiten die Beziehung des oxidativen Stresses zur Demenz beschrieben [Bocca et al. 2005; Guidi et al. 2006; Cornelli et al. 2001; Butterfield et al. 2002; Castegna et al. 2003; Cenini et al. 2010; Lee et al. 2012; Engelhardt et al. 2002] Auf Grund dessen bietet sich ein Ansatz dafür, Klinoptilolith-Zeolith in der Prävention dieser Erkrankung anzuwenden. Das in diesem Tuffgestein enthaltene SiO_2 kann noch eine zweite Wirkkomponente gegen Demenzerkrankung liefern (siehe Kapitel 11) (EPIDOS-Studie) [Gillette-Guyonnet et al. 2005].

Was sind freie Radikale? Was ist oxidativer Stress?

Der oxidative Stress = permanente Überschuss an freien O_2-Radikalen ist ein erheblicher Störfaktor der Lebensprozesse.

In normalem Ausmaß sind die Sauerstoffradikale lebensnotwendig. Dazu nachfolgend noch eine kurze Erläuterung zum besseren Verständnis. 6 % des eingeatmeten molekularen Sauerstoffs werden in den Mitochondrien in aktivierten Stufen und damit auch in Radikale, d. h. in den ionisierten Zustand mit elektrischer Ladung, umgewandelt [Bradford 1985; Engler 2004; Ohlenschläger 1995]. Diese Sauerstoffradikale haben regulative Funktionen im menschlichen Organismus, wenn sie nicht im Überschuss gebildet werden. **Sie sind in normalen Mengen immer lebensnotwendig.** Die Erhaltung und Sicherung der Lebensfunktionen ist eigentlich ihre normale Aufgabe im menschlichen Körper. Abnorm veränderte Umweltbedingungen und ein unnatürlicher Lebensstil verursachen den gefährlichen Überschuss an freien O_2-Radikalen.

Das natürliche Sauerstoff-Radikal-Regulationssystem des Menschen

Die Sauerstoffradikale beseitigen Gifte und abgestorbene Zellen sowie Fremdstoffe, Viren, Bakterien, Allergene usw. Gleichzeitig gibt es noch ein weiteres System im Organismus, welches den Überschuss an Radikalen beim gesunden Menschen verhindern kann. Dieses wird als Antioxidantien- oder Scavenger-System bezeichnet. Dieser Regulationsmechanismus funktioniert beim Gesunden und bei biotischer, biotropher Atemluft außerordentlich gut und sicher. Leider haben aber vor allem die Großstädte keine biotische Atemluft mehr.

Das Scavenger-(Antioxidantien-)System verhindert den Überschuss an freien Radikalen durch den Abbau und die neue Synthese geschädigter Zellbestandteile sowie Steuerung der Apoptose. Mit der Apoptose werden Zellen vernichtet, die der Organismus nicht braucht oder die schädliche Wirkungen entwickeln können. So ist bekannt, dass sich bei jedem gesunden Menschen zu jeder Zeit auch einzelne entartete Zellen bilden können, die den Krebszellen ähnlich sind. Mittels der Apoptose werden sie sofort vernichtet.

Wenn aber das Antioxidantien-(Scavenger-)system überfordert wird und die Steuerung der Radikalen nicht mehr funktioniert, wie das bei der schleichenden Vergiftung geschieht, kann sich die Apoptose auch gegen die gesunden Körperzellen richten und Zellen zerstören und die lebenswichtigen Funktionen der Mitochondrien außer Kraft setzen. Das kann, wenn es die Herzmuskelzellen betrifft, zum Infarkt führen. Die überschießende Bildung von O_2-Radikalen wird freie Radikale oder oxidativer Stress genannt.

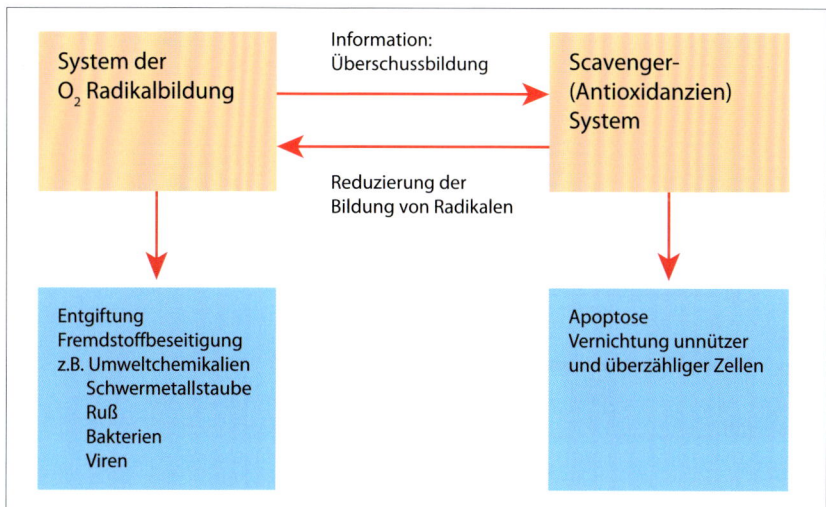

Abbildung 66:
Natürliches Radikale-Scavenger-Schutzsystem des Menschen.
[Archiv Hecht]

Abbildung 67 (unten):
Oxidativer Stress: Bildung von Überschuss an freien O_2-Radikalen.
[Engler 2004; Hecht 2013]

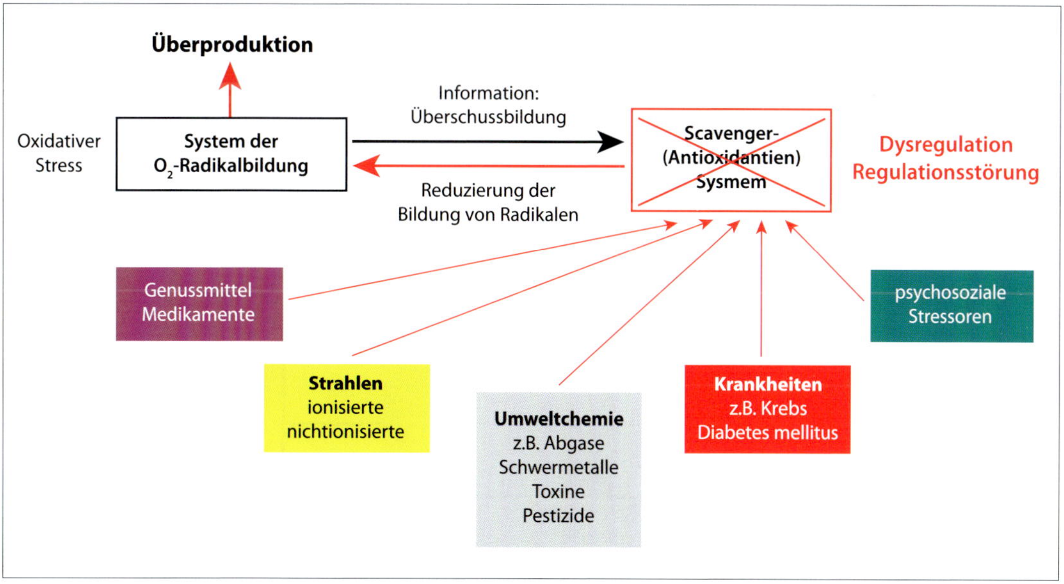

Messung der freien Radikale: Bestimmung im Blut

Der oxidative Stress und die Funktion des Antioxidantien Systems können gemessen werden. Die Messung des oxidativen Stresses wird mit dem d-ROMs-Test vorgenommen. Die Funktion des Antioxidantiensystems wird mit dem BAP-Test gemessen. Dabei wird die Antioxidantienkapazität angegeben, welche Aussagen über die Funktion des natürlichen Antioxidantiensystems gestattet (siehe Kapitel 6).

Beispiele von Messungen mit dem D-ROMs-Test

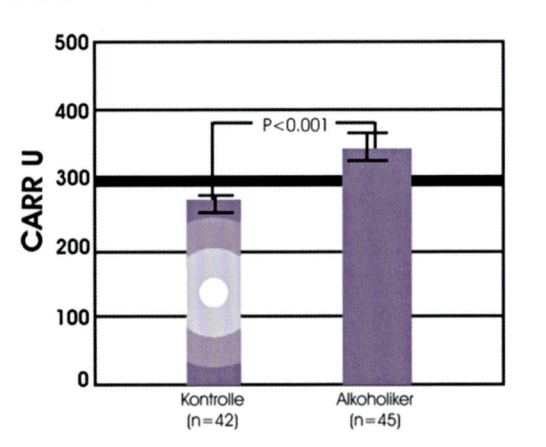

Abbildung 68:
Oxidativer Stress: Alkoholiker (rechte Säule) im Vergleich zu Gesunden (linke Säule). D-ROMs-Test.

(La Torre, F.; A. Orlando; A Silipigni; T. Giacobello; S. Pergolizzi; M. Aragona (1996): Minerva Medica 86, S. 1-4)

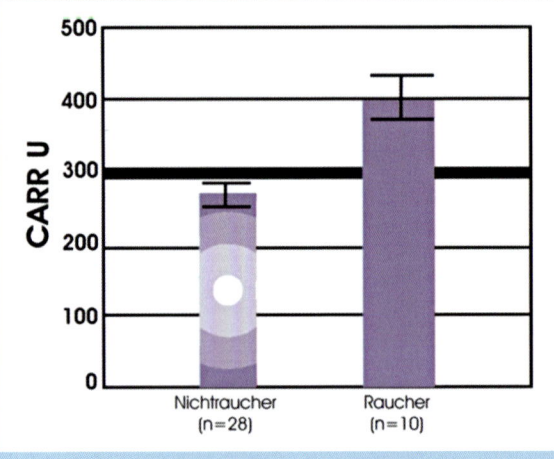

Abbildung 69:
Oxidativer Stress: Raucher im Vergleich zu Nichtrauchern. D-ROMs-Test.

(La Torre, F.; A. Orlando; A Silipigni; T. Giacobello; S. Pergolizzi; M. Aragona (1996): Minerva Medica 86, S. 1-4)

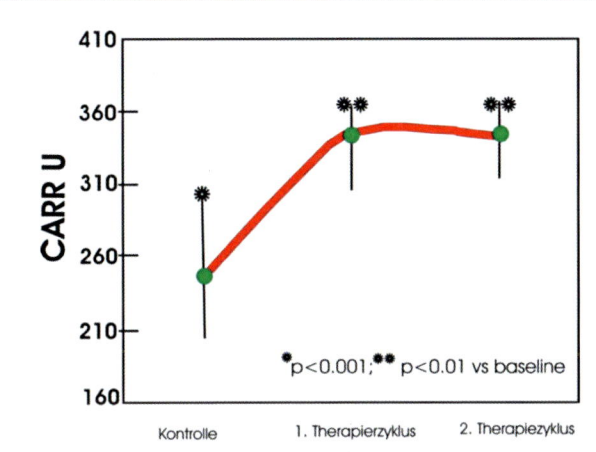

Abbildung 70:
Oxidativer Stress: Strahlentherapie bei Krebskranken in zwei verschiedenen Therapiezyklen. Kontrolle = vor der Strahlentherapie. D-ROMs-Test.

[La Torre, F.; A. Orlando; A Silipigni; T. Giacobello; S. Pergolizzi; M. Aragona (1996): Minerva Medica 86, S. 1-4]

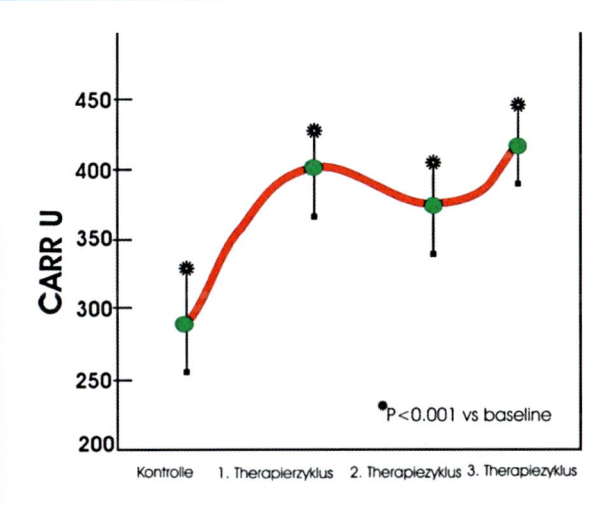

Abbildung 71:
Oxidativer Stress: Chemotherapie bei Krebskranken in drei verschiedenen Therapie-Zyklen. Kontrolle = vor der Chemotherapie. D-ROMs-Test.

[La Torre, F.; A. Orlando; A Silipigni; T. Giacobello; S. Pergolizzi; M. Aragona (1996): Minerva Medica 86, S. 1-4]

[aus: Hecht, K.: Richtiges Atmen mit der richtigen Luft. Spurbuchverlag, 2013]

Bindung von freien Radikalen durch Klinoptilolith-Zeolith

Die Eliminierung von überschüssigen freien Radikalen im menschlichen und tierischen Organismus erfolgt vor allem durch die Adsorption in den Meso- und Makroporen der kristallinen Klinoptilolith-Zeolith-Körnchen [Baraboy et al. 1991; Bgatova und Novoselov 2000]. Über subtile (vielfältige) biochemische Wirkmechanismen des Klinoptilolith-Zeoliths im Prozess der Bindung von freien Radikalen im menschlichen und tierischen Organismus liegen wissenschaftliche Arbeiten mit ausführlichen Beschreibungen von Pavlic et al. [2001, 2002], Mück-Seler et al. [2011], Dogliotti et al. [2012], Montinaro et al. [2013] vor. Ergebnisse über die Anwendung von Klinoptilolith-Zeolith in klinischen und präklinischen Untersuchungen zur Bindung von freien Radikalen wurde u. a. von Ivkovice et al. [2003, 2004], Ivkovice und Zabcic [2002], Saribeyoglu et al. [2012], Zanjani et al. [2012], Montinaro et al. [2013], Thoma [2002] und Abuja [2004] publiziert. Ein Extrakt dieser Ergebnisse wird als Schema zusammengefasst in Abbildung 72 dargestellt.

Durch die regelmäßige täglich erfolgende Einnahme von Klinoptilolith-Zeolith können langzeitig alle angeführten Funktionen des Klinoptilolith-Zeoliths integrativ wirksam werden. Zusätzlich ist ausreichend Flüssigkeitszufuhr (am günstigsten 2-3 l/Tag) zu gewährleisten, um Gifte bzw.

Abbildung 72: Funktionsschema des Oxidativen Stresses: Bindung und Beseitigung der freien Radikalen durch Antioxidantienwirkung des Klinoptilolith-Zeoliths.
[Hecht 2013]

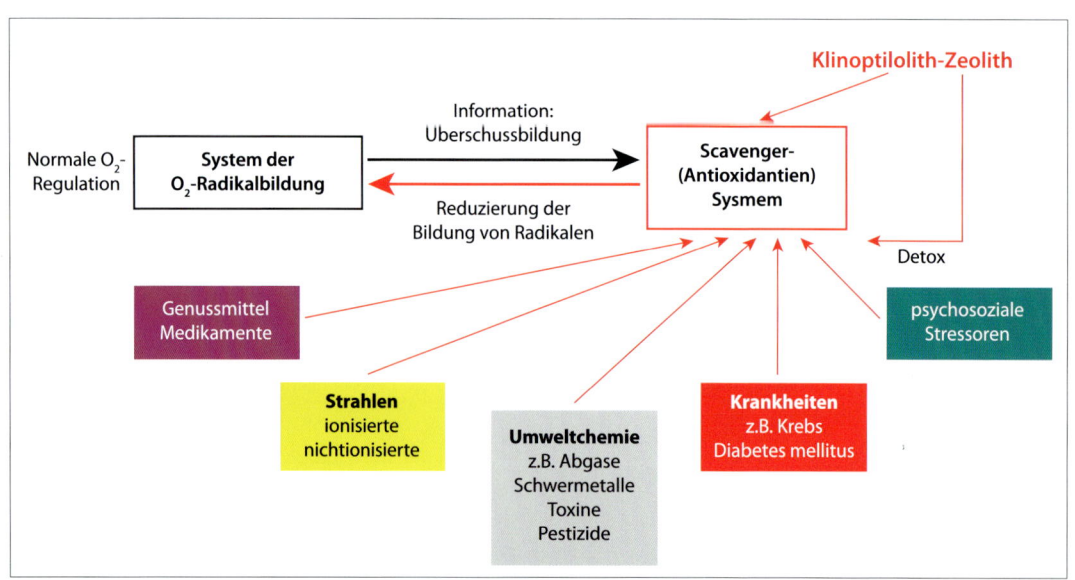

Restprodukte dieser aus dem Körper zu entfernen. Den Antioxidantieneffekt des Klinoptilolith Zeoliths möchte ich an einigen Beispielen von neuesten Ergebnissen einer noch laufenden Studie demonstrieren. Im ersten Abschnitt dieser Studie wurden elf Personen in höherem Alter (48-90 Jahre), die 2-13 Jahre lang täglich Klinoptilolith-Zeolith eingenommen haben, untersucht (Tabelle 12). In diesem Zusammen ist zu vermerken, dass die hier getroffenen Aussagen über den Klinoptilolith-Zeolith nur für jene Präparate gelten, die als Medizinprodukte ausgewiesen sind (Kapitel 18).

Tabelle 12: Langzeitanwendung Klinoptilolith-Zeolith (und Montmorillonit): Daten der Antioxidantienkapazität von 11 Versuchspersonen.

VP Nr.	1	2	3	5	6	7	8	9	10	11	12
Sex	F	F	F	M	M	M	M	M	M	M	F
Alter	79	72	46	90	89	65	59	48	48	73	73
Dauer der Zeolitheinnahme in Jahren	11	6	2	6	13	3	2	2	2	2	2
Totale Antioxidantien Kapazität (TAK) 1,30-1,77 mmol/l	1,61	1,61	1,53	1,59	1,78	1,55	1,55	1,60	1,76	1,66	1,59

Beispiele zur Anwendung von Klinoptilolith-Zeolith in der Medizin

1. Oxidativer Stress bei Diabetes mellitus

Ivkovič [2005] demonstrierte in einer Fallstudie an 31 Diabetikern, dass sich Patienten mit Diabetes mellitus im oxidativen Stress befinden. Die tägliche Einnahme von 3 g eines TMAZ (speziell mikronisierter aktivierter Klinoptilolith-Zeolith) verringerte den intrazellulären, oxidativen Stress (siehe Abbildung 73) und erreichten den TAS-Wert (totaler Antioxidantienwert) der gesunden Kontrollgruppe.

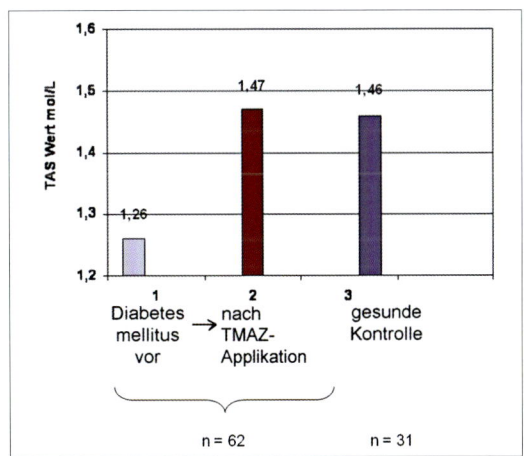

Abbildung 73: TAS-Werte von Diabetikern ohne und mit TMAZ (tribomechanisch aktivierter Zeolith) sowie von Gesunden. [Ivkovič 2005]

Über ähnliche Ergebnisse berichten auch Schulz et al. [2005a] mit einer Fallstudie, an der 31 Diabetiker teilgenommen haben. Die Patienten erhielten 3 Monate lang täglich 5 g Klinoptilolith-Zeolith (TMAZ). Weitere Untersuchungen von Ivkovic [2005] zeigten, dass an 62 Diabetikern, nach einmonatiger Applikation von 5 g täglich des TMAZ, der Abfall des Blutzuckers im normalen Bereich erfolgte und gleichzeitig ein Anstieg der C-Peptidwerte zu verzeichnen war. Die Aktivierung von C-Peptiden bewirkt bekanntlich die Umwandlung des inaktiven Proinsulins in die aktive Insulinform.

2. Totaler Antioxidantien Status (TAS) bei Krebskranken nach Applikation von 10 g Klinoptilolith-Zeolith täglich 3 Wochen lang

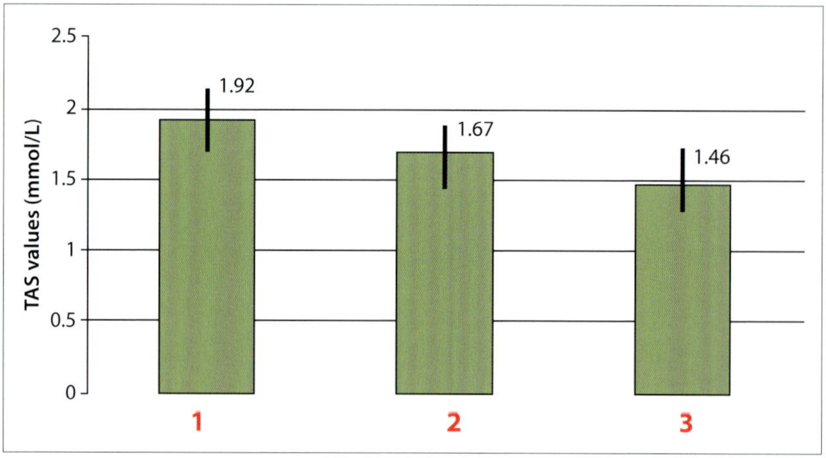

Abbildung 74:
Nach Applikation von 10 g Klinoptilolith-Zeolith täglich, 3 Wochen lang
1 = 18 Krebskranke
2 = 22 Gesunde
3 = 20 Gesunde ohne Klinoptilolith-Zeolith
[Ivkovic 2002]

Ivkovic [2002] applizierte 3 Wochen lang täglich 10 g Klinoptilolith-Zeolith (TMAZ). Davor und danach wurde der totale Antioxidantienstatus bestimmt und mit Gesunden verglichen. Die Ergebnisse sind in Abbildung 74 dargestellt.

3. Klinoptilolith-Zeolith reduziert bei Mäusen mit chronischem oxidativem Stress die sogenannte Alzheimer-Plaques

Montinaro et al. [2013] erzeugten experimentell an Mäusen einen chronischen oxidativen Stress. Dabei fanden sie in den Gehirnen der Tiere die typischen Alzheimer-Plaques (Drusen). Nach Applikation von Klinoptilolith-Zeolith reduzierten sich die Drusen erheblich (Abbildung 75). Dieser Effekt wird auf die Antioxidantienwirkung des Klinoptilolith-Zeoliths zurückgeführt.

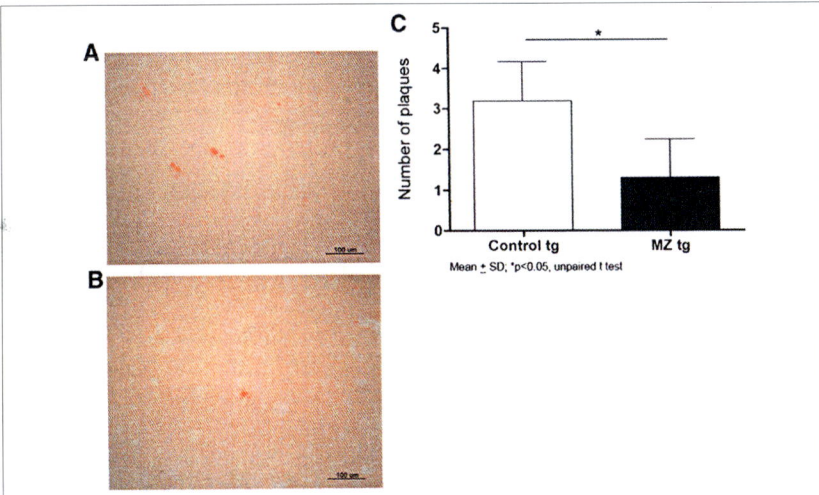

Abbildung 75:

A: Mikroskopischer Ausschnitt des Mäusegehirns mit typischen „Alzheimerplaques" von Tieren mit oxidativem Stress.

B: Mikroskopischer Ausschnitt des Gehirns von Mäusen mit oxidativem Stress, die mit Klinoptilolith-Zeolith behandelt worden sind.

C: Anzahl der Alzheimerplaques bei Mäusen mit oxidativem Stress (weiße Säule) und solchen, die mit Klinoptilolith-Zeolith behandelt worden sind (schwarze Säule).

4. Amytrophe Lateralsklerose (ALS)

Neurodegenerative Erkrankung, Wirkung von Klinoptilolith-Zeolith. Boston-University-Studie Chelattherapie bei mutierten ALS-Mäusen (2007). Klinoptilolith-Zeolith bewirkt eine Reduzierung der schweren Erkrankung. ALS = Amytrophe lateralsklerose: (physisch und psychisch) qualvolle Erkrankung. Bis heute unheilbar.

Die Autoren kamen zu der Auffassung, dass Schadstoffe (Schwermetalle) oxidativen Stress auslösen, der durch Klinoptilolith-Zeolith beseitigt wird. Walraph [2010] hat an 5 Patienten nach Gabe von Klinoptilolith-Zeolith eine deutliche Besserung festgestellt (Kapitel 18). Diese Beispiele zeigen, dass Naturzeolith oder Basalttherapie bei verschiedenen Erkrankungen die überschüssigen freien Radikale reduzieren und den Heilungsprozess beschleunigen bzw. die Gabe klassischer Medikamente reduzieren kann (Kapitel 18).

Dekontamination von Schadstoffen und Schwermetallen durch Klinoptilolith-Zeolith

Die spezifischen Eigenschaften des Klinoptilolith-Zeoliths: Ionenaustausch und Adsorption verbinden ihre dekontaminierenden Eigenschaften (Kontamination bedeutet Verschmutzung, Verunreinigung, Verseuchung). Dekontamination bezeichnet die Beseitigung der Kontamination. Man kann aber auch Detoxikation sagen, wenn es sich um Giftstoffe handelt. Folglich ist es mittels Klinoptilolith-Zeolith möglich, Umweltverschmutzungen, Schadstoffwirkungen, Giftstoffe, Verseuchungen usw. zu beseitigen, besser gesagt, unschädlich zu machen.

Klinoptilolith-Zeolith hat als Naturgestein keine eigenen toxischen Wirkungen. Er vermag aber, wie schon in verschiedenen vorhergehenden Kapiteln gezeigt, aus der Umwelt des Menschen und aus dem menschlichen Körper Schadstoffe, Schwermetalle, Gifte (Toxine) zu binden und zu entfernen.

Was sind Schadstoffe?

In der alltäglichen Umgangssprache werden Stoffe, die für Menschen, Tiere, Pflanzen und Ökosysteme schädlich wirken können als Schadstoffe bezeichnet. Diese Definition ist aber unscharf, weil manche derartige Stoffe oder ihre Wirkung unter bestimmten Bedingungen positiv auf den Menschen Einfluss nehmen können und unter anderen Bedingungen schädlich wirken können.

Der bekannte Arzt des Mittelalters Paracelsus (1493-1511) postulierte: Die Dosis macht den Stoff zum Gift. Aber auch die Dauer der Wirkung von Schadstoffen und Giften auf den Menschen spielt eine wichtige Rolle. Einmalige, kurzzeitige Wirkungen eines Stoffs können positiv auf den Menschen wirken. Dauereinfluss dagegen kann krank machen. Das ist z. B. bei der Wirkung der EMF (elektromagnetischen Felder; Funkwellen) der Fall [siehe Hecht 2013 sowie Kapitel 2 und 17].

Was sind Schwermetalle?

Als Schwermetalle werden bezeichnet:		
Antimon	Arsen	Blei
Cadmium	Cobalt	Eisen
Gold	Kupfer	Mangan
Nickel	Plutonium	Quecksilber
Uran	Zink	

In Abhängigkeit von der Dosis und Einwirkungsdauer können Schwermetalle im menschlichen Körper Vergiftungen auslösen. Auch die Zuordnung der Elemente zu den Schwermetallen ist unterschiedlich. Manche Organisationen oder Autoren zählen nur Blei, Cadmium, Quecksilber, Arsen, Kupfer, Nickel und Mangan zu den Schwermetallen.

Manche von diesen Schwermetallen sind bereits in kleinen Dosen toxisch (giftig), z. B. Arsen, Blei, Quecksilber, Antimon, andere erst in höheren Dosen.

Schwermetalle werden aber auch als essentielle Spurenelemente eingestuft, weil sie in winzigen Mengen (Spuren) unbedingt für die Lebensprozesse des Menschen benötigt werden, z. B. Zink, Eisen, Mangan.

Deshalb wird in der einschlägigen wissenschaftlichen Literatur darauf hingewiesen, dass Schwermetalle nicht prinzipiell und generell toxisch wirken, sondern, wie schon erwähnt, in Abhängigkeit von der Dosis und Dauer der Einwirkung.

Die internationale Union of Pure and Applied Chemistry IUPAC [Duffus 2002] empfiehlt den Begriff „Schwermetalle" nicht zu verwenden und auch nicht im Sinne von „toxischen Stoffen", weil auch manche von diesen für die menschliche Gesundheit essentiell (unbedingt erforderlich) sind.

Zu hohe Dosen von Stoffen, die als Schwermetalle bezeichnet werden, können toxisch [Hollemann und Wiberg 2007] wirken.

Grenzwerte beachten

Für Blutuntersuchungen gibt es daher Grenzwerte, die eine winzige Menge an Schwermetallen im Körper zulassen. Nur wenn die Grenzwerte überschritten werden, erhöht sich das Risiko für eine Schwermetallvergiftung.

Es darf daher keinesfalls angestrebt werden, einen Nullwert für Schwermetalle im Blut bzw. im Körper zu erreichen. Andererseits ist aber zu beachten, dass Schwermetallvergiftungen schwere Erkrankungen darstellen.

Drei Wirkstufen der Mineralien

Mineralien (Elemente des periodischen Systems) haben drei Wirkstufen, in Abhängigkeit von der Dosis und Dauer der Wirkung:

Defizit	→	Krankheit, Störung
regulativ ausgeglichen	→	Gesundheit, Resistenz Resilienz, Leistung
Überschuss	→	Störungen, Krankheit, Toxizität (Anke und Szentminalivi 1986)

Aus diesem Grunde ist es erforderlich, präventiv Schwermetallvergiftungen zu verhindern oder, wenn sie vorliegen, effektiv zu behandeln. Das fällt der heutigen Medizin noch schwer, weil optimal wirkende Chelatbildner noch fehlen und die ganze Behandlung z. B. mittels Infusion sehr aufwendig ist. Mit dem Klinoptilolith-Zeolith haben wir dank der besonderen Eigenschaften Adsorption und selektiver Ionenaustausch mehr als ein einzigartiges Detoxmittel, denn er kann auch notwendige Mineralien zuführen.

Die Wirkungen von Elementen mit toxischen Komponenten hängen im menschlichen Körper von verschiedenen Faktoren ab

Schwermetalle im Überschuss gelten für den menschlichen Organismus als besonders toxisch, weil sie die Fähigkeit besitzen, mit Eiweißen und Cofermenten Verbindungen einzugehen. Nach Račikov [1999] hängt aber die Toxizität von Quecksilber, Plumbum, Kadmium, Nickel, Arsen und Zink von folgenden Faktoren ab:

- von der Speicherung in den Geweben. Gespeicherte Metalle bzw. Schwermetalle wirken in Abhängigkeit von der Menge toxischer als nicht gespeicherte.
- von den Wechselwirkungen der Metalle und Schwermetalle untereinander bzw. zu anderen Elementen.
- von der Absorption im Gewebe, wobei auch die Wechselbeziehungen zu anderen Elementen eine Rolle spielen können.
- von der Härte des Wassers, in welchem die Ionen der Metalle gelöst sind. Je härter das Wasser, umso geringer ist die Re- und Absorption der Schwermetalle im Organismus.
- von der Fähigkeit des Körpersiliziums, Körpermagnesiums und Körperkalziums, Metalle zu binden.

- Bei Mangel an Kalzium und an Magnesium ist eine Gewebeabsorption und -speicherung der Schwermetalle begünstigt [Račikov 1999].

Die Elemente-Wirkungen sind nur unter systemischen Aspekten, d.h. der verschiedenen Wechselbeziehungen zu verstehen

Die systemischen Wechselbeziehungen der verschiedenen Mengen- und Spurenelemente vollziehen sich im Organismus auf verschiedenen Ebenen der Regulation und in flexiblen antagonistischen und synergistischen Wechselwirkungen [Shalmina und Novoselov 2000].

Es wurde nachgewiesen, dass die Cofermentfunktionen, die vielen Mineralien eigen ist, zwischensystemischen und interaktionssystemischen Gesetzmäßigkeiten unterliegen (Abbildung 76).

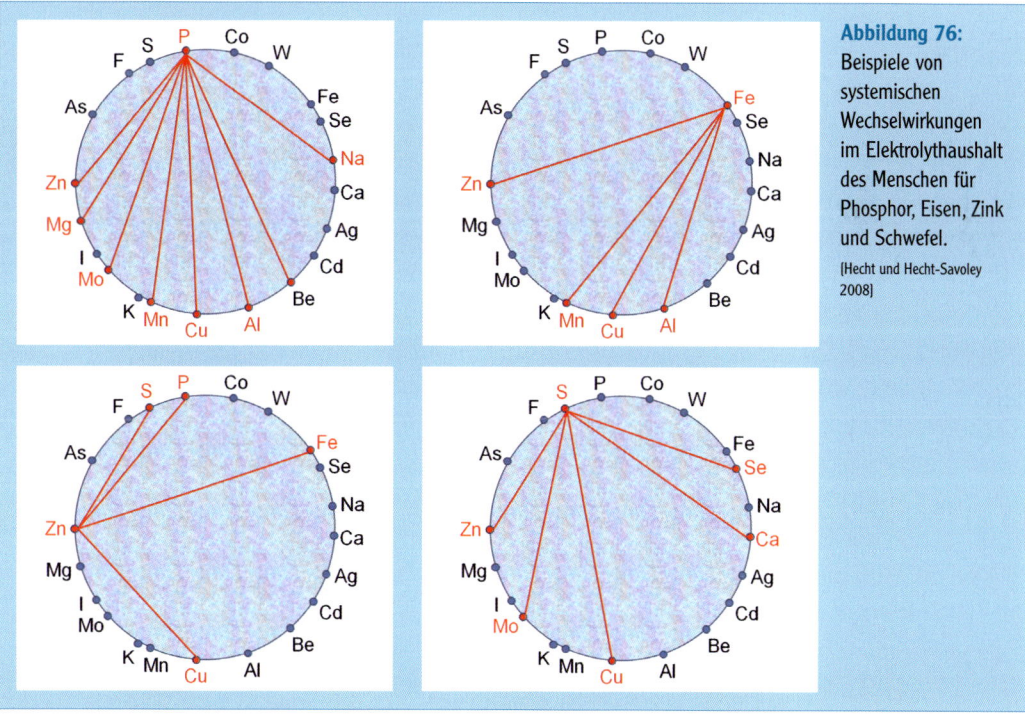

Abbildung 76: Beispiele von systemischen Wechselwirkungen im Elektrolythaushalt des Menschen für Phosphor, Eisen, Zink und Schwefel.
[Hecht und Hecht-Savoley 2008]

Unwissenschaftlich und willkürlich in größerer Menge zugeführte Mineralien können die im Organismus normale vorhandene systemische Konzentration der Mengen- und Spurenelemente negativ beeinflussen.

Untersuchungen nur einzelner Mikro- oder Makroelemente sind wegen des sehr komplizierten Charakters der funktionellen synergistischen und antagonistischen Beziehungen innerhalb des Mineralmetabolismus eigentlich irreal und widersprechen den regulatorischen Prozessen im Organismus.

In Abbildung 76 werden einige Beispiele vom systemischen Zusammenwirken in Schemata dargestellt. Phosphor hat viele systemische Beziehungen. Wenn zu viel oder zu wenig Phosphor im Organismus ist, dann kommen auch alle anderen Elemente aus dem Gleichgewicht. Das Gleiche gilt für die Beispiele Schwefel, Eisen und Zink.

Wie können Elemente im menschlichen Körper wirken?

- **Blei**überschuss führt zur Verdrängung des Eisens in der extrazellulären Matrix. Einer Eisentherapie, z. B. bei Anämie, sollte stets eine Ausleitung des Bleis vorausgehen.
- Beim Mangel an **Blei** ist die Hämatopoese (Blutbildung) nicht möglich, ebenso aber auch nicht bei Bleiüberschuss.
- Eiweißmangelnahrung führt zur Senkung des **Magnesiums** im Gewebe. Bleibt der Magnesiummangel bei einer Erhöhung des Eiweißes bestehen, wurden Wachstumsstörungen beobachtet.
- **Nickel** trägt zur Stabilisierung der zytoplasmatischen Membran bei und spielt eine Rolle bei der Formierung der Spiralstruktur der Nukleinsäuren. Nickelmangel kann zu Nekrosen (Gewebezerstörungen) führen. Ein Überschuss von Nickel kann Hauterkrankungen und bösartige Neubildungen (Tumore) auslösen.
- **Strontium** bildet im Körper mit Eiweiß Verbindungen (indem es Zink verdrängt), wodurch elementarer Stickstoff und Harnstoff ausgeschieden wird; aber auch Phosphor- und Schwefelausscheidungen werden durch Strontium beeinflusst. Strontium verdrängt das Kalzium und kann Strontiumrachitis auslösen. Überschuss an Strontium kann auch zu einer Störung des Kupfer-Cobalt-Verhältnisses führen [Račikov 1999].
- **Kadmium** soll in feinsten Spuren an Wachstumsprozessen und an der Fermentregulation beteiligt sein. Aber schon die geringste Erhöhung von Kadmium im Gewebe oder im Blut führt zur Störung der Fermentaktivität und des Stoffwech-

sels von Kalzium, Phosphor, Eisen, Kupfer und Zink [Račikov 1999].
- Ein Übermaß an Mg, Al und Ca im Organismus stört die Aufnahme von **Phosphor.** Phosphormangel führt zu Wachstumsstörungen, zum Knochenabbau, zum Zahnverfall und zu Arthritis.
- **Stress** und Alkoholgenuss verbrauchen sehr viel Magnesium.
- Wenn Al im Gewebe angereichert ist, kann kein **Eisen** im Organismus aufgenommen werden. Eisen ist für die Hämoglobinbildung und für die Zellatmung wichtig. Silizium dekontaminiert Aluminium.
- **Zink,** regulativ dosiert, fördert die Stärkung des Immunsystems und das Wachstum, auch die Insulinsynthese. Eine Überdosierung an Zink erhöht aber das Risiko für die Entwicklung von onkologischen Erkrankungen. Ein Defizit an Zink kann zum veränderten Stoffwechsel des Vitamins A mit toxischen Erscheinungen sowie zur Kryptopyrollurie führen.
- **Magnesium**mangel stört die Funktionsfähigkeit der Vitamin B-Gruppe und verhindert die Aufnahme von Kationen.
- Wenn **Kalium** appliziert werden soll ist es notwendig, eine halbe Stunde vorher Magnesium zu applizieren, damit das Kalium im Darm resorbiert wird.
- Ein Überschuss an **Bor** bedingt ein Defizit an Kalzium mit möglicher Osteoporosewirkung.
- Kupferüberschuss geht einher mit einem Defizit von Zink, Magnesium und Kalzium.
- **Kupfer**defizit verursacht eine Blockade der phagozytären Aktivität von Leukozyten, Killerzellenaktivität, wobei gleichzeitig ein Anstieg der Katecholamine und der Milchsäure erfolgt.
- Mangel an **Silizium** (SiO_2) führt zur Dysfunktion von Kalzium (Arteriosklerosebildung), von Magnesium (Vergiftung der Zelle), hemmt das Wachstum und verursacht andere Störungen im Mineralhaushalt, im Vitaminstoffwechsel und in der Proteinsynthese.

Bei der Beurteilung metabolischer Störungen sollte vor allem dem systemischen Reaktionen der Mineralien Aufmerksamkeit geschenkt werden [Laptev 2000]. Klinoptilolith-Zeolith vermag aber die systemische Regulation der Mineralien zu sichern.

Das giftige Arsen hat viele Gesichter

Am Beispiel des Arsens soll gezeigt werden, wie vielfältig ein Element im menschlichen Körper wirken kann.

Die wichtigste giftige Arsenverbindung ist das weiße Arsenik: Acidum arsenicum (As_2O_3 oder As_4O_6). Es wird als „Giftmehl" bezeichnet.

Die toxische Arsenikdosis liegt bei 0,01-0,05 g. Die tödliche Dosis wird mit 0,1-0,3 g pro Mensch angegeben [Pschyrembel]. Arsenik wird aber in der Medizin als Spurenelement geführt. Das heißt, dass es für bestimmte Körperfunktionen benötigt wird.

In sehr kleinen Dosen regt es als Spurenelement zu einer besseren Sauerstoffversorgung durch das Blut an. Auch die Harnbildung kann stimuliert werden.

Der Tagesbedarf an Arsen soll 5-50 µg betragen. Mangel an Arsen bei arsenfreier Nahrung führte bei Hühnern und Ratten zu Wachstumsstörungen.

Zur verstärkten Bildung der sauerstofftransportierenden roten Blutzellen (Erythrozyten) hat bei Menschen, die im Gebirge leben, die tägliche Aufnahme von Arsenik veranlasst. Lebenslang sollen diese Menschen 250 mg pro Tag Arsenik zu sich genommen haben. Männer sollen infolgedessen stark geworden sein, die Frauen sollen davon ihre Schönheit verbessert haben.

Der Mensch kann sich an Arsenikzufuhr gewöhnen, wenn eine langsame Steigerung der Dosis allmählich erfolgt. In Alexander Dumas Roman „Der Graf von Monte Christo" (1844) wird geschildert, wie sich ein Mann durch tägliches Arsenikessen vor einem Attentat mit arsenhaltigen Getränken und somit vor dem Tod geschützt hat.

Arsen in Medikamenten

Arsenverbindungen in Medikamenten sind seit der Antike bekannt. In dieser Zeit soll Arsen als Stärkungsmittel und als Therapeutikum bei verschiedenen Erkrankungen angewendet worden sein, zum Beispiel bei Fieber, Rheuma, Malaria, Tuberkulose und Diabetes mellitus.

Mit Salvarsan einem arsenhaltigen Präparat, wurde in der Neuzeit Syphilis behandelt.

Bei längerer Einnahme von höheren Dosen Arsenverbindungen treten Gewichtsabnahme, Organverfettung, Gewebezerfall der Leber, Nieren und Blutkapillaren auf. Aus diesem Grund ist es besser auf arsenhaltige Stoffe zu verzichten. Das ist aber gegenwärtig nicht einfach.

Arsen in Meeres-Nahrungsmitteln

Arsenverbindungen sind im Meerwasser (2-4 ppb) und in Flüssen (0,5-2 ppb) vorhanden (ppb = parts per billion (Teile pro Milliarde)). Deshalb enthalten alle Meerestiere (zum Beispiel Fische, Garnelen, Hummer, Krebse) und Meerespflanzen (zum Beispiel Algen) Arsenik. Auch im Trinkwasser kann sich Arsen befinden.

Zur Dekontaminierung von Arsenverbindungen aus dem menschlichen Körper wurde bisher Knoblauch empfohlen. Ein zufälliger Einzelbefund zeigte uns, dass dies offensichtlich auch mit dem siliziumreichen Klinoptilolith-Zeolith möglich sein kann.

Im Rahmen einer Studie zur Langzeitwirkung bei permanent täglicher Einnahme von 8 g Klinoptilolith-Zeolith stellten wir erhöhte Werte von Arsen im Blut bei zwei Personen fest.

Diese hatten am Spätabend vor der morgendlichen Blutentnahme Fische und Garnelen gegessen und mit großer Wahrscheinlichkeit in den Meerestieren enthaltene Arseneiweißverbindungen in Körper aufgenommen. 24 Stunden nach der Morgenblutuntersuchung und zwischenzeitlicher Einnahme von Naturzeolith wurde von diesen Personen die Morgenurinprobe und die Haarprobe dem Labor zur Verfügung gestellt. Darin konnten wir folgendes feststellen, was wir in nachfolgenden Vergleich demonstrieren möchten.

Blut Referenzwert	≤ 2,1 µg/l	
Person 7	2,7 µg/l	erhöhte Arsenwerte
Person 10	12,3 µg/l	
Urin Referenzwert	≤ 50 µg/g	
Person 7	7,4 µg/g	normale Arsenwerte
Person 10	11,6 µg/g	

Folglich wurden die mit dem Fisch aufgenommenen Arsenmengen, die am vorausgegangenen Tag nach der Meerestiermahlzeit im Blut nachgewiesen wurden, wieder ausgeschieden. Die Haare enthielten kein Arsen.

Haare Referenzwert	≤ 0,080 µg/g	
Person 7	0,014 µg/g	normale Arsenwerte
Person 10	0,055 µg/g	

Die Werte liegen beträchtlich unter dem Referenzwert. Da beide Personen zwischen der Abnahme des Bluts und des Urins bzw. der Haare 8 g Klinoptilolith-Zeolith als Pulver eingenommen hatten, muss davon ausgegangen werden, dass diese Dosis an der Reinigung des Körpers von dem überschüssigen Arsen mitgewirkt hat. Obgleich die beiden Personen in der Vergangenheit öfters derartige Fischmahlzeiten zu sich nahmen, wurde in den Haaren kein überschüssiges Arsen, aber auch keine Symptome eine Arsenvergiftung festgestellt.

Vor jeder Meeresprodukte-Mahlzeit Klinoptilolith-Zeolith verzehren

Mit diesem speziellen Befund konnte ein weiteres Mal bestätigt werden, dass Klinoptilolith-Zeolith, neben vielen anderen Stoffen, die in höheren Dosen im Organismus vorkommen, durch selektiven Ionenaustausch auch in der Nahrung befindliches überschüssiges Arsen aus dem menschlichen Körper entfernen kann.

Die Adsorption von Arsen durch Natur-Klinoptilolith-Zeolith konnten auch Kirov und Terziiski [1997], Payne und Abdel-Fanah [2003], Jeon et al. [2009] sowie Chutia [2009] nachweisen.

Schwermetalldekontaminierung mit Natur-Klinoptilolith-Zeolith bei Schülern und bei Industriearbeitern

Reihenuntersuchungen an Schülern in einer kinderärztlichen Praxis in Tshelyabinsk (Russland) ergaben bei 16 % der Untersuchten hohe und sehr hohe Werte an Cd, Cu, Cr, Ni und Pb. Eine vierwöchige täglich erfolgende Applikation von Natur-Klinoptilolith-Zeolith säuberte den Organismus dieser Kinder von den überschüssigen Schwermetallen. Das wurde durch zwei aufeinander folgende Kontrolluntersuchungen nachgewiesen [Shakov 1999].

Von 157 Männern waren bei einer Screeninguntersuchung 102 (65,6 %) schwermetallbelastet. Diese erhielten 30 Tage lang 2 x 1,25 g Klinoptilolith-Zeolith. Die Ergebnisse sind in Tabelle 13 angeführt.

Aus den Ergebnissen geht hervor, dass mit der 30-tägigen Natur-Klinoptilolith-

Dekontamination von Schadstoffen und Schwermetallen durch Klinoptilolith-Zeolith **Kapitel 13**

	Cd	Pb	Cu	Cr	Ni
vor Therapie	0,42 ± 0,06	9,4 ± 2,1	16,0 ±1,1	8,9 ± 0,15	3,2 ± 0,08
30. Therapietag	0,2 ± 0,08	0,61 ± 0,12	7,65 ± 0,2	0,4 ± 0,02	0,62 ± 0,07

Tabelle 13:
Industriearbeiter Screeninguntersuchung
[Shakov 2003]

Zeolith-Applikation alle 102 Männer von der Schwermetallbelastung weitestgehend befreit worden sind. Der Autor schlussfolgert, dass nicht nur die Schadstoffe durch Klinoptilolith-Zeolith ausgeleitet wurden, sondern gleichzeitig auch die Selbstregulation zur Optimierung der Homöostase des Mineralstoffwechsels des gesamten Organismus wieder hergestellt wurde.

Dekontaminierung von Übermengen an Blei bei Bergarbeitern durch Natur-Klinoptilolith-Zeolith

Bei Bergarbeitern wurden erhöhte Konzentrationen von Blei im Blut festgestellt. Diese erhielten an 25 Tagen täglich 5 g Klinoptilolith-Zeolith. Das Ergebnis ist in Abbildung 77 dargestellt.

Die Analyse des Bleigehalts im Blut wurde in allen drei Fällen mit der Massenspektrometrie mit induktiv gekoppeltem Plasma durchgeführt.

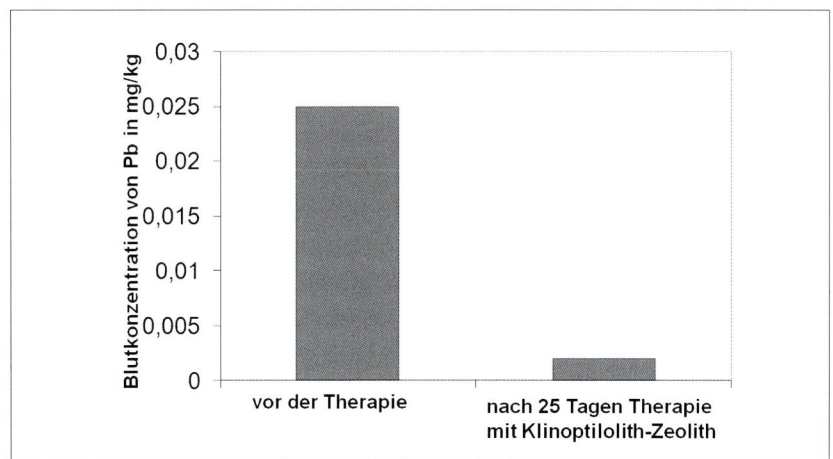

Abbildung 77:
Bleibelastung bei Bergarbeitern
(Veretenina et al. 2003)
vor und nach der Therapie mit Klinoptilolith-Zeolith.

Abbildung 78:
Bei Bergarbeitern wurden erhöhte Konzentrationen von Blei im Blut festgestellt.

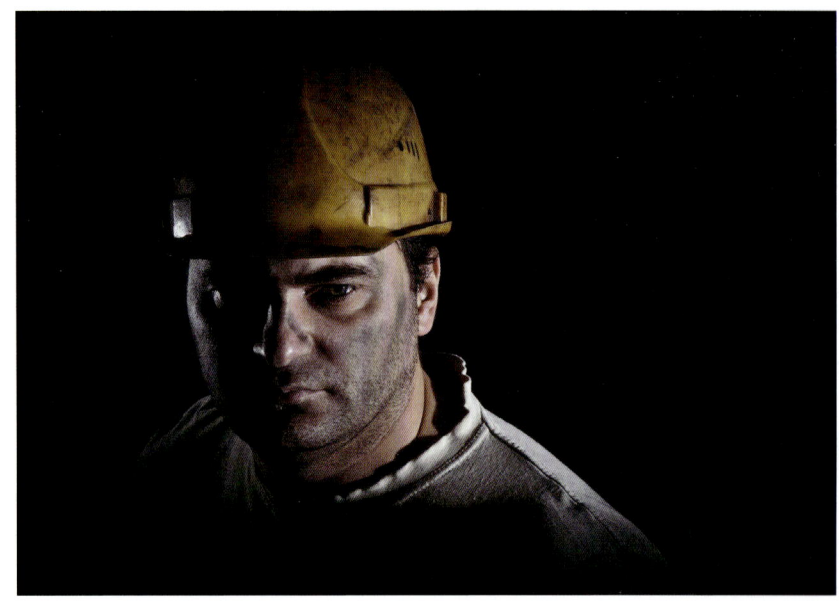

Wissenschaftliche Ergebnisse bestätigen Dekontamination von Schwermetallen durch Zeolith

Von zahlreichen Autoren wurde in Grundlagenforschungen die Adsorption von verschiedenen Schwermetallen durch Natur-Klinoptilolith-Zeolith beschrieben: Assenov et al. [1976], Bhattacharyya und Gupta [2008], Blanchard et al. [1984], Gunay et al. [2007], Morali et al. [2006], Mustafa et al. [2004], Kragovic et al. [2010], Beltcheva et al. [2010], Sprynskyy [2009], Sljivic et al. [2009], Stefanov et al. [1981], Vukojevic et al. [2007].

Mit Bezug auf Arbeiten von Peterson [1993] und Petruzzeli et al. [1991] berichtet Armbruster [2001], dass mittels Naturzeolith aus Abwässern Blei und Cadmium entfernt worden sind. Auch mit verschiedenen Schadstoffen kontaminierte Abwassersysteme wurden mit Naturzeolith gereinigt.

Adsorption (Bindung) von verschiedenen Schadstoffen und Toxinen durch Natur- und synthetische Zeolithe

Die Palette des Einsatzes von Zeolithen zur Beseitigung von Schadstoffen und Giften aus der Umwelt des Menschen und aus dem menschlichen Körper ist sehr groß. nachfolgend werden Beispiele von einschlägigen Forschungsergebnissen der Adsorption durch Zeolithe angeführt.

- Myxotoxine (Pilztoxine) mit Klinoptilolith-Zeolith [Dakovic et al. 2005]
- Nebenwirkungen verursachende Peptidabbauprodukte von Medikamenten (Naturzeolith) [Cerri et al. 2010]
- Alkoholintoxikationen (Natur-Klinoptilolith-Zeolith) [Izmirova 2003]
- Wurmeier aus Abwassersystemen (Natur-Klinoptilolith-Zeolith) [Gobbi und Hespanhol 2010]
- Mikrobiologische Agenzien (modifizierter Natur-Klinoptilolith-Zeolith [Gobbi et al. 2010; Top et al. 2004; Kirov und Terziiski 2004]
- Reduzierung der Gallensteine bei Menschen (Natur-Klinoptilolith-Zeolith) [Izmirova et al. 2010]
- Zyanbakterien (Klinoptilolith-Zeolith aus Griechenland) [Fillipidis et al. 2010]
- Giftige Schwefelstoffe [Natur-Klinoptilolith-Zeolith] [Erdogan et al. 2010]
- Methanol aus Abwassersystemen mit Naturzeolithen [Kordzakhia et al. 2010]
- Phosphathaltige Gifte (modifizierter Klinoptilolith-Zeolith) [Gobbi und Filho 2010]
- Stickstoffhaltige Gifte (modifizierter Klinoptilolith-Zeolith) [Abatal und Olguin 2010]

Diese Beispiele zeigen: Zeolithe und besonders Natur-Klinoptilolith-Zeolith haben ein breites Anwendungsspektrum für Dekontamination und Detoxikation (Kapitel 18).

Aluminium, Aluminiumsilikate, Aluminium-Alzheimer-Mythos. Antworten auf Fragen

Das Aluminium (Al) als gesundheitsschädigendes Element und Auslöser der Alzheimer-Krankheit (Dement) geistert in sehr vielen menschlichen Gehirnen. Das Wort „Aluminium" ruft bei manchen Menschen Angst und Schrecken hervor. Das erlebe ich fast täglich. Die Toxizität des Al wird dämonisiert. Ehgartner [2013] bezeichnet das Al sogar als „überirdisches Wesen". Die Dämonisierung des Aluminiums als gesundheitsschädigendes Element macht es erforderlich, eine sachliche Klärung vorzunehmen. Das ist mit diesem Kapitel beabsichtigt.

Was ist Aluminium?

Aluminium ist nach Sauerstoff und Silizium das am dritthäufigsten vorkommende Element auf unserem Planeten. Es soll einen Anteil von 7,57 Gewichtsprozent aller auf unserem Planeten vorkommenden Elemente haben. Der größte Teil dieses Aluminiums ist in Aluminiumsilikaten gebunden [Greenwood und Earnshaw 1997]. Einen anderen Teil des Aluminiums finden wir in Bauxit. Aus Bauxit wird das technische Aluminium gewonnen. Technisch hergestellte Al-Verbindungen können unter bestimmten Umständen toxisch wirken.
   Es soll 1150 aluminiumhaltige Mineralien geben (Stand 2010).
[http://de.wikipedia.org Wiki Aluminium]

Es wird viel über die Toxizität des Aluminiums geredet und geschrieben. Was ist das Besondere an Al?

Wenn von der Toxizität eines Elements, z. B. des Aluminiums, die Rede ist, muss man auch alle anderen Elemente mit in Betracht ziehen. Alle Elemente können unter bestimmten Umständen toxisch wirken, so auch das Aluminium. Dabei muss die Dosis-Wirkung im Organismus, die Art der chemischen Verbindung, ob es natürliche, in der Natur vorkommene oder durch technische Prozesse hergestellte Aluminium-Verbindungen sind, beachtet werden.

Auch die allergische Empfindlichkeit mancher Menschen gegen ein Element ist mit in Betracht zu ziehen. In dieser Hinsicht unterscheidet sich das Aluminium nicht von anderen Elementen, mit denen der heutige Mensch häufig konfrontiert wird. Aluminium kann sich sehr fest an Silizium binden und in seiner Wirkung neutralisiert werden. Silizium ist als ein Detoxikationsstoff gegen Al wissenschaftlich ausgewiesen [White et al. 2008].

Wie toxisch (giftig) sind die Aluminium-Verbindungen für den menschlichen Körper?

Von den 1.150 Aluminium-Verbindungen wirken nur wenige unter bestimmten Umständen toxisch. Das sind vor allem industriell hergestellte Al-Verbindungen. Das wird immer vergessen, wenn über die Toxizität des Aluminiums geschrieben oder gesprochen wird. Wie aus den Dokumenten der EFSA (European Food Safety Authority) und des BfR (Bundesinstituts für Risikobewertung) hervorgeht, können toxische Effekte des Aluminiums (die in Tierexperimenten nachgewiesen worden sind) nur in sehr hohen Dosen ausgelöst werden.

Schon Paracelsus (1493-1541) formulierte, dass die Dosis einen Stoff zum Gift mache. Dies möchte ich in diesem Zusammenhang noch einmal wiederholen.

Die heutige Mineralforschung vertritt eine analoge Auffassung. Für alle Mineralien gilt: ein „zu wenig" und ein „zu viel" davon kann zu Regulationsstörungen im menschlichen und tierischen Körper führen [Anke et a. 1968] also auch toxisch wirken.

Wie bei allen chemischen Verbindungen, kann ein geringer Teil der Menschen auch gegenüber Aluminium allergisch reagieren.

Im deutschen Standardwerk „Pschyrembel: Klinisches Wörterbuch" werden als Al-induzierte Erkrankungen erwähnt:

1. Aluminium-Osteopathie
   Diese ist eine Mineralisierungsstörung der Knochen.

Sie wurde festgestellt bei einem hohen Al-Gehalt der Spülflüssigkeit und Einnahme Al-haltiger Phosphatbinder bei Hämodialyse oder bei langjähriger hochdosierter Einnahme von Antazida (Al-Carbonat oder Al-Hydroxid).
2. Aluminose. Sie entsteht wie z. B. auch die Silikose durch Einatmen von Al-Feinstäuben, die bei der Bearbeitung der Elemente-Verbindungen, z. B. bei der technischen Gewinnung und Bearbeitung des Aluminiums auftreten.
3. Über die Rolle des Aluminiums in der Pathogenese der Alzheimer-Krankheit gibt es in diesem und anderen medizinischen Wörterbüchern keine Hinweise.

Welche Auffassung hat die Medizin zu der Verursachung der sogenannten Alzheimer'schen Krankheit durch Aluminium?

Zunächst möchte ich wieder die Kurzinformation des deutschen klassischen Nachschlagewerks anführen.

Pschyrembel: Klinisches Wörterbuch: Alzheimer'sche Krankheit: „Ursache: unklar, diskutiert werden genetische Faktoren (z. B. Mutationen auf den Chromosomen) oder Störungen im Amyloid- oder Tauproteinstoffwechsel (Eiweißstoffwechsel)". Kein Hinweis auf Al.

Die Meinung eines deutschen Psychiaters: Als zweites möchte ich einen Auszug aus dem Buch: „Die Alzheimer'sche Krankheit (Neurobiologie, Psychosomatik, Diagnostik und Therapie)" von Prof. Dr. Joachim Bauer, Facharzt für Innere Medizin und Psychiatrie an der Psychiatrischen Universitätsklinik Freiburg im Breisgau, anführen. Seite 49, Alzheimerkrankheit, Schattauer Verlag, 1994:

„Inwieweit Toxine bei der Alzheimer-Demenz eine Rolle spielen, ist unklar. Zwei Untersuchungen fanden bei Alzheimer-Patienten Hinweise auf erhöhte zerebrale Quecksilber-Konzentration [Thompson et al. 1988; Wenstrup et al. 1990]. Vermutungen über eine pathogenetische Rolle von Aluminium basierten auf Berichten über eine erhöhte Erkrankungsrate in Gebieten mit vermehrter Aluminiumbelastung des Trinkwassers [Martyn et al. 1986] und auf dem angeblichen Nachweis von Aluminium in Plaques [Candy et al. 1986] und in Neurofibrillenbündeln [Good et al. 1992]. Allerdings fand sich umgekehrt bei Personen, die nachweislich einer hohen Aluminiumbelastung ausgesetzt gewesen waren, kein erhöhtes Risiko für Entwicklung einer Demenz [Rifat et al. 1990] und kein Zusammenhang mit der Entwick-

lung einer Alzheimertypischen Neuropathologie [Candy et al. 1992]. Nachdem jüngst gezeigt wurde, dass Plaques kein Aluminium enthalten und frühere diesbezügliche Messungen auf einer Kontamination des jeweils untersuchten Gewebes mit aluminiumhaltigen Fixierlösungen beruhten [Chafi et al. 1991; Landsberg et al. 1992], ist eine pathogenetische Rolle von Aluminium eher unwahrscheinlich.

Zusammenfassung
Weder die Gesamtzahl kortikaler Amyloid-Plaques noch das Ausmaß der kortikalen Amyloidbeladung korreliert mit klinischen Parametern der Alzheimer-Demenz. Da sich Amyloidablagerungen in z. T. erheblichem Ausmaß auch bei der Mehrheit nichtdementer älterer Personen finden, ist die Amyloidpathologie ein unspezifisches Element der Alzheimer-Demenz. Um eine Demenzerkrankung hervorzurufen, müssen weitere Faktoren zur Amyloidpathologie hinzukommen."
(Ende des Zitats)

Der kompakte Ratgeber der Deutschen Alzheimer Gesellschaft mit dem Titel: „Das Wichtigste über die Alzheimer-Krankheit und andere Demenzformen" enthält keinen Hinweis auf den möglichen Verursacher Aluminium. Genauso gibt es keine Warnung, dass sich Patienten vor Aluminium schützen sollten [Deutsche Alzheimer Gesellschaft 2012].

Da ist nichts dran!
Einer der führenden Alzheimerforscher der USA, Prof. Dr. Henry Wisniewski, der lange Zeit die Ursachen der Alzheimerkrankheit erforschte und sich auch mit der Aluminumhypothese auseinander gesetzt hat, postulierte: „Da ist nichts dran". „Jeder Dollar, der hier in Forschung investiert wird, ist ein verlorener Dollar." 1999 verstarb Henry Wisniewski. In einem Nachruf für ihn in der New York Times heißt es: „Mit seiner Arbeit trug er viel dazu bei, die Hypothese zu begraben, dass die Verwendung von Aluminium im Haushalt oder zur Aufbereitung von Trinkwasser die Alzheimer-Krankheit auslösen könnte."

Die Meinung eines weltweit profilierten Psychiaters:
Der weltweit profilierteste Psychiater und Verhaltensforscher Dr. Allen Frances (USA) emeritierter Professor der Ducke-Universität, Koautor der internationalen psychiatrischen Standardwerke DSM-III und DSM-IV bringt in seinem, in deutscher Sprache vorliegenden, Buch „Normal. Gegen die Inflation psychiatrischer Diagnosen", 2013, DuMont-Buchverlag, Köln, seinen Zweifel am Nutzen der Alzheimer-Plaques-Hypothese zum Ausdruck. Nachfolgend möchte ich aus diesem für jeden Arzt lesenswerten Buch einige Ausschnitte zitieren: **„Der altersbedingte Verfall des Körpers ist keine Krankheit, sondern unausweichlich.**

Wer aber geistig nicht mehr ganz auf der Höhe ist, wird's nach dem DSM-5 unter einer psychiatrischen Erkrankung leiden, die sich „Mild Neurocognitive Disorder" (MNCD) nennt. Mit dem „milden neurokognitiven Defizit" sollen Leute erfasst werden, die noch keine Demenz haben, aber Anzeichen geistigen Verfalls ausweisen, die ein Risiko für eine spätere Demenzerkrankung darstellen. Ich wäre ein begeisterter MNCD-Fan, wenn es ein Mittel dagegen gäbe oder wenn sich daraus halbwegs zuverlässig die Zukunft vorhersagen ließe. Es gibt aber kein Mittel, und der Vorhersagewert der Diagnose ist äußerst gering. Stellte ich sie mir selbst, wüsste ich nicht, was ich damit anfinge. Solange wir weder über einen akkuraten biologischen Test noch über eine Behandlung verfügen, ist es sinnvoller, das geistige Altern zu akzeptieren, statt es zu diagnostizieren."

„Machen wir uns nicht vor, es sei bereits ein diagnostischer Durchbruch erzielt und ein therapeutischer Durchbruch in naher Zukunft zu erwarten. Ohne Labortest wird die Diagnose MNCD auf jeden Fall ungenau sein und viele ins Boot holen, die nicht mit einer Demenzerkrankung rechnen müssen. Wem aber wäre gedient, wenn die Frühstadien einer unerbittlichen Krankheit aufgedeckt werden, für die es keine sinnvolle Therapie gibt? Wenn Sie erfahren, dass bei Ihnen ein erhöhtes Risiko besteht, möglicherweise später an Alzheimer zu erkranken, brächte Ihnen das wenig bis nichts – aber es erzeugt überflüssige Sorgen und zieht Tests, Behandlungen, Kosten, Stigmatisierung und Versicherungsprobleme nach sich.

Wir dürfen die Aussicht auf einen unmittelbar bevorstehenden Durchbruch nicht zu laut anpreisen. Sicher, eine genauere Kenntnis der Mechanismen der Alzheimer Erkrankung könnte rasch zu einer Therapie oder Prävention führen, aber wahrscheinlich ist das nicht. Die allgemeine Erfahrung in der Medizin der vergangenen drei Jahrzehnte lehrt, dass selbst eine exponentiell Zunahme unseres Wissens über bestimmte Krankheiten in den meisten Fällen nicht zu einer Wunderheilung führt. Der hartnäckig ausbleibende Erfolg bei der Entwicklung einer Medikation gegen Alzheimer gibt keinen Anlass zu Optimismus. Die verfügbaren Medikamente waren zwar sehr profitabel für die Hersteller, aber ihr nutzen für die Patienten ist bestenfalls gering" [Frances 2013].

Aluminium wird in den Ausführungen dieses Weltspitzenpsychiaters mit keiner Silbe erwähnt.

Alzheimer Forschung Initiative e. V.
(06.03.2013) Dr. Mai Panchal, Leiterin der Fördermittelvergabe bei der AFI, schätzt die Situation ein: „Eine mögliche Verbindung zwischen Aluminium und Alzheimer wird in der Forschung sehr kontrovers diskutiert. Versuche mit Mäusen, denen Aluminium verabreicht wurde, führten beispielsweise nicht zum Ausbruch der Alzheimer-Krankheit bei diesen Tieren." „Die Forschungsergebnisse von de Sole zeigen zwar zum ersten Mal, dass Ferritine bei Alzheimer-Patienten einen höheren Aluminiumgehalt aufweisen als bei Kontrollpatienten. Dies sagt aber nichts über ein Verhältnis von Ursache und Wirkung aus. Der gestiegene Aluminiumgehalt muss keine Rolle in der Entwicklung der Alzheimer-Krankheit spielen, sondern könnte auch eine Konsequenz sein." „Ferritine binden sich an viele Atome und sind bereits ein Marker für Eisenmangel im Blut. Ich denke aber nicht, dass sie auch als Marker für die Alzheimer-Krankheit genutzt werden können."

Alzheimer.de: Informationen für Patienten und Angehörige (2015)
„Von einigen anderen Faktoren ist inzwischen bekannt, dass sie nicht zum Ausbruch von Alzheimer beitragen. Dazu gehören z. B. Aluminium und andere Metalle, Infektionen, sexuell übertragbare Erkrankungen, Arterienverkalkung sowie Über- oder Unterforderung."

Können die Amyloid-Plaques vermehrt bei älteren Menschen auftreten, die keine Demenz haben?

Das hat Prof. Alzheimer [1907] selbst beschrieben. Er hatte festgestellt, dass diese Amyloid-Plaques auch bei Menschen nachgewiesen wurden, die bis zum Lebensende hohe geistige Leistungen vollbracht haben. Eine vor kurzem erschienene wissenschaftliche Arbeit einer italienischen Forschergruppe um Mery Montinaro et al. [2013] zeigt in Tierexperimenten einen Zusammenhang von chronischem oxidativen Stress und dem Entstehen dieser Amyloid-Plaques im Gehirn von Mäusen (s. Kapitel 14). Da bekannt ist, dass chronischer oxidativer Stress (Überschuss an freien O_2-Radikalen) den Alterungsprozess bei SiO_2-armen Menschen beschleunigen kann [Beckmann und Ames 1998], ist ein möglicher Zusammenhang zwischen oxidativem Stress und der Neutralisierung dessen durch den siliziumreichen Klinoptilolith-Zeolith plausibel (Kapitel 9 und 13). Außerdem hat SiO_2 eine Detoxikationswirkung gegenüber Aluminiumverbindungen [White et al. 2008]. SiO_2-Mangel hat beim Menschen auch noch zahlreiche andere Schäden zur Folge, z. B. Osteoporose, Arteriosklerose, Arthrose u. a.

Gibt es Untersuchungen am Menschen, die zeigen, dass mit SiO_2 der Alterungsprozess verzögert und damit auch die Altersdemenz verhindert werden kann?

Die französische Forschergruppe um Sophie Gillette-Guyonnet aus der gerontologischen Klinik des Casselardit-Hospitals Toulouse [2005] wertete die Daten einer groß angelegten französischen Langzeituntersuchung mit insgesamt über 7.500 Teilnehmern über 75 Jahre aus. Ihr Hauptaugenmerk galt dem Zusammenhang von Kieselsäurezufuhr, vor allem durch Trinkwasser und geistige Leistungsfähigkeit (siehe Kapitel 11).

Weniger SiO_2 im Trinkwasser: schlechtere geistige Leistung
Die Forscher fanden dabei einen deutlichen Zusammenhang zwischen verminderter kognitiver Funktion zu Beginn der Untersuchung und niedrigem Kieselsäuregehalts des Trinkwassers. Frauen mit schlechterer geistiger Leistung hatten statistisch eindeutig belegt etwa 10 % weniger Kieselsäure aufgenommen als Frauen mit guter kognitiver Funktion. Dieser Zusammenhang blieb während der weiteren Beobachtungsdauer bestehen.

In einer Untergruppe von 383 Teilnehmerinnen wurde zusätzlich die Häufigkeit einer Alzheimer-Erkrankung während des Beobachtungszeitraums von bis zu 7 Jahren untersucht. Danach erkrankten Frauen, die bis Studienbeginn weniger Kieselsäure aufgenommen hatten, deutlich häufiger an einer Demenz als Frauen mit höherer Kieselsäurezufuhr. (siehe Kapitel 10 und 13)

Die Forscher ziehen daraus den Schluss, dass hohe Kieselsäure-Konzentrationen im Trinkwasser einen Schutz vor dem Verlust kognitiver Funktionen im Alter bieten und sogar das Risiko einer Demenz-Erkrankung vermindern könnten [Gillette-Guyonnet et al. 2005].

Wenn Siliziumdioxid Aluminium aus dem Körper ausführen kann, dann müssten das auch die Aluminiumsilikate können, bei denen ein Überschuss an SiO$_2$ besteht?

Ja, die können das. Diese Frage kann der Immunologe Dr. Erwin Walraph, der in Neubrandenburg ein Immunlabor leitete, beantworten. Dr. Erwin Walraph übermittelte mir eine schriftliche persönliche Mitteilung zum Aluminium-Silizium-Problem im Zusammenhang mit Naturzeolith, die ich nachfolgend auszugsweise zitieren möchte:

„**Aluminium hat zu den einzelnen Organen eine unterschiedliche Affinität** (Bindungs-Anziehungskraft). Da es unlösliche Phosphate bildet, wird das Element als „Knochensucher" bezeichnet. Knochen und Muskel zeigen vergleichbare Gewerbegehalte. Bei nicht beruflich exponierten Personen enthalten die Lungen die höchsten Aluminiummengen, die Werte steigen, wie auch im Zentralnervensystem, mit zunehmendem Alter an. Weiter wird Al in Leber, Herz und Milz gespeichert.

Bei meiner langjährigen Tätigkeit als Immunologe spielte die Aluminiumdiagnostik immer eine besondere Rolle. Patienten mit nervalen Erkrankungen insbesondere amyotrophe Lateralsklerose (ALS), Multiple Sklerose (MS), ausgeprägtem Haarausfall und Immunmangel-Syndromen wurden auf Aluminiumbelastung geprüft. Jeder Mensch reagiert wahrscheinlich spezifisch auf Aluminium. Vorwiegend wurde das Aluminium im Blutplasma und in besonderen Fällen im direkten Nachweis mit der Atomabsorbtionsspektrometrie (AAS) nachgewiesen.

Die Präanalytik (Vorbereitung der Analyse) ist besonders zu beachten. Es dürfen zur Blutentnahme nur metallfreie Abnahmesysteme (Monovetten), am besten mit Lithium-Heparin, verwendet werden. Werden normale Blutentnahmesysteme verwendet, kommt es durch die Kontamination des generell vorkommenden Elements zu falsch positiven Werten.

Der Referenzbereich liegt im Plasma und im Serum < 10 µg/l. Es wurden bei unseren Patienten besonders bei ausgeprägten Immunmangel-Syndromen mit bestehenden Lymphopenien, bei ALS und bei schweren Haarausfällen (Alopecia totalis) Aluminium bestimmt. Bei Morbus Parkinson, Alzheimer-Demenz wurden relativ selten erhöhte Aluminium-Werte nachgewiesen."

Therapie der Patienten mit Aluminiumüberschuss

Das einzige nach meinem Wissen nicht toxische Aluminium ist das Aluminiumsilikat, welches wir zur erfolgreichen Therapie einsetzten. Das als MANC-Zeolith bekannte Medizinprodukt eignet sich auf Grund eigener Erfahrungen hervorragend zur Eliminierung, auch des Aluminiums. Die wichtigste Grundsubstanz des MANC-Zeolith ist Klinoptilolith-Zeolith als natürlicher Donator von kolloidalem SiO_2 [K. Hecht, E. Hecht-Savoley, Naturmineralien, Regulation, Gesundheit, Schibri-Verlag, 2005]. Eine Voraussetzung der therapeutischen Anwendung ist der Reinheitsgrad der Grundsubstanz und damit die Entfernung eingeschlossener Schwermetalle.

MANC-Zeolith (Kapitel 18) kann sehr effektiv als Chelatbinder in der Behandlung von chronischen und akuten Krankheiten eingesetzt werden. Chelate sind die wichtigsten Therapieformen für Schwermetallentlastung wie Quecksilber, Aluminium u. a.

Es ist bekannt, dass eine MANC-Zeolith-Chelat-Therapie einen effektiven Schutz der Nerven gegen neurodegenerative Störungen wir Alzheimer-, Parkinson- und Huntington-Erkrankungen bewirkt. Durch die Bindung an Chelate werden die veränderten Metallionen abgesondert und aus dem Organismus entfernt [St. J. Del Signore et al. Chelation Therapy in G93A Transgenic Amyotropic Lateral Sklerosis Mice, Neuroscience, 2007].

Unsere Therapie der Patienten mit erhöhten Aluminiumwerten: MANC-Zeolith 3 x 2 Kapseln pro Tag, etwa 30 bis 45 Minuten vor dem Essen über mindestens 4 bis 5 Monate. Nicht in Verbindung mit anderen Medikamenten. Oder: 2 x 3 Kapseln pro Tag und abends zwischen 19 bis 20 Uhr 1 MANC-Zeolith Stick in Wasser gelöst (Tagesdosis 3-3 Kapseln 1 Stick) ebenfalls über Monate. Als Kriterium der Therapie dient eine wiederholte Al-Bestimmung.

Bei allen Patienten erfolgte eine Reduktion des Aluminiumspiegels bereits nach etwa 3 Wochen Therapie mit Naturzeolith-Medizinprodukten

Sind diese Effekte durch andere Untersuchungsergebnisse zu bestätigen?

Die amerikanische Siliziumforscherin Professor Dr. Edith M. Carlisle [1986] hat bezüglich der Aluminiumhypothese bei Alzheimerdemenz Tierexperimente angestellt. Sie gab älteren weiblichen Ratten einen siliziumarme und eine siliziumreiche Kost. Die siliziumreiche Kost hatte keine Anreicherung von Aluminiumsalzen im Gehirn zur Folge. Die siliziumarme Kost führte zur Anreicherung von geringen Mengen Aluminiumsalzen im Gehirn. Bekamen die zuerst siliziumarm versorgten Tiere danach ausreichend SiO_2 im Futter, dann verschwanden die Anhäufungen von Aluminium im Gehirn. Da im Klinoptilolith-Zeolith ein Verhältnis von $Al_2O_3 : SiO_2 = 1:5$ bis $1:8$ besteht, ist stets ein großer Überschuss an SiO_2 vorhanden, welcher die Wirkung von Aluminium neutralisieren kann [White et al. 2008]

Diese von Edith Carlisle [1986] beschriebenen Vorgänge zeigen, dass in dem Fall, in dem ausreichend Silizium vorhanden ist, Aluminiumwirkungen neutralisiert werden können.

Das ist keine Hypothese, sondern ein Beweis.

Eine englische Forschergruppe um Ravin R. Jugdaohsingh hat festgestellt, dass Silizium eine Detoxikationswirkung auf das Aluminium ausübt. Sie wiesen nach, dass in vivo (im Körper) eine Wechselwirkung Si-Al besteht. Silizium soll eine hohe Bindungsaffinität zum Aluminium haben und somit detoxifizierend wirken [White et al. 2008].

Das erklärt auch die Tatsache, dass Aluminiumsilikate nicht für eine technische Gewinnung von Aluminium verwendet werden können, weil die Bindung zwischen beiden zu stark ist. Deshalb verwendet man das viel, viel seltener vorkommende Bauxit! Bei der Wirkung des Aluminiumsilikats Klinoptilolith-Zeolith im menschlichen Körper, der obendrein einen selektiven Ionenaustausch zu realisieren vermag, bietet das Übermaß an hydratisiertem SiO_2 (kolloidaler SiO_2) eine große Sicherheit gegen jegliche toxischen Stoffe, ganz besonders aber gegen eine mögliche (allgemein übertriebene) Toxizität von Al-Verbindungen. Die gleiche Sicherheit bietet auch Montmorillonit, der gewöhnlich ein $Al_2O_3 : SiO_2$-Verhältnis von 1:3 bis 1:4 ausweist.

Was sind Aluminiumsilikate?

Silikate sind sehr feste Sauerstoff-Siliziumverbindungen. Al-Silikate sind sehr fest gebundene Sauerstoff-Silizium-Aluminium-Verbindungen. Der Anteil von Aluminium beträgt in den Al-Silikaten 10-25 %. Das Verhältnis von $Al_2O_3:SiO_4$ in Klinoptilolith-Zeolith beträgt 1:5 bis 1:8. Aluminiumsilikate befinden sich in der Erdkruste, die aus Felsen, Gesteinen, Zeolithen, Tonen, Sand und Lehm besteht. Die Edelsteine (oder Halbedelsteine) Rubin, Saphir, Smaragd und Aquamarin sind Al-Silikate. Aluminiumsilikate spielen seit Jahrtausenden eine Rolle als Heilmittel in der Medizin.

Wenn Al-Silikate die Erdkruste bedeckt, müssten sich Al-Verbindungen auch in Pflanzen befinden, die auf Ton-, Lehm- oder Sandboden wachsen?

Es soll 40 verschiedene Aluminiumsilikate geben, die die Böden auf unserem Erdball gewährleisten. Ton- und Lehmböden gelten als die fruchtbarsten Böden. Deshalb befinden sich naturgemäß in den meisten Pflanzen auch Aluminiumsilikate bzw. Aluminiumsalze. In den meisten Früchten und Pflanzen sind Al-Verbindungen enthalten. Es sind durch den Regen gelöste Verbindungen (siehe Tabelle 14).

Man kann davon ausgehen, dass alle natürlichen Lebensmittel Al-Mineralien enthalten. Unverarbeitete Lebensmittel sollen 5 mg/kg Aluminiumverbindungen in der Frischmasse haben. Schwarzer Tee soll bis zu ca. 1.000 mg/kg Trockenmasse enthalten [Aluminium in Lebensmitteln, The EFSA Journal 2008]. Auch im Trinkwasser können sich Spuren von Aluminiumverbindungen befinden: Grundwasser 0,2 mg/l Wasser. Da dieses lösliche Al-Verbindung sind, werden sie gewöhnlich mit dem Urin ausgeschieden. Ich habe bei Menschen die viel schwarzen Tee trinken eine hohe Ausscheidungsrate von Al festgestellt, aber kein Al im Blut. Das trifft auch für mich selbst zu.

"Lebensmittel	Aluminium-Gehalt in mg/kg
Tee (Trockenerzeugnisse)	385
Kakao und Schokolade	100
Salatarten	28,5
Hülsenfrüchte	22,5
Getreide	13,7
Pilzkonserven	9,3
Kohlarten	9,0
Wurstwaren	9,0
Gemüsekonserven	7,6
Obstkonserven	3,6
Fische und Fischerzeugnisse	3,3
Obst	3,1
Kindernahrung	3,0
Käse	2,9
Frischpilze	2,7
Paprika, Gurken, Tomaten, Melonen	2,2
Kartoffeln	2,1
Fleisch	1,2"

Tabelle 14: Beispiele des Aluminiumgehalts in Lebensmitteln (Bundesverband der Lebensmittelchemiker(innen) im öffentlichen Dienst: Aluminium in Lebensmitteln) (Zitat).

Sind Al-Verbindungen im menschlichen Körper als Spurenelemente eingestuft?

Aluminium ist ein Spurenelement. Spurenelemente sind für den menschlichen Körper natürliche Stoffe, die in den physiologischen Stoffwechsel mit einbezogen werden können.

Bei Erwachsenen sollen folgende Werte des Gehalts an Aluminium zu registrieren sein: 50 bis 150 Milligramm in verschiedenen Verbindungen. Aluminium-Verbindungen sind im ganzen Körper zu finden [EFSA 2008].

> Folgende Grenzwerte werden bei Laboruntersuchungen angegeben:
> Blut: < 10,0 µg/l   (Labor 28 Berlin)
> Urin: < 22,3 µg/g   (Genova-Diagnostik)
> Haare: < 17,3 µg/g   (Genova-Diagnostik)

Was geschieht mit den durch Nahrung und Trinkwasser aufgenommenen Al-Verbindungen?

Normalerweise sollen die mit Lebensmitteln und Trinkwasser aufgenommenen Al-Verbindungen (10-50 mg/Tag) größtenteils vom Körper wieder ausgeschieden werden. Infolge dessen können manchmal im Urin höhere Werte registriert werden, als im Blut und in dem Haar. Das ist ein Zeichen dafür, dass Al-Verbindungen aus dem Körper entfernt werden.

Die Aufnahme von Aluminium im menschlichen Körper, d. h. im Verdauungskanal, hängt von zahlreichen Faktoren ab

- pH-Wert (Niedriger pH-Wert = saures Milieu fördert die Aufnahme. Deshalb keine Einnahme von Medikamenten, Vitaminen, Mineralien usw. mit Fruchtsäften, Weinen und anderen sauren Lebensmitteln bzw. Getränken.)
- Bei Einnahme von Silikaten (Klinoptilolith-Zeolith) besteht diesbezüglich keine Sorge. Der in Wasser aufgeschwämmte Klinoptilolith-Zeolith hat einen pH-Wert von 7,2-8,0 und neutralisiert im Magen.
- der Art der Al-Verbindung
- der Löslichkeit der Al-Verbindung

Die in den Körper gelangten wasserlöslichen Al-Verbindungen werden mit dem Urin wieder ausgeschieden [Thieme Chemistry 2013]. Die nicht löslichen Verbindungen werden mit dem Stuhl ausgeschieden.

Gibt es eine Nahrungssicherheit für Al-Verbindungen?

Von der Europäischen Behörden für Nahrungssicherheit (EFSA) soll die wöchentlich tolerierbare Aufnahme von Aluminium 1 mg pro Kilogramm Körpergewicht betragen. Für einen 60 Kilogramm schweren Menschen wären dies 60 mg/Woche. Später wurde dieser tolerierbare Wert auf 2 mg pro Kilogramm Körpergewicht pro Woche erhöht [EFSA 2013].

Die Menge des aufgenommenen Aluminiums hängt von den Nahrungsgewohnheiten der Menschen ab.

Unter der Bezeichnung E 173 ist Aluminium als Lebensmittelzusatzstoff zugelassen, z. B. für Überzüge von Süßwaren (Zuckerguss) und als Dekoration von Torten und Kuchen. Aber auch zum Färben von Arzneimitteln und Kosmetika [Chemisches und Veterinäruntersuchungsamt Karlsruhe 2004; EFSA-Journal 2008].

Bekannt ist auch, dass sich in zahlreichen Impfstoffen Al-Verbindungen befinden [Ehgartner 2013]. Ohne Aluminium soll der Impfstoff nicht wirksam sein. Das ist weniger verständlich und sollte unterlassen werden.

Am 21.04.2013 hat das ZDF (Zweites Deutsches Fernsehen) einen Film mit dem Thema „Aluminium – die geheime Gefahr" gesendet. Was war der Anlass dazu?

Der Anlass war die Veröffentlichung eines EFSA-Technikberichts am 05.04.2013: Lebensmittelbelastung durch aluminiumhaltige Lebensmittelzusätze. EFSA, Publikation EN 411. European Food Safety Authority (EFSA), Parma, Italy

Hat dieser Technikbericht Aussagen über eine schädigende Wirkung im menschlichen Organismus getroffen?

Nein! Es fehlen im Bericht jegliche Aussagen zur Wirkung der Al-Produkte im menschlichen Körper. Es liegen auch keine diesbezüglichen Untersuchungen vor. Es ist eben ein Technikbericht, der aber vom ZDF unkritisch und unverantwortlich als „Geheime Gefahr" deklariert wurde.

Dazu ist noch zur Kenntnis zu nehmen: Einer schleichenden Vergiftung unterliegt die Weltbevölkerung allgemein, aber nicht nur durch Al, sondern durch viele Schadstoffe in der Luft, im Wasser und in der Nahrung [Servan-Schreiber 2008] (siehe Kapitel 2). Besonders gesundheitsschädlich sind die polychlorierten Bisphenole, die den Menschen in vielen Gebrauchsgegenständen belasten, z. B. durch Getränkeplastikflaschen, Klebstoffe usw.

Wie war die Reaktion von Ärzten und Wissenschaftlern nach der ZDF-Sendung?

Reaktionen auf den EFSA-Technikbericht sind aus meiner Sicht unbedingt notwendig. Meines Erachtens wäre es erforderlich gewesen, dass die EFSA sofort Studien angesetzt hätte, um bei den angeführten fünf Bevölkerungsgruppen nachzuweisen, welche Krankheitssymptome vermehrt auftreten, wie viel Aluminium davon im Urin, im Stuhl ausgeschieden wird, wie viel Aluminium sich in den Haaren gespeichert hat und ob das Aluminium von den genannten Verbindungen überhaupt in den menschlichen Stoffwechsel einbezogen wird.

Anstatt dessen erscheinen in medizinischen Zeitschriften Artikel, deren Autoren, wissenschaftlich nicht belegbar, Ratschläge erteilen, wie man mit dem Aluminium umgehen muss. Und wieder wird die Alzheimer-Aluminium-Hypothese angeheizt.

Kann dazu ein Beispiel angeführt werden?

Ein Interview des Medizinjournalisten Bert Ehgartner in der Zeitschrift Naturarzt mit der Überschrift: Für das Immunsystem ist Aluminium ein „Alien". Alien = außerirdisches Lebewesen. Dabei nimmt er auch Bezug auf Al Verbindungen in Impfstoffen. Das lehne ich auch ab. In diesem Interview gibt Bert Ehgartner eine Übersicht über angebliche (wissenschaftlich nicht fundierte) schädliche Wirkungen des Al, wie man sich vor Al-Einwirkungen schützen kann und wie man es aus dem Körper ausführen kann.

Er kommt aber zu folgender Schlussfolgerung: „Eine Ausscheidung von Aluminium ist deshalb immer sinnvoll. Bisher gibt es zu den Methoden, die ausprobiert wurden, nur wenige relevante Studien. Gesichert ist aber, dass man über das Trinken von Mineralwasser, das reich an natürlich gelöstem Siliziumdioxid ist, relevante Mengen an Aluminium bindet und über den Harn ausscheidet. Damit bestätigt er die von englischen Forschergruppe (Prof. Dr. Ravin Jugdaosingh) gewonnenen Erkenntnisse: Siliziumdioxid ist ein Detoxmittel gegen Aluminiumverbindungen [White et al. 2008]. In einem anderen Artikel in der Zeitschrift „Raum und Zeit" fordert er aber von der EU, dass sie das siliziumreiche Aluminiumsilikat Bentonit verbietet. Diese Gedankensprünge von Ehgartner sind wohl doch überirdisch, wie seine unrealen Aluminiumansichten.

Gibt es Untersuchungen, die nachweisen, dass sich bei jahrelanger Einnahme des Aluminiumsilikats Klinoptilolith-Zeolith doch Aluminium im Körper absetzen kann?

Wir haben an Versuchspersonen (4 Frauen und 7 Männer im Alter von 48-90 Jahre), die von über 2 Jahre bis zu 13 Jahren täglich 5-10 g Klinoptilolith-Zeolith oder gemeinsam mit Montmorillonit eingenommen haben, feststellen können, dass bei allen Untersuchten im Blut und in den Haaren die nachgewiesenen Al-Werte weit unter dem zulässigen Grenzwert liegen. Bei einigen Versuchspersonen ist eine erhöhte Ausscheidung von Aluminium im Urin nachgewiesen worden. Sie sind Trinker des schwarzen Tees.

Mit Bezug auf das Gutachten der EFSA (European food safety Authority) und des BfR (Bundesinstituts für Risikobewertung) ist davon auszugehen, dass diese Urinausscheidung des Aluminiums vorwiegend mit der aufgenommenen Nahrung, vor allem vom Trinken des schwarzen Tees zusammenhängt. Nach Angabe der EFSA [2008] haben folgende Nahrungsmittel, die von den Untersuchten regelmäßig eingenommen wurden, hohe Konzentrationen an Aluminium: „Die meisten unverarbeiteten Lebensmittel erhalten weniger als 5 mg Aluminium/kg. Höhere Konzentrationen (durchschnittlich 5-10 mg/kg) sind oft in Brot, Kuchen und anderen Backwaren (mit den höchsten Konzentrationen bei Keksen/Plätzchen), einigen Gemüsearten (mit den höchsten Konzentrationen bei Pilzen, Spinat, Rettich, Mangold, Kopfsalat und Feldsalat), kandierten Früchten, Milchprodukten, Würstchen, Innereien, Meeresfrüchten, zuckerreichen Lebensmitteln, Backmischungen und den meisten Mehlprodukten und Mehlen enthalten. Sehr hohe Durchschnittskonzentrationen finden sich unter anderem in Teeblättern, Kräutern, Kakao und Kakaoprodukten sowie Gewürzen."

Aus der Tabelle 15 geht weiter hervor, dass im Blut der Untersuchten viel Silizium, eine hohe Antioxidantien-Kapazität (TAK) sowie überdurchschnittliche Eisen- und Hämoglobin (Hb)-Werte nachgewiesen wurden. Auch die anderen Elektrolyte lagen im Referenzbereich.

Nach diesen Ergebnissen kann davon ausgegangen werden, dass das Aluminium-Silikat Klinoptilolith-Zeolith nach jahrelanger täglicher Einnahme weder im Haar noch im Blut Spuren hinterlässt. Die unbelegte Behauptung von Dr. Mutter [2012, 2013] und Ehgartner [2013], dass Al-Silikate wie Klinoptilolith-Zeolith und Heilerde in der Genese der Alzheimer-Krankheit eine Rolle spielten, ist daher wissenschaftlich unhaltbar. Was dem Körper an nicht benötigten Al-Verbindungen zugeführt wird, wird mit Urin und Stuhl wieder ausgeschieden oder durch SiO_2 gebunden. Menschen, die schwarzen Tee trinken, werden wohl immer Aluminium mit dem Urin ausscheiden.

Tabelle 15: Daten der Langzeitanwendung Klinoptilolith-Zeolith

VP Nr.	1	2	3	5	6	7	8	9	10	11	12
Sex	F	F	F	M	M	M	M	M	M	M	F
Alter	79	72	46	90	89	65	59	48	48	73	73
Dauer der Zeolitheinnahme in Jahren	11	6	2	6	13	3	2	2	2	2	2
Aluminium-Urin < 22,3 µg/g	24,6	29,8	16,4	63,3	41,9	2,5	61,7	10,7	1,5	9,8	4,8
Aluminium-Haare < 17,3 µg/g	–	1,9	3,0	2,2	1,0	2,8	0,9	2,6	6,4	4,8	5,5
Aluminium-Blut < 10,0 µg/l	3,0	5,0	7,0	5,0	7,0	5,0	5,0	5,0	5,0	4,0	3,0
Silizium-Blut > 190 µg/l	451	580	509	576	596	362	354	362	374	503	500
Totale Antioxidantien Kapazität-Blut 1,30-1,77 mmol/l	1,61	1,61	1,53	1,59	1,78	1,55	1,55	1,60	1,76	1,66	1,59
Eisen-Blut 33-193 µg/dl	109	72	65	77	111	64	122	121	94	94	107
Eisen-Haare 5,2-24,4 µg/g	–	6,6	5,4	6,6	7,3	6,0	7,1	6,0	6,5	12,9	11,2
Hämoglobin 12,0-15,4 g/dl	13,3	14,2	14,8	13,5	15,0	15,4	14,9	14,7	–	14,9	15,3

Alle Untersuchten verfügen trotz ihres hohen Alters über eine hohe körperliche und geistige Leistungsstärke und keine Anzeichen der Demenz.

Diese Untersuchungen wurden unabhängig voneinander von folgenden Laboren durchgeführt:

Harnanalyse, Haaranalyse:
Genova Diagnostics, 63 Zillicoa Street, Asheville, NC 28801, USA

Blutanalyse:
Labor 28, Mecklenburgische Str. 28, 14197 Berlin, Tel. 030/82093-0
MEGA NFC International danke ich für die Unterstützung bei der Durchführung dieser Studie.

Ergebnisse anderer Untersuchungen mit völlig anderen Personen und in wieder einem anderen Labor werden nachfolgend mit den gleichen Resultaten angeführt.

Aluminium in Blut und Harn:
Kleine Stichprobe (n=6) von Personen (1 weiblich, 5 männlich im Alter von 29-51 Jahren) nach Langzeiteinnahme von Klinoptilolith-Zeolith von 1-9 Jahren täglich.

	Versuchspersonen					
	1	2	3	4	5	6
Aluminium: Plasma (EDTA-Blut) Referenzbereich 0,3-3,9 µg/dl	0,4	0,7	0,4	0,3	0,1	0,3
Aluminium: Harn Referenzbereich 0,0-60,0 µg/l	18,0	7,1	41,0	18,3	48,0	10,6

Quelle: Medizinisches Labor Dr. med. univ. Johann und Dr. phil. chem. Perné, Krassniggstr. 44, A-9020 Klagenfurt, Österreich

Herrn Dr. Horst Poosch danke ich für die Überlassung der Daten.

Die Bestimmung des Aluminiums erfolgte mit der Methode der Massenspektrometrie mit induktiv gekoppeltem Plasma.

Die Angaben der Referenzbereiche entsprechen denen, wie sie von diesen Laboren üblich sind. Es ist bekannt, dass Referenzbereiche und Grenzwerte von Labordaten von Land zu Land und sogar von Labor zu Labor eines Landes unterschiedlich sind. Sie sehen die gravierenden Unterschiede zwischen Genova Diagnostic und Medizinisches Labor Klagenfurt bei Aluminium im Urin.

Warum sollte der Lehm der Geophagen in Französisch-Guyana unbedingt pathogen (krankmachend) wirken?

Untersuchungsergebnisse von Lambert et al. [2010] zufolge sollen erdessende anämische Schwangere einen höheren Gehalt an Aluminium im Plasma und Urin ausgewiesen haben als nicht geophagosierende nicht anämische Schwangere.

Schon die Art der Vergleichsgruppen ist sonderbar, wäre es nicht logischer gewesen erdessende anämische Schwangere mit nicht erdessenden anämischen Schwangeren zu vergleichen?

Was ist zu dieser Studie noch zu sagen, die von Vertretern der Aluminium-Alzheimer-Theorie [Mutter 2013] als Beweis dafür angeführt wird, dass durch die Einnahme des Al-Silikats Klinoptilolith-Zeolith und anderer Al-Silikate eine Al-Belastung entstehen kann?

Diese „wissenschaftliche" Arbeit habe ich mit großer Aufmerksamkeit gelesen. In Französisch-Guyana, wo diese Studie durchgeführt wurde, ist die Geophagie, das Essen von Lehm, seit vielen Generationen verbreitet. In der Begründung zur Durchführung dieser Untersuchungen wird angedeutet, dass man dort erreichen möchte, den Frauen das Erdessen abzugewöhnen. Als ein Argument dafür sollte dabei der Nachweis des „giftigen" Aluminiums sein.

Es wird beschrieben, dass diese Frauen (Nachkommen von Sklaven) einen sehr niedrigen Sozialstatus haben (über das Bildungsniveau gibt es keine Angaben und auch nicht darüber, dass das Demenzvorkommen besonders hoch ist). Zwar wird angegeben, mit welchen Getränken die Lehmkugeln eingenommen werden, über die Ernährungsweise bzw. über die zur Verfügung stehenden Nahrungsmittel wird nichts geschrieben. Die Angaben über die Menge der Aufnahme von Lehm (auch ein Al-Silikat) sehen wir folgt aus:

17 % = 100 g Lehm täglich
25 % = 500 g Lehm wöchentlich
16 % = 500 g Lehm monatlich
27 % = 500 g Lehm während der gesamten Schwangerschaft

Das sind keine übermäßigen Mengen. (Das wird auch in der Diskussion dieser Arbeit festgestellt.) Es wurden 5 Proben des Lehms untersucht:

Probennummer	Al-Gehalt in µg/g	SiO_2-Gehalt in µg/g
1	11,5	11,0
2	20,8	10,6
3	13,6	11,0
4	13,1	11,3
5	18,0	7,1

Im Vergleich dazu eine Tabelle mit Werten des Al- und Si-Gehalts in verschiedenen Zeolithvorkommen auf unserem Planeten. In diesen Lehmproben überwiegt das Aluminium gering gegenüber dem Silizium. In Zeolithen ist das Verhältnis Al:SiO$_2$ 1:5 bis 1:8.

Ort	SiO$_2$	Al$_2$O$_3$	Verhältnis
Košiče/Slowakei	66-71 %	11-13 %	~ 6:1
Aidag/Kaukasus	66 %	11 %	~ 6:1
Kholinsk/Sibirien	65-73 %	12 %	~ 5:1
Holguin/Kuba	68-70 %	8 %	~ 8:1
Scandinavien	65-72 %	11 %	~ 6:1

Das Überwiegen des Aluminiums über das SiO$_2$ in den Lehmproben könnte die Ursache dafür sein, dass bei den lehmmessenden Frauen mehr Aluminium im menschlichen Körper absorbiert oder mit dem Urin ausgeschieden werden könnte. Aber es gibt in dieser Arbeit noch zahlreiche andere Aspekte zu beachten.

Der Mittelwert des Aluminiums der nicht lehmessenden Gruppe wird mit 4,95 µg/l angegeben und der der Erdessergruppe im Plasma beträgt 13,9 µg/l. Das Pseudoergebnis: ein hochsignifikanter Unterschied. Aber der Grenzwert für Aluminium im Blutplasma ist < 10 µg/l. Folglich ist der Mittelwert der Erdessergruppe gar nicht so übermäßig hoch. Die Differenz zwischen dem obersten Al-Wert des Grenzwerts < 10,0 µg/l zu den Al-Werten der Erdessergruppe mit 3,9 µg/l wird sich nicht als statistisch signifikant erweisen.

Nach Angaben der Autoren wiesen bei den Geophaginnen 56 von 96 Werte unter dem Grenzwert von 10 µg/l Aluminium im Blut aus und bei den nicht erdessenden Frauen von 74 Untersuchten 67 Werte unter 10 µg/l Al.

Der Grenzwert im Urin wird von den Autoren < 20 µg/l angegeben. 45 von den 80 Geophaginnen hatten Werte unter diesem Grenzwert auszuweisen. Bei den nicht erdessenden Frauen waren es 56 von 64, die niedrigere Werte als den Grenzwert hatten.

Diese Angaben bedeuten, dass mehr als 50 % der Geophaginnen Al-Werte im Blut und Urin unter dem Grenzwert ausweisen. Das soll hochsignifikant sein? Bemerkenswert ist noch folgendes Zitat der Autoren Lambert et al. [2010]: „Die Hauptschwierigkeit bei der Bestimmung des Aluminiums ist das Kontaminationsrisiko während der präanalytischen Phase".

In der Diskussion der Arbeit von Lambert et al. [2010] wird einleitend festgestellt, dass das Arzneimittelangebot in der Stadt sehr reich sei, dass die Frauen während der Schwangerschaft nur geringe Mengen Lehn essen. Über Arzneimittelzufuhr wird genauso wenig gesagt wie über deren Ernährungsweise.

Zur Ernährung bemerken die Autoren folgendes: „Wir waren nicht in der Lage die Nahrungsaspekte weiter zu erforschen." Und nachfolgendes zum Trinkwasser: „Mehr als die Hälfte der schwangeren Frauen hatten keinen Zugang zu einer zuverlässigen Trinkwasserquelle und tranken Regenwasser oder Wasser aus kleinen Wasserquellen". An anderer Stelle wird dazu noch vermerkt, dass „der Aluminiumanteil im Trinkwasser im Guyana „regelmäßig die empfohlenen Grenzwerte" übersteigt.

Des Weiteren wird festgestellt, dass die fehlende Korrelation zwischen Hämoglobin und Al-Konzentration nahe legt, dass Aluminium bei der Anämie der Patientinnen eine geringfügige Rolle spielt. Neurologisch-psychiatrische Befunde werden nur erörtert, aber nicht bewiesen. Es wird nur die Vermutung ausgesprochen, dass Aluminium den Fötus schädigen kann, ohne den Beweis dafür zu erbringen. Gleich gar nicht wird der Beweis erbracht, dass das Essen von Aluminiumsilikaten pathologische Folgen nach sich ziehen kann. **So wird „Wissenschaft" zum Aluminium-Problem gemacht und als „Kronzeuge" für die Al-Alzheimer-Hypothese verkündet.**

Hat Cornelia Stolze mit ihrem Buch „Vergiss Alzheimer. Die Wahrheit über eine Krankheit, die keine ist" doch recht?

Man muss wissen, dass die Alzheimer'sche Krankheit (Demenz) nach der Definition von Alois Alzheimer nur durch den Nachweis der Amyloid-Plaques im Gehirn richtig diagnostiziert werden kann. Das ist zu Lebzeiten der Patienten so gut wie unmöglich, weil die Amyloid-Plaques nur am toten Gehirn nachweisbar sind. Es gäbe theoretisch noch die reale Möglichkeit des Nachweises der Amyloid-Plaques zu Lebzeiten mittels Biopsie. Aber eine solche Methode im Gehirn der Menschen anzuwenden widerspricht jeder ärztlichen Ethik.

So ist eigentlich die von Ärzten festgestellte Diagnose Alzheimer'sche Krankheit oder Alzheimer Demenz eine Pseudodiagnose, weil der strukturelle Nachweis zu Lebzeiten nicht erbracht werden kann. Folglich ist die Alzheimer'sche Krankheit ein Konstrukt [Stolze 2010].

Die Psychiater arbeiten realer, sie führen bestimmte Symptome für die Alzheimer Demenz an, die aber für jede Demenz Gültigkeit haben können.

Es ist aber bekannt, dass Menschen im Alter Gedächtnisverlust haben und auch eine ausgeprägte Demenz ausweisen können. Ist das nicht ein Widerspruch zu der Behauptung, die Alzheimer-Krankheit sei ein Konstrukt, ein Mythos?

Altersdemenz ist keine Alzheimer'sche Krankheit. Die Entwicklung der Altersdemenz ist sogar besorgniserregend im Anstieg begriffen. Aus dem Pflegereport 2010 der Barmer GEK geht hervor, dass der Anteil der Altersdemenz der 2009 verstorbenen Menschen über 60 Jahre sehr groß ist: 47 % der Frauen und 29 % der Männer wiesen vor ihrem Tod eine Demenz aus.

Was kann die Ursache der Altersdemenz sein?

Nach offiziellen Mitteilungen ist die Ursache unklar [Klinisches Wörterbuch Pschyrembel].

Aus meiner Sicht gibt es verschiedene Faktoren die die Ursache für Altersdemenz sein könnten. Ich möchte aber die Aufmerksamkeit auf einen bisher wenig beachteten Faktor lenken, auf die Einnahme von Psychopharmaka, die bei älteren Menschen sehr verbreitet ist (Schmerzmittel, Schlafmittel, Antidepressiva, Antipsychotika).

In einem redaktionellen Artikel im Deutschen Ärzteblatt 109/27-28, 2012 von F. Osterloh wird der Deutsche Arzneimittelreport kommentiert: „Zuviel Psychopharmaka" lautet die Überschrift. Frauen sollen 2-3 Mal häufiger Psychopharmaka einnehmen als Männer. In diesem Artikel wird festgestellt, dass von den 1,2 Millionen Arzneimittelabhängigen in Deutschland zwei Drittel ältere Frauen sind. Vergleicht man diese Angaben mit den zuvor erwähnten Angaben zur Altersdemenz des Pflegereports von 2009 der Barmer GEK, der zeigte, dass 47 % der Frauen und 29 % der Männer 2009 mit Demenz verstorben sind, so lässt sich die Andeutung einer Korrelation feststellen.

Das wäre ein möglicher Ansatz für die Demenzforscher, nämlich dieser möglichen Korrelation nachzugehen.

Das hat eine Forschergruppe der Universität Bordeaux unter Leitung von Prof. Dr. Antoine Pariente bereits getan. In einer Langzeituntersuchung (20 Jahre) an 1.063 Senioren über 65 Jahren wurde festgestellt, dass 51 % dieser Gruppe, die länger als 3 Monate Benzodiazepine (Schlafmittel) einnahmen, an Demenz erkrankten. In der Gruppe, die dieses Schlafmittel nicht einnahmen waren es nur 23 %. Durch die zunehmende Dauer dieser Schlafmitteleinnahme wuchs das Risiko an Demenz zu erkranken. Die Studie erschien im Britischen Medizin Journal 2014.

Cornelia Stolze führt in ihrem Buch „Vergiss Alzheimer" mit Bezug auf die USA-Verbraucherorganisation Public Citizen [2009] eine Liste mit 136 Medikamenten an, für welche die Verursachung von Demenz- oder Delir-Symptomen angegeben sind. Die Psychopharmaka nehmen in dieser Liste einen breiten Raum ein. Die massenhafte Verordnung von sedierenden Medikamenten in Altenpflegeheimen und bei Demenzkranken wird auch in einer Studie des Deutschen Instituts für angewandte Pflegeforschung [2014] verurteilt.

Was könnten weitere Ursachen der immer häufiger auftretenden Altersdemenz sein?

Wenn man das Wissen der Schulmedizin, Natur- und Alternativmedizin integriert, würde ich folgende Ursachen sehen, die im Komplex wirken können:

1. Der erwähnte Arzneimittelmissbrauch, vor allem die Einnahme von Psychopharmaka.
2. Das regelmäßige Trinken alkoholischer Getränke.

Häufig wird 1. und 2. gemeinsam betrieben, wodurch schädliche Interaktionen auftreten können.

3. Die schleichende globale Vergiftung und der Elektrosmog.
4. Der im Alter auftretende SiO_2-Mangel, den auch die französischen Gerontologen unter Leitung von Sophie Gillette-Guyonnet [2005] für das Entstehen der Störungen geistiger Prozesse (Degeneration) nachweisen konnten.
5. Das Dominieren von oxidativem Stress und dazu Stresshormone des psychosozial ausgelösten Stresses (siehe Kapitel 7).
6. Der mangelnde Gebrauch des Gehirns zur kreativen Tätigkeit durch Konsumtion (Fernsehen, Internet) sowie Bewegungsmangel [Manfred Spitzer: Digitale Demenz 2012].

Beschleunigt oxidativer Stress wirklich den biologischen Alterungsprozess?

Die Beschleunigung des Alterungsprozesses durch oxidativen Stress ist vielfach belegt [u. a. Stadtman 1992; Beckmann und Ames 1998], vor allem im Zusammenhang mit Demenz (siehe Kapitel 12). Das Auftreten von Plaques in der Gehirnrinde und in anderen Teilen des Gehirns durch ein langzeitiges Übermaß an oxidativem Stress wurde im Tierexperiment von Montinaro et al [2013] gezeigt. Zusammenhänge von Plaques im Gehirn und Alterungsprozess ohne Demenz wurde schon von Prof. Dr. Alois Alzheimer und später von anderen beschrieben [Alzheimer 1907]. Diese Fakten, unter Einbeziehung der Erkenntnisse über die Wirkung von oxidativem Stress auf den Menschen, besonders auf dessen Gehirnfunktionen und -strukturen, veranlassten mich zu folgendem Denkansatz für die Entstehung und Verhinderung der Altersdemenz und deren mögliche Vermeidung.

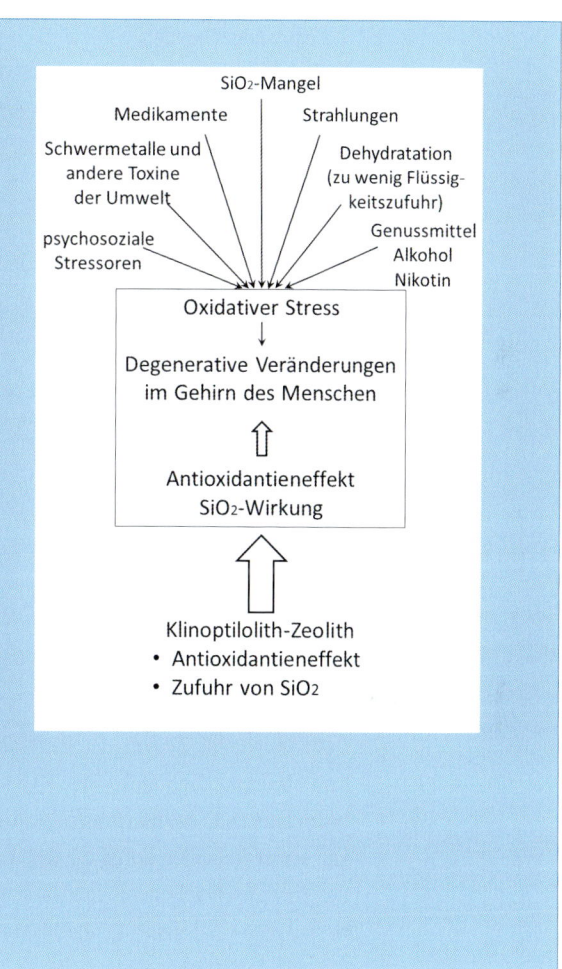

Was kann man präventiv gegen Altersdemenz tun?

1. Medikamente mit Risiko für Demenz und Genussmittel meiden.
2. Klinoptilolith-Zeolith, der reich an SiO_2 ist und eine starke antioxidative und detoxierende Wirkung ausweist, täglich einnehmen.
3. Geistig aktiv und kreativ sein.
4. Sich regelmäßig viel in der Natur bewegen.
5. Viel Wasser, vor allem SiO_2-(Kieselsäure) reiches, trinken.
6. Handynutzung täglich nur höchstens 20 Minuten. Dann ausschalten! In den letzten Jahren ist nachgewiesen worden, dass Elektrosmog (Funkwellen) oxidativen und nitrosativen Stress auslöst [Warnke und Hensinger 2013; Yakymenko et al. 2014] (s. Kapitel 17).
7. Gut schlafen. Bettmatratze erden.

Anmerkung 1: Die Aussage über die Wirkung von Klinoptilolith-Zeolith trifft nur auf TMAZ-, PMA- und MANC-Zeolithe zu, die als Medizinprodukte (EU) ausgewiesen sind.

Offizielle Unbedenklichkeitsbestätigung für die Wirkung von Naturzeolith im menschlichen und tierischen Körper

Der Klinoptilolith-Zeolith, der als Zusatzstoff E567 und E568 und später 19 598 bezeichnet und registriert wurde, wurde laut seiner Definition durch die Regulation der Europäischen Kommission sowie der Herausgebe einer neuen EU-Regulation als vollkommen unbedenklich für die Gesundheit für Mensch und Tier eingestuft und zwar ohne Notwendigkeit eines Post-Market-Monitorings! Damit wird erstens belegt, dass Klinoptilolith-Zeolith, der als Antioxidans in Verpackungen eingesetzt wird, nicht auf das darin verpackte Lebensmittel übergeht. Zweitens wird belegt, dass keine Gefahr für den das Fleisch eines Tieres konsumierenden Menschen besteht, da der Klinoptilolith-Zeolith während der Passage durch den Magen-Darm-Trakt des Masttieres nicht abgebaut wird und somit nicht in den Körper des Tieres übergeht und in weiterer Folge nicht in den Körper des Menschen gelangen kann. Folgerichtig wurde der Klinoptilolith-Zeolith auch 2013 für alle Tierarten freigegeben, nachdem er bis dahin nur für die Mast von Schweinen, Hühnern, Truthähnen, Rindern und Lachsen zugelassen war. Die EFSA hat die Ausweitung auf alle Tierarten nur deswegen durchgeführt, weil sie kein Gefährdungspotential durch den Klinoptilolith-Zeolith ausmachen konnte.

Anmerkung
Mir liegt zwischenzeitlich eine „Langzeitanwendungsbeobachtung mit PAM-Zeolith: Aluminiumanalyse im Blut und Harn" der Firma Panaceo vor, die zu gleichartigen Ergebnissen führte, wie sie im Text angeführt sind.

In dieser Studie wurde an 18 Probanden dokumentiert, „dass alle Probanden den PMA-Zeolith-Klinoptilolith mindestens 3 Jahre, 7 davon seit 10 Jahren, laut bestimmungsgemäßer Daueranwendung, regelmäßig eingenommen haben. Im Mittel wurde mindesten 5 g PMA-Zeolith-Klinoptilolith/Tag (mind. 3-10 g/Tag) supplementiert.

Bei allen Probanden lag der gemessene Aluminiumspielgel im Blut (Plasma) und im Harn im Normalbereich.

Die Mittelwerte betrugen im Plasma 0,5 µg/dl (Normalbereich 0-0,75 µg/dl, im Harn 8,9 µg/dl (Normalbereich 0-80 µg/dl) sowie der Aluminium-Quotient im Harn 10,0 µg/dl Kreatinin (Normalbereich 0-80 µg/dl)."

Die Food and Drug Administration der USA (FDA) hat unter dem Code der federalen Regulation (CFR) Title 21 Zeolith (CFR 21) 182.2727 und Aluminiumsilikate unter (CFR 21) 182.2227 als unbedenklich zugelassen.

Quellen
Commission Implementing Regulation (EU) (2013): Concerning the authorisation of clinoptilolite of sedimentary origin as a feed additive for all animal species and amending regulation (EC) No 1810/2005. (EU) No 651/2013 of 9 July (text with EEA relevance)
Commission Regulation (EC) (2005): Regulation No 1810/2005, concerning a new authorization for 10 years of an additive in feedingstuffs, the permanent authorization of certain additives in feedingstuffs and the provisional authorization of new uses of certain additives already authorized in feedingstuffs
EFSA Panel on Food Contact Materials, Enzyms, Flavourings ans Processing Aids (CEF) (2013): Scientific Opinion on the safey evaluation of the active substances (...) and clinoptilolite for use in food contact materials. EFSA Journal 11(4): 3155.[12 pp.]doi:10.2903/j.efsa.2013.3155
EFSA Panel on Additives and Products of Substances used in Animal Feed (FEEDAP) (2013): Scientific Opinion on the safety and efficacy of clinoptilolite of sedimentary origin for all animal species. EFSA Journal 11(1): 3039.[13pp.] doi:10.2903/j.efsa.2013.3039

Klinoptilolith-Zeolith: Entlastet Entgiftungsfunktion der Leber und absorbiert Amonium

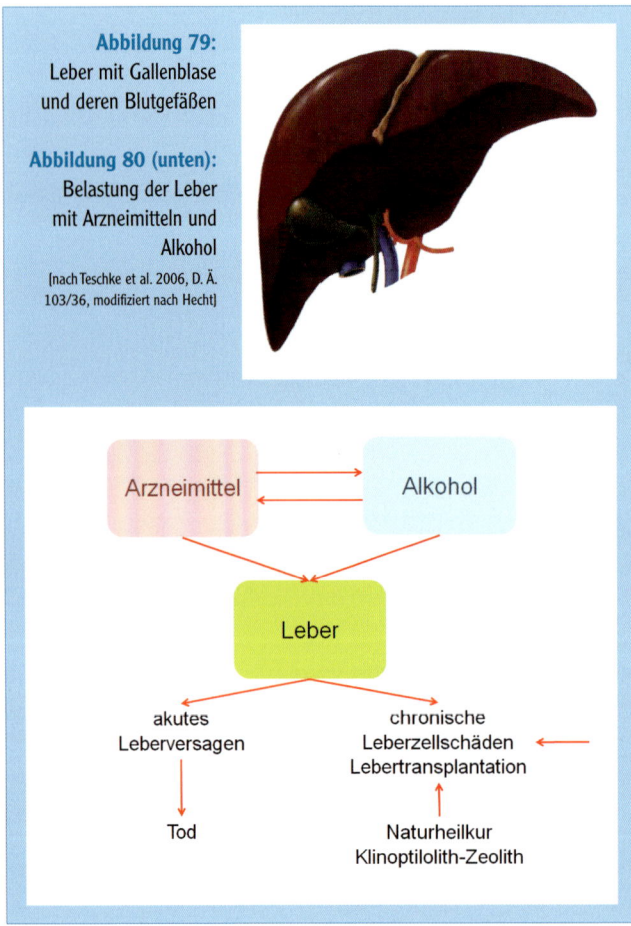

Abbildung 79: Leber mit Gallenblase und deren Blutgefäßen

Abbildung 80 (unten): Belastung der Leber mit Arzneimitteln und Alkohol
[nach Teschke et al. 2006, D. Ä. 103/36, modifiziert nach Hecht]

Wie schon in Kapitel 3 beschrieben, spielt die Leber im menschlichen Entgiftungssystem eine wesentliche Rolle. Eine ihrer Aufgaben ist:

1. die Detoxikation der in den menschlichen Körper eingedrungenen Giftstoffe
2. der Abbau der Stoffwechselendprodukte, z. B. das Ammoniums (NH_4)
3. die im Verdauungsprozess auftretenden Toxine abbauen und die Vernichtung geschädigter roter Blutkörperchen zu vollziehen

Da der größte Teil der klassischen Medikamente die Leber mehr oder weniger stark belastet, muss die Leber die unerwünschten Nebenwirkungen reduzieren oder beseitigen. Je mehr Medikamente der Mensch einnimmt, umso stärker ist ihre Belastung. Der größte Feind der Leber ist der Alkohol. Noch stärker ist die Leber belastet, wenn ein Mensch Medikamente einnimmt und dabei nicht auf seine tägliche Portion Alkohol verzichten möchte, z. B. auf das Gläschen Wein oder auf das Glas Bier.

220

Nach Teschke et al. [2006] haben in Deutschland ca. 1.000 Arzneimittel hepatoxische (Leber vergiftende) Nebenwirkungen. Akutes Leberversagen ist in ca. 55 % er Fälle auf Arzneimittel zurückzuführen. Wenn man die 55 % = 100 % setzt, dann verursachen das akute Leberversagen 25 % der verschreibungspflichtigen Arzneimittel und 75 % der nichtverschreibungspflichtigen Arzneimittel sowie frei verkäufliche pflanzliche Medikamente. Die Selbstmedikation kann also sehr gefährlich werden.

Die Pharmazeitung 35/2009 berichtet über Leberschäden nach der Einnahme von Paracetamol (Schmerzmittel). Dieses Mittel wird häufig auch an Kinder verabreicht. „Gesundheitsstadt" Berlin 08.07.2013 berichtet mit der Überschrift „Leberschäden durch Medikamente häufiger als gedacht" über Paracetamol, NSAR, nichtsteroidale Antirheumatika (Schmermittel gegen Rheuma) und verschiedene Antibiotika.

Das sind nur einzelne Beispiele von vielen, die zeigen sollten, welche Belastungen mit Schäden der Leber durch Medikamente auftreten können. Jeder Mensch sollte zur Kenntnis nehmen, dass medikamentöstoxische Leberschäden jeden vorkommenden Leberschaden vortäuschen können. Wenn Symptome von Lebererkrankungen auftreten, ist zuerst an die Medikamente zu denken und zu überprüfen, welche Medikamente aktuell eingenommen werden oder früher eingenommen wurden. Es können Spätschäden auftreten (Wochen, Monate und Jahre).

Ganzheitlich gesehen sind folgende Hauptstoffe für die Leber schädlich:
- Alkoholische Getränke aller Art
- Medikamentenmissbrauch
- Ammonium, das vor allem bei Fleischessern im Verdauungssystem im Übermaß produziert werden kann
- Gifte aus der Umwelt, darunter auch Schwermetalle
- Viren, die Hepatitis verursachen
- allergisch wirkende Stoffe
- oxidativer Stress

Bei der heutigen Lebensweise vieler Menschen können gleichzeitig mehrere hepatoxische Wirkungen verursacht werden, z. B. Alkohol, Medikamente, Schwermetalle und das Stoffwechselendprodukt Ammonium bei Fleischessern, aber auch bei Störungen im Verdauungssystem.

Es gibt Einschätzungen von Experten, die besagen, dass 90 % der heute lebenden Menschen Verdauungsstörungen haben. Damit haben viele auch Probleme mit Ammonium (auch als Ammoniak bezeichnet).

Einerseits ist Ammonium ein wichtiger Stoff für den Körper, weil er für den Aufbau neuer Aminosäuren benötigt wird. Im Übermaß wirkt er als starkes Nervengift und kann schwere neurologische Schädigungen verursachen.

Was kann Klinoptilolith-Zeolith als „Freund und Helfer" der Leber bewirken?

Vergegenwärtigen wir uns noch einmal die Eigenschaft und Wirkungen dieses Tuffgesteins, wenn er in den menschlichen Verdauungstrakt gelangt:

1. Beseitigung des Mundgeruchs. Schon im Mund kann er den Mundgeruch beseitigen.
2. Entsäuerung. Im Magen wirkt er mit seinem pH-Wert zwischen 7,2-8,0 gegen Übersäuerung neutralisierend (Sodbrennen und Reflux (saures Aufstoßen) kann der Klinoptilolith-Zeolith beseitigen). Danach treten seine Haupteigenschaften in Aktion:

3.1 Selektiver Ionenaustausch
3.2 Adsorption (Bindung von Giften)
3.3 Verschiedene Möglichkeiten der Detoxikation unter Umgehung der Leber
3.4 Antioxidantien-Wirkung
3.5 Donator (Geber von kolloidalem Siliziumdioxid und essentiellen Mineralien)
3.6 antiviruelle, antibakterielle, antimykotische (gegen Pilze) und anderen Wirkungen (Kapitel 13)

Bindung von Ammoniak durch Zeolith

Beginnen wir mit dem Übermaß an Ammonium im Körper und betrachten dazu eine Sorptionsreihe des Klinoptilolith-Zeoliths:

$Cs^+ > Pb^{++} > NH_4^+ > Cu^{++} > Hg^{++} > Cd^{++} > Ni^{++} > Co^{++}$

Bei der Anwendung dieses Klinoptilolith-Zeolith haben im Verdauungstrakt Caesium, Blei und Ammonium die größte Affinität (Anziehungskraft) zu den Zeolith-Kristallgitterkanälchen, womit der Ammoniak aus dem Körper entfernt und unschädlich gemacht wird. Eine Modellstudie des unabhängigen Prüflabors Wolfen Analytik GmbH zur Aufnahme von verschiedenen Stoffen, darunter Schwermetalle und Ammonium, durch Klinoptilolith-Zeolith zeigte, dass die effektivste Adsorption (Unschädlichmachung) des Ammoniums durch Klinoptilolith-Zeolith bei einem pH-Wert von 8,1 erfolgt. Das ist der pH-Wert, der im Dünndarm für die optimale Verdauung herrscht und wo der Hauptteil des Ionenaustausches des Klinoptilolith-Zeoliths beginnt.

Diese Untersuchungen zeigen, dass Klinoptilolith-Zeolith die Fähigkeit zum selektiven Ionenaustausch hat. Hierbei scheint der pH-Wert eine regulierende Funktion auszuüben. Die besten Ergebnisse zur Ausleitung von Schadstoffbelastungen (Blei, Caesium, Quecksilber und NH_4) bei pH 8,1 weisen darauf hin, dass der Klinoptilolith-Zeolith mit seiner Antazidwirkung auch im Verdauungstrakt regulatorische Funktionen steuern kann.

Das ist ein wichtiges Kriterium dafür, dass Klinoptilolith-Zeolith unter Umgehung der Leber diese entlastet. Bei der vorbeugenden Anwendung schützt das Tuffgesteinpulver. Vielfleischesser sollten eine halbe Stunde vor jeder Mahlzeit ausreichend Klinoptilolith-Zeolith-Pulver einnehmen. Die Beseitigung des Ammoniums durch Klinoptilolith-Zeolith im menschlichen Körper hat dazu geführt, dass dieses Tuffgestein auch bei Erkrankungen der Leber angewendet wird. Dazu werden zwei Beispiele nachfolgend beschrieben.

Applikation von Klinoptilolith-Zeolith bei Leberproblemen

Andreas Scheler, Facharzt für Allgemeinmedizin und Naturheilkunde aus Lübeck-Travemünde, stellte Blutwerte zur Untersuchung von Gamma-GT für 11 Patienten zur Verfügung. Die Patienten wurden mit Klinoptilolith-Zeolith behandelt, da sie als Zeichen einer Leberbelastung erhöhte Transaminasen aufwiesen.

Bei allen 11 Patienten konnte eine Reduzierung der Gamma-GT-Werte festgestellt werden. Scheler führt dies auf eine gute Affinität von Klinoptilolith-Zeolith gegenüber der Adsorptionsfähigkeit von Ammonium zurück.

Andreas Scheler berichtete: „Die von mir dokumentierten Fälle (11) zeigen deutliche die Verbesserung der Laborwerte des Blutes meiner Patienten auf. Auffällig ist vor allem eine Verbesserung des Gamma-GT-Werts, welches den Rückschluss auf eine gute Adsorptionsfähigkeit von Klinoptilolith-Zeolith im Verdauungstrakt bestätigt.

Angemerkt sei zudem, dass das Alter der untersuchten Patienten zwischen 50 und 80 Jahren betrug, wobei sich der Vergleichszeitraum der Untersuchung und Behandlung mit Klinoptilolith-Zeolith über 30 bis 60 Tage erstreckte.

Diese Ergebnisse sollten uns ermutigen, hier eine oder mehrere Studien anzuschließen mit den Einschlussdiagnosen:

- Fettleberhepatitis
- Virushepatitis
- Leberzirrhose

Das Interesse ist groß, denn mit Klinoptilolith-Zeolith steht uns ein natürliches und funktionales Mittel ohne Nebenwirkungen für den Patienten zur Verfügung. Die Anwendung dieser Produkte in der Therapie bei Lebererkrankungen stellt nicht nur für den Patienten eine wirklich Erfolg versprechende Alternative dar, sondern eröffnet auch uns Ärzten eine effektive und kostengünstige Behandlungsmethode, die zukunftsweisend sein kann – zumal auch im Bereich der Schulmedizin jede Behandlungsalternative fehlt." (siehe auch Kapitel 18)

Anwendung von Natur-Klinoptilolith-Zeolith bei akuter Virushepatitis am Menschen

[Čuikova und Voshakov 1999]
Die Virushepatitis stellt eine diffuse Entzündung des Leberparenchyms dar, ausgelöst durch Hepatitis-Viren. Gewöhnlich mit einem schweren Krankheitsgefühl, schleichend beginnend (2-9 Tage) mit mäßigem Fieber und Bradykardie einhergehend. 6-10 Wochen nach Inkubation: Ikterus (Gelbfärbung der Haut), Juckreiz, Stuhlentfärbung und Dunkelfärbung des Urins und folgende weitere Symptome: erhöhte Serumwerte von ALT (Alaninaminotransferase), AST (Aspartataminotransferase), Bilirubin, AP (alkalische Phosphatase), GGT (Gammaglutamyltransferase), IgM (Immunglobuline der Klasse M für Makroglobuline), Leukopenie, Lymphozytose (T-Lymphozyten).

In die Untersuchung wurden 19 Patienten (9 Männer und 10 Frauen), Alter 17-40 Jahre, die an Hepatitis erkrankt waren und die vorgestellte Symptomatik auswiesen, einbezogen. Es erfolgte eine nach Alter und Geschlecht fast gleichverteilte Gruppierung:

Gruppe 1: Verum, 10 Patienten, Hepatitisstandardtherapie plus Litovit O
Gruppe 2: Kontrolle, 9 Patienten, Hepatitisstandardtherapie
Gruppe 3: 10 Gesunde zum Vergleich

Es wurde die Hepatitisstandarddiagnostik eingesetzt, welche die oben angeführte Symptomatik der akuten Lebererkrankung erfasst. Die Komplexdiagnostik wurde vor der Therapie und dann wöchentlich einmal zur Verlaufskontrolle angewendet. Die Untersuchung erstreckte sich auf einen Zeitraum von vier Wochen.

Litovit O, welches sich aus Klinoptilolith-Zeolith (55%), Montmorillonit (10%) und Haferkleie (35% als natürlicher Vitamin B-Komplex) zusammensetzt, lag in Pulverform vor. Täglich wurden 2,5 g morgens und 2,5 g abends in Wasser als Suspension zubereitet und schluckweise getrunken. Die Verträglichkeit wurde von allen Patienten als gut eingeschätzt.

Ergebnisse

Es wurde festgestellt, dass die zusätzlich mit Litovit O therapierte Gruppe eine beschleunigte Symptomrückbildung mit einem Vorlauf von ca. vier Tagen gegenüber den nur mit der Hepatitisstandardtherapie versorgten Gruppe auswies. Dies bezog sich auf das Verschwinden des Ikterus, des Juckreizes, der Normalisierung der Stuhlfarbe und Urinfarbe sowie auf das gesamte Wohlbefinden. Die beschleunigte Symptomrückbildung äußerte sich auch in den Laborwerten, das wird nachfolgend am Beispiel des Bilirubins und an der Alaninaminotransferase (ALT) demonstriert:

Verlauf der Bilirubin-Konzentrationswerte				
Angaben in µmol/l				
Gruppen	1. Woche	2. Woche	3. Woche	4. Woche
mit Litovit O	228,05	55,72	17,43	15,0
ohne Litovit O	247,05	112,5	51,9	21,8

Verlauf der ALT-Konzentrationswerte				
Angaben in mmol/l				
Gruppen	1. Woche	2. Woche	3. Woche	4. Woche
mit Litovit O	6,59	4,61	2,1	0,98
ohne Litovit O	6,62	5,44	3,1	1,72

Es wird die vorläufige Schlussfolgerung gezogen, dass Litovit O im Rahmen einer komplexen Hepatitistherapie Wirkungen zeigt, die den Normalisierungsprozess der Stoffwechselvorgänge und die Symptomreduzierung beschleunigt und positiv beeinflusst.

Da Litovit O eine gute Verträglichkeit und keine Nebenwirkungen gegenüber den standardtherapeutischen Mitteln hat, soll im Weiteren geprüft werden, wie das Natur-Klinoptilolith-Zeolith allein auf den Restaurationsverlauf der akuten Hepatitis wirkt.

Den therapeutischen Effekt erklären die Autoren mit den folgenden besonderen Wirkeigenschaften des Natur-Klinoptilolith-Zeoliths, nämlich mit den immunmodulatorischen, antitoxischen, antipathologischen, antioxidativen, adsorbentischen, antihypoxischen, zellregenerierenden und hepatoprotektorischen Funktionen.

Leberfunktionstests

1. Zum Nachweis von Leberzellschäden
   Ursachen von Leberzellschäden, z. B.:
   - Virusinfektionen
   - Alkoholgenusss
   - Vergiftungen (Toxine)
   - Medikamente
   - Tumore

   GOT = Glutamat-Oxalacetat-Transaminase
   AST = ASAT = Aspartat-Aminotransferase
   GPT = Glutamat-Pyrovat-Transaminase
   ALT = ALAT = Alanin-Aminotransferase

2. Schäden von Gallenwegen
   AP = Alkalische Phosphatase
   GGT = Gamma-Glutamyl-Transferase

3. Störung der Lebersyntheseleistung
   - Albumin
   - Gerinnungsfaktoren (Quicktest)
   - Cholinesterase

4. Störung der Ausscheidung der Galle
   - Bilirubin: gesamt
   - Bilirubin: direkt

Einsatz von Zeolith bei der Beseitigung des Ammoniums aus der Umweltluft und dem Abwassersystem

In der Ökologie, in der Tierzucht und Industrie wird seit Jahren der Zeolith eingesetzt, um NH_4 aus der Umwelt zu beseitigen. Über die Anwendung dieses Tuffgesteins zur Bindung von Ammonium in der Industrie und Tierzucht ist die Zahl der entsprechenden wissenschaftlichen Arbeiten nicht mehr zu übersehen. Nachfolgend werden einige Beispiele angeführt.

Armbruster [2001] beschreibt in einem Übersichtsartikel über Pilotstudien aus verschiedenen Ländern, dass zur Säuberung der Abwassersysteme in Städten von NH_4 (Ammonium) Klinoptilolith-Zeolith sehr effektiv zur Anwendung gekommen ist. So sollen von der Tahoe-Trucker Sanitation Agency (Kalifornien) von 1978 bis 1993 $8*10^7$ Kubikmeter Abwasser von NH_4 durch Klinoptilolith-Zeolith befreit worden sein [Svetich 1993].

Die NASA hat Klinoptilolith-Zeolith für die Reinigung von Space Shuttle (Weltraumfahrzeugen) verwendet [Galindo et al. 1997].

Über die Abwasserreinigung und Befreiung von NH_4 berichten auch die wissenschaftlichen Artikel von Juan et al. [2009], Langwaldt et al. [2008], Livesley et al. [2007], Bogdanova et al. [1991, Tomazovice et al. [1996], Kats und Nikashina [2010] sowie Dikmen und Yörükogullari [2010].

Schweine lieben Klinoptilolith-Zeolith

Vor allem werden mit dem Zeolith die verschiedensten Geruchsbelästigungen beseitigt, z. B. in den Schweinehaltungsställen. Dazu gibt es eine Geschichte, die mehr als 25 Jahre zurück liegt. In einem kroatischen Dorf war eine große Schweinestallanlage, welche der gesamten Umwelt Geruchsbelästigung bescherte. Ein Zeolithproduzent bot dem Schweinezüchter an, diese Geruchsbelästigung mit Zeolith zu beseitigen. Als der körniggemahlene Zeolith in den Stallanlagen abgeladen wurde, stürzten sich die Schweine auf den Berg des Tuffgesteins und fraßen dieses. Das geschah bei jeder weiteren Lieferung. Bald erkannte der Schweinezüchter, dass durch den Zeolith nicht nur die Luft reiner war, sondern seine Tiere gesünder wurden. Waren sie durch die Massenhaltung zuvor aggressiv und bissen sich gegenseitig Schwänze ab, wurden sie nach dem Zeolithfressen friedlicher. Die Ferkelsterblichkeit, die vorher groß war, reduzierte sich bei den zeolithfressenden Schweinen erheblich.

Eine Zeolithlegende

Tihomir fand einen Stein,
das muss doch was besondres sein,
erkannte er mit scharfem Blick!
So war es auch. Der Zeolith

Gemahlen sah er aus wie Sand,
doch düngte er des Bauern Land.
Die Früchte wurden groß wie Riesen
und saftig Gras wuchs auf den Wiesen.

Das Wasser wurde klar und rein,
wenn es durchlief das Tuffgestein,
und selbst der schlechten Luft
gab Zeolith den frischen Duft.

So bat ein Schweinemäster Tihomir,
bring dieses Steinmehl doch zu mir.
Die Schweine auf meinem Feld
verstinken seit langem die ganze Welt.

*Kaum war der Zeolith vom Wagen runter,
da wühlten die Schweine fröhlich und munter
im Zeolithberg, der bald verschwand,
weil er sich nun in den Mägen der Schweine befand.*

*Der Schweinemäster rief erneut zu Tihomir
bring Berge von Zeolith zu mir
denn immer gesünder wird jedes Schwein
vom edlen Zeolithgestein.*

Klinoptilolith-Zeolith im Haushalt

Neben der Verwendung von Zeolith für die Gesundheit der Menschen und der Tiere hat sich die Ammoniumbindung auch im Haushalt bewährt. Zeolithproduzenten in Baku bieten zum Beispiel das Tuffgestein in Beuteln an, für die Beseitigung von Gerüchen

- in den Schuhen
- in Kühlschränken
- in der Haustierhaltung
- in verrauchten Zimmern und Autokabinen

Zeolith wurde als Wasserfilter verwendet. Auch die Aquarianer setzen den Zeolith ein, weil er das durch die Fische produzierte Ammoniak bindet. Wenn der Aquariumboden mit einer Schicht von kleinen Zeolithsteinchen belegt wird, dann braucht man eine Säuberung nur jedes halbe Jahr vorzunehmen.

Histamin kann durch Klinoptilolith-Zeolith adsorbiert und ausgeschieden werden

Das unabhängige Prüflabor für Arzneimittel und Prüfverfahren Dr. Steinmecke in Wernigerode hat 2006 Untersuchungen am Klinoptilolith-Zeolith durchgeführt. Während der Untersuchungen stellte das Labor eine erhöhte Bindung des Hormons Histamin fest. Histamin ist ein Naturstoff, der im Zuge des Abbaus von Eiweiß über die Aminosäure Histidin gebildet wird. Histamin kann direkt auf sensible Nerven wirken und Schmerzen und Juckreiz erzeugen. Die wichtigste Funktion besteht in der

Beteiligung an der Abwehr körperfremder Stoffe. Im Überschuss kann Histamin an der Entstehung von Allergien und Asthma mitwirken.

Ein erhöhter Histaminspiegel im Körper kann auf eine eiweißreiche Ernährung zurückgeführt werden. Überschüssiges Histamin wird durch das Enzym Diaminoxidase abgebaut. Dieser Abbau kann auch andere, bevorzugt abgebaute, Amine behindert werden. Diskutiert werden hier u. a. auch Nebenwirkungen von Medikamenten.

Dr. Steinmecke führte Untersuchungen zum Ionenaustauschvermögen des Klinoptilolith-Zeoliths in Bezug auf Histamin durch. Dabei stellte sich heraus, dass Klinoptilolith-Zeolith eine vergleichsweise hohe Affinität zu Histamin besitzt und in der Lage ist, in analoger Weise zum Ammonium, das Histamin ionisch auszutauschen (siehe Kapitel 18).

Über die Bindung von überschüssigem Histamin und die Beseitigung von Allergien berichten auch Sherina und Novoselov [2000].

Damit fanden meine jahrelange Beobachtungen der Reduzierung oder Beseitigung von Allergien bei der Anwendung von Klinoptilolith-Zeolith kombiniert mit der Spirulina-Alge oder mit Montmorillonit vor allem bei der frühjährlichen Pollenallergie eine Bestätigung.

Wenn diese Patienten vier Wochen vor der eintretenden Pollenzeit täglich die Silikate oder die Kombination Silikate mit der Spirulina-Alge einnehmen, blieb die Pollenallergie, welche vor allem die Atmungsorgane betraf, aus. Das bestätigt sich in jedem Jahr aufs Neue.

Nun steht noch die Frage aus: Bindet Klinoptilolith-Zeolith auch Alkohol als möglichen Schutz der Leber?

Zeolith als Alkoholadsorptionsmittel

Die Ökologie muss eines der wichtigsten Umweltprobleme lösen: Die Beseitigung gesundheitsgefährdender und umweltbelastender toxischer Stoffe, darunter auch Alkohole. Die Medizin wird nicht selten vor die Aufgabe gestellt, alkoholische Toxikationen bei Patienten zu beseitigen oder zu verhindern. Aufgrund dessen ist es wichtig zu wissen, ob es mit Zeolith möglich ist, Alkohole aus wässrigen Lösungen und Körperflüssigkeiten durch Ionenaustausch und Adsorption des Zeoliths zu beseitigen.

Cekova et al. [2006] untersuchten mit Hilfe von fünf künstlichen Silikaten (Zeolithen), wie diese Methylalkohol (starkes Gift) = MeOH, Propylalkohol (Desinfektionsmittel) = ProOH und Ethylalkohol (trinkbarer alkohol) = EtOH zu adsorbieren (zu binden) vermögen.

Ergebnisse: Mit unterschiedlicher Intensität der fünf verschiedenen künstlichen Zeolithe (im Durchschnitt wurden 71 % des Porenvolumens genutzt) ergab es eine

$$PrOH > EtOH > MeOH > H_2O$$

Sorptionsreihe zu den Zeolithen.

Dazu die Autoren: *„Diese Arbeit zeigt, dass Silicate interessante Eigenschaften haben, welche für die Beseitigung und Rückgewinnung von organischen Molekülen wie Alkoholen und Ketonen aus Wasser genutzt werden können. Das Adsorptionsverfahren ist einfach, und die Rückgewinnung der konzentrierten Produkte erfolgt einfach durch Wärmebehandlung bzw. bei abgesenktem Druck."*

Es erhebt sich in diesem Zusammenhang die Frage, wie wirkt Natur-Klinoptilolith-Zeolith bei Alkoholtoxikationen der Menschen? In diesen Fällen handelt es sich um Äthylalkohol, der ja von künstlichen Zeolithen gut adsorbiert wird. Derartige Untersuchungen wurden z. B. von Blagitko und Yashina [2000] in ihrem Buch „Prophylaktische und therapeutische Eigenschaften der Naturzeolithe" beschrieben.

Anwendung von Natur-Klinoptilolith-Zeolith bei Alkoholintoxikationen

Von insgesamt 100 männlichen Patienten mit Alkoholintoxikationen, die mit einer üblichen Komplextherapie behandelt worden sind, erhielten 50 zusätzlich täglich 2 x 5 g Natur-Klinoptilolith-Zeolith in Form des Präparats „Litovit". Im Laufe einer 10-tägigen Therapie wurden am 4., 7. und 10. Behandlungstag die Blutserum-Transferasen GGT = Gamma-Glutamyltransferase, die ALAT = Alaninaminotransferase und die ASAT = Aspartataminotransferase bestimmt. Aus der nachfolgenden Tabelle wird ersichtlich, dass sich die infolge der Alkoholintoxikation erhöhten Transferasen unter dem Zusatz von Natur-Klinoptilolith-Zeolith erheblich schneller normalisierten als bei den Patienten, die dieses Silikat nicht erhielten. Die Therapie mit Zeolith verlief außerdem effektiver und beschleunigter [Blagitko und Yashina 2000].

Auch Izmirova et al. [2010] berichten über die Beseitigung von Alkoholtoxikation mittels Natur-Klinoptilolith-Zeolith.

Die statistischen Berichte über den Alkoholgenuss in verschiedenen Ländern (Westeuropa, Deutschland, Russland u. a.) weisen einen hohen Verbrauch verschiedener alkoholischer Getränke aus. Dabei gibt es Menschen, die gelegentlich viel trinken und solche, die regelmäßig relativ wenig bis viel trinken. Die WHO (Weltgesundheitsorganisation) bezeichnet den täglichen regelmäßigen Genuss von zwei Gläsern eines alkoholischen Getränks bereits als abhängigen (Sucht-)Alkoholismus.

Von den vorgestellten Ergebnissen ist abzuleiten, dass Natur-Klinoptilolith-Zeolith (wie auch künstliche Zeolithe) Äthylalkohol zu binden vermag.

Therapietage	Transferasen im Blutserum			
	Gruppe	ALAT µ/l	ASAT µ/l	GGT µ/l
vor Therapie	mit Zeolith	16,5 ± 1,5	32,4 ± 4,9	42,6 ± 4,5
	ohne Zeolith	17,2 ± 1,3	34,2 ± 5,1	43,2 ± 3,8
4. Therapietag	mit Zeolith	12,2 ± 1,2	22,1 ± 2,8	20,3 ± 1,8
	ohne Zeolith	15,1 ± 2,1	25,2 ± 3,6	36,7 ± 2,4
7. Therapietag	mit Zeolith	10,1 ± 1,2	20,3 ± 3,7	21,1 ± 2,2
	ohne Zeolith	14,3 ± 1,3	24,8 ± 3,4	34,3 ± 3,1
10. Therapietag	mit Zeolith	10,0 ± 1,3	19,6 ± 2,7	19,6 ± 1,7
	ohne Zeolith	12,2 ± 1,2	23,4 ± 3,2	30,8 ± 2,4

Tabelle 16:
Natur-Klinoptilolith-Zeolith bei Alkoholintoxikationen Komplextherapie mit und ohne Zeolith:
Dosierung 2 x 5 g/Tag;
untersucht wurden:
ALAT = Alaninaminotransferase
GGT = Gamma-Glutamyltranferase } Leberwerte
ASAT = Aspartataminotransferase

Diese vorgestellten Ausführungen zeigen, dass Klinoptilolith-Zeolith, täglich eingenommen, einen guten Schutz gegen die Überlastung bzw. Vergiftung der Leber darstellt, weil er die Feinde der Leber, darunter auch den Alkohol, beseitigen kann.

Studien zur Neutralisierung der unerwünschten Nebenwirkungen von Medikamenten durch Klinoptilolith-Zeolith sind dringend erforderlich

Leider fehlen noch Studien zur Neutralisierung der unerwünschten Nebenwirkungen von Arzneimitteln durch Natur-Klinoptilolith-Zeolith. Meine persönlichen Beobachtungen, die sich auf Einzelfälle beziehen, besagen, dass Klinoptilolith-Zeolith die unerwünschten Nebenwirkungen von Chemotherapeutika bei der Krebsbehandlung und von Antibiotika erheblich reduzieren kann. Das betrifft bei den Chemotherapeutika z. B. das Ausbleiben der Kopfhaarverluste und bei Antibiotika die Verhinderung von Störungen im Verdauungssystem.

Nach der Reaktorkatastrophe in Tschernobyl: Trotz spätem Einsatz noch Schadenbegrenzung mit 500.000 Tonnen Klinoptilolith-Zeolith

Häufig werde ich gefragt, warum und seit wann ich mich mit Zeolith medizinisch-wissenschaftlich beschäftige. Die Antwort fällt mir immer leicht: „Seit der Reaktorexplosion 1986 im ukrainischen Tschernobyl". Nicht selten begegnet mir bei dieser Antwort Verständnislosigkeit seitens der Fragesteller. Deshalb folgende Gedächtnishilfe. Am 26. April 1986 gelangten nach der Explosion des 4. Blocks des Kernkraftwerks Tschernobyl nach Schätzungen das 30-40-fache an Radionucliden (Radioaktivität) der Atombombe von Hiroshima (1945) in die Atmosphäre.

Es wurden die Radionuclide Jod 131, Strontium 90, Cäsium 134 und Cäsium 137 sowie Uran und Plutonium als Aerosole in die Atmosphäre geschleudert. Der Wind sorgte für eine Verbreitung über nördlichen und westlichen Teilen Europas. Besonders stark betroffen waren die Ukraine, Weißrussland und der europäische Teil Russlands. Weniger stark, aber immerhin betroffen, waren auch zahlreiche westeuropäische Länder, darunter Teile Mittel- und Süddeutschlands. (Aerosol nennt man ein Gemisch (Dispersion) fester oder flüssiger „Schwebeteilchen" (Partikel) in einem Gas. Im vorliegenden Fall Radionuclid-Schwebeteilchen in der Luft der Atmosphäre.)

Regen, der kurz nach der Tschernobylkatastrophe einsetzte, brachte die Radionuclide in die Erdkruste, wodurch Böden und Gewässer verseucht wurden. Das ständige weitere Ausstrahlen der Radioaktivität aus dem explodierten Reaktor tötete Liquidatoren und verseuchte die Luft sowie naheliegende Gewässer und Böden. Vor allem Cäsium 137 setzte sich in Gemüse, Früchten und Getreide fest. Auch Weiden, Wiesen und Wälder wurden vor allem mit Cäsium 137 kontaminiert.

Das Cäsium 137 hat eine Halbwertzeit von 30,7 Jahren. Als Halbwertzeit bezeichnet man die Zeit, bei der sich die Strahlungsintensität, d. h. die Anzahl des Zerfalls pro Sekunde, einer radioaktiven Substanz um die Hälfte reduziert hat und die radioaktive Strahlung entsprechend abgenommen hat.

In der zweiten Hälfte der Halbwertzeit ist die radioaktive Substanz nicht verschwunden, sondern hat sich in ein anderes Nuklid umgewandelt, wobei Energie freigesetzt wird. Diese Energie wird meistens als ionisierende Strahlung in Form von energiereicher Gammastrahlung abgegeben.

Nach dieser Definition ist damit zu rechnen, dass Cäsium 137 der Tschernobylkatastrophe Ende 2016 die Halbwertzeit erreicht. Folglich wird man in den betroffenen Gebieten immer noch Flecken finden, wo das Cäsium 137 von Tschernobyl strahlt. so berichteten 2011 deutsche Massenmedien, z. B. das ZDF, dass im Bayrischen Wald Wildschweine erlegt worden sind, die radioaktives Cäsium in sich hatten. Diese nahmen sie mit Pilzen und Trüffeln aus dem Erdboden auf (siehe auch später im Text). Weitere Halbwertzeiten:

Jod^{131}	8,02 Tage
$Strontium^{90}$	28,78 Jahre
$Plutonium^{238}$	87,4 Jahre

Dokumentation der gesundheitlichen Folgen von Tschernobyl

Der im Auftrag des IPPNW (Internationale Ärzte für die Verhütung des Atomkrieges/ Ärzte in sozialer Verantwortung e. V.) und der Gesellschaft für Strahlenschutz e. V., von den Autoren Dr. rer. nat. Sebastian Pflugbeil, Henrik Paulitz, Dr. med. Angelika Claßen, Prof. Dr. Inge Schmitz-Feuerhake erarbeiteten Schrift „Gesundheitliche Folgen von Tschernobyl. 25 Jahre nach der Reaktorkatastrophe" sind u. a. folgende Fakten zu entnehmen:

„Besondere strahlenbelastete Populationen durch die Tschernobylkatastrophe:
a. Aufräumarbeiter (Liquidatoren): 830.000
b. Evakuierte aus der 30 km Zone und weiteren sehr stark kontaminierten Zonen: 350.400
c. Bevölkerung der stark strahlenbelasteten Zonen in Russland, Weissrussland und der Ukraine: 8.300.000
d. Europäische Bevölkerung in geringer strahlenbelasteten Zonen: 600.000.000"

Die geringen Strahlenbelastungszonen sollten aber nicht über eine drohende Gefahr hinwegtäuschen. Pflugbeil et al. [2011] stellten fest: Je niedriger die Strahlung, desto länger die Latenzperiode bis zum Ausbruch der Krebserkrankung (schon durch Pierce und Preston 2000 im Rahmen der RERF-Studien herausgefunden).

„Krankheiten/Gesundheitsschäden als Folge der zusätzlichen Strahlenbelastung durch Tschernobyl

a. Krebserkrankungen: Dabei ist zu bedenken, dass viele Krebserkrankungen eine Latenzzeit von 25 bis 30 Jahren haben. Bisher sehen wir in der Bevölkerung erst die Schilddrüsenkrebserkrankungen, die Brustkrebserkrankungen und Hirntumore bei Kindern. Bei den Liquidatoren sind darüber hinaus auch viele andere Organe von Krebs betroffen. Prostata, Magen, Blutkrebserkrankungen.
b. Genetische Veränderungen: Fehlbildungen, Totgeburten, fehlende Kinder
c. Nichtkrebserkrankungen: Viele Organsysteme können betroffen sein, Störungen der Gehirnfunktionen, beschleunigte Alterungsprozesse, psychische Erkrankungen."

„Nach russischen Angaben sind über 90 % der Liquidatoren Invaliden; das wären mindestens 747.000 schwer kranke Menschen. Liquidatoren altern vorzeitig. Sie erkranken überdurchschnittlich an verschiedenen Krebserkrankungen, an Leukämie, an somatischen und neurologisch-psychiatrischen Erkrankungen, ein sehr hoher Anteil hat Katarakte. Aufgrund der langen Latenzzeit wird für die kommenden Jahre noch eine erhebliche Zunahme der Krebserkrankungen erwartet.

Unabhängige Schätzungen gehen davon aus, dass bereits 2005 112.000 bis 125.000 Liquidatoren gestorben sind."

Unzuverlässigkeit der Daten der IAFO und WHO

In der wissenschaftlich sehr exakt erarbeiteten Schrift „Gesundheitliche Folgen von Tschernobyl" (ich kenne Sebastian Pflugbeil persönlich als sehr exakt arbeitenden Wissenschaftler) wird Kritik an der Unzuverlässigkeit der Daten der WHO (Weltgesundheitsorganisation) und der IAFO (Internationale Atomenergie-Organisation) geübt.

Ich zitiere: „Bei den im September 2005 vom ‚Tschernobylforum der Vereinten Nationen' unter Federführung der IAEO und der WHO vorgelegten Arbeitsergebnissen zu den Folgen von Tschernobyl lassen sich gravierende Unstimmigkeiten nachweisen". Das Tschernobylforum berücksichtigt z. B. nicht, „dass sogar UNSCEAR (Wissenschaftlicher Ausschuss der Vereinten Nationen zur Untersuchung der Auswirkungen der atomaren Strahlung) die Kollektivdosis (das übliche Maß für Strahlenschäden) für Europa außerhalb des Gebiets der ehemaligen Sowjetunion höher einschätzt als die Kollektivdosis für die Tschernobylregion. Die Kollektivdosis

Kapitel 16 — Nach der Reaktorkatastrophe in Tschernobyl

infolge der Katastrophe verteilt sich zu 53 Prozent auf Europa außerhalb des Gebiets der ehemaligen Sowjetunion, zu 36 Prozent auf die betroffenen Gebiete der ehemaligen Sowjetunion, zu 8 Prozent auf Asien, zu 2 Prozent auf Afrika und 0,3 Prozent auf Amerika."

„S. Pflugbeil hat bereits im September 2005 auf die Diskrepanzen zwischen Presseerklärungen, WHO-Bericht und der zugrunde liegenden Quelle von Cardis et al. hingewiesen. Bisher haben Tschernobylforum, IAEO und WHO es nicht für erforderlich angesehen, der Öffentlichkeit mitzuteilen, dass auf der Grundlage ihrer eigenen Analyse mit 2- bis 5-fach höheren Werten für die in Folge der Tschernobylkatastrophe zu erwartenden Krebs- und Leukämietoten zu rechnen ist als sie in ihren Publikationen angegeben haben."

Aus von Zeit zu Zeit erscheinenden Medienberichten seit der Reaktorkatastrophe des AKWs (Atomkraftwerks) Fukushima (Japan) im März 2011 geht hervor, dass auch in diesem Fall die AKW-Betreiber, internationale Organisationen, und zuständige Politiker das wahre Ausmaß der ausgestrahlten und noch ausstrahlenden Radioaktivität und deren Folgen verschweigen oder noch gar nicht richtig kennen.

Leider kann der Mensch radionukleare Strahlungen nicht wahrnehmen und deren gesundheitsschädigende Folgen können

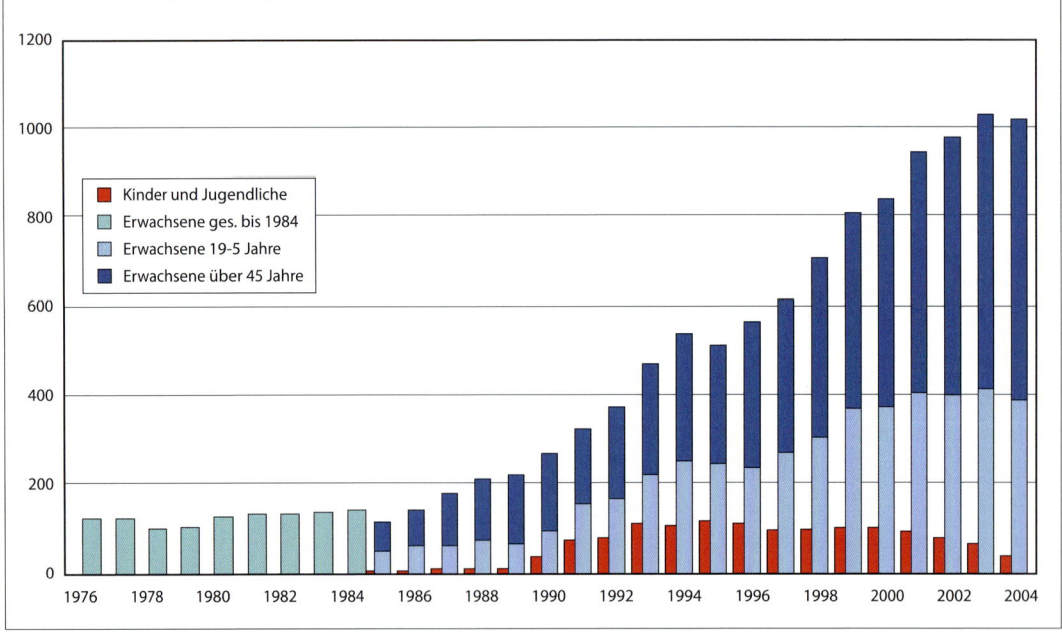

Abbildung 81: Vorkommen von Schilddrüsenkrebs in Belorussland 1985-2004
[Lengfelder und Frenzel 2006]

Deutsche Patente zur Dekontaminierung von Radionucliden mittels Zeolithen

Zitiertes Patent	Eingetragen	Veröffentlichung	Antragsteller	Titel
DE 1059360B	14.02.1955	11.06.1959	Auxiliaire Des Chemins De Fer	Verfahren zur Verminderung der Radioaktivität von Wasser oder anderen Flüssigkeiten durch Behandlung mit Kationenaustauschern
DE 3007716A1	29.02.1980	10.09.1981	Rhein Westfäl Elect Werk AG	Verfahren zum Aufbereiten von Radionuklide enthaltenden Abfallflüssigkeiten aus Kernkraftwerken o. dgl.
DE 3045921A1	05.12.1980	29.10.1981	Hitachi Ltd	Adsorbentien auf Zeolithbasis, ihre Herstellung sowie ihre Verwendung zur Behandlung radioaktiver Abwasser
DE 19545761A1	07.12.1995	12.06.1997	Siemens AG	Container with a radioactive body
DE 3744699A1	10.02.1987	08.12.1988	Allgäuer Alpenmilch	Process for removing radioactive metal isotopes from liquid foodstuffs or feedstuffs
DE 19642839C2	17.10.1996	27.08.1998	Frauenhofer Ges. Forschung	Method and device for the immobilization of radioactive substances in water

Eine halbe Millionen Tonnen Klinoptilolith-Zeolith für Tschernobyl

Der 1986 bestehende Erkenntnisstand zur Dekontaminierung von Radionucliden, vor allem von Cäsium 137 und Strontium 90, führte natürlich dazu, Natur-Klinoptilolith-Zeolith in großem Ausmaß zur Eindämmung der vom Reaktor des AKWs Tschernobyl ausstrahlenden Radioaktivität einzusetzen und die Umwelt von der in Luft, Boden und Wasser befindlichen Radioaktivität zu befreien. Als Sofortmaßnahme war das leider nicht möglich, denn der Natur-Klinoptilolith-Zeolith war nicht vor Ort verfügbar, sondern musste aus weit entfernten Minen aus der Ukraine, Russland und Georgien angefahren werden. In Tschernobyl sollen nach der Reaktorexplosion 500.000 (eine halbe Million) Tonnen Natur-Klinoptilolith-Zeolith zur Eindämmung der Radioaktivität herangeschafft worden sein [Chelishev 1995; Armbruster 2001]. Malsy und Döblin [2004] geben mit folgenden Angaben in Güterzugwaggons eine Vorstellung von der ungeheuren Menge. 500.000 Tonnen Klinoptilolith-Zeolith in zerkleinertem oder gemahlenem Zustand haben 100 Eisenbahnzüge mit jeweils 100 Güterwaggons gefüllt. Würde man diese Waggons zu einem Güterzug vereinigen, hätte dieser eine Länge von 124 km.

Was wurde mit dem Naturzeolith in Tschernobyl gemacht?

Malsy und Döblin [2004] führen folgende Schwerpunkte an (die hier zitiert werden sollen):

- *„Der Boden im Reaktorgebiet wurde abgetragen und gewaschen, die Waschlösung wurde anschließend durch eine Zeolith-Filteranlage gereinigt.*
- *Um den Reaktor wurden Barrieren aus Zeolithmaterial gebaut, um bei Hochwasser die Verseuchung des Flusse zu verhindern.*
- *Gemüse wurde in Gewächshäusern angebaut, in denen die Erde mit zeolithreichem Tuff angereichert war (Zeoponics), wodurch sich die Konzentration von Cäsium 137 und Strontium 90 in den Pflanzen um 50-70 % verringerte.*
- *Auch dem Viehfutter wurde Zeolithpulver beigemischt (1-3 g Klinoptilolith pro Kilogramm Körpergewicht). Die Konzentration von Radionukliden verringerte sich dadurch im Fleisch um 50-70 %, in der Milch sogar um 80-85 %.*
- *Zeolithe in der menschlichen Nahrung verstärkte den Abbau von Cäsium 137 im menschlichen Körper um Faktor 3-5. Die Mineralien selbst sind vollkommen unverdaulich und werden nach der Aufnahme von Cäsium 137 und Strontium 90 ausgeschieden.*
- *In speziellen Waschmaschinen wurden Kleider mit zeolithhaltige Suspension gewaschen."*

Neben Naturzeolith kam auch der Schichtton Montmorillonit zum Einsatz. Mit Suspensionen aus Montmorillonit wurden Kleidung, Gerätschaften, Wände, Dächer u. a. bespritzt und von dem radioaktiven Material befreit. Es kann keinen Zweifel mehr an der Dekontaminierung von radioaktivem Material durch Zeolithe oder Montmorillonit geben. Das möchte ich an dieser Stelle noch einmal für Skeptiker wiederholen.

Tschernobylerkenntnisse wichtig für die gegenwärtig in Betrieb befindlichen AKW

Die Verarbeitung von 500.000 Tonnen Naturzeolith zur Schadenbegrenzung der Auswirkungen der radioaktiven Strahlungen war nützlich, konnten aber keinesfalls optimal und rechtzeitig eingesetzt werden, weil dieses Tuffgestein nicht vor Ort sofort zur Verfügung stand. Es verging wertvolle Zeit durch den Antransport, teilweise über mehrere 1.000 km entfernt. Es dauerte damals mehr als eine Woche, bis die Liquidatoren mit dem Naturzeolith arbeiten konnten. In dieser Zeit waren viele von ihnen schon so stark „verstrahlt", dass ihr Leben in Gefahr war.

Für die Anwendung des Zeoliths unter medizinischem Aspekt waren 8-10 Tage nach Beginn der radioaktive Bestrahlung teilweise schon zu spät, weil sich in diesem Zeitraum bereits Radiotoxine bilden, die tief in den Stoffwechselprozess von Mensch und Tier negativ eingreifen.

Das ist besonders intensiv dann der Fall, wenn die Radionuclide mit der Nahrung oder mit dem Trinkwasser eingenommen oder eingeatmet werden. Die Anwendung von Klinoptilolith-Zeolith hat die effektivste Wirkung, wenn er (unmittelbar) nach einsetzender radionuclearer Bestrahlung appliziert werden kann.

Wenn in den ersten 10 Tagen nach Beginn der radioaktiven Bestrahlung von Mensch und Tier Naturzeolith (oder Montmorillonit) appliziert wurde, war es möglich, die Radiotoxinwirkung zu verhindern und Gesundheit und Leben der betroffenen Menschen zu retten. Die Kombination beider Silikate (Natur-Klinoptilolith-Zeolith und Montmorillonit) und die Zugabe von Spirulina und verschiedenen Vitaminen ermöglichte es, auch zu späterem Einsetzen der Therapie die bestrahlten Kranken effektiv zu behandeln [Bgatova und Novoselov 2000]. Der Effekt hing aber von einer Reihe von Kriterien ab, auf die später noch eingegangen wird.

Sicherer ist es, Gesundheit und Leben radioaktiv bestrahlter Menschen zu retten, wenn die Therapie unmittelbar nach Beginn der radioaktiven Bestrahlung erfolgt. Noch effektiver ist die präventive Einnahme der Silikate.

Zeolithreserve gehört in jedes AKW

Diese Erkenntnisse der Tschernobylkatastrophe sollten für alle heute im Betrieb befindlichen AKW zu einer per Gesetz festgelegten Verpflichtung führen, in deren unmittelbarer Nähe einen Speicher von 500.000 Tonnen Klinoptilolith-Zeolith für den Ernstfall anzulegen. Diese Ernstfallspeicherung von Klinoptilolith-Zeolith bei jedem AKW müsste differenziert nach folgenden Schwerpunkten zugriffsbereit gesondert gespeichert werden.

1. Zum Löschen des explodierten Blocks des AKW.
2. Zur direkten Bekämpfung der Ausströmung der Radioaktivität aus dem geschädigten Reaktorblock.
3. Zur Verhinderung des Eindringens radioaktiver Materialien in Böden und Gewässer.
4. Zum Waschen von Häusern, Transportmitteln, Geräten, Maschinen, Bekleidung, von Nutzvieh und anderen Dingen.
5. Zur Sicherung von nicht mit radioaktivem Material verseuchten Nahrungsmittel und Trinkwasser.
6. Zum Schutz des Nutzviehs vor radioaktiver Kontaminierung.
7. Zur Verhinderung (Behandlung) der Strahlenerkrankung bei Mensch und Tier.

Ist das Panikmache?

Uns Gegnern von Atomkraftwerken und Atomwaffen wird häufig mit unseren wissenschaftlich fundierten Argumentationen „Panikmache" von Betreibern der AKW und der Politik vorgeworfen. Die Fakten beweisen das Gegenteil, nämlich die Wahrheit.

Tschernobyl und die Folgen ernst nehmen

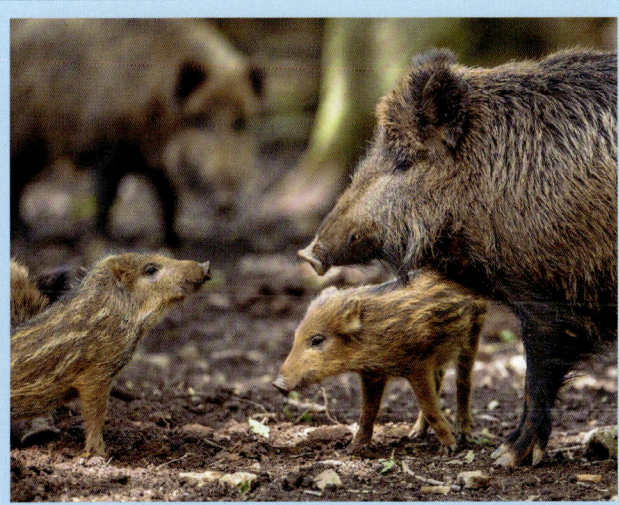

Am 16.08.2014 erschien auf Focus Online ein Artikel mit der Überschrift:

„28 Jahre nach Tschernobyl Wildschweinfleisch in Thüringen radioaktiv belastet"

Samstag, 16.08.2014, 16.46 Uhr

Abbildung 82:
Achtung, radioaktives Wildschwein! In Thüringen sind viele der Tiere radioaktiv belastet.

Zitat:
„Viele Wildschweine in Thüringens Wäldern sind mit radioaktivem Cäsium belastet – eine Spätfolge des Reaktorunfalls in Tschernobyl vor 28 Jahren. Wer Wild liebt, sollte also nicht unbedingt auf Wildschwein zurückgreifen – die Tiere sind besonders stark belastet.

28 Jahre nach dem Atomunfall von Tschernobyl sind in Thüringen etliche Wildschweine noch immer so sehr verstrahlt, dass ihr Fleisch nicht verkauft werden darf. Voriges Jahr wurden laut Gesundheitsministerium 586 erlegte Tiere untersucht und bei fast jedem zehnten der Grenzwert von 600 Becquerel pro Kilogramm überschritten. Ein Ende des Problems sei nicht abzusehen, da sich die Cäsium-Belastung nur alle 30 Jahre halbiere, sagte die Leiterin des Referats für Lebensmittelüberwachung, Karin Schindler, der Nachrichtenagentur dpa.

... Untersucht werden aber nicht alle geschossenen Wildschweine. Vielmehr gibt es ein abgestuftes System mit Schwerpunktgebieten, in denen alle Tiere getestet werden müssen, Jagdbezirken, in denen nur Stichproben von jedem fünften Tier untersucht werden und den übrigen Landesteilen mit noch kleineren Stichproben, erläuterte Schindler."

Am 20.11.2014 veröffentlicht das Umweltinstitut München e. V. (Newsletter) erschreckende Daten über gemessene radionuclidkontaminierte Waldfrüchte und

Wildschweine in Bayern. Die Ergebnisse sind in interaktiven Karten übersichtlich dargestellt. Nachgewiesen wurde radioaktives Cäsium 137, welches mit höchster wahrscheinlicher Sicherheit dem Super-GAU des Reaktors des AKW Tschernobyl aus dem Jahr 1986 entstammt. Man kann davon ausgehen, dass Menschen, die diese Waldpilze und/ oder Wildschweinbraten verspeisen, sich der Gefahr niedrig dosierter radioaktiver Schäden (stochastische radioaktive Effekte) (siehe später) aussetzen. Das heißt, die Folgen geringer Mengen mit der Nahrung aufgenommenen Cäsiums könnten sich erst nach Jahren oder Jahrzehnten zeigen.

Diese Daten wurden von engagierten Bürgern zusammengestellt Dabei handelt es sich um eigene Messungen dieser Bürger oder von bayrischen Jägern gemessene Daten, die diese der Bürgerinitiative zur Verfügung gestellt haben.

Im Sommer 2015 habe ich in Russland beobachtet, dass auf Bauernmärkten Waldfrüchte mit Geräten auf Radionuclide geprüft wurden.

Es ist lobenswert, dass beherzte Bürger und Jäger die schlimmen Folgen der Tschernobylkatastrophe (wenn auch noch nicht flächendeckend) überzeugend darstellen. Eigentlich hätten derartige Messungen von staatlichen Umweltbehörden durchgeführt werden müssen. Wie das Münchener Umweltinstitut mitteilte, hat das bayrische Umweltministerium es abgelehnt, diese Daten zu veröffentlichen.

Es erhebt sich die Frage: Wie sind die Ergebnisse in anderen Bundesländern, z. B. in Thüringen, wenn man dort solche Messungen vornähme?

Für die Bürger unseres Landes gibt es als Schutz nur zwei Möglichkeiten:
- **Erstens:** Absoluter Verzicht auf Waldfrüchte und Wildschweinbraten.
- **Zweitens:** Permanente tägliche Einnahme von Klinoptilolith-Zeolith oder Montmorillonit als Prävention generell.

Ist das Panikmache?

Niemand weiß in Deutschland, wo es noch radionuclidverseuchte Flächen gibt, auf denen sich Spuren von Cäsium 137 befinden. Sind es denn wirklich nur die Wildschweine und die Waldfrüchte? Wurde die Kuhmilch in diesem Bezirk untersucht? Die Spuren von Cäsium 137, die mit der Nahrung aufgenommen werden, können zu niedrigdosigen Dauerstrahlern werden und somit zum Verursacher von radioaktiven Spätschäden.

Ist das Panikmache? Aber es gibt noch viel Schlimmeres. So wurde von den AKW-Betreibern nach der Katastrophe von Tschernobyl laut verkündet, dass sich so etwas nie wieder wiederholen würde. Im März 2011 wiederholte sich ein solches

Ereignis wie in Tschernobyl, bekanntlich im japanischen AKW Fukushima, aber noch viel stärker. Über das reale Ausmaß dieser Katastrophe wird geschwiegen.

Wenn wir das enge Netz von Atomkraftwerken in Europa sowie die Überalterung mancher Reaktoren betrachten, kann man aufgrund bisheriger Erfahrungen feststellen, dass zu jeder Zeit eine Katastrophe zu erwarten ist. Die Statistik von Greenpeace vom Juni 2014 lenkte die Aufmerksamkeit auf die noch in Betrieb befindlichen überalterten AKW in Europa. Demnach waren 25 AKW älter als 35 Jahre und 7 älter als 40 Jahre. Gefordert wird eine Laufzeit von möglichst unter 30 Jahren für AKW. Besser wäre es, wenn alle AKW verschwinden würden. Die Menschheit könnte ruhiger leben.

Leider wird sogar begonnen neue AKW zu planen. Unter diesen vorläufig nicht zu verändernden Verhältnissen sollte aber eine präventive Maßnahme, wie mein oben angeführtes Zeolith-Konzept für alle AKW Pflicht werden.

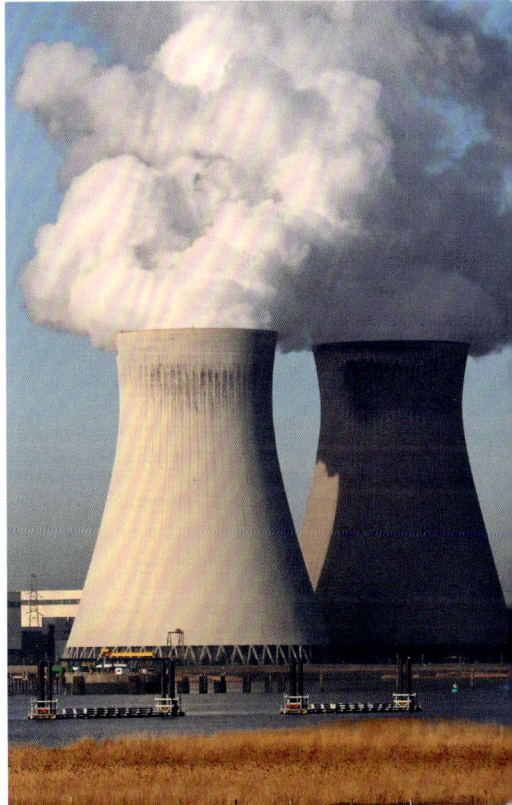

Abbildung 83:
Wie sicher sind Atomreaktoren? Fukushima ist allgegenwärtig.
Die Einnahme von Klinoptilolith-Zeolith und Montmorillonit bietet einen präventiven Schutz.

Liste der AKW in Europa und Russland (Stand 2014)
[Greenpeace Magazin Juni 2014, Wikipedia.org]

Land	AKW	Reaktorblöcke
Bulgarien	2	7
Belgien	3	7
Deutschland	8	9
Finnland	2	4
Frankreich	19	58
Niederlande	1	1
Rumänien	1	2
Russland	10	31
Schweden	3	10
Schweiz	4	5
Slowakei	2	5
Slowenien	1	1
Spanien	5	7
Tschechien	2	6
Ukraine	4	15
Ungarn	1	4
Großbritannien	16	?
Insgesamt	75	176

Zeolithgebirge für die Endlagerung von Atommüll?

Das Yucca Mountain-Projekt

Die 75 AKW mit mindestens 176 Reaktoren in Europa haben logischerweise auch einen beträchtlichen Anfall von sogenanntem Atommüll. Es ist nur noch eine Frage der Zeit, dass der Atommüllanfall nicht mehr bewältigt und sachgemäß gelagert werden kann. Der Zustand des im Zwischenlager Gorleben deponierten Atommülls kann dazu führen, dass auch kleinste Dosen von Radionucliden ausgestrahlt und geringdosige Spätschäden verursacht werden. Hat man darüber schon einmal nachgedacht und Untersuchungen angestellt?

Nach den Erfahrungen von Tschernobyl mit 500.000 Tonnen Zeolith wäre es angebracht, dieses Silikat in seiner Tuffgesteingestalt auch im Zusammenhang mit Zwischen- und Endlagern einzusetzen.

In den USA läuft seit mehr als 10 Jahren ein derartiges Projekt: Das Atommüll-Endlager Yucca Mountain im Bundesstaat Nevada. Der Yucca Mountain ist ein Gebirgszug von ca. 10 km Länge, der aus über 50 % Klinoptilolith-Zeolith besteht. Experten, die die dekontaminierende Wirkung des Klinoptilolith-Zeoliths kannten, haben vorgeschlagen, den US-amerikanischen Atommüll in Yucca Mountain als Endlager unterzubringen. Im Jahr 2002 hat der USA-Senat unter der Präsidentschaft von George Bush beschlossen, den Yucca Mountain als geologisches Atommüllendlager auszubauen. Es wurde ein Stollen, der sich 200-400 m unter der Bergoberfläche und 150 m über dem Grundwasserspiegel befindet, in den Berg hineingetrieben.

Dort sollten 77.000 Tonnen radioaktiver Atommüll und 63.000 Tonnen abgebrannte Brennelemente gelagert werden. Seit Beginn dieses Baus kämpfen Umweltorganisationen und Bewohner des Bundesstaates Nevada gegen dieses Projekt. Das Hauptargument: Die Yucca-Mountain-Region ist nicht erdbebensicher und vulkanausbruchsicher. Im Februar 2009 hat Präsident Obama das Projekt vorläufig gestoppt. Als neues Argument kommt hinzu, dass seit 2011 die Kapazität des Endlagers Yucca Mountain für den anfallenden Atommüll der USA schon nicht mehr ausreicht. Bis 2014 hat es noch keine Entscheidung über den Weiterbau gegeben.

Das ist bedauerlich. Aus meiner Sicht gehört Zeolith und Montmorillonit zur Dekontaminierung des Atommülls schon heute in jedes Zwischenlager.

Warum in Deutschland kein Zeolith für Endlagerung für Atommüll?

Aus meiner Sicht ist die Idee, den Atomabfall von AKW in einen Gebirgszug, der aus Klinoptilolith-Zeolith besteht als Endlager zu nutzen gut und real. Dabei sollte der vielfach nachgewiesene Dekontaminationseffekt des Tuffgesteins für Radionuclide optimal genutzt werden. Natürlich müssen die Daten wie Erdbeben- und Vulkansicherheit sowie andere stimmen. Der 99,5 % betragende Reinigungsgrad durch Zeolith zur Befreiung von Radionucliden aus Abwässern sollte dabei Maßstab sein.

Ausgehend von dem Einsatz von 500.000 Tonnen Klinoptilolith-Zeolith nach der Reaktorkatastrophe in Tschernobyl und der, trotz des sehr verspätet zur Verfügung gestellten Tuffgesteins, erreichten Dekontaminierung von Flüssen und Böden, sollte Forschung betrieben werden, um den Einsatz von Klinoptilolith-Zeolith bei der sehr notwendig gewordenen sicheren Endlagerung von Atommüll zu realisieren.

Es steht von meiner Seite die Frage an Politiker und AKW-Betreiber, warum man das bisher noch nicht in Erwägung gezogen hat? Natur-Klinoptilolith-Zeolith gibt es auf unserem Planeten in ausreichender Menge.

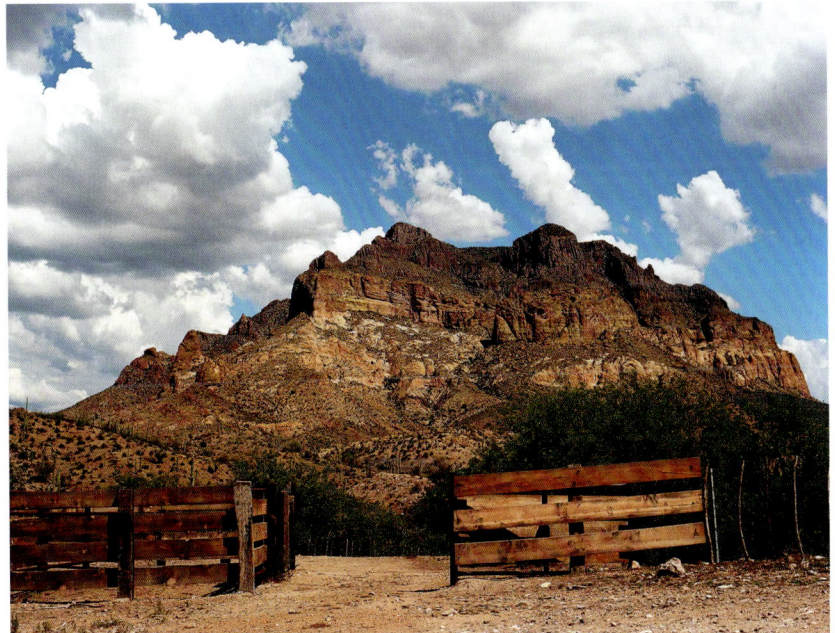

Abbildung 84:
Yucca Mountains

Erkenntnisse über die Anwendung und Wirkung von Klinoptilolith-Zeolith zur Dekontaminierung von radionuclider Strahlung an Tschernobylopfern

Im Rahmen meiner vielfältigen medizinisch-wissenschaftlichen Kooperationsbeziehungen mit Instituten und Kliniken der damaligen Sowjetunion und als gewähltes ausländisches Mitglied der Russischen Akademie der Medizinischen Wissenschaften lernte ich die verheerenden Folgen der Reaktorexplosion für die Gesundheit der Menschen und auch die Verwendung von Klinoptilolith-Zeolith, Montmorillonit und anderen Naturprodukten aus nächster Nähe kennen.

Ärzte von Moskauer Kliniken, mit denen ich befreundet war, berichteten mir z. B. über die Behandlung von Strahlenopfern mit Klinoptilolith-Zeolith, Montmorillonit, Spirulinaalge und verschiedenen Vitaminen. Zusätzlich wurden auch Sauna- und Mineralwasserkuren angewendet. Das war aber fast schon ein halbes Jahr nach der Katstrophe.

Ich hatte auch Gelegenheit mit Menschen zu sprechen, die sich zur Zeit der Katastrophe in der Nähe von Tschernobyl befanden und seitdem jahrelang regelmäßig Klinoptilolith-Zeolith einnahmen, um mögliche Spätfolgen zu verhindern. Ich habe aber auch den Strahlentod eines Liquidators, eines guten Bekannten von mir, miterlebt. Er war ein führender Flugzeugbauingenieur und setzt sich freiwillig in den ersten Stunden nach der Katastrophe als Pilot eines Hubschraubers bei den Löscharbeiten an dem explodierten Reaktor ein. Zwei Monate später starb er unter furchtbaren Qualen.

Nach den Reaktorkatastrophen von Tschernobyl und Fukushima müsste jeder vernünftige Mensch Atomkraftwerk- und Atombombengegner sein

Jeder wird mich daher verstehen, dass ich mich seitdem, mehr noch als bisher, als leidenschaftlicher Atomkraft- und Atombombengegner engagiere. Die effektive Anwendung des Natur-Klinoptilolith-Zeoliths und Montmorillonits bei der Behandlung von Strahlenkranken der Tschernobyl-Katastrophe erschlossen für mich auch ein neues medizinisch-wissenschaftliches Forschungs- und ärztliches Anwendungsgebiet, wodurch eine beachtliche Lücke in der Therapie und Prävention der heutigen Medizin geschlossen werden könnte.

Sind Studien unter Katastrophenbedingungen möglich?

In völliger Unkenntnis der damaligen Situation verlangen heute deutsche Institutionen, Ärzte und Journalisten von mir Studien zur Wirkung von Zeolith an Tschernobylopfern. Diesen empfehle ich zuerst die Schrift „Gesundheitliche Folgen von Tschernobyl" [Pflugbeil et al. 2011] genau zu studieren, die wie folgt beginnt:

„Die Katastrophe von Tschernobyl hat die Welt verändert. Millionen Menschen wurden über Nacht zu Opfern. Riesige Territorien wurden unbewohnbar. Die radioaktive Wolke zog um die ganze Erde. In den Köpfen zahlloser Menschen wuchs die Erkenntnis von den Gefahren der Kernenergienutzung. Wenn wir im westlichen Europa nicht vergessen können, dass wir gezwungen waren, über unsere Nahrungsmittel nachzudenken, über den Sandkasten unserer Kinder, so wuchs nach 1986 über die „Kinder von Tschernobyl" eine vage Ahnung von den so viel schwerer wiegenden Problemen in der Ukraine, in Belorussland (Weißrussland) und Russland."

Ein Jahr nach dieser Katastrophe begann die sogenannte Perestroika, d. h. die Auflösung der Sowjetunion. Damit verbunden war aber auch (wovon im Westen die wenigsten eine Ahnung haben) die Zerschlagung des gut funktionierenden Gesundheitssystems, das bis dahin zuverlässig Statistiken führte und das kostenlos jedem Menschen zugänglich war. In der oben erwähnten Schrift von Pflugbeil et al. 2011 wird ausführlich (wie schon erwähnt) beschrieben, wie die internationalen Organisationen WHO (Weltgesundheitsorganisation) und die IAEO (Internationale Atomenergie-Organisation) Daten nicht der Öffentlichkeit zugänglich machen und Statistiken schönfärben. (Ähnliches erleben wir seit März 2011 mit der Fukushima-Katastrophe.) Hinzu kommt, dass Klinoptilolith-Zeolith für die Tschernobylopfer zu medizinischen Zwecken damals erst aufbereitet werden musste. Das geschah z. B. in Instituten in Novosibirsk. Auch japanische Ärzte stellten Klinoptilolith-Zeolith für medizinische Zwecke zur Verfügung. Dieser kam aber frühestens 3-4 Wochen nach der Katastrophe zum Einsatz und konnte daher auch nicht flächendeckend angewendet werden. Es gab aber auch Widerstände gegen Schulmediziner zu überwinden, die meinten, dass dieser „Sand" keine Wirkung haben könne (was heute auch noch deutsche „Wissenschaftler" mangels Kenntnissen behaupten).

Studien über Anwendung von Klinoptilolith-Zeolith gegen Radioaktivität

Dennoch gibt es doch einen gewissen Umfang an Daten und Erkenntnissen, die vor allem von russischen Wissenschaftlern erarbeitet wurden. Aber auch im „Westen" wurden Arbeiten publiziert, die belegen, dass Radionuclide mittels Klinoptilolith-Zeolith im menschlichen und tierischen Körper dekontaminiert werden können, genauso wie in Gewässern und Böden.

Ich möchte als erstes kurz über zwei Übersichtsartikel berichten, in denen kurze Abschnitte über Resultate zum Thema „Radionuclide und Zeolith" (auch im Zusammenhang mit der Tschernobylkatastrophe) beschrieben werden.

Prof. Dr. Thomas Armbruster [2001] vom Berner Institut für Geologie geht in seinem Artikel „Klinoptilolith-Heulandit: Applikation und Grundlagenforschung" (deutsche Übersetzung des Titels) wie folgt auf das Problem Radionuclide und Klinoptilolith-Zeolith ein. Mit Bezug auf Tarasevich [1996] und Ostapenko et la. [2000] berichtet er, dass mit Hilfe von Klinoptilolith-Zeolith und einigen anderen Sorbenten das Wasser des Flusses Dnjeper in unmittelbarer Nähe von Tschernobyl von Radionucliden befreit werden konnte. Auch die Trinkwasserleitungen waren nach einem Jahr, Dank der Verwendung von Klinoptilolith-Zeolith, von Radionucliden dekontaminiert.

Die von Armbruster zitierte bulgarische Wissenschaftlerin Ludmilla Filizowa [1993] berichtet auf der 4. Internationalen Konferenz Naturzeolith 93 in Sofia, dass sie mit Zusatz von 10 % Klinoptilolith-Zeolith zur Kuhmilch Cäsium 137 um 30 % reduzieren und dass sie mit Zusatz von 2-30 % Klinoptilolith-Zeolith-Pulver in Schokolade und Keksen Kinder von Cäsium 137 dekontaminieren konnte.

Armbruster [2001] berichtet desweiteren, dass westeuropäische Wissenschaftler die Reduzierung des Radionuclidlevels mittels Klinoptilolith-Zeolith aus Pflanzen [Campbell und Davies 1997], aus Schafen [Phillipo et al. 1988], aus Hühnern [Pöschl und Balas 1999] und aus Fruchtsaft [Breithaupt et al. 1989] bewirkten.

Im Handbuch der Zeolithwissenschaften und -technologie berichten Pavelic und Hadzja [2003] im Kapitel „Medizinische Applikation von Zeolith" auch über die radioprotektive Wirkung von Zeolith.

Mit Bezug auf Mizik et al. [1989] und Vitorovic [1997] beschreiben sie, dass mittels Klinoptilolith im Experiment an Ratten die zuvor verabreichten Radionuclide aus deren Leber, Nieren und Oberschenkelmuskeln zu entfernen waren (siehe auch Kapitel 18).

In diesem Zusammenhang möchte ich auch einige wissenschaftliche Arbeiten von russischen und ukrainischen Wissenschaftlern anführen, die in Tierexperimenten (an Laborratten), unter verschiedenen Aspekten die dekontaminierende Wirkung von Klinoptilolith-Zeolith nach experimenteller Kontaminierung, vor allem mit Cäsium 137 nachgewiesen haben [Bgatova et al. 1995; Borodin et al. 1995; Panin et al. 1992; Stavitskaya et al. 1993; Sato et al. 1994]. Dedenko et al. [1995] berichten über Ergebnisse aus denen hervorgeht, dass mittels Klinoptilolith-Zeolith neben der Dekontaminierung von Radionucliden auch oxidativer Stress und hormonelle Stressreaktionen mit beseitigt werden. Zaytsev et al. [1995] legen Ergebnisse vor, die belegen, dass im Zusammenhang mit der Dekontaminierung von Radionucliden auch Salze der Schwermetalle mit dem Adsorbent entfernt wurden.

Untersuchungen zum Einfluss von Cäsium 137 auf die Ultrastrukturen des Dünndarms von Laborratten und die Dekontaminierung durch verschieden Sorbenten

Bgatova und Novoselov [2000] präsentierten Ergebnisse von Untersuchungen, die an großen Gruppen von erwachsenen Laborratten durchgeführt worden sind. Diese Tiere wurden mit Cäsium 137 bestrahlt und in Gruppen unterteilt. Die Tiere einer Gruppe blieben unbehandelt. Tiere einer gleich großen Gruppe erhielten von Beginn der Cäsiumbestrahlung an mit dem Futter 0,1 g/kg Körpergewicht 1. medizinische Holzkohle, 2. Kieselalgen (Diatomeen) und 3. Klinoptilolith-Zeolith. Außerdem diente eine Grupe gesunder Tiere zur Kontrolle. Die Gruppen wurden in drei Serien eingeteilt, die unterschiedlich lange mit Cäsium 137 bestrahlt und entsprechend mit dem Sorbenten behandelt wurden:

   3 Tage
   7 Tage
   14 Tage

Nach Beendigung des jeweiligen Untersuchungsdesigns wurde den Tieren ein Stück Dünndarm entnommen. Von diesem wurden lichtmikroskopisch, morphometrisch und volumetrisch Zellen der Blutkapillaren, Zellen der Lymphkapillaren von verschiedenen Zellorten der Darmschleimhaut sowie deren Ultrastrukturen wie Mitochondrien, verschiedene Ribosome und Lysome untersucht.

Die Ergebnisse möchte ich wie folgt kurz zusammenfassen. Nach 3 Tagen Cäsiumbestrahlung zeigten sich quantitativ verifizierte Veränderungen in den Ultrastrukturen der Dünndarmzellen. Die mit Beginn der Bestrahlung einsetzende Applikation der drei Sorbenten vermochte diese ultrastrukturellen Veränderungen zu verhindern.

Nach 7 Tagen Cäsiumbestrahlung hatten, mit quantitativen Parametern nachgewiesen, die Veränderungen der Strukturen und Ultrastrukturen der Dünndarmzellen beträchtlich zugenommen.

Medizinische Holzkohle hatte nur noch eine schwache Sorbentwirkung, während Kieselalgen zum größten Teil und Klinoptilolith-Zeolith vollständig die schädliche Wirkung von Cäsium 137 verhindern konnten.

Noch stärkere Veränderungen im Dünndarm werden nach 14 Tagen Cäsiumbestrahlung festgestellt. Nach 14 Tagen Cäsium 137-Bestrahlung hatte medizinische Holzkohle so gut wie keinen Sorbenteffekt mehr. Kieselalgen zeigten noch eine partielle Beeinflussung der Cäsiums 137-Schädigung. Klinoptilolith-Zeolith konnte noch vollständig die Zerstörung der Strukturen und Ultrastrukturen der Dünndarmzellen durch Cäsium 137 verhindern.

Was sind Strahlungen?

Zum besseren Verständnis möchten wir einige Ausführungen zu den Formen der Strahlungen machen. In der Medizin und Physik unterscheidet man ionisierende und nichtionisierende Strahlung.

Nichtionisierende Strahlung

So werden langwellige elektromagnetische Strahlung von 1 Herz bis zu den Wellenlängen des sichtbaren Lichts (einschließlich) benannt. Hierzu gehören die Rundfunk-, Fernseh-, Mobilfunkwellen, aber auch jene des Ultraschalls, der Kernspintomographie, der Hochspannungsleitungen und der Mikrowellentechnik.

Ionisierende Strahlung

Als ionisierende Strahlung werden elektromagnetische Wellen mit einer Länge unter 200 Nanometer bezeichnet, die in der Lage sind, Elektronen aus Atomen oder Molekülen herauszubrechen, sodass übermäßig positiv geladene Moleküle oder Atome entstehen. Man nennt sie auch kurzwellige Strahlung.

In biologischen Organismen bricht ionisierende Strahlung biochemische Verbindungen auf, wodurch freie Radikale im Überschuss entstehen. Darin besteht in erster Linie ihre schädliche Wirkung. In biologischen Systemen wird infolge dessen das Erbgut geschädigt und die Zellteilung verhindert. Die Strahlung von Radionuclicen, die bei einer Reaktorhavarie freigesetzt wird, ist ionisierende Strahlung.

Was versteht man unter Strahlenkrankheit?

Unter Strahlenkrankheit verstehen wir funktionelle und strukturelle Veränderungen im menschlichen Körper, die nach Einwirkungen von ionisierenden, aber auch nichtionisierenden Strahlen entstehen können. Die strukturellen und funktionellen Veränderungen äußern sich in einem breiten Spektrum von Symptomen, die aber nicht immer spezifisch sind, d. h. sie können auch bei anderen Erkrankungen auftreten. Wenn eine Bestrahlung z. B. nach einem Reaktorunfall erfolgt, sind solche Symptome stets diesem Strahleneinfluss als Ursache zuzuordnen. Leider kann der Mensch die ionisierende und größtenteils auch die nichtionisierende Strahlung nicht wahrnehmen. In manchen Fällen ist „Radarhören" oder „Funkwellenhören" bekannt geworden.

Man muss neben der Strahlendosis aber auch die Dauer des Strahleneinflusses in eine Diagnose von Strahlenkrankheit mit einbeziehen. Sehr hohe Dosen können noch wenige Minuten bis Stunden nach Bestrahlung den Tod herbeiführen. Bei mittleren Dosen der Strahlung treten die Beschwerden nach Stunden, Tagen oder nach Wochen auf.

Spätschäden (stochastische Schäden) durch schwache Dosen von Radioaktivität – die Heimtücke der Strahlungen

Nach der Empfehlung der ICRP (Internationale Strahlenschutzkommission) von 1990 und 2007 ist davon auszugehen, dass es eine lineare Dosis-Wirkung-Beziehung ohne Grenzwert (Schwellenwert) für strahleninduzierte Krebserkrankungen gibt. Damit wird gesagt, dass auch sehr schwache Dosen Radioaktivität schädlich wirken können. Folgerichtig werden somit die sogenannten Spätschäden (Synonyme: stochastische radioaktive Effekte, Langzeitfolgen von Radioaktivität) anerkannt. Folglich kann jede kleine und kleinste Strahlendosis Spätschäden verursachen. Die Spätschäden treten erst nach Jahren oder sogar Jahrzehnte nach der radioaktiven Bestrahlung in Erscheinung. Als Spätschäden werden in der Fachliteratur angeführt: Leukämie, Tumorerkrankungen, Herz-Kreislauferkrankungen, Erkrankungen des Verdauungs- und Hormonsystems, Augenkatarakte (Linsentrübung = grauer Star), Wachstums- und Entwicklungsstörungen (vor allem bei Embryonen), vorzeitiges Altern, Schwächung des Immunsystems, Unfruchtbarkeit und Fehlgeburten. Organe mit beschleunigter Zellteilung sind besonders empfindlich gegen Niedrigdosen von Radioaktivität. Dazu gehören z. B. das blutbildende System und die Embryonen.

Strontiom 90 und Cäsium 137 verdrängen im Knochengewebe Kalzium. Die vom Knochengewebe strahlenden Radionuklide befeuern das blutbildende System des Knochenmarks mit niedrigen Dosen Radioaktivität und verursachen mit zunehmender Dauer Leukämien. Diese treten gewöhnlich im ersten Jahrzehnt nach der „schwachen" Bestrahlung auf.

Jod 131 kann sich nach dem Einatmen oder mit der Nahrungsaufnahme in der Schilddrüse anreichern und mit schwacher Dauerstrahlung Schilddrüsenkrebs auslösen.

Spätschäden sind nach dem Atombombenabwurf in den japanischen Städten Hiroshima und Nagasaki 1945 bekannt geworden. Das heimtückische bei den Spätschäden durch Radioaktivität ist, dass Betroffene nicht wissen, dass sie bestrahlt worden sind. Strahlungen dieser Art kann der Mensch nicht wahrnehmen. Spätschäden (stochastische Effekte) der Radioaktivitäten sind bei Personengruppen nachgewiesen worden, die niedrigdosiger oder kurzer höherdosiger Strahlenbelastung ausgesetzt waren. Das sind folgende:

- Atombombenopfer der japanischen Städte Hiroshima und Nagasaki (1945)
- Strahlungsgeschädigte der Reaktorkatastrophe in Tschernobyl 1986. Da große Teile Europas nach dieser Katastrophe mit Cäsium 137 aus der Atmosphäre betroffen wurden, können sich in den nächsten Jahren noch Spätschäden zeigen [siehe Pflugbeil et al. 2011].
- Arbeiter in Uranminen und kerntechnischen Anlagen (AKW)
- medizinisches Personal und Patienten im Zusammenhang mit der Röntgendiagnostik und Strahlentherapie

Da die genauen Mechanismen des Entstehens der niedrigdosis Spätfolgen noch nicht bekannt sind, wird von Politik und Wirtschaft dieses Phänomen, mit großer Unbestimmtheit für den Einzelnen, nicht ernst genommen.

Nach einigen wissenschaftlichen Arbeiten über die radioaktiven Spätschäden sind die Betroffenen machtlos und hilflos. Dazu geben mindestens zwei Unbestimmtheiten Anlass:

1. Das Nichtwissen über eine möglich stattgefundene niedrigdosige radioaktive Bestrahlung. Das kann heute nach den stattgefundenen Reaktorkatastrophen in Tschernobyl und Fukushima sowie bei einer Aufenthaltsnähe zu Kernkraftwerken, aber auch durch andere ionisierende Strahlungen (z. B. mehrfaches Röntgen) jeden treffen.
2. Das Nichtwissen, ob man nach einer niedrigdosigen Bestrahlung durch

Radioaktivität erkrankt oder nicht erkrankt. Es wird nur eine bestimmte Anzahl von den Spätschäden betroffen. Hierbei sollten folgende Faktoren eine Rolle spielen:
- Die Art der Strahlen
- Der Umfang der Bestrahlung (Teil- oder Ganzkörper)
- Der Gesundheitszustand des Menschen, einschließlich seines Immunsystems
- Die Strahlensensibilität
- Genetische Faktoren

Aus meiner Sicht ist aufgrund des heutigen Erkenntnisstands über die Adsorption von Radionukliden durch die Silikate Klinoptilolith-Zeolith und Montmorillonit eine Dauereinnahme für den radioaktiv gefährdeten Personenkreis unbedingt angezeigt. Ich persönlich praktiziere dies seit dem Jahr 2000, indem ich täglich eine Dosis von 5-10 g dieser Silikate einnehme.

Innere und äußere radioaktive Bestrahlung

Bezüglich der radioaktiven Bestrahlung muss unterschieden werden zwischen
- exogener (von außen kommende), auch als primäre Strahlenwirkung bezeichnet und
- endogener (von innen wirkende) radioaktiver Strahlung.

Diese entsteht, wenn Radionuklide mit der Nahrung, dem Trinkwasser und der Atmung in den Körper gelangen. Den radioaktiven Spätfolgen liegen größtenteils endogen wirkende Strahlungen zugrunde. Die endogene Strahlenwirkung ist daher für den Menschen weitaus gefährlicher als die exogene.

Symptome der Strahlenkrankheit

Strahlenkrankheit drückt sich in vielen Symptomen aus, z. B.
- in schweren psychoemotionellen und neurophysiologischen Störungen
- im asthenischen vegetativen Syndrom, oft als Schwelleneffekt bezeichnet, weil zunächst nur funktionelle Störungen wie Erschöpftsein, Motivationsarmut, Appetitlosigkeit, depressive Verstimmungen usw. auftreten
- als Strahlungsverbrennungen
- als Strahlungskatarakt (Trübung der Augenlinsen)
- Unfruchtbarkeit
- bösartige Geschwülste und Leukämie
- Genschädigungen

[Bgatova und Novoselov 2000; Tsherbo und Zeldin 1998; Vasilenko 1992; Kiselev 1960]

Exogene radioaktive Bestrahlung

Bezüglich der Reaktivität des Organismus auf primäre (exogene) Radionuklidstrahlung klassifizieren Bgatova und Novoselov [2000] drei Stadien:

Erstens: Psychonervale Reaktionen verschiedenster Art: Nervenerschöpfung, neurovegetative Erschöpfung, neurotisches Syndrom, Verdauungsstörung, Herzschmerzen, Konzentrationsschwäche, Kopfschmerzen usw.

Zweitens: Symptome der Autoimmunerkrankung, rheumatische Beschwerden in Muskeln und Gelenken

Drittens: Starke körperliche Veränderungen im Sinne der Sklerotisierung ((Bindegewebsverhärtung) und möglicher Tumorbildung. [Bgatova und Novoselov 2000; Korotaev et al. 1992; Moskalev 1991; Popov et al. 1990; Vladimirov et al. 1989]

Baraboy et al. [1991] weisen mit Nachdruck darauf hin, dass wegen dieser manchmal sehr rasant sich entwickelnden pathophysiologischen Veränderungen infolge des exogenen Strahlungseinflusses, eine Therapie unverzüglich einsetzen muss.

Sklerotisierung (Verhärtung) des Bindegewebes durch radioaktive Strahlung

Von radioaktiver Bestrahlung wird das sehr empfindliche Bindegewebe, vor allem die Grundsubstanz der extrazellulären Matrix, stark betroffen. Bei intensiven und hohen Dosen der radioaktiven Strahlung kann eine Skletorisierung (Verfestigung, Verhärtung) des Bindegewebes, manchmal nach kurzer Zeit, ausgelöst werden. Die Folge davon ist ein vorzeitiges Altern und Entwicklung von Vorstufen für Tumorerkrankungen.

Die Sklerotisierung des Bindegewebes (extrazelluläre Matrix mit Grundsubstanz) entwickelt sich in erster Linie, weil eine Verschiebung im Verhältnis der Mucopolysaccharide (z. B. Hexoamin) zum Kollagen in der Grundsubstanz der extrazellulären Matrix entsteht. Diese Erscheinung wird als sklerotisches Voraltern bezeichnet [Schlitter 1995; Heine und Heinrich 1980; Haus et al. 1968].

Anderson [1965] fand diese Erscheinung auch bei Strahlenkranken der Hiroshima-Atombombenopfer.

Es handelt sich dabei um Kollagenosen bzw. Sklerodermie. Hierbei werden eine auf die Haut bezogene Sklerodermie und eine systemische Sklerodermie unterschieden. Letztere befällt die Systeme im Organismus, die reich mit Bindegewebe ausgestattet sind. Dazu gehören vor allem das respiratorische und Verdauungssystem, die Blutgefäße und die Glia („Bindegewebe") des Nervengewebes.

Erwähnenswert sind noch die Stressproteine, die in der Abwehrreaktion innerhalb des unspezifischen Immunsystems der extrazellulären Matrix eine wichtige Rolle spielen. Sie reagieren auf plötzliche Einwirkungen und auf die damit verbundenen Milieuveränderungen der Grundsubstanz der extrazellulären Matrix, z. B. bei Temperaturerhöhung (über 40°C Fieber), bei Hitzeschock, bei radioaktiver Bestrahlung, wie unmittelbar nach der Tschernobylkatastrophe, bei Lärm, auf psychoemotionellen Stress, d. h. grundsätzlich bei allen Stressarten, die mit einer Überflutung der extrazellulären Matrix mit Cortisol und Adrenalin einhergehen.

Schutz des Bindegewebes bieten vor allem das Siliziumdioxid, welches im Klinoptilolith-Zeolith reichlich zur Verfügung gestellt werden kann sowie Cremes und Salben mit Naturzeolith.

Anwendungen von Klinoptilolith-Zeolith bei Menschen mit exogen erfolgter Kontaminierung

Ergebnisse umfangreicher Untersuchungen zur Wirkung von exogen erfolgter Kontaminierung radioaktiver Strahlungen bei Tschernobylopfern und anderen Strahlenkranken wurden von Wissenschaftlern der sibirischen Filiale der Russischen Akademie der Medizinischen Wissenschaften Novosibirsk durchgeführt und zusammengestellt. Dabei wurde Klinoptilolith-Zeolith aus Kholinsk (Sibirien) verwendet [Bgatova und Novoselov 2000; Veretenina et al. 2003].

Zusammenfassend lassen sich nach dem Erkenntnisstand auf der Grundlage zahlreicher wissenschaftlicher Arbeiten für die Behandlung der durch exogenen Einfluss ausgelösten „Strahlenerkrankungen" mit Natur-Klinoptilolith-Zeolith [Bgatova und Novoselov 2000; Tsherbo und Zeldin 1998; Volkova 1998; Vasilenko 1992; Moskalev 1991; Pinčuk et al. 1991; Kuzin und Kolylov 1983; Kiselev 1960] folgende Aussagen treffen:

- Natur-Klinoptilolith-Zeolith erwies sich als ein nützliches Mittel zum vorbeugenden Schutz gegen Strahlungerkrankungen, besonders dann, wenn es mit anderen Naturmitteln, z. B. Spirulina platensis und/oder mit Vitaminkomplexen in der Zusammenstellung Vitamin A, B, C oder A, C, E, appliziert wurde.
- Bei den Strahlungsgeschädigten Tschernobylopfern erwies sich als Therapeutikum der Natur-Klinoptilolith-Zeolith in Kombination mit Montmorillnit, Spirulinaalge und dem Vitaminkomplexen A, C, E oder A, B, C als Erfolg versprechend.
- Bei der Dekontaminierung von radioaktivem Strontium 90 und Cäsium 137 erwies sich der Komplex Natur-Klinoptilolith-Zeolith mit Montmorillonit und Blaualgen (Spirulina platensis) als effektiv.

Wichtig für die Dekontaminierung von Cäsium 137 und Strontium 90 ist der sehr frühe Beginn des Einsatzes von Natur-Klinoptilolith-Zeolith mit den entsprechenden Kombinationsstoffen.
- Möglichst soll die Dekontaminierung sofort oder mindestens in den ersten zehn Tagen nach dem Strahlungseinfluss erfolgen.
- Bezüglich der Effektivität der Behandlung von Strahlenkranken mit Natur-Klinoptilolith-Zeolith ist die Art der Bestrahlung zu beachten.

Am Besten ließen sich primär entstandene (durch direkte Strahlung) Strahlenschäden therapeutisch mittels Zeolith beeinflussen, wobei die Therapie (Ausleitung) umso effektiver war, je früher sie nach der Bestrahlung einsetzte.

Größere Therapieschwierigkeiten gab es, wenn z. B. das Cäsium 137 über die Nahrung (z. B. Blattgemüse, Wurzelgemüse, Obst, Milch, Eier, Fleisch) in den menschlichen oder tierischen Organismus gelangte.

Wenn es nicht möglich ist, die Therapie mit Klinoptilolith-Zeolith unmittelbar nach Beginn der endogenen radioaktiven Kontaminierung zu beginnen, wird die Dekontaminierung mit Klinoptilolith-Zeolith nach zehn Tagen schwieriger. Deshalb ist eine Unterstützung durch Montmorillonit, Spirulina und Vitaminen unbedingt erforderlich [Veretenina et al. 2003; Bgatova und Novoselov 2000; Volkova 1998; Korotaev et al. 1992; Moskalev 1991; Pinčuk et al. 1991; Baraboy et al. 1991; Kuzin und Kolylov 1983]. Von den genannten Autoren vertraten die meisten die Auffassung, dass der beste Schutz gegen Strahlenkrankheit durch Radioaktivität der AKW die Dauereinnahme von Natur-Klinoptilolith-Zeolith in Kombination mit Vitaminen und anderen Naturwirkstoffen ist, weil man heute nicht weiß, wo eventuell Obst und Gemüse, aber auch Tierprodukte durch Radionuklide verseucht sind. Zweckmäßig ist es auch Nutztieren ständig Naturzeolith als Beifutter zu verabreichen.

Wirkung von endogen aufgenommenen Radionukliden im menschlichen Körper

Gammastrahlen, die beim Zerfall der Atome der radioaktiven Isotope entstehen, führen zu einer Ionisierung des Wassermoleküls. In diesem Fall geht der in biologischen Flüssigkeiten (Grundsubstanz der extrazellulären Matrix, Blut, Lymphe) befindliche ionisierte Sauerstoff eine Reaktion mit Produkten der primären Radiolyse des Wassermoleküls ein. Es entstehen damit langlebige strahlende Verbindungen etwa in folgender Form:

$$H_2O > H^+ + OH + e + H_2 + H_2O_2 + H_3O^+$$

[Bgatova und Novoselov 2000]

Es kommt also zur Bildung von oxydativen freien Radikalen (Peroxydalionen), die besonders aggressiv gegen Proteine, Biopolymere, Zellmembranen und subzelluläre Strukturen sind (z. B. gegen Chromosome, Organzellen und Mitochondrien) [Bgatova und Novoselov 2000; Baraboy et al. 1991; Kuzin und Kolylov 1983]. Durch diesen permanenten Strahlungsprozess bilden sich biologisch aktive Radiotoxine, die bedeutend stabiler sind als primäre Wasserradikale. Sie besitzen die Fähigkeit, einen sekundären Befall des Genoms und der biologischen Membranen zu verursachen.

Radiotoxine vermögen Kettenreaktionen der Oxidierung einzuleiten, die noch lange Zeit nach der endogenen Bestrahlung fortlaufen können [Bgatova und Novoselov 2000; Tscherbo und Zelden 1998; Vladimirov et al. 1989; Kisilev 1960].

Die Strahlungen bei der Aufnahme von Radionukliden mit der Nahrung und/oder Getränken verursachen

- Strahlungsendotoxikose,
- Bildung von aggressiven freien Radikalen,
- Speicherung von primären und sekundären Radiotoxinen,
- Hemmung der unspezifischen Immunreaktion in der extrazellulären Matrix [Bgatova und Novoselov 2000],
- und Entwicklung von Kollagenosen (Sklerosen).

Infolge dessen werden
- systemische Sklerodermie und andere Kollagenosen [Schlitter 1995, 1994; Heine 1991, 1990; Perger 1990; Heine 1989; Pischinger 1990; Schober 1953] mit besonderem Befall des Verdauungssystems verursacht. Dadurch wird die Resorption von Nahrungsstoffen und Medikamenten im Darm nahezu ausgeschlossen [Bgatova und Novoselov 2000]. Diese Menschen verhungern!
- Dysbalance im vegetativen Nervensystem bis zur Regulationsstarre und zur Präcanzerose [Schlitter 1995; Perger 1990, Kellner 1979, 1977]

- Autoimmunerkrankung
- wegen der herabgesetzten Abwehrkräfte sekundäre bakteriell ausgelöste Erkrankungen des Verdauungs-, respiratorischen, Nerven- und Herz-Kreislaufsystems [Bgatova und Novoselov 2000]
- Tumorerkrankungen

Zusammenfassend kann festgestellt werden, dass bei der Aufnahme von höheren, aber auch niedrigen Dosen von Radionukliden mit der Nahrung, der Atmung oder mit dem Trinkwasser schwerwiegende gesundheitliche Schäden auftreten können und nur dann Hilfe therapeutisch möglich ist, wenn die Behandlung mit Klinoptilolith-Zeolith sofort nach der Verseuchung beginnt.

Erfolgt die Dekontaminierung der Radionuklide nicht innerhalb von 8-10 Tagen, ist es schwer, den progressiven pathologischen Prozess der Strahlenerkrankung therapeutisch zu beherrschen. Dennoch sollte man nichts unversucht lassen und mit Natur-Klinoptilolith-Zeolith und Montmorillonit in Kombination mit Mineralien-, Vitamin- und Aminosäuren- bzw. Peptiddonatoren sowie mit der Blaualge Spirulina zu therapieren.

Verwendete Therapie-Zeitschemata

Eine Behandlung der Strahlenkrankheit, besonders die der endogenen Form, soll mindestens 36 Tage betragen. Dabei soll eine Tagesdosis von 4-8 g reinen Natur-Klinoptilolith-Zeoliths (in Pulverform) oder eine Tagesdosis Natur-Klinoptilolith-Zeolith 2-4 g + 2-4 g Montmorillonit (in Pulverform) in ein Glas lauwarmes Wasser gegeben, verrührt und dann getrunken werden [Blagitko und Yashina 2000]. Mineralien-, Vitamin- und Aminosäurendonatoren sowie Spirulina werden dann im Laufe des Tages (verteilt auf verschiedene Tageszeiten) verteilt eingenommen.

Nach Blagitko und Yashina [2000] hat sich folgendes chronotherapeutisch begründetes Zeitschema bewährt. An allen Therapietagen wird zu der genannten Zeit die gesamte Tagesdosis eingenommen.

1. Therapietag	07:00 Uhr
2. Therapietag	08:00 Uhr
3. Therapietag	09:00 Uhr
4. Therapietag	10:00 Uhr
5. Therapietag	11:00 Uhr
6. Therapietag	12:00 Uhr
7. Therapietag	13:00 Uhr
8. Therapietag	14:00 Uhr
9. Therapietag	15:00 Uhr
10. Therapietag	16:00 Uhr
11. Therapietag	17:00 Uhr
12. Therapietag	18:00 Uhr

Wiederholung dieses Zeitschemas an den 13.-24. und 25.-36. Therapietagen. Dieses

Schema kann bei den meisten Strahlungsschädigungen unterschiedlichen Grades und unterschiedlichen „Strahlers" bei Erwachsenen angewendet werden.

Für die Dekontaminierung von radioaktivem Jod aus der Schilddrüse empfehlen diese Autoren folgendes Therapieschema und zwar für Erwachsene und Kinder in gleicher Weise:

3 g reinen Natur-Klinoptilolith-Zeoliths (Pulverform) in ein Glas Wasser geben, verrühren und trinken. Die Einnahmezeit soll chronotherapeutisch an jedem Tag 21:00 Uhr sein. Eine Kur soll sich mindestens über 14 Tage erstrecken [Blagitko und Yashina 2000].

Warum Klinoptilolith-Zeolith und nicht Jod bei Jod 131-Kontaminierung?

Die Einnahme von Jodtabletten nach einer Reaktorhavarie hat nur dann Sinn, wenn eine radioaktive Wolke, in der sich auch Jod 131 befindet über eine Bevölkerungsgruppe ausbreitet und die radioaktiven Stoffe direkt eingeatmet werden. Mit der Einnahme von Jod soll das Eindringen von Jod 131 in die Schilddrüse verhindert werden. Das muss innerhalb der ersten zwei Stunden nach der Kontaminierung erfolgen. Einnahmen von Jod zu späteren Zeiten oder präventiv haben die Gefahr, eine Schilddrüsenüberfunktion auszulösen.

Klinoptilolith-Zeolith ist zuverlässiger und besser, weil er sicher als Sorbent und Antioxidant wirkt, das in ihm enthaltene kolloidale Siliziumdioxid das Bindegewebe schützt und außerdem durch selektiven Ionenaustausch die dringend benötigten Mineralien aus den Kristallgitterkanälen des Klinoptilolith-Zeoliths den Körperprozessen zuführt.

Bietet Klinoptilolith-Zeolith auch einen Schutz gegen elektromagnetische Feldstrahlung (EMF)?

Im Kapitel 2 wurde auf die gesundheitsschädigenden Effekte von EMF umfassend eingegangen.

In Kapitel 12 „Klinoptilolith-Zeolith vermindert und beseitigt oxidativen Stress" ist ausführlich über den Einfluss des Tuffgesteins auf den gesundheitsschädigenden oxidativen Stress berichtet worden.

In Zusammenhang mit der Reaktorkatastrophe in Tschernobyl (Kapitel 16) wurde die Radionuclidbindung (also ionisierende Strahlung) ausführlich beschrieben.

Neue Ergebnisse zur Verursachung von oxidativem Stress durch schwache EMF-Strahlung werfen die Frage auf, ob auch in dieser Hinsicht Klinoptilolith-Zeolith einen Schutz bietet, da er als Antioxidant wirken und oxidativen Stress vermindern oder beseitigen kann.

Zunächst die Fakten

Warnke und Hensinger [2013] belegen eindeutig, dass die Generierung der O_2- und NO-Radikale im menschlichen Organismus mit schwacher Energie erfolgt, die mehrere Größenordnungen unterhalb des thermischen Rauschens liegt.

Strahlungen verursachen im menschlichen Körper oxidativen und nitrosativen Stress, als überschüssige freie Sauerstoff- und NO-Radikale in Ionenform, die zusammen wirkend sehr aggressiv die Zellen und deren Ultrastrukturen sowie die Erbgutsubstanz zerstören können.

Daraus resultieren die sogenannten Multisystemerkrankungen mit einer Multisymptomatik.

Die Ergebnisse von Ulrich Warnke und Peter Hensinger wurden 2014 von einer ukrainischen Forschergruppe um Igor Yakymenko vom Institut für Experimentelle Pathologie, Onkologie und Radiobiologie bestätigt. Sie bewiesen, dass Funkwellen (Mikrowellen niedriger Intensität) oxidativen Stress verursachen. In der wissenschaftlichen Zeitschrift Oxidant and Antioxidant in Medical Science vom 29.03.2014 berichten diese Wissenschaftler, dass 76 von 80 Studien (92,5 %) die gesundheitsschädigende Wirkung von Funkwellen durch oxidativen Stress nachgewiesen haben.

Yakymenko et al. [2014] berichten, dass in den angeführten 80 Studien am häufigsten ROS (Reaktive Sauerstoff Spezies; freie O_2-Radikale) Lipidperoxidation, Proteinperoxidation und am Stickstoffmonoxid (NO) im Übermaß nachgewiesen worden sind. Auch Yakymenko et al. [2014] unterstreichen, dass das Generieren des Übermaßes an O_2- und NO-Radikalen mit schwachen EMF ausgelöst wird. Sie geben 0,1 µW/cm^2 oder SAR: 0,30 µW/kg an.

2015 überraschte diese Forschergruppe aus Kiev mit weiteren massiven Beweisen der Verursachung von oxidativem Stress durch schwache EMF-Strahlungen. In Wissenschaftsportalen ist folgende Mitteilung zu lesen: „Kabellose Geräte könnten zur Entstehung einer Reihe von Krankheiten beitragen. Das besagt zumindest eine Studie von Forschern aus der Ukraine, den USA und Finnland. Ausschlaggebend dafür sei das metabolische Ungleichgewicht, das durch die Strahlung hervorgerufen wird, heißt es. die Überblicksanalyse erschien in „Electromagnetic Biology and Medicine". Wissenschaftler von Universitäten in Kiew, Bloomington (Indiana) und Kuopio werteten 100 aktuelle wissenschaftliche Studien zu den potenziellen Gefahren von Hochfrequenzstrahlung in geringer Intensität aus. 93 davon hätten bestätigt, dass Hochfrequenzstrahlung in Organismen oxidative Folgen hat. „Diese Daten sind ein klares Signal für die wahren Gefahren, die diese Art von Strahlung für die menschliche Gesundheit darstellt", sagte Studienautor Igor Yakymenko vom Kiewer Institut für experimentelle Pathologie, Onkologie und Radiobiologie. Die Strahlung aktiviert demnach eine Leitungsbahn, die zur Bildung von reaktiven Sauerstoffspezies führt und die Peroxidation aktiviert. Dadurch kommt es zu Schäden der DNA und Veränderungen in der Aktivität antioxidanter Enzyme. Das metabolische Ungleichgewicht, das auf diese Weise in den Zellen hervorgerufen wird, können zur Entstehung einer Reihe von gesundheitlichen Beschwerden wie Erschöpfung und Kopfschmerzen genauso beitragen wie zu Krebs und neurodegenerativen Erkrankungen, so die Studienautoren."

[Zitiert bei Peter Hensinger: Diagnose Funk. Mitteilung vom 09.08.2015]

Ist die Frage, ob Klinoptilolith-Zeolith einen Schutz gegen diesen durch schwache EMF-Strahlung verursachte Strahlung bieten kann, aufgrund dieser erdrückenden Datenlage berechtigt?

Zu dieser Frage geben drei Fakten Anlass:

1. Der Mobilfunk hat die Weltbevölkerung so überflutet, dass ein Zurück oder ein Verzicht darauf trotz bekannter gesundheitlicher Schädigung aussichtslos ist.
2. Die nicht den wissenschaftlichen Tatsachen entsprechende Grenzwertpolitik in Europa und den USA bietet keinen Schutz für die Bevölkerung
3. Die Verharmlosung der gesundheitlichen Schädigungen durch Funkwellen des Kommunikationsfunks durch Politik und Wirtschaft

Kapitel 17 — Bietet Klinoptilolith-Zeolith auch einen Schutz gegen elektromagnetische Feldstrahlung (EMF)?

Folglich liegt es in der Verantwortung jedes einzelnen, sich nach Schutzmitteln umzusehen. Mich erreichen fast täglich telefonisch Fragen, von elektrosensiblen Menschen aus aller Welt, wie man sich gegen Funkwellenerkrankungen und Elektrosensibilität schützen kann.

Es werden z. B. folgende Mittel angewendet:

- Erdung von Wohnräumen, ist aber teuer und nicht sicher
- Aufenthalt im Faraday-Elektroisolierten-Käfig, was manche Elektrosensible tun. Das ist auch keine generelle Hilfe.
- Die Erdung des Betts. Sie kann auf jeden Fall einen ungestörten Schlaf bringen [Hecht 2014].
- Da Klinoptilolith-Zeolith als ein Antioxidant, also als Freier-Radikal-Fänger, generell aber auch bei ionisierender Strahlung wirkt, ist die logische Schlussfolgerung, dass die freien Radikalen, die durch Funkwellen des Kommunikations- und Mobilfunks generiert werden, auch durch Klinoptilolith-Zeolith unschädlich gemacht werden könnten.
- **Studien gibt es dazu leider nicht, weil sich bisher dafür kein Geldgeber interessiert und gefunden hat.**
- Es gibt aber praktische Erfahrungen. Ich habe seit einigen Jahren elektrosensiblen Menschen empfohlen, permanent täglich zirka 6 g eines Gemisches aus Klinoptilolith-Zeolith und Montmorillonit einzunehmen. Die Rückmeldungen, die ich im Laufe der Jahre von über 40 Personen erhalten habe, beinhalten, dass das Leiden der Elektrosensiblen durch diese Silikate vermindert, gelindert oder sogar beseitigt werden konnte.
- Frau Ingrid Dickenson, die in London elektrosensible Menschen betreut, empfahl ich, ebenfalls dieses Silikatgemisch an Elektrosensible zu applizieren. Sie berichtete mir über die Verminderung der Elektrosensibilität bei ihren Schützlingen. So zum Beispiel über eine Frau, die wegen ihrer Elektrosensibilität keine U-Bahn mehr benutzen konnte. Die Einnahme des Silikatgemisches machte ihr dieses wieder möglich.
- Manche Patienten aus Deutschland berichteten mir auch, dass das Silikatgemisch besonders gut gegen Elektrosmog wirkte, wenn sie meine Empfehlungen befolgten, Alkohol, Koffein und Nikotin zu meiden. Aus meiner Sicht könnten Klinoptilolith-Zeolith ein gutes Präventionsmittel gegen Elektrosmogfolgen sein.
- Studien der Grundlagen- und angewandten Forschung sollten bald die Wirkung von Klinoptilolith-Zeolith als präventives Mittel gegen Elektrosmog klären, damit den Menschen geholfen werden kann, die nicht auf ihre Handynutzung verzichten können oder nicht verzichten wollen.

Studien und ärztliche Erfahrungsberichte über die Gesundheitsförderung wirkungsoptimierter Naturzeolithe

Das Bemühen seriöser Naturzeolith-Produzenten, die gesundheitsfördernde Wirkungen dieses Tuffgesteins zu optimieren, ist ein sichtbarer Trend der letzten Jahrzehnte.

Dabei spielt vor allem das Mikronisierungsverfahren der Naturzeolithgesteine, die Partikelgröße des Pulvers und die dabei erreichte Wirkungsoberfläche eines Partikels eine wichtige Rolle. Der Vorläufer war das Verfahren zur Erzeugung des Tribomechanisch Aktivierten Zeoliths (TMAZ) (T. Lelas). Durch jahrelange Forschungsarbeiten wurden von zwei Naturzeolith-Produzenten getrennt voneinander neue wirkungsoptimierte Mikronisierungs-Aktivierungsverfahren entwickelt.

Kurzbeschreibungen dieser beiden neu entwickelten Mikronisierungs-Aktivierungs-Verfahren und die Anwendung des damit erzeugten Naturzeolith-Pulvers in der ärztlichen Praxis und Klinik sowie in Forschungsstudien werden nachfolgend vorgestellt.

PMA-Zeolith (Panaceo-Mikro-Aktivierung)

Mit diesem Mikronisierungsverfahren wurde ein Zeolith-Pulver mit einer mittleren Partikelgröße von 7,0 Millimetern erzielt und die Wirkungsoberfläche der Partikel durch eine spezielle Aktivierung erheblich vergrößert. Wie präklinische Untersuchungen es zeigten [z. B. Montinaro et al. 2013], wurde mit diesem PMA-Zeolith eine beträchtliche Wirkungsverbesserung des in dem Körper der Menschen und der Tiere gelangenden Naturzeoliths erreicht.

Die medizinisch-wissenschaftlichen Dokumente zu den erzielten Ergebnissen stellte mir die Panaceo International Aktive Mineral Production GmbH, A-9585 Gödersdorf zu meiner freien Verwendung in diesem Buch zur Verfügung. Dafür bedanke ich mich vielmals. Diese mir zur Verfügung gestellten ärztlichen Erfahrungsberichte und Studienergebnisse werden entsprechend der Konzeption dieses Buchs in den Gesamttext als Auszüge integriert.

Erfahrungsbericht einer Ärztin

Erfahrungsbericht einer Ärztin, die über 10 Jahre mehr als 2.000 Patienten mit chronischen Erkrankungen, vor allem solche mit Krebs, mit PMA-Zeolith erfolgreich behandelt hat:

Frau Dr. med. Ilse Triebnig, Bahnhofstr. 11, A-9500 Villach, stellte mir die „Zusammenfassung der Evaluierung betreffend der Verbesserung der Nebenwirkungen der jeweiligen Krebstherapie bei adjuvanter Verabreichung von aktiviertem Natur-Zeolith-Klinoptilolith" [2011] zur Verfügung, die ich nachfolgend auszugsweise darlege. Sie berichtet in dieser Zusammenfassung kurz und prägnant, wie sie PMA-Zeolith als Zusatztherapie (adjuvante Therapie) bei Krebskranken erfolgreich angewendet hat.

„Als Chirurgin mit starken palliativmedizinischen Zugang bin ich stets auf der Suche nach Substanzen, welche die Nebenwirkungen der Krebstherapie minimieren und so das Wohlbefinden der zum Teil schwerkranken Menschen positiv beeinflussen.

Im Zuge dieser Suche bin ich vor über 10 Jahren auf den Wirkstoff Natur-Zeolith-Klinoptilolith gestoßen. Die wissenschaftlichen Arbeiten von Prof. Pavelic regten meine Neugier an und bestätigten zugleich die sichere Anwendbarkeit in der Humanmedizin. Um diesen Rohstoff sowohl meinen Kollegen, aber vor allem einer breiten Basis von Chemotherapie-Patienten zugänglich zu machen, wurde die oben erwähnte Langzeit-Anwendungsbeobachtung bzw. die repräsentative Auswertung der 150 Patientenakten durchgeführt." „Die Basis dafür bildeten „Langzeit-Anwendungsbeobachtung an über 2000 Patienten in Form von dokumentierten medizinischen Fällen über den Zeitraum von 10 Jahren. Das Hauptkontingent der Patienten sind onkologische Fälle.

Auswertung von 150 repräsentativen Patientenakten mit unterschiedlichsten Tumorarten und diversen Chemotherapien erfolgte über den gesamten Beobachtungszeitraum. Als Referenzwert dient der bekannte medizinische Benchmark hinsichtlich subjektiver Kriterien im Bezug auf die allgemeinen Nebenwirkungen der Krebstherapie (Chemotherapie, Strahlentherapie.) sowie die entsprechenden Laborbefunde." Die Applikation des PMA-Zeoliths hatte bei den Patienten folgende Wirkungen:

- „Hydrophilie (Wasseraufnahme)
- Ionenaustausch (Schadstoffentsorgung versus Mineralstoffversorgung)
- Absorption von Gasen und Gerüchen
- Reduktion von Zell-Stress (primärer antioxidativer Effekt)
- positive Beeinflussung von Knorpel- und Knochenbildung
- Reduzierung der chemotherapeutisch induzierten Polyneuropathie
- positiver Einfluss auf die Leberfunktion
- Reduzierung der Blutfette und
- Blutstillung sowie

- Stimulation des Wachstums von Makrophagen, Verbesserung der Kapillareinsprossung in der Wundheilung"

Wichtige Bemerkung: „Das gesamte Spektrum der beschriebenen Eigenschaften besitzt nur der natürliche, aktivierte Zeolith-Klinoptilolith – keineswegs künstlicher Zeolith und nur teilweise der nicht aktivierte Zeolith."

Warum adjuvante Therapie mit PMA-Zeolith?

„Eine Hauptproblematik der Chemotherapie liegt u. a. im Auftreten von Nebenwirkungen, die völlig verschiedene Intensität haben können. Die Bandbreite erstreckt sich von guter Verträglichkeit bis hin zur totalen Erschöpfung mit zwangsweiser Unterbrechung oder sogar dem Absetzen der Chemotherapie – ein Umstand der von niemandem gewünscht wird und den Erfolg der Chemotherapie in Frage stellt. Generell sollte ein Zustand der totalen Erschöpfung und Übersäuerung (oft auch Nährboden für ein weiteres Ausbreiten von Metastasen) so weit als möglich vermieden werden. Hat der Arzt von Beginn an die Möglichkeit den Patienten unter anderem mit aktivierten Natur-Zeolith-Klinoptilolith zu betreuen, so kann dies die Situation für alle Beteiligten verbessern, die Lebensqualität erhöhen und den psychischen und körperlichen Stress für den Patienten deutlich reduzieren."

PMA-Zeolith als wichtiger Faktor für das Wohlbefinden der Krebspatienten

„Als erstes sei die hydrophile Wirkung genannt, die sich schon bei der Spülung des Mundes nach der Chemotherapie positiv bemerkbar macht, indem es eventuelle Schwellungen der Mundschleimhaut– Stomatitis – bekämpft und die Schmerzen bei der Nahrungsaufnahme minimiert. Der gleiche Effekt tritt auch bei gastritischen Magenbeschwerden auf. Manche Patienten leiden nach der Chemotherapie an Durchfallattacken, verlieren dadurch zu viel an Flüssigkeit und Elektrolyten, was sie schwächt und exsikkiert. Müdigkeit und Schwäche sind die Folge. Speziell Patienten mit einem künstlichen Darmausgang sind betroffen. Hier wirkt nicht nur die hydrophile Komponente, sondern auch die Fähigkeit des aktivierten Natur-Zeoliths, Ionen an den Körper abzugeben. Der Ionenaustausch erfolgt im Darm, d. h. toxische Schadstoffe werden von dem aktivierten Zeolithkristall aufgenommen und für den Körper wichtige Ionen wie Mg, Ca, K, Na abgegeben.

Diese Detoxifizierung hilft der Leberzelle, der damit die Arbeit zum Teil abgenommen wird – das wiederum bewirkt beim Patienten weniger Übelkeit, weniger Brechreiz, Müdigkeit und Appetitlosigkeit.

Aktivierter Zeolith ist darüber hinaus auch fähig Ammoniumbasen zu binden, wieder eine Hilfestellung für die Leber. Beim Patienten bewirkt ein Zuviel an NH_4 Benommenheit, Vertigo, allgemeine Vergiftungserscheinungen und Konzentrationsschwäche (siehe Kapitel 15).

Mit PMA-Zeolith als Zusatztherapie sind Patienten imstande Bewegung auszuführen, d. h. Spazieren zu gehen, sich sportlich zu betätigen, an die frische Luft zu gehen, normal zu essen und zu trinken, eine regelmäßige Verdauung zu haben, schlafen zu können, kurzum sich im Intervall zwischen den Chemo-Zyklen wieder zu erholen und mit Geist, Körper und Seele gegen ihre Erkrankung zu kämpfen und Freude am Leben zu haben. Bewegung in sauerstoffreicher Umgebung ist bekanntlich für Tumorpatienten sehr wichtig.

Leider nehmen Patienten manchmal zu spät ärztliche Hilfe in Anspruch. Ich denke an exulzerierte, jauchig zerfallende, übel riechende Brustkarzinome, die erst durch den Geruch der Umgebung auffallen und zur Vereinsamung der Patienten führen. Zeolith nimmt den Geruch und saugt zugleich das Sekret auf. So kann man der Patientin noch ein bisschen Lebensqualität schenken. Ebenso kann mit Hilfe von aktivierten Zeolith die schwierige Situation des Verbandwechsels bei exul. Hautmeta in Bereich des Thorax – cancer en curasse – gemeistert werden. Es gestaltet sich anfangs schmerzhaft und schwierig, da es beim Ablösen des Verbandes zu einer Flächenblutung kommt, die den schon geschwächten Patienten noch mehr belastet. Mit aktivierten Zeolith Wundpuder kommt die Blutung sofort zum Stillstand – die hydrophile Wirkung und Zeolith als Ca–Donator (Spender) können helfen und vermindern so den Leidensdruck für den Patienten."

„In jedem Fall hat die Applikation von aktivierten Zeolith zu einer verbesserten Lebensqualität, zu einer besseren Verträglichkeit von Medikamenten und zur Verringerung von Folgeschäden und Nebenwirkungen von Chemo- und Radiotherapie geführt." Die entsprechenden Patientenakten liegen vor.

PMA-Zeolith bei Reflux

Ein Allgemeinmediziner berichtet über seine Erfahrungen bei der Anwendung von PMA-Zeolith bei Refluxösophagitis (Speiseröhrenreflux):

Dr. Michael Hajek, Allgemeinmediziner in Villach. „Seit dem Einsatz des aktivierten, gemahlenen Vulkangesteins ist die Zufriedenheit meiner Patienten hinsichtlich der

Therapie ihrer Refluxösophagitis stark gestiegen."

„Herr Doktor, ich muss ständig meine Säureblocker nehmen, sonst habe ich massive Beschwerden. Wenn ich mir den Beipackzettel dieser Medikamente durchlese, so sind doch etliche Nebenwirkungen zu erwarten. Außerdem habe ich gehört, dass das Risiko an einer Allergie zu erkranken oder die Wahrscheinlichkeit einer Osteoporose zu bekommen, erhöht ist." Das sind Aussagen, die ich seit Jahren tagtäglich von meinen Patienten höre. In den letzten Jahren kommen immer mehr Patienten mit dem Problem der Refluxösophagitis in meiner Praxis. Die betroffenen Menschen klagen unter anderem über ständiges Brennen in der Speiseröhre und vermehrte Halsentzündungen.

Den erhöhten Sympathikotonus, bedingt durch psychisches oder physisches Ungleichgewicht, konnte ich meistens gut mit homöopathischen Arzneien regulieren und so eine verminderte Säurebildung erreichen. Wo sich zumeist nicht ein so guter Erfolg einstellte, war, wenn die Cardia (Mageneingang) nicht gut schloss und die Magensäure in der Nacht zurückrann oder nach einer üppigen Mahlzeit die Säure einfach aufgestoßen wurde.

Bevor ich mit dem Zeolith behandelte, setzte ich Basenpulver ein. Bei längerem Einsatz mit dem basischen Pulver kam es bei vielen Patienten zu einem Ungleichgewicht im Säuremantel an den Schleimhäuten. In diesem Bereich kam es oft zu einer Verschiebung in den basischen Bereich, was dann zu einer Anfälligkeit, z. B. für Vaginitis oder Stomatitis führte. So begann ich vor etwa sechs Jahren mit Zeolith zu behandeln. Es stellten sich sofort sehr gute Behandlungsergebnisse ein. Das aktivierte, zermahlene Vulkangestein ist durch seine Oberflächenbeschaffenheit in der Lage, die Magensäure stark zu binden, sodass sie die Schleimhäute nicht mehr so angreift.

So kann ich nun in meiner Praxis den größten Teil meiner Patienten bei ihrer Refluxsymptomatik gut helfen und den Einsatz anderer Magentherapeutika sehr stark reduzieren. Es treten so gut wie keine Nebenwirkungen auf, manchmal neigen empfindliche Patienten zu Verstopfung, welche aber durch eine erhöhte Trinkmenge gut beherrschbar ist. Die Resultate sind wesentlich besser als mit dem von mir zuvor angewandten Basenpulver."

„Beim Auftreten von klinischen Symptome wie Sodbrennen sowie Magenschmerzen, bei denen meine Patienten bisher unter anderem Protonenpumpenhemmer nehmen mussten, komme ich in den meisten Fällen jetzt nebenwirkungsfrei mit PMA-Zeolith aus. Unter der Einnahme von drei Tabletten PMA-Zeolith morgens und abends kommt es nach zwei Tagen zu einer deutlichen Verbesserung der Schmerzsymptomatik.

Nach einer Einnahmezeit von vier Wochen sind die meisten Patienten bezüglich ihrer Speiseröhren und Magenbeschwerden klinisch beschwerdefrei."

Der Autor dieses Buchs verfügt über analoge Erfahrungen bei der Behandlung von Patienten mit aktiviertem Natur-Klinoptilolith-Zeolith, die an Reflux und Sodbrennen litten. Gewöhnlich wurden 3-6 g des Naturzeolith-Pulvers in ein Glas Wasser als Suspension eingeschwämmt und dann mit kleinen Schlucken unter weiterem Umrühren der Suspension getrunken (siehe auch Kapitel 11, 13, 15).

PMA-Zeolith bei Reizdarmsyndrom

Praxisbericht über die Einnahme von PMA-Zeolith im Rahmen der Therapie des Reizdarmsyndroms:

Dr. Norbert Schulz, Seenstraße 50, Haus der Gesundheit, 9081 Reifnitz [2007].

Seit nunmehr 30 Jahren behandle ich im Rahmen stationärer Regenerationskuren sehr häufig Patienten mit unterschiedlich stark ausgeprägter Reizdarmsymptomatik. Das Therapiekonzept entspricht dem der modernen Mayr Medizin. Insgesamt behandelte ich in diesem Zeitraum einige Tausend Patienten.

Das Ursachenspektrum betreffend die Reizdarmsymptomatik ist sehr breit gefächert. Es reicht von chronischer Überforderung des Verdauungstraktes durch falsches Essverhalten (zu schnell, zu viel, zu oft, zu spät, zu schwer), über psycho-emotionale Einflüsse, welche sich über den Verdauungstrakt somatisieren, bis hin zu individuellen Lebensmittelunverträglichkeiten oder -allergien, oft hervorgerufen durch Umweltgifte (Schwermetalle, Enzymblocker etc.) welche zu diesem komplexen Krankheitsbild führen können. Lebensmittelunverträglichkeiten wie Laktose- bzw. Fruktoseunverträglichkeit sind klinisch weitestgehend erforscht und leicht nachweisbar. Sehr häufig findet man aber auch Unverträglichkeiten, welche oft nur passager auftreten, klinisch nur durch den IgG-Test oder bioenergetische Testmethoden diagnostizierbar sind und praktisch alle Lebensmittel betreffen können.

Die Reizdarmsymptomatik entwickelt sich meist schleichend und ist im Frühstadium klinisch nicht, wohl aber durch die Diagnostik nach Dr. F. X. Mayr nachweisbar. In dieser Phase führen mehr oder weniger gestörte Verdauungsprozesse zur Bildung von Gärungs- und Fäulnistoxinen. Sie stören das Darmmilieu und führen zu Dysbiosen, welche die Maldigestion fördern. In weiterer Folge kommt es zu Affektionen der Darmschleimhaut, Veränderungen der Resorptionsverhältnisse, eventuell Ausbildung eines Leacky-Gut-Syndroms und schließlich dem Vollbild eines Reizdarmsyndroms.

Als Therapiekonzept bei Reizdarm hat sich in der Praxis ein ganzheitliches Vorgehen mit Entlastung des Verdauungstrakts (individuell angepasstes Heilfasten), schonende Reinigung des Darmkanals, Milieusanierung, Einstellung auf eine individuell gut verträgliche, nicht schleimhautreizende, gesundheitsförderliche Ernährung und Änderung falscher Verhaltensmuster am besten bewährt.

Seit ca. 3 Jahren verordne ich im Rahmen des Reizdarmsyndroms sehr häufig und mit gutem Erfolg PMA-Zeolith-Pulver (im Nüchternzustand 3x täglich 1 gehäufter Kaffeelöffel PMA-Zeolith). In ausgeprägten Fällen verordne ich zusätzlich PMA-Zeolith in Kapselform (3x3). Im Vergleich zu ähnlich gelagerten Fällen, die ich früher ohne PMA-Zeolithpulver behandelt habe, stellte ich eine subjektiv und objektiv deutlich schnellere Heilung der Reizdarmsymptomatik fest.

Wirkung von PMA-Zeolith auf das oxidative System von klinisch gesunden Frauen und Männern

Untersuchungen in der Privatklinik Villach [2002], an 11 Frauen und 11 Männern, die im alltäglichen Lebens- und Tätigkeitsprozess standen, und ein Alter zwischen 36 und 62 Jahren auswiesen (Median 42 Jahre), wurde der Einfluss einer täglich erfolgenden Applikation von 6 g PMA-Zeolith (auf drei Tagesdosen verteilt) auf das oxidative System untersucht.

Die Applikationsdauer betrug im Mittel (Median) bei Frauen 34 Tage, bei Männern 28 Tage. Für die Bestimmung des Zustands des oxydativen Systems wurde Blut aus der Fingerbeere entnommen. Die Blutuntersuchung erfolgte mit dem FRAS (Free Radical Analytical System). Untersucht wurde die oxydative Belastung mit überschüssigen freien O_2-Radikalen mittels d-ROMs-Test. Das ist die Bestimmung der Blutkonzentration von reaktiven Sauerstoffmetaboliten (ROMs) als Marker und Verstärker von oxidativem Stress. Messeinheit Carr: 1 Carr = 0,08 mg/dl Wasserstoffsuperoxid im Blutserum.

Carr d-ROMs-Test	Bewertung
< 250	optimal
250-300	gut
300-320	Durchschnitt
320-340	bedenklich
340-400	mangelhaft
400-500	schlecht

Tabelle 18: Bewertung der Daten

Die Untersuchungen der oxidativen Belastung bei den Probanden erfolgt im Prä-Post-Vergleich. Das heißt, es wurde Blut vor der Applikation mit PMA-Zeolith und am Ende der Applikationsdauer bestimmt. Die Ergebnisse sind in folgenden Tabellen dargestellt.

Tabelle 19:
Daten der männlichen Probanden

	d-ROMs-Wert vor der Applikation (Prä) in Carr	d-ROMs-Wert am Ende der Applikation (Post) in Carr	Differenz Post-Prä in Carr
1	325	282	- 43
2	383	329	- 54
3	327	234	- 93
4	395	334	- 61
5	382	298	- 84
6	408	329	- 79
7	324	249	- 75
8	359	347	- 12
9	342	286	- 56
10	364	279	- 85
11	323	262	- 61

Bewertung des Zustands des oxidativen Systems der Probanden vor der Applikation mit PMA-Zeolith

1 Person hatte einen mangelhaften Zustand des oxidativen Systems

6 Personen hatten einen bedenklichen Zustand und

4 Personen wiesen einen Grenzbereich zwischen Durchschnitt und bedenklich aus.

Bewertung nach der Applikation von PMA-Zeolith

2 Personen erreichten einen optimalen Zustand des oxydativen Systems und

5 Personen einen guten Zustand

3 Personen wiesen einen bedenklichen Zustand des oxidativen Systems aus und

1 Person zeigte faktisch keine Reaktion und verblieb in mangelhaftem Zustand mit einer sehr geringen Verbesserung.

Alle anderen 10 männlichen Personen erfuhren bei einer durchschnittlich 28 Tage erfolgenden PMA-Zeolith-Applikation eine Verbesserung der Funktionen ihres oxydativen Systems, teilweise sogar eine beträchtliche Verbesserung. Die unterschiedlichen Reaktionen der Probanden auf PMA-Zeolith sind normal und können verschiedene Ursachen haben.

Tabelle 20: Daten der weiblichen Probanden

	d-ROMs-Wert vor der Applikation (Prä) in Carr	d-ROMs-Wert am Ende der Applikation (Post) in Carr	Differenz Post-Prä in Carr
1	395	289	- 106
2	404	277	- 127
3	410	310	- 100
4	430	298	- 132
5	466	308	- 158
6	498	400	- 98
7	580	446	- 134
8	450	389	- 61
9	57	423	- 98
10	525	427	- 98
11	386	376	- 10

Bewertung des Zustands des oxidativen Systems der weiblichen Versuchspersonen vor der PMA-Zeolith-Applikation

2 Personen wiesen einen mangelhaften Zustand aus und
9 Personen eine schlechten.

Besonders hoch waren die d-ROMs-Werte bei den Probandinnen 6-11, die entweder dauerhaft die Pille einnahmen oder einer permanenten Hormontherapie unterzogen wurden. Im Vergleich zu den Männern hatten die untersuchten Frauen einen bedeutend schlechteren Zustand ihres oxidativen Systems zu verzeichnen. Die Erklärung dafür muss vorläufig offen bleiben.

Bewertung des oxidativen Systems der Frauen nach Einnahme von PMA-Zeolith

Zunächst ist aus den Ergebnissen ersichtlich, dass die stark erhöhten freien Radikale mehr als um 100 Carr (in einem Fall sogar 158 Carr) oder nahezu um 100 Carr gesenkt wurden. Das ist ein sehr beachtlicher Effekt des PMA-Zeoliths, der im Mittel 34 Tage lang eingenommen wurde. Die Probandinnen, die keine Hormonbehandlung erfuhren, erreichten einen guten Zustand des oxidativen Systems (3 Personen) und einen durchschnittlichen (2 Personen). Von den mit Hormonen behandelten Frauen blieben trotz intensiver

Senkung der Carrr-Werte 4 in schlechtem Zustand, 2 in mangelhaftem Zustand des oxidativen Systems. Bei ihnen ist aufgrund von Erfahrungen eine Dauereinnahme von PMA-Zeolith angezeigt (siehe auch Kapitel 12).

Zusammenfassend kann eingeschätzt werden, dass PMA-Zeolith innerhalb einer zirka-monatlichen Einnahme die überschüssigen freien Radikale erheblich senken kann. Unangenehm überraschten die Befunde der hormonbehandelten Frauen, die sehr hohe Werte des oxidativen Stresses auswiesen, welche ein hohes Risiko für chronische Erkrankungen, einschließlich onkologischer, darstellen. Diese Prädaten der Untersuchung zeigen, dass es daher unbedingt notwendig ist, den d-ROMs-Test in die Routinediagnostik der praktischen und klinischen Medizin einzuführen, um präventiv den oxidativen Stress zu verhindern, z. B. mittels PMA-Zeolith-Verzehr und/oder anderer Antioxidantien.

Herrn Dr. W. Thoma, Ärztlicher Direktor der Privatklinik Villach bin ich für die Zurverfügungstellung der gemessenen Daten sehr dankbar. Diese Dankbarkeit wird mit der Bitte verbunden, diese Studien erweitert fortzuführen.

Unterstützung der Leberfunktion durch PMA-Zeolith

Eine österreichische Pilotstudie.
In Kapitel 2 wurde die zunehmenden Vergiftung der menschlichen Umwelt dokumentiert, so dass Detoxhygiene eine zwingende Notwendigkeit für jeden Menschen wird (Kapitel 4). Im Entgiftungsprozess des menschlichen Körpers nimmt die Leber einen zentralen Platz ein (Kapitel 3).

Mit einer österreichischen Pilotstudie (Dr. Tanja Oberwinkler) wurde gezeigt, welche Wirkungen des PMA-Zeoliths die Leberfunktion des Menschen unterstützen kann. Dieser Studie gingen nachfolgend angeführte Grundlagenuntersuchungen voraus.

In einem künstlichen Magen-Darm-Modell (Studie, Prof. Pavelic, Universität Rijeka) konnte gezeigt werden, dass der PMA-Zeolith sowohl Schwermetalle wie Blei, Cadmium, Arsen, Chrom, und Nickel als auch Rückstände von Pestizide wie Chlorkohlenwasserstoffe aus dem Nahrungsmittelbrei an sich bindet und folglich die Gesamtbelastung für den Organismus entsprechend reduzieren kann.

In einer österreichweiten Pilotstudie wurde die Anwendung des PMA-Zeoliths zur Unterstützung bei hepatischen Krankheiten im Humanbereich untersucht. Diese Studie beschreibt anhand erhobener Blutparameter (GOT, GPT, GGT) die positive Auswirkung des Entgiftungs- bzw. Entlastungseffektes auf den humanen Lebermetabolismus bei Patienten mit erhöhten Leberwerten mit unterschiedlichsten, bewusst nicht näher spezifizierten Ursachen. Die Patienten erhielten eine Tagesdosis von 3 g in drei Tagesdosen über den Tag verteilt. Die Applikationsdauer betrug zwei Monate. Es wurde ein Prä-Post-Vergleich vorgenommen.

Eine Auswertung der über 130 gesammelten Fälle, die uns von fast 100 teilnehmenden Ärzten zugesandt wurden, zeigte eine deutliche Senkung der genannten Enzymaktivitäten bei mehr als zwei Drittel aller Patienten nach einer Einnahmezeit des PMA-Zeoliths von nur einem Monat. Dieses Ergebnis überrascht, zumal weder Ein- noch Ausschlusskriterien, noch die Compliance näher definiert bzw. überprüft wurden. Es bedeutet weiters, dass durch die Einnahme von PMA-Zeolith, auf natürliche Weise, ohne weitere pharmakologische Belastung für den Organismus, das natürliche Entgiftungssystem des Menschen entlastet und so die Funktions- bzw. Regenerationsfähigkeit der überforderten Organe offensichtlich unterstützt werden können. Weiterführende noch nicht veröffentlichte Studien im Humanbereich weisen zusätzlich darauf hin, dass der PMA-Zeolith auch einen positiven Einfluss auf das Darmmilieu hat.

Somit kann Panaceo PMA-Zeolith bei stetig steigenden Umweltbelastungen als „natürliches Chelat" zur Entlastung und Unterstützung des Magen-Darm-Traktes und der Entgiftungsorgane eingesetzt werden. Resultierend aus der Anwendungsbeobachtung, könnte so durch eine rechtzeitige Einnahme von PMA-Zeolith im Sinne einer Detoxhygiene, unter Umständen eine Mehrzahl von hepatozellulär induzierten Krankheiten vorgebeugt werden.

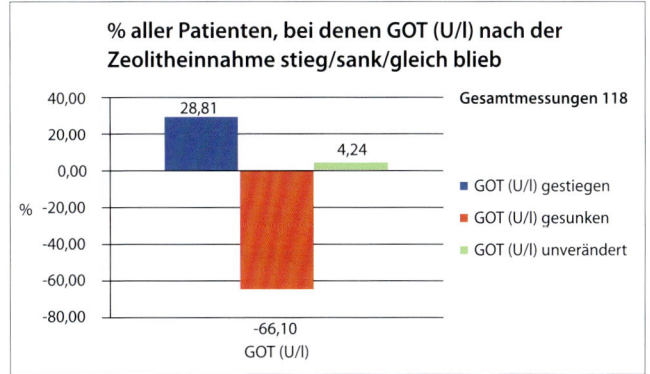

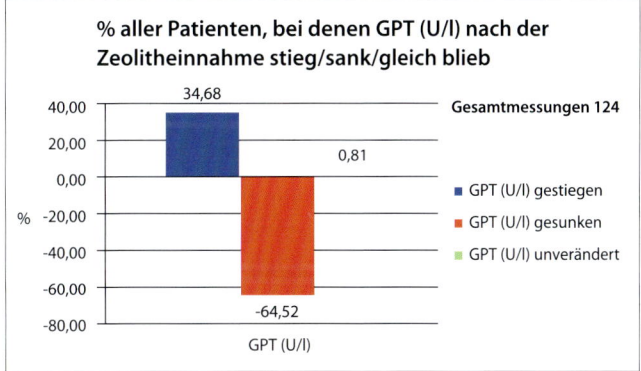

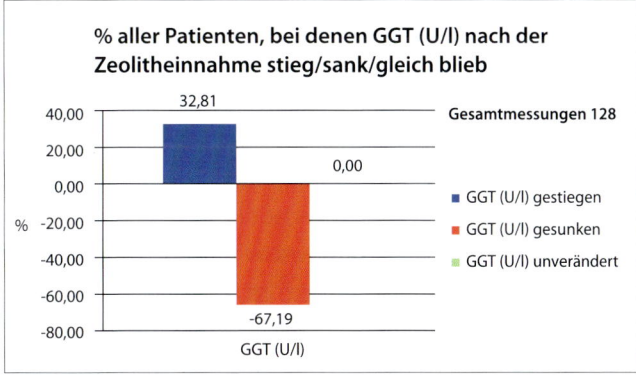

PMA-Zeolith-Wirkungen bei Sportlern

Beurteilung der Ergebnisse einer randomisierten Doppelblindstudie der Autoren Dr. Christian Knaptisch und Prof. Siegfried Schmölzer, Abteilung sportmedizinische und sportwissenschaftliche Ordination, St. Veller Str. 180, A-9020 Klagenfurt, mit Panaceo Sport hinsichtlich der Wirkung auf Parameter der körperlichen Leistungsfähigkeit:

Von O. Prof. Dr. Norbert Bachl, Universität Wien, Zentrum für Sportwissenschaft und Universitätssport, Abteilung für Sport- und Leistungsphysiologie, Auf der Schmelz 6a, A-1150 Wien, vom 14.12.2011.

Von den dem Autoren zur Einarbeitung in dieses Buchs zur Verfügung gestellten Dokumenten wählte er die folgende Beurteilung, die mit großer Fach- und Sachkenntnis gefertigt wurde. Sie wird nur leicht gekürzt hier wiedergegeben. Durch die Beurteilung wird in einzigartiger Weise die Wirkung von PMA-Zeolith für Sporttreibende reflektiert.

„Die moderne Leistungsdiagnostik folgt dem sogenannten Belastungs-Beanspruchungsprinzip, nach dem es möglich ist, physiologische, biologische und morphologische Parameter bis zur Zellulär- und Subzellulärebene bei bestimmten Belastungsvorgaben zu erheben und daraus die sogenannte „innere Beanspruchung" also die Reaktion von Organen und Organsystemen auf bestimmte Reize erfassen zu können.

Dabei gilt der Grundsatz, dass die erwähnten Beanspruchungsparameter umso bessere Aussagen zulassen, je mehr die jeweilige Belastung physikalisch definiert ist. In diesem Sinn stellt die Fahrrad- und Laufbandergometrie in einem Labor unter der Voraussetzung der Standardisierung aller äußeren und inneren Leistungsumsatzbedingungen ein verlässliches Verfahren zur Messung der inneren Beanspruchung bei vorgegebenen äußeren Belastungen dar.

Daraus ist ableitbar, dass nach diesem Prinzip ebenfalls die Wirkung von Substanzen, welche unter standardisierten Bedingungen dem Organismus verabreicht werden, hinsichtlich ihrer Auswirkungen auf bestimmte Parameter, welche die innere Beanspruchung des Organismus charakterisieren, in Ruhe und bei Belastung beurteilt werden können.

Diese Aussagen beziehen sich daher auch auf eine von Dr. Christian Knapitsch und Mag. Siegfried Schmölzer durchgeführte randomisierte Placebo kontrollierte Doppel-Blindstudie mit „Panaceo-Sport" im Jahr 2004.

Methodik

Untersucht wurden 24 Probanden von denen randomisiert 12 Personen (sechs Frauen/sechs Männer) der Verum-Gruppe und 12 Personen (4 Frauen/8 Männer) der Placebo-Gruppe zugeteilt waren. Alle ProbandInnen rekrutierten sich aus einer Läufergruppe mit unterschiedlicher Leistungsfähigkeit und betrieben seit längerem regelmäßig Sport bzw. trainierten regelmäßig. Alle akuten wie chronischen Erkrankungen bzw. vorübergehende Beeinträchtigungen galten als Ausschlusskriterien. Alle Testpersonen haben während der Untersuchungszeit ihre Trainingseinheiten beibehalten.

Als Verum fungierte das Produkt „Panaceo-Sport", welches aus PMA-Zeolith (71,67 %), Dolomit (18,33 %, Kalzium und Magnesium), Maca (6,67 %) und Gelee Royale (3,33 %) bestand.

Bei allen Probanden wurde im Abstand von jeweils sieben Tagen eine Ergometrie auf dem Laufbandergometer durchgeführt, wobei bei den weiblichen Testpersonen die Grundbelastung bei 6 km/h, bei den männlichen Testpersonen bei 8 km/h lag. Das Zeitinkrement betrug 3 Minuten, das Belastungsinkrement 2 km/h, zu Ende jeder Belastungsstufe erfolgte jeweils eine Pause von 20 Sekunden zur kapillären Blutabnahme aus dem hyperämisierten Ohrläppchen. Bei zwei Versuchspersonen musste einmal die Grundbelastung um 2 km erhöht bzw. gesenkt werden.

Nach der ersten Belastungsuntersuchung (T1), welche als Ausgangswert betrachtet wurde, erfolgte die Einnahme von „Panaceo-Sport" mit einer Dosis von 3 mal 3 Kapseln á 500 mg pro Tag zu den Mahlzeiten. Am Testtag beschränkte sich die Dosis auf 12 Kapseln „Panaceo-Sport" 30 min vor Beginn des Tests. Das gleiche Einnahmemuster war bei den Placebos gegeben.

Als Beanspruchungsparameter wurden die jeweiligen Laktatwerte bei 2,3 und 4 mmol/l Blutlaktat, sowie die entsprechenden Herzfrequenzen gewählt. Neben diesen Absolutwerten wurden die Differenzen der auf die Laktatwerte bezogenen Laufgeschwindigkeiten der Ergebnisse der zweiten (T2) und dritten (T3) Belastungsuntersuchung, also nach 1 bzw. 2 Wochen Einnahmedauer mit der ersten Ergometrie (Ausgangsergometrie = T1) prozentuell verglichen.

Die Laktatanalysen wurden mittels des Laktattestgerätes BIOSOEN 50 30 durchgeführt.

Eine statistische Nachanalyse gegebener Daten erfolgte mit dem SPSS-System mittels T-Test bei abhängigen Stichproben nach Überprüfung der Normalverteilung.

Ergebnisse

In der Verum-Gruppe konnte bei allen Geschwindigkeiten von 6 bis 23 km/h eine Reduktion der entsprechenden Blutlaktatkonzentrationen, im Vergleich der Ausgangsuntersuchung (T1) mit der Folgeuntersuchung nach einer (T2) bzw. zwei (T3)Wochen gefunden werden, wobei die entsprechenden Laktatkonzentrationen zwischen 6,55 bis 25,95 % nach einer Woche (p < 0.005) bzw. zwischen 2,80 und 47,95 % nach der zweiten Woche verringert waren (p < 0.001), woraus sich Mittelwerte von 18,12 % Laktatreduktion nach der ersten und 28,37 % nach der zweiten Woche ergaben. In der Placebo-Gruppe wurde bei allen ProbandInnen im Mittel nicht eine signifikante Erhöhung der Laktatkonzentration nach einer Woche um 6,65 % bzw. nach zwei Wochen um 3,05 % erhoben.

Bezieht man die Veränderung der Laufgeschwindigkeit auf fixe Laktatkonzentrationen von jeweils 2, 3 und 4 mmol/l, konnte durch die Rechtsverschiebung der Laktat-Leistungskurve bei den Laufgeschwindigkeiten bei 2 mmol/l, 3 mmol/l und 4 mmol/l eine signifikante Verbesserung ($p<0,005$) zwischen der Ausgangsuntersuchung (T1) und der zweiten Belastungsuntersuchung nach einer Woche (T2) bzw. eine hochsignifikante Verbesserung von $p<0,001$ zwischen der Ausgangsuntersuchung (T1) und der Belastungsuntersuchung nach der zweiten Woche (T3) erhoben werden (Tabelle unten). Bei entsprechenden Signifikanz-Niveaus bedeutet das eine Verbesserung der Laufgeschwindigkeit bei 2 mmol/l um 13,98%, bei 3 mmol/l um 10,19% sowie bei 4 mmol/l um 19,39% zwischen der Ausgangsuntersuchung (T1)

Statistik T2 und T3 gegen T1						
Verum (N = 12)	**Test 1**		**Test 2**		**Test 3**	
km/h bei 2 mm l/l	10,32	± 2,59	11,39⁻	+ 2,94	11,70⁻⁻	± 2,88
km/h bei 3 mm l/l	12,13	± 2,86	13,12⁻	+ 2,98	13,39⁻⁻	± 2,84
km/h bei 4 mm l/l	13,27	± 2,98	14,21⁻	+ 3,04	14,58⁻⁻	± 2,82
Placebo (N = 11)	**Test 1**		**Test 2**		**Test 3**	
km/h bei 2 mm l/l	11,74	± 2,15	11,44	± 2,00	11,83	± 2,00
km/h bei 3 mm l/l	13,29	± 2,10	13,35	± 1,88	13,45	± 2,01
km/h bei 4 mm l/l	14,36	± 1,99	14,37	± 1,98	14,40	± 2,10

⁻ = $p < 0,005$ T2 zu T1
⁻⁻ = $p < 0,001$ T3 zu T1

und der Belastungsuntersuchung nach der zweiten Woche (T3).

Bei der Placebo-Gruppe waren keine signifikanten Veränderungen gegeben, die jeweilige Laufgeschwindigkeit war bei der 2 mmol/l-Schwelle um 2,53%, bei der 3 mmol/l-Schwelle um 1,77% und bei der 4 mmol/l-Schwelle um 2,30% erniedrigt. Während es bei der Placebo-Gruppe nur in zwei Fällen (einmal nach einer, einmal nach zwei Wochen Einnahmedauer) zu einer Verbesserung der max. Laufleistung (ausgedrückt durch eine weitere tolerierte Stufe beim Belastungstest), kam, war dieses Ergebnis in der Verum-Gruppe 8 mal anzutreffen. Durch die unterschiedliche Ausgangsleistungsfähigkeit der Probanden und den damit korrespondierenden Differenzen der maximalen Laufgeschwindigkeit, kann eine statistische Analyse dieser Daten im Mittelwert nicht erfolgen. Die Analyse der Herzfrequenzen bei der stufenförmig ansteigenden Ergometrie ergaben, auch methodisch bedingt, uneinheitliche Ergebnisse, wobei bei der Verum-Gruppe allerdings ein Trend zu einer Reduktion der Herzfrequenz auf submaximalen Belastungsstufen anzutreffen war.

Interpretation

Die aus der Laktatleistungskurve darstellbaren Kriterien der aeroben und anaeroben Schwelle bzw. bestimmte submaximaler Laktatkonzentrationen, welche dem aerob-anaeroben Übergang charakterisieren sind als Kennpunkte für die Interaktion zwischen aeroben und anaeroben Mechanismen der Energiebereitstellung unter unspezifischen, semispezifischen und sportartspezifischen Belastungsuntersuchungen anzusehen. Trainingszustand, Alter und Geschlecht, sowie die Substratverfügbarkeit sind entscheidende Einflussgrößen auf das Niveau dieser Kennpunkte, deren diagnostische Aussage von der jeweiligen Methodik, sowie der Genauigkeit der Bestimmung der Kennpunkte abhängt. Die Kernpunkte des aerob-anaeroben Stoffwechsels können in ihren absoluten Größen (Intensität) sowie in ihrer Relation zur maximalen Leistungsfähigkeit bewertet werden. Des Weiteren ist das dynamische Verhalten innerhalb der einzelnen Abschnitte zwischen den Kennpunkten, insbesondere jenes ab der anaeroben Schwelle bis zur Maximalleistung von diagnostischer Aussagekraft für die Trainingssteuerung. In der vorliegenden Untersuchung konnten in der Verum-Gruppe bei diesen Abschnitten keine einheitlichen Ergebnisse gefunden werden, da sowohl parallele Rechtsverschiebungen, sowie auch Rechtsverschiebungen mit Abflachung der Laktatleistungskurve über der anaeroben Schwelle anzutreffen sind, was auf die möglicherweise schon vor Studienbeginn bestehenden unterschiedlichen Leistungscharakteristika der Testpersonen zurückzuführen ist. Bei der Placebo-Gruppe gab es keine ersichtlichen Veränderungen im Verlauf der Laktatleistungskurven.

Eine Rechtsverschiebung der Laktat-Leistungskurve bzw. der Herzfrequenz-Leistungskurve kann jedenfalls als eine Verbesserung der Ausdauerleistungsfähigkeit angesehen werden, wenn die Leistungsumsatzbedingungen, insbesondere die Ernährungsgewohnheiten und damit die Glykogenkonzentrationen in der arbeitenden Skelettmuskulatur konstant gehalten werden. Die damit korrespondierenden, niedrigeren Blutlaktatkonzentrationen bzw. Herzfrequenzen sind bei gleichen submaximalen Geschwindigkeiten als eine Verringerung der inneren Beanspruchung bei gleichen Belastungen anzusehen.

Niedrigere Blutlaktatkonzentrationen als jeweilige Resultante des aerob anaeroben Stoffwechsels sind als geringere Anteilhaftigkeit des anaeroben Stoffwechsels bei einer gegebenen Belastung zu interpretieren, was auf eine verbesserte oxidative Stoffwechsellage hinweist, woraus in diesem niedrigem Belastungsbereich auch auf eine Erhöhung des prozentuellen Anteils der Fettverbrennung geschlossen werden kann (auch wenn der respiratorische Quotient nicht bestimmt wurde). Dies ist deshalb auch als wichtiger Befund anzusehen, da durch eine erhöhte Oxidation von Fettsäuren bei gegebenen Geschwindigkeiten auch eine „Schonung" der Glykogendepots erfolgt, welche aufgrund ihrer Größenordnung höher intensive Belastungen zeitlich limitieren. Eine erhöhte Fettverbrennung auf gegebenen submaximalen Belastungen kann daher auch als Ökonomisierungseffekt der Stoffwechselsituation angesehen werden kann. Darüber hinaus bedeutet eine niedrigere Laktatkonzentration bei gegebenen submaximalen Belastungen eine Verbesserung der Leistungsbreite bzw. der gesamten Anpassungsbreite, was prinzipiell bedeuten müsste, dass es aufgrund dieses Faktums auch zu einer Verbesserung der Maximalleistung kommt, was in 8 von 12 Fällen der Verum-Gruppe (trotz heterogener Leistungsfähigkeit) bestätigt wurde.

Darüber hinaus ist aus der Literatur bekannt, dass die Rechtsverschiebung der Laktat- bzw. Herzfrequenzleistungskurve ebenfalls mit einer Rechtsverschiebung, also einer Erniedrigung der Blut-Katecholaminkonzentrationen einhergeht, was eine Reduzierung der sympathikotonen Aktivität bei einer definierten Belastung und damit eine erniedrigte „Stress-Situation" bedeutet.

Die im Sinne einer Ökonomisierung geringeren Auslenkungen von Seiten des Vegetativums, wie auch des Hormon- und Immunsystems gehen Hand in Hand bzw. sind die Folge einer geringeren metabolischen Beanspruchung, was auch im Sinne der bei jeder Belastung anfallenden Produktion von freien Radikalen als äußerst positiv zu interpretieren ist. Darüber hinaus ist bekannt, dass die Regenerationsprozesse nach Training und Wettkämpfen umso schneller und umso besser ablaufen, je niedriger eine metabolische bzw. sympathikotone Auslenkung erfolgt war.

Zusammenfassend kann festgehalten werden, dass die vorliegenden Ergebnisse darauf hinweisen, dass die überprüften Wirksubstanzen imstande sind, Parameter der Ausdauerleistungsfähigkeit positiv zu beeinflussen bzw. bei gegebenen Belastungsintensitäten die innere Beanspruchung deutlich zu reduzieren. Für den Sporttreibenden bedeutet dies einerseits eine Ökonomisierung hinsichtlich einer niedrigeren Beanspruchung funktioneller Regelkreise, andererseits eine Verbesserung der Leistungsbreite und Leistungsbereitschaft.

Hypothesen zur Wirkungsweise

Zeolithe zählen zu den so genannten Bioregulatoren. Bioregulatoren sind Wirkstoffe verschiedenster Art, die auf den verschiedensten Regulationsebenen eines Organismus im Rahmen einer Funktionshierarchie die Aufrechterhaltung der Homöostase und der Wechselbeziehung mit der Umwelt gewährleisten.

Wenn die aus der vorhandenen Literatur ableitbaren Wirkungen von Zeolith bezogen auf ihren Einfluss auf die Leistungsfähigkeit zusammengefasst werden, kann vermutet werden, dass sowohl die Funktion der Adsorption, die Funktion des selektiven Ionenaustausches, die Molekularsieb-Funktion, die Regulierung des Säure-Basen-Gleichgewichts, die Beeinflussung der Proteinsynthese, sowie die antioxidative Wirkung eine systemische Beeinflussung von Regelprozessen des ruhenden und arbeitenden Organismus dermaßen bewirken können, dass daraus sowohl ein verbesserter Intermediärstoffwechsel, eine verbesserte Zellfunktion für die Energiegewinnung, sowie verbesserte und optimierte Regelvorgänge im Bereich des vegetativen Nervensystems resultieren. Inwieweit diese Wirkungen von den anderen Inhaltsstoffen in „Panaceo Sport" mitbeeinflusst wurden, kann aus den vorliegenden Daten nicht ermittelt werden.

Weiterführende Studien werden notwendig sein, um diese postulierten Zusammenhänge durch die Evaluierung verschiedener Parameter aus dem Blut bzw. der arbeitenden Skelettmuskulatur, welche die erwähnten Regelmechanismen im Wirkungsspektrum des Zeoliths bestätigen, zu untermauern.

Signifikanter Schutz der Darmwand durch PMA-Zeolith: Mit PMA-Zelith einem Leaky-Gut-Syndrom vorbeugen

Diese sehr interessanten wissenschaftlichen Ergebnisse wurden mit einer randomisierten Doppelblind, Placebo-kontrollierten Studie von PD Mag. DDr. Manfred Lamprecht, Green Beat Institut für Nährstoffe Forschung und Sporternährung und Institut für Physiologische Chemie, Med. Uni Graz erarbeitet.

Sie wurden in der Österreichischen Ärztezeitung Nr. 17 vom 10.09.2015 publiziert.

„Als einzigartiger mit Mineralstoffen und Spurenelementen vorbeladener natürlicher Sorbent ist der PMA-(Panaceo-Micro-Aktivierung) Zeolith im Stande nach einem klar definierten Schlüssel-Schloss- Prinzip sowohl Schadstoffe aus dem Körper auszuleiten, als auch Mineralstoffe abzugeben. Neben seiner stärkenden und schützenden Funktion für den Organismus unterstützt er durch die Entgiftung das körpereigene Immunsystem. Der Sitz des Immunsystems wird mit dem darmassoziierten lymphatischen Gewebe durch den Darm gebildet. Wegen den Abwehrreaktionen (ca. 80 % insgesamt) die im Darmepithel ablaufen, gilt der Darm als lebensnotwendige Schutzbarriere.

Die Schutzbarriere des Darms besteht aus einer intakten Mucosa und ist mit einem balancierten intestinalen Mikrobiom besiedelt. Durch äußere Einflüsse wie Stress, einer ungünstigen Ernährung oder Medikamenteneinfluss, kann eine Störung dieser Darmbarriere auftreten. Als Konsequenz können eine beeinträchtigte oder reduzierte Darmflora, eine Unterversorgung mit Nährstoffen, Probleme bei der Neutralisierung von Giftstoffen oder eine Dysbiose auftreten. Die Darmschleimhaut kann sogar durchlässig werden und Folgeerkrankungen wie Allergien, Hypertonie oder Neurodermitis nach sich ziehen. Eine durchlässige Darmschleimhaut in Form einer belastungsinduzierten intestinalen Barriere-Dysfunktion (einem Leaky–Gut–Syndrom) wurde speziell bei Leistungssportlern beobachtet.

Im Fokus einer Therapie stehen die Optimierung des Darmmilieus, die Intaktbringung der Mucosa und eine Regeneration der Struktur und Funktion der Tight Junctions (Membranproteine im Darmepithel).

Neben einer Wiederbesiedelung der intestinalen Mikrobiota gibt es noch einen weiteren Ansatzpunkt in der naturheilkundlichen Medizin: Das Vulkanmineral Zeolith wurde in einer klinischen placebokontrollierten Doppelblindstudie (Universität Graz unter der Leitung von PD Mag. DDr. Manfred Lamprecht) ausdauertrainierten Personen supplementiert.

Alle Probanden wurden hinsichtlich eines belastungsinduzierten Leaky-Gut-Syndroms überwacht. Die Darmwandpermeabilität und –integrität der Tight Junctions wurde anhand des Enterotoxins Zonulin (aussagekräftiger Marker der Darmwandintegrität) im Stuhl dokumentiert. Die gemessenen Zonulin-Werte waren bei der Ausgangsuntersuchung in beiden Gruppen über der Norm erhöht. Nach einer Supplementation von 12 Wochen konnte bei der Verumgruppe im Vergleich zur Kontrollgruppe, bei der es fast keine Veränderungen gab, einen signifikanten Rückgang des Zonulins im Stuhl dokumentiert werden. Des Weiteren wurde eine entzündungshemmende Wirkung durch die Erhöhung der anti-inflammatorischen Cytokine festgestellt.

Die erhöhten Zonulin-Werte zu Beginn sind ein Hinweis auf eine gestörte Darmwanddurchlässigkeit und stehen in Korrelation mit Darmwandpermeabilitätsstörungen. Die signifikant reduzierte Zonulinkonzentration deutet auf eine Reduktion der Darmwandpermeabilität hin. Das bedeutet, dass durch die Gabe von PMA–Zeolith der sogenannten Endotoxikose (bedingt durch das Leaky–Gut–Syndrom) vorgebeugt werden kann. Der als Nebeneffekt dokumentierte leichte Anstieg der anti-inflammatorischen Cytokine unterstützt bzw. entlastet den Magen-Darm-Trakt sowie das Immunsystem.

Aufgrund der neuen Erkenntnisse, dass PMA–Zeolith zur Entlastung der Darmwand beiträgt, sowie basierend auf bereits bekannten Studien zur messbaren Senkung erhöhter Leberwerte (wie unter anderem in den Ausgaben 8/2014, 21/2014 und 4/2015 berichtet), sollte der PMA–Zeolith als Natur-Wirkstoff zur Unterstützung und zum Schutz des komplexen Entgiftungssystems aufgenommen werden. Somit könnte bei rechtzeitiger Einnahme von PMA–Zeolith, einerseits einem Leaky-Gut-Syndrom, andererseits unter Umständen einer Mehrzahl von hepatozellulär induzierten Krankheiten vorgebeugt werden.

Siehe auch: Lamprecht et al., Effects of zeolite supplementation on intestinal barrier integrity, inflamatory and redoxmarkers in trained subjects; a randomized, double-blinded, placebo-controlled trial. Medical University of Graz, Austria. Submitted for publication to the JISSN, March 2015."

Die Schutzfunktion der Tuffsteinsilikate für die Schleimhaut des Verdauungskanals wurde früher von einer Reihe von Autoren beobachtet und in folgender Weise beschrieben. Bei peroraler (durch den Mund erfolgter) Verabreichung des Tuffsteinsilikats wird die Schleimhaut von Magen und Darm mit einem dünnen Gel-Schutzfilm belegt, wodurch die Wirung gegenüber Noxen (krankheitserregenden Faktoren) herabgesetzt und die Nervenendigungen des Magens und Darms ruhiggestellt werden.

Auf diese Weise wird auch die Wirkung von Gallensäure, die zu Geschwüren und Entzündungen im Darm führen kann, vermindert [Vankov und Petkova 1980; Slanina 1974; Meyer-Jones 1966]. Fioramonti et al. [1988] erklären diesen Schleimhautschutz mit einer durch Montmorillonit bewirkten Modifikation der Glycoproteinsynthese der Magen- und Darmschleimhaut.

Diese Ergebnisse unterstützen die von Dr. Lamprecht getroffenen Aussagen.

Wichtig dabei ist die perorale Applikation, möglichst in Form einer Suspension (Aufschwämmung des Natur-Zeolith-Pulvers in Wasser). Die Wirkung wird optimiert, wenn beim weiteren Umrühren der Suspension diese in kleinen Schlucken in Abständen getrunken wird.

Untersuchungen zur Wirkung von PMA-Zeolith-Creme als Schutz gegen Einflüsse der Haut vor Umweltschadstoffen

Diese Untersuchungen wurden von der Dermatest GmbH, Münster, Engelstr. 37, 48143 Münster durchgeführt. Als Autoren zeichnen Dr. med. Werner Vass, Dr. med. Gerit Schlipper, Dr. rer. nat. Lars Rüther.

Die Haut bildet den natürlichen Mantel des menschlichen Körpers, der mit vielen Nervenzellsensoren ausgestattet ist. Die Haut ixt gegen unnatürliche Umwelteinflüsse wie z. B. Chemiestoffe und Strahlen sehr empfindlich. Umweltfaktoren, die als körperfremde krankheitsverursachende bezeichnet werden sind u. a. folgende: Allergene (Chemikalien, Arzneimittel, Tierhaare), Mikroorganismen (Viren, Bakterien, Pilze), Strahlungen (ultraviolette Strahlen, ionisierende Strahlen), Verletzungen (Wunden, Verbrennungen, Verätzungen).

Um der Haut einen Schutz zu bieten, werden auf dem Kosmetik-Markt viele als Schutzmittel der Haut bezeichnete Crems, Salben, Puder, Öle usw. angeboten. Viele davon enthalten selbst Schadstoffe wie z. B. Aromastoffe, Kohlenstoff, Bleichmittel, chemische Duftstoffe, Collagen, Farbstoffe, Glycerin. Diese Liste könnte beliebig fortgesetzt werden. Der größte Teil der im Sommer angebotenen „Sonnenschutzmittel" schützt weniger und verursacht nicht selten Hautkrebs.

Aus diesem Grund sind Naturstoffe dringend gefragt und somit hat sich eine Naturkosmetik entwickelt.

Leider ist der Begriff auf europäischer Ebene an sich bisher nicht eindeutig rechtlich definiert und geschützt, wobei der Europarat im Jahr 2000 eine Basis zur Definition der Naturkosmetik vorgab:
- nur Rohstoffe aus pflanzlicher, tierischer oder mineralischer Herkunft zu verwenden

- gesundheitsgefährdende Verunreinigungen zu vermeiden und
- die Verarbeitung auf physikalische, mikrobiologische und enzymatische Methoden zu beschränken

[Natural Cosmetic Products. Approved by the Committee of Experts on Cosmetic Products, September 2000]

In Österreich bildet das Österreichische Lebensmittelbuch die Definitionsgrundlage für Naturkosmetik (Codex Alimentarius Austriacus, 2009). Zusätzlich zu den europäischen Richtlinien beinhaltet das österreichische Gesetz, dass die Rohstoffe so weit als möglich aus biologischem Anbau stammen sollten und chemische Gewinnungs- oder Verarbeitungsschritte nicht erlaubt sind (Ausnahmen bilden bestimmte im Codex erwähnte Konservierungsmittel, Emulgatoren und Tenside). Nicht in österreichische Naturkosmetika eingesetzt werden dürfen synthetische Farbstoffe, ethoxilierte Rohstoffe, Silikone, Paraffine und andere Erdölprodukte, synthetische Riechstoffe, Bestandteile von toten Wirbeltieren und Rohstoffe aus Wildsammlungen vom Aussterben bedrohter Pflanzen.

Aus früheren Untersuchungen ist bekannt, dass Applikationen von Natur-Klinoptilolith-Zeolith bei Hauterkrankungen sehr effektiv wirken, z. B. bei Akne, Neurodermitis, Ekzemen, Psoriasis, Lupus Erythematodes, Rosacea, Seborrhea [Esina 1999; Kamkina 1999; Pesterev und Oksenov 1999; Urbanski et al. 1999; Suvorova et al. 1999; Schulz et al. 2005]. Häufig wurde bei Hauterkraankungen der Natur-Klinoptilolith-Zeolith äußerlich und innerlich gleichzeitig angewendet, weil das gestörte Immunsystem des Darms häufig Verursacher von verschiedenen Hauterkrankunge ist.

Nachfolgend wird eine Studie über die Hautschutzfunktion des PMA-Zeoliths kurz beschrieben. Die PMA-Zeolith-Creme wird auf der Basis von Pflanzenextrakten, Pflanzenwachsen und Ölen hergestellt. Die PMA-Zeolith-Creme besteht aus reinen Naturprodukten und ist selbst hautfreundlich und weder toxisch noch entzündungsstimulierend.

Untersucht wurden fünf hautgesunde erwachsene weibliche und männliche Testpersonen an fünf aufeinander folgenden Tagen. An fünf Stellen beider Unterarme wurden hautschädigende Stoffe auf die Haut gesetzt. Während am rechten Unterarm 10 Minuten vor der chemischen Belastung die PMA-Zeolith-Creme aufgetragen wurde, blieb der linke Unterarm ohne diese Vorbehandlung (Kontrolle).

Die hautschädigenden Stoffe sind: Natriumhydroxid (0,5 % NaOH), Natriumdodexylsulfat (1,0 % SDS) und 12,5 % Milchsäure. Wirkungsbeurteilung der chemischen Stoffe:
- Messung der Hautfeuchte (Corneometrie)
- Messung der Hautrötung (Chromametrie)

- Messung des transepiderm. Wasserverlustes (TEWL)
- Bestimmung des ESCD score

Die erzielten Ergebnisse zeigen, dass das Testprodukt in einer fünf Tage andauernden, repetitiv-okklusiven Irritationsstudie in der Lage war, die Haut vor der Irritation/Schädigung mit den chemischen Noxen 0,5 % NaOH, 1,0 % SDS und Milchsäure zu schützen. Mit Ausnahme der Hautfeuchte (keine Effekt) konnte bei allen gemessenen Parametern das Ausmaß der Schädigung, im Vergleich zur ungeschützten Kontrolle, durch Anwendung des Produkts gemindert werden.

Nachfolgend werden in drei Diagrammen die Effekte anhand des ESCD score (European Society of Contact Dermatitis) dargestellt. Der ESCD score ist ein anerkanntes visuelles Bewertungssystem, welches das Ausmaß einer akuten Hautschädigung erfasst. Dabei werden die Parameter Erythembildung, Trockenheit/Oberfläche, Schuppung, Ödeme und Fissurenbildung berücksichtigt.

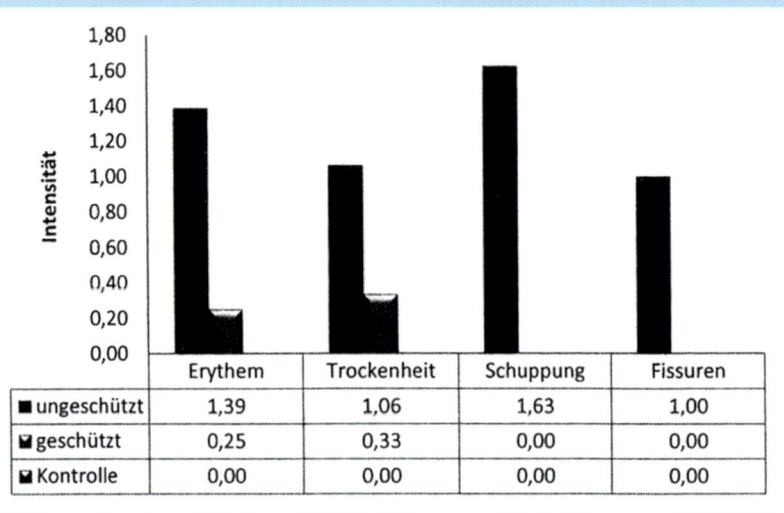

Abbildung 85: ESCD score für 0,5 % NaOH mit und ohne Behandlung.

	Erythem	Trockenheit	Schuppung	Fissuren
ungeschützt	1,39	1,06	1,63	1,00
geschützt	0,25	0,33	0,00	0,00
Kontrolle	0,00	0,00	0,00	0,00

Definition: Je höher der Wert, desto stärker die Irritation. Min = 0 (Ausgangswert); theoretischer maximaler Wert = 15 (alle Parameter Wert 3). Ein Test als Schutzmittel gegen Sonnenbrand steht noch aus.

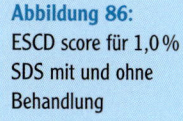

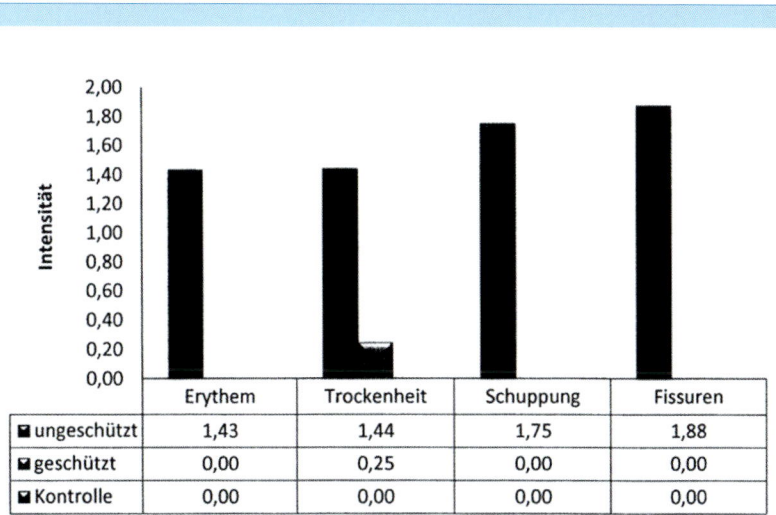

Abbildung 86: ESCD score für 1,0 % SDS mit und ohne Behandlung

	Erythem	Trockenheit	Schuppung	Fissuren
ungeschützt	1,43	1,44	1,75	1,88
geschützt	0,00	0,25	0,00	0,00
Kontrolle	0,00	0,00	0,00	0,00

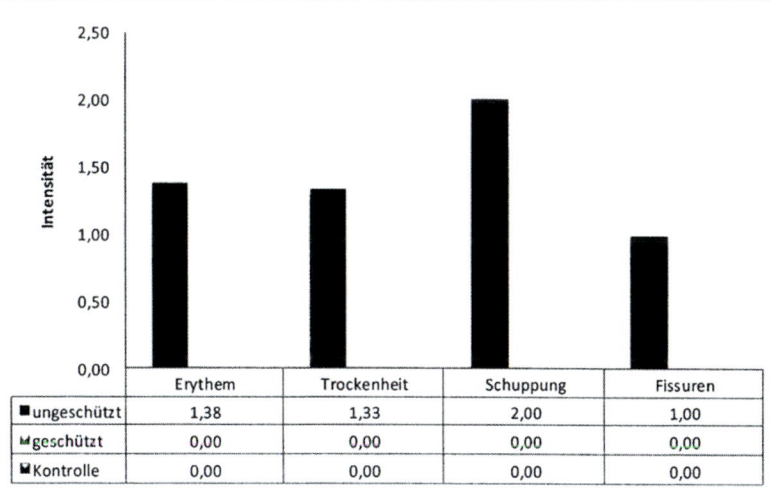

Abbildung 87: ESCD score für 12,5 % Milchsäure mit und ohne Behandlung

	Erythem	Trockenheit	Schuppung	Fissuren
ungeschützt	1,38	1,33	2,00	1,00
geschützt	0,00	0,00	0,00	0,00
Kontrolle	0,00	0,00	0,00	0,00

Mikronisierter Aktivierter Natürlicher Clinoptilolith (MANC-Zeolith)

Der MANC-Zeolith, mikronisierter, aktivierter natürlicher Clinoptilolith-Zeolith wurde ebenfalls mit einer besonderen Technologie zerkleinert und aufbereitet. Die Daten der Korngrößenmessungen werden in der folgenden Abbildung 88 demonstriert. Die medizinischen Dokumente zu den mit MANC-Zeolith erzielten Ergebnissen stellte mir die Froximun AG, Neue Straße 2a, 38838 Schlanstedt zu meiner freien Verwendung in diesem Buch zur Verfügung. Dafür bedanke ich mich vielmals. Diese mir zur Verfügung gestellten Dokumente werden von mir entsprechend der Konzeption des Buchs in den gesamten Text als Auszüge integriert.

Korngrößen der MANC-Zeolith-Partikel in mikronisiertem Pulver

Wie aus Abbildung 88 hervorgeht, wird die Spitze der mittleren Größe der Partikel des MANC-Zeoliths auf einem Niveau der Verteilungskurve von 7,0-9,0 Mikrometer demonstriert. Nanopartikel sind nicht enthalten.

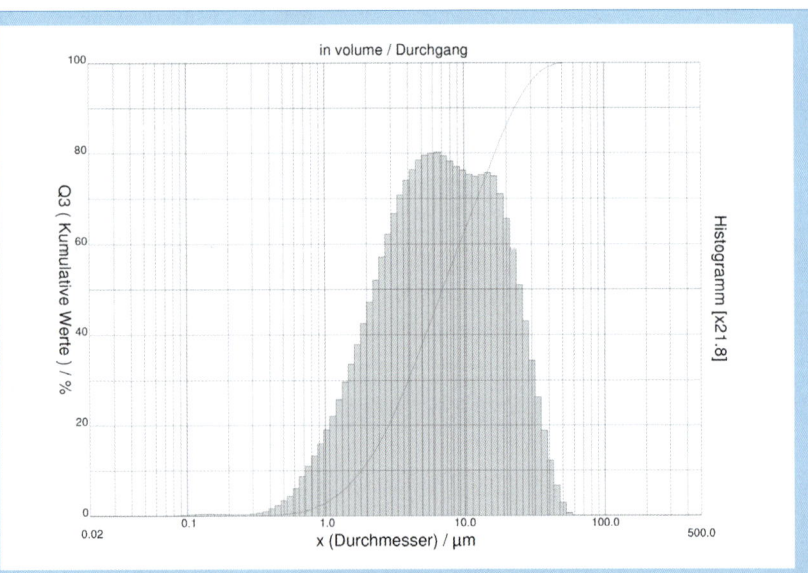

Abbildung 88: MANC-Zeolith. Korngrößenmessung Cilas 1090 Naß., der Firma Eilas, vom 01.04.2015, Messbereich: 0,02-500 µm/100 Klassen

Die MANC-Zeolit-in-vitro-Adsorption (Bindungsvermögen)

Eine der wichtigsten Funktionen des Naturzeoliths ist die Adsorption (siehe Kapitel 9) von Schadstoffen verschiedenster Art. Somit hat der Zeolith sehr wichtige Detoxikationseigenschaften, die gewöhnlich gemeinsam mit dem Ionenaustausch erfolgen. Nachfolgend werden diese Detoxeigenschaften mit in-vitro-Untersuchungen belegt. In-vitro heißt: Im Reagenzglas, außerhalb eines lebenden Körpers.

Produkte in Kapsel- und Pulverform binden auf physikalischem Wege im Verdauungstrakt folgende Stoffe:
- biogene Amine, wie Histamin
- Schwermetalle, wie Blei und Quecksilber
- Leichtmetall Aluminium
- toxisch wirkende Stoffe, wie Cäsium, Nitrosamine

Sowie folgende Stoffe aus Abbildung 89.

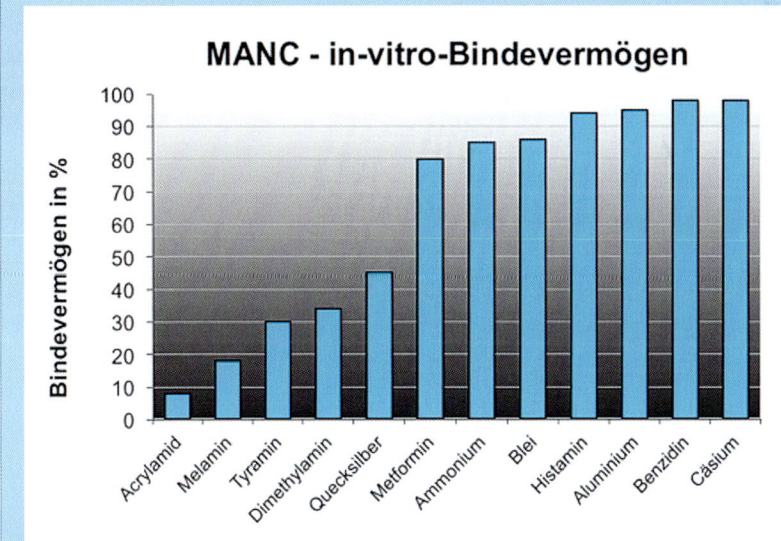

Abbildung 89: MANC-Zeolith in-vitro-Bindevermögen

Bemerkung zu den nachfolgend angeführten wissenschaftlichen Studienarbeiten

Die nachfolgend auszugsweise angeführten Ergebnisse entstammen einem Bericht zur klinischen Bewertung des MANC-Zeoliths. Dieser Bericht wurde von zwei bekannten, bedeutenden Naturzeolithexperten mit jahrzehntelanger Erfahrung als Ergebniszusammenfassung erstellt und am 03.08.2015 abgeschlossen.

Dipl.-Chem. Dr. Günter Steimecke, Unabhängiges Labor zur Prüfung der Leistungsdaten und Produktfunktionalität der MANC-Zeolith Medizinprodukte, Erstellung von Validierungsmethoden für die Produkte.

Dr. rer. nat. Erwin Walraph (Facharzt der Immunologie), freiberuflicher Immunologe und Fachwissenschaftlicher der Medizin / Immunologie.

Zusammenfassung der klinischen Daten und anschließende Bewertung

Die klinische Bewertung ist die Beurteilung und Analyse klinischer Daten zu den Medizinprodukten in denen MANC-Zeolith den Wirkstoff bietet, mit dem Ziel, deren klinische Unbedenklichkeit und Leistungserbringung zu überprüfen. Die ständige Bewertung bzw. klinische Bewertung ist ein kontinuierlicher Prozess während des gesamten Produktlebenszyklus der Medizinprodukte.

Risiken oder Nebenwirkungen wurden bisher weder angezeigt noch aus eigenen Erfahrungen beobachtet. Alle gemachten Erfahrungen und anwendungsspezifischen Beobachtungen bescheinigten bisher die klinische Unbedenklichkeit und die hohe Funktionalität der Produktvarianten. Dabei kann auf einige Millionen Einzelanwendungen zurückgegriffen werden.

Ionenaustausch-Vermögen des MANC-Zeoliths (in-vitro-Untersuchungen) mit Ammonium und Histamin

Ionenaustauch und Adsorption sind bei der Detoxikation des menschlichen Körpers eine einheitlich zusammenwirkende Funktion des Natur-Klinoptilolith-Zeoliths (Kapitel 9). So ist es möglich, die Adsorption auch mittels Ionenaustausch nachzuweisen.

Nachfolgend werden Ergebnisse von in-vitro-Studien zum Adsorptionsvermögen des MANC-Zeoliths bei Ammonium und Histamin angeführt. Das Ionenaustauschvermögen wurde photometrisch bestimmt.

Aus Abbildung 90 geht hervor, dass die quantitative Bestimmung ein Ionenaustauschvermögen für Ammonium und Histamin von über 80 % zeigt. Das trifft für beide Stoffe zu.

Die Bindung von überschüssigem Histamin reduziert Allergien. Mittels aktiviertem Natur-Klinoptilolith-Zeolith ist es mir gelungen in den letzen 10 Jahren bei zirka 40 Patienten die Frühjahrpollen- und Gräserallergie zu lindern oder sogar zu beseitigen.

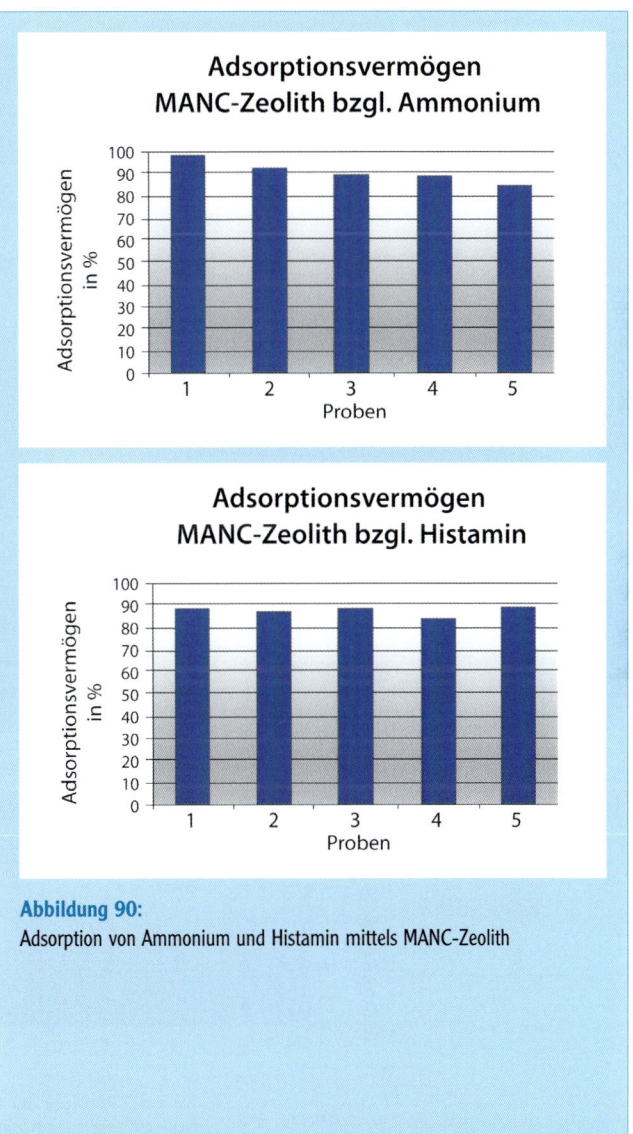

Abbildung 90:
Adsorption von Ammonium und Histamin mittels MANC-Zeolith

Zur Wirkung von MANC-Zeolith auf das Redoxpotential

Das RedoxSystem des Menschen reguliert die Sauerstoffversorgung des menschlichen Körpers. Diese Abkürzung „Redox" bedeutet Reduktions-Oxidations-System, welches auf der Basis von Sauerstoffradikalen funktioniert. Dieses System verhindert die Bildung überschüssiger freier Sauerstoffradikale, die für den Körper schädlich sind. Das Redoxpotential wird bioelektrisch gemessen. Je höher das Redoxpotential ist, desto größer ist die Oxidationskraft. Wie nachfolgend ersichtlich, vermag MANC-Zeolith ein hohes Redoxpotential herzustellen.

Im vorliegenden Fall wurde die Messung des Redoxpotentials als Zeichen einer Belastung von Pankreas und Leber mittels Bio-Elektrischer Terrain Analyse nach Prof. Vincent (BE-T-A) an 30 Personen vor und nach der Einnahme von MANC-Zeolith vorgenommen. Der Normalbereich des rH2-Wertes liegt zwischen 20 und 24. Vor der Behandlung der 30 Patienten lag der mittlere rH2-Wert bei 27,28. Nach der Behandlung der 30 Patienten lag der mittlere rH2-Wert bei 23,77. Die Werte befanden sich demnach im Normbereich. Einnahmedauer während der Messung: 4 bis 6 Wochen.

Bei den behandelten Patienten lagen sowohl subjektive als auch objektive Symptome einer Fäulnisdyspepsie vor, welche Nachweis für eine gestörte Eiweißverdauung mit Bildung von Ammoniak bzw. Ammoniumverbindungen und anschließender Rückvergiftung über den enterohepatischen Kreislauf ist. Dies kann ohne Behandlung von einer massiven Leberbelastung bis hin zu klinisch manifestierter Leberzirrhose führen. Durch den Einsatz von MANC-Zeolith konnten sich die Messwerte durch die Bindung und Ausleitung von Ammonium in den Normbereich begleichen und somit zur Leberentlastung führen (Abbildung 91).

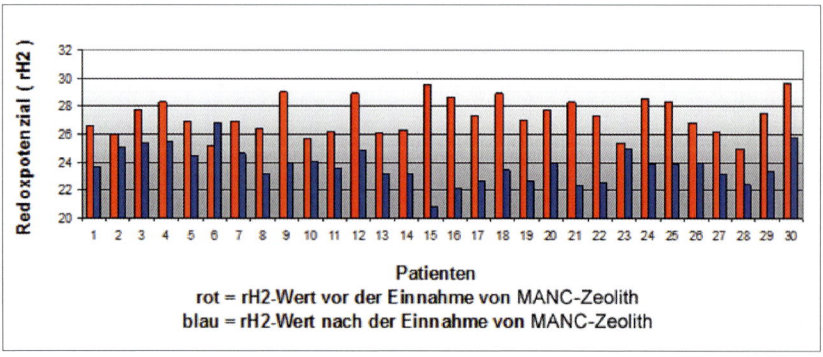

Abbildung 91: Redoxpotential vor und nach der Einnahme von MANC-Zeolith

Nachweis der Wirkung von MANC-Zeolith an Hand des bioelektrischen Widerstands

Der Mensch ist kein biochemisches Lebewesen, wie immer behauptet wird, sondern ein elektrisches Lebewesen, welches in einer elektrisch geladenen Umwelt lebt (Extrem: Blitze). Diese bioelektrischen Funktionen spielen in der medizinischen Diagnostik eine große Rolle. Das EKG misst die Herzmuskel-elektrische Aktivität, das EEG die Hirnpotentiale und das EMG die Elektrizität der Skelettmuskeln. Wir kennen des weiteren die EDA = elektrodermale Aktivität, die auch als Hautwiderstand bezeichnet wird. Die EDA reflektiert ein ganzes Spektrum von Funktionen des Körpers, von den Emotionen bis zur Enzymtätigkeit.

Im vorliegenden Fall wird über die Messung des elektrischen Widerstandes R als Zeichen einer mangelnden Enzymtätigkeit mit Folge von entzündlichen Prozessen der Leber mittels Bio-Elektrischer Terrain Analyse nach Prof. Vincent (BE-T-A) an 30 Personen vor und nach der Einnahme von MANC-Zeolith berichtet.

Der Normalbereich des Widerstandes liegt zwischen 180-200 Ω/cm^2. Vor der Behandlung der 30 Patienten lag der mittlere Widerstand bei 252,77 Ω/cm^2. Nach der Behandlung der 30 Patienten lag der mittlere Widerstand bei 211,13 Ω/cm^2. Einnahmedauer während der Messung: 4 bis 6 Wochen.

Erhöhte Werte des Widerstandes weisen auf Enzymmangel bzw. verminderte Wirksamkeit von Enzym durch Millieuverschiebung hin. Erniedrigte Werte unterhalb des Normbereiches deuten auf entzündliche Prozesse der Leber oder Pankreas hin.

Die durchschnittliche Reduktion betrug nach 4-6 Wochen MANC-Zeolith-Therapie 41,63 Ω/cm^2, was eine Rückführung in bzw. an den Bereich der Norm bedeutet (Abb. 92).

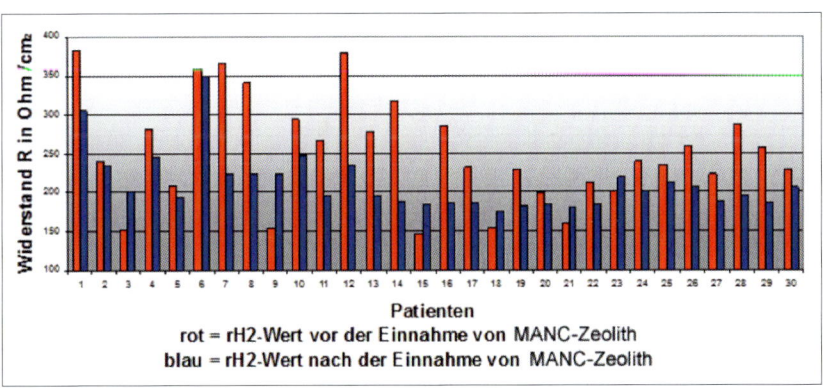

Abbildung 92: Bioelektrischer Widerstand vor und nach der Einnahme von MANC-Zeolith

Resümee: Die Konstellation der Messwerte des Redoxpotentials und des Widerstandes ist der bioelektrische Ausdruck dafür, dass eine massive Störung der Verdauungsorgane vorherrscht, welche in Zusammenhang mit dyspeptischen Beschwerden, der Fäulnisdyspepsie steht. Durch den dadurch entstehende Ammoniak bzw. Ammoniumverbindungen, die über die Darmwand in den enterohepatischen Kreislauf gelangen, ergibt sich eine massive toxische Belastung der Leber. Durch ebendiese Leberbelastung kommt es zu einem starken Leistungsverlust des gesamten Organismus, da die Schadstoffe auf dem Weg zur Ausscheidung über die Nieren das Blut stark belasten und zu einer verminderten Sauerstoffutilisation führen. Durch die Einnahme von MANC-Zeolith stellte sich bereits nach einer Einnahmedauer von 4 bis 6 Wochen eine Besserung der oben genannten Werte ein. Nach Bewertung der Kennzahlen ist MANC-Zeolith besonders zur Behandlung dyspeptischer Erkrankungen der Leber geeignet.

Wirkung von MANC-Zeolith auf die Histaminkonzentration (IgG4) in Darm in Zusammenhang mit Nahrungsmittelunverträglichkeiten (NMU)

47 Patienten wiesen NMU gegen 41-50 verschiedene Nahrungsmitteln auf. Alle Patienten hatten mindestens einen IgG4-Wert von 5000 ng igG4 /ml. Bei 81 % der Patienten, die MANC-Zeolith eingenommen haben konnten keine spezifischen igG4-Antikörper mehr nachgewiesen werden. Bei Patienten, die als Vergleichsgruppe kein MANC-Zeolith eingenommen haben, hat sich keine Verbesserung eingestellt (Abb. 93).

Abbildung 93:
IgG4-Reduktion mit (links) und ohne (rechts) Einnahme von MANCZeolith
blau: Verbesserung von IgG4
rot: keine Verbesserung von IgG4

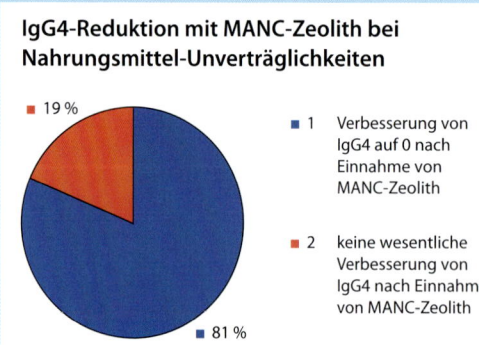
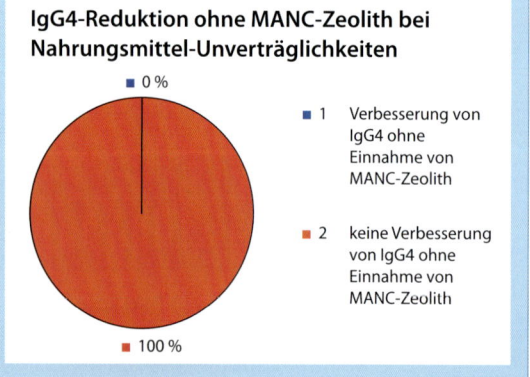

Aufgrund der Histaminbindung an der durch igG4-induzierten Entzündungsreaktion angegriffenen Darmschleimhaut konnte sich die Darmschleimhaut regenerieren und die Barriere wieder hergestellt werden.

Nachweis des Detoxikationseffekts von MANC-Zeolith bei Aluminiumbelastungen des menschlichen Körpers

In früheren Untersuchungen wurde nachgewiesen, dass Silizium als Antidot („Gegengift") gegenüber Aluminium ist [Carlisle 1986; Ehgartner 2013; White et al. 2008; Dobranskyte et al. 2004]. Diese und noch andere Autoren konnten nachweisen, dass sich Aluminium in Gegenwart von Silizium sofort an den Silizium fest bindet und toxisch unwirksam wird.

Da das Verhältnis von Al zu Si im Natur-Klinoptilolith-Zeolith 1:4 bis 1:8 möglich ist, erklärt diese Tatsache, dass Al-Silikate niemals toxisch sein können.

Mit MANC-Zeolith wurde bei sechs Patienten mit Multipler Sklerose und zehn Patienten mit ALS (amytophische Lateralsklerose, eine schwere Erkrankung der Skelettmuskulatur), die zu stark aluminiumbelastet waren, die erhöhte Aluminiumkonzentration im Plasma nach 40-60 tägiger, täglich erfolgender Applikation so vermindert, dass die Normalwerte erreicht werden.

Folglich kann mit dem Aluminiumsilikat MANC-Zeolith die erhöhte Aluminiumkonzentration im Blut gesenkt werden (Abb. 94).

Abbildung 94:
Aluminiumreduktion durch Einnahme von MANC-Zeolith

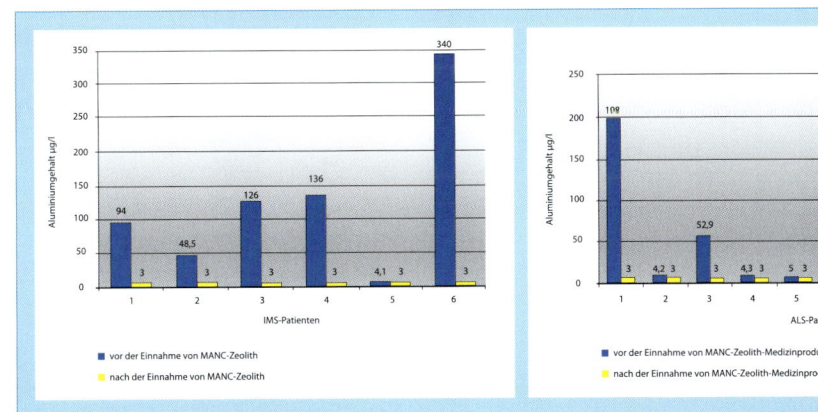

Die Bindung von Cäsium an MANC-Zeolith im Organismus von Mäusen

In-vivo-Untersuchungen zum Nachweis der Cäsiumreduktion im Organismus mit MANC-Zeolith. Mäusen wurde MANC-Zeolith und cäsiumhaltiges Futter oral appliziert. Zu testen war a) die Cäsiumbindung und Ausleitung durch MANC-Zeolith (Abb. 95) sowie b) die Dauer der Eliminierung des Cäsiums aus dem Organismus (Abb. 96).

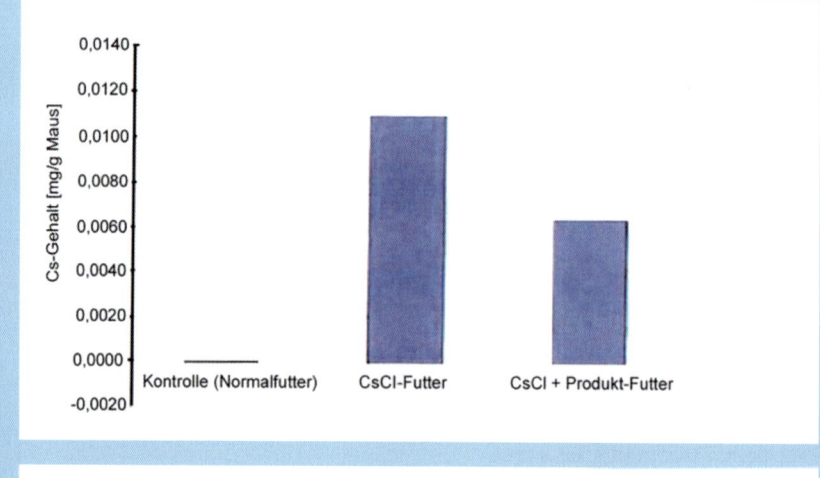

Abbildung 95: Grafische Darstellung der Ergebnisse der Labortierstudie zu den cäsiumbindenden Eigenschaften des Produkts MANC-Zeolith bei gleichzeitiger oraler Aufnahme des Produkts und Cäsium

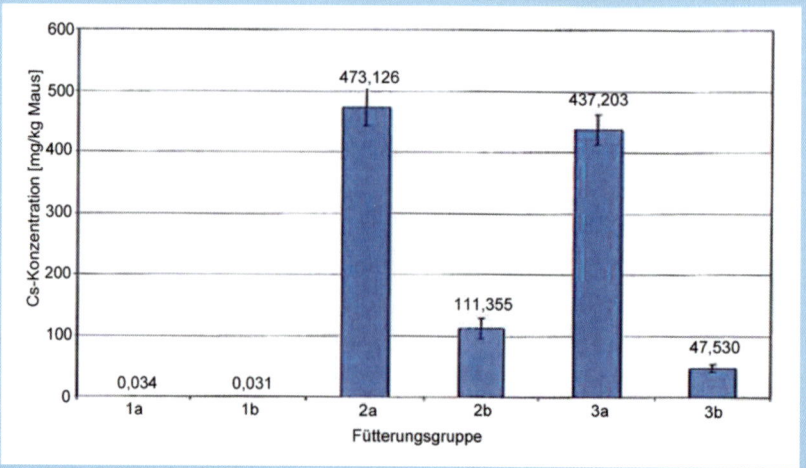

Abbildung 96: Grafische Darstellung der Ergebnisse der Labortierstudie zu den cäsiumbindenden Eigenschaften des Produkts MANC-Zeolith nach oraler Aufnahme von cäsiumangereicherten Futter

Zu a): Aus dem oberen Diagramm ist zu erkennen, dass unter den gegebenen Bedingungen der vorliegenden Studie bei gleichzeitiger oraler Applikation von Cäsium und MANC-Zeolith die Aufnahme von Cäsium in das Körpergewebe der Labortiere im Durchschnitt etwa 42 % geringer ist als bei den Tieren, die cäsiumhaltiges Futter ohne das Produkt MANC-Zeolith bekommen haben.

Zu b): Aus dem unteren Diagramm ist erkennbar, dass unter den gegebenen Bedingungen der Cs-Gehalt der Mäuse, die mit Cs-haltigem Futter über 10 Tage gefüttert wurden, im Organismus bei ca. 455 mg/kg Körpergewicht liegt. Bei den Tieren, die anschließend für weitere 10 Tage mit Normalfutter gefüttert wurden, lag der Cs-Gehalt im Organismus bei durchschnittlich 111,355 mg/kg Körpergewicht. Bei den Tieren, die anschließend mit MANC-Zeolithhaltigem Futter gefüttert wurden, lag der Cs-Gehalt bei 47,539 mg /Kg Körpergewicht.

Daraus lässt sich schließen, dass bei Einnahme von MANC-Zeolith nicht nur 42 % weniger Cäsium im Körper nachweisbar ist, sondern das im Körper befindliche Cäsium 58,3 %schneller eliminiert wird.

Schlussbemerkung

Mit den vorgestellten Dokumenten konnte demonstriert werden, dass sowohl der PMA-Zeolith als auch der MANC-Zeolith über ein breites Wirkungsspektrum verfügen, welches auf eine Wirkungsoptimierung schließen läst und darauf, dass die Therapiesicherheit des Natur-Klinoptilolith-Zeoliths auf einem festen Fundament steht.

Synthetische (künstliche) Zeolithe schon etwas Alltägliches

Prof. Dr. Hermann Gies und Dr. Bernd Marler beginnen ihren Artikel „Zeolithe erobern den Alltag. Das Spiel mit den Strukturen" wie folgt: „Wissen Sie was „Zeolithe" sind? Nein? Dabei gehören diese faszinierenden Stoffe schon fast zum täglichen Leben: Kein Tropfen Benzin entstünde ohne sie, in Vollwaschmitteln sorgen Zeolithe für „weiches" Wasser, in Fenstern dafür, dass die Scheiben nicht beschlagen, und sie saugen die Feuchtigkeit ins Katzenstreu. Zeolithe sind äußerst wandlungsfähig und bieten nahezu unbegrenzte Anwendungsmöglichkeiten, etwa bei der Herstellung von Feinchemikalien, der Abwasserreinigung oder, um Luft in Stickstoff und Sauerstoff zu zerlegen; sie sind ein exzellenter Wärmespeicher und bei all dem weitgehend umweltfreundlich.

Wissenschaftler fühlen sich durch Zeolithe immer wieder herausgefordert, neue Formen zu synthetisieren, hochkomplexe Reaktionen in deren Innerem zu verstehen oder deren Anwendung für High-Tech-Materialien wie den Mikrolaser zu optimieren. Für die Materialwissenschaften sind Zeolithe eine ideale Substanzfamilie, um neue Stoffe zu erfinden, zu modifizieren und sie schließlich in attraktive Anwendungen zu überführen.

Zeolithe gehören zu den Gerüstsilicaten, die als natürliche Minerale an vielen Fundplätzen der Erde auftreten."

Im Rahmen dieses Buchs möchten wir nur eine Kurzinformation über die künstlich hergestellten Zeolithe geben. Sie gehören wirklich, wie die beiden Wissenschaftler der Rhein-Universität Bochum schreiben, zunehmend zum alltäglichen Leben. Der große Vorteil ist, sie sind umweltfreundlich und nicht toxisch.

Da die Zeolithe zu der Gruppe der Aluminiumsilikate zählen, die eine supersymmetrische Mineralkristallgitterstruktur ausweisen, sind sie für die Technik interessant geworden. Diese Strukturen bestehen bekanntlich aus einem Anionanteil: Aluminium- und Silizium-Oxid-Tetraedern. Durch die Verbindung von Siliziumtetraedern und Aluminiumtetraeder, die untereinander mit Sauerstoffionen verbunden sind, wird eine dreidimensionale Struktur hergestellt. Da bekannt ist, dass sich an Tetraedern dieser Art eine Vielzahl von Strukturen herstellen lässt, kann die Vielzahl von Zeolithen abgeleitet werden, die es gibt und die synthetisiert werden können.

Gies und Marler [2004] beziehen sich diesbezüglich auf den Mathematiker A.

W. M. Dress, der bewiesen hat, „dass es unendlich viele Tetraedernetzwerke im dreidimensionalen Raum gibt" und leiten davon ab, dass theoretisch auch unendlich viele Zeolithgerüste konstruierbar sind, weil diese aus dem Siliziumanion [SiO$_4$]4-Tetraedern bestehen.

Der zweite Teil der Zeolithkristallgitterstrukturen sind die Kationen verschiedener Alkali- und Erdalkali-Ionen, die sich in den Kristallgitterkanälchen gemeinsam mit gebundenem Wasser befinden.

Zeolithe werden aus dem am häufigsten auf unserem Planeten vorkommenden Elementen gebildet (Reihenfolge = Rangfolge):

> Sauerstoff
> Silizium
> Aluminium
> + Wasser [Hecht und Hecht-Savoley 2005, 2008]

Wie schon erwähnt, bilden die mit Sauerstoff verbundenen Aluminium- und Siliziumtetraeder das einfachste Grundgerüst der Zeolithe, auch als primäre Struktur bezeichnet (siehe Kapitel 9).

Die sekundäre Baueinheit (SBE) setzt sich bei Naturzeolithen gewöhnlich aus 3-6 Siliziumtetraedern zusammen. Die SBE kann daher unterschiedlich strukturiert sein. Bisher sollen neun verschiedene SBE mit einer Supersymmetrie nachgewiesen worden sein [Gies und Marler 2004]. Aus ihnen bilden sich die sekundären Baueinheiten der Zeolithe, die, wie die Tetraeder selbst, eine Supersymmetrie ausweisen.

Diese Sekundärstrukturen bilden die Grundlage der Tertiärstrukturen, die sich als Kristallgitterkäfige zusammenfügen. Es werden Alphakäfige, Betakäfige, Superkäfige und Fünferring-Polyeder nachgewiesen [Masters und Maschmeyer 2011].

Die bei den Naturzeolithen nachgewiesenen Funktionseigenschaften der Zeolithe
- selektiver Ionenaustausch,
- Adsorption (Bindung),
- Molekularsiebfunktion,
- Katalysatorfunktion und
- Dehydrationen (Trockner)

gaben nach der oben angeführten Aufklärung der Zeolithstrukturen für die Technikwissenschaften den Weg frei, künstliche Zeolithe zu konstruieren. Die Technikwissenschaften sahen in der Konstruktion künstlicher Zeolithe für ihren Bereich Vorteile gegenüber Naturzeolithen.

Als Vorteile nennen sie u. a. folgende:
1. In der Reinheit (Naturzeolithen sind verschiedene Stoffe der Natur beigemischt).
2. Die Porengrößen und inneren Flächen der Zeolithkristalle können für ganz spezifische technische Zwecke, denen der selektive Ionenaustausch dienen soll, festgelegt und entsprechend konstruiert werden.
3. Die schnelle Herstellung für spezifische Anwendungen sind für die Technik vorteilhafter als die Suche nach „passenden" Naturzeolithen.

[Gies und Marler 2004; Masters et al. 2011]

Zur Synthese der künstlichen Zeolithe werden Aluminiumhydroxide und Siliziumhydroxide verwendet. Beide Substanzen werden gemischt und in Natriumlauge bei Temperaturen von 50-90°C zu Zeolithkristallen entwickelt.

Die erste Synthese von künstlichem Zeolith führte 1950 Robert Milton bei Linde Air Products Division von Unio Carbide (USA) durch. Diese wurden als Zeolith A und Zeolith X bezeichnet. Bei diesen Zeolithen war das Verhältnis Si/Al nahe 1:1. Zeolith A und X waren aber gegen Säuren sehr anfällig.

Man fand, dass zum Beispiel Mordenit (natürlicher Zeolith), der ein Si/Al-Verhältnis von 5:1 hat, mehr säurestabil ist, als die Zeolithe A und X. Aufgrund dessen wurde von Donalt Breek [1974] und Mitarbeitern der Zeolith Y mit einem höheren Siliziumanteil als bei Zeolith A und Zeolith X entwickelt [Kerr 1973; Scherzer 1978].

Gegenwärtig soll es schon 80 synthetisierte Zeolithe geben, die in verschiedenen Laboren hergestellt worden sind. Gies et al. [2004] geben folgende tabellarische Übersicht über „Meilensteine" in der Entwicklung und Anwendung von künstlichen (synthetischen) Zeolithen in Technik und Industrie:

Anfang der 1950er Jahre	Kommerzielle Zeolithsynthese der Typen A, X und Y für die Anwendung als Molekularsiebe, Ionenaustauscher und Trockenmittel
1964	Einführung des Zeolithen X als Crack-Katalysator zur Benzinherstellung durch Mobil Oil
1976	Herstellung von Benzin aus Methanol mit neuen Zeolithmaterialien als Katalysatoren (Mobil Oil, ZSM-5)
1976	Einführung phosphatarmer Waschmittel, die Zeolith A als Ionenaustauscher enthalten (Sasil, Henkel)
bis 1990	Benzoloxidation zu Phenol mit einem Fe-haltigen Zeolith ZSM-5
2000	Lufttrennung in Sauerstoff und Stickstoff mit Hilfe von Li-haltigem Zeolith LSX
2002	Herstellung von Propylenoxid in einer Pilot-Anlage mit einem Ti-haltigen Zeolith als Oxidationskatalysator
2003	Erste Anlage zur Abgasreinigung (DeNOx) auf der Basis von Fe-haltigen Zeolithen

Prof. Dr. Joachim Sauer hat 1985 mit einer Habilitationsschrift „Quantenchemische Untersuchungen aktiver Zentren und adsorptiver Wechselwirkungen von SiO_2 und Zeolithoberflächen" an künstlichen Zeolithen neue Erkenntnisse zur Rolle des Siliziums in der Adsorptionseigenschaft der Zeolithe erarbeitet.

Prof. Sauer arbeitet gegenwärtig an der Mathematisch-Naturwissenschaftlichen Fakultät der Humboldt-Universität mit synthetisierten Zeolithen. Auch an den Universitäten Karlsruhe, Stuttgart und an der Ruhruniversität Bochum (Gies und Marler) wird u. a. mit synthetischen Zeolithen geforscht. Aus der Universität Stuttgart erschien 2013 eine Doktordissertation von Ines Kley: Katalytische Eigenschaften von Zeolithen des Strukturtyps MWN.

Prof. Dr. Gies und Dr. Marler haben die Bedeutung der künstlichen Zeolithe mittels ihres Artikels, der den Titel: „Zeolithe erobern den Alltag. Das Spiel mit den Strukturen". trägt, richtig positioniert.

Mein Kommentar

Meine nahezu 25-jährigen Erfahrungen mit den Natur-Klinoptilolith-Zeolith im medizinischen, therapeutischen und präventiven Bereich lassen für mich die Schlussfolgerung zu, dass für die Anwendung von Klinoptilolith-Zeolith in der Medizin nur der aus der Natur gewonnene verwendet werden sollte, weil er auch der Natur des Menschen entspricht. Die Faktoren, die die Technik störend empfindet, sind gerade für den Menschen adäquat und somit nützlich.

Die Einführung künstlicher Zeolithe ist eine neue nützliche Errungenschaft der Wissenschaft und Technik. Die Natur diente dazu als Vorbild. Der große Vorteil der Zeolithe ist, und das soll herausgestellt werden, dass sie nicht toxisch, aber umweltfreundlich sind. Auf wissenschaftlichen Konferenzen der letzten Jahre wurden die Zeolithe als der Rohstoff des 21. Jahrhunderts charakterisiert.

Erfahrungen eines 90-Jährigen: Wie man sich in diesem Alter noch jung und gesund halten kann

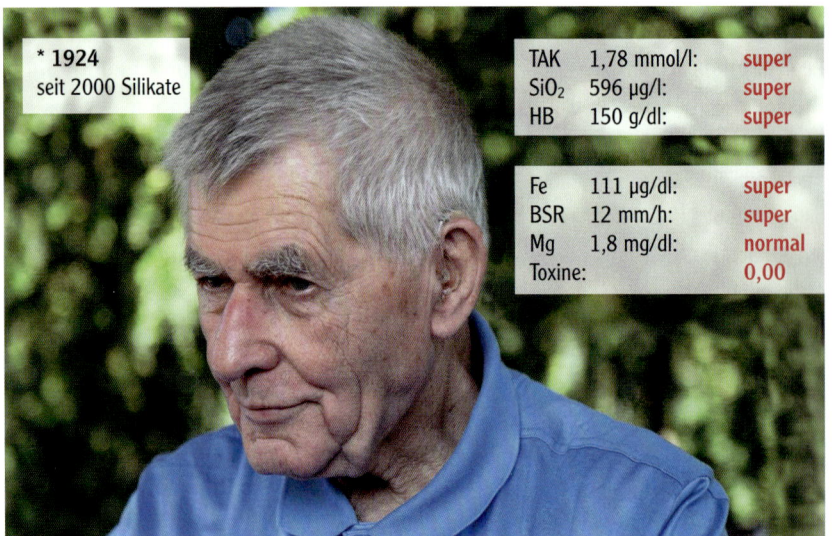

* 1924
seit 2000 Silikate

TAK	1,78 mmol/l:	super
SiO$_2$	596 µg/l:	super
HB	150 g/dl:	super
Fe	111 µg/dl:	super
BSR	12 mm/h:	super
Mg	1,8 mg/dl:	normal
Toxine:		0,00

In meinem 40. Lebensjahrzehnt habe ich mir (neben anderen wissenschaftlichen Projekten) die Aufgabe gestellt, in einer quasi Autostudie durch meine Lebensweise gesund und relativ jugendlich die 100 Lebensjahregrenze zu überschreiten. 90 Jahre habe ich am 15.02.2014 erreicht. Deshalb möchte ich eine kurze Zwischenbilanz geben.

In den vergangenen 50 Jahren verfolgte ich das Leitprinzip des folgenden Zitats, welches ich aber erst im vergangenen Jahr fand: „**Kluge Menschen verstehen es, den Abschied von der Jugend auf mehrere Jahrzehnte zu verteilen**" (F. Posay). Diese Jahrzehnte bezeichne ich als den goldenen Lebensabschnitt. Bei meinem Vorhaben habe ich die Regulation der Balance positiver Lebensprozesse gewährleistet, die als Schema in Abbildung 90 dargestellt wird.

Sich den Abschied von der Jugend auf mehrere Jahrzehnte zu verteilen bedeutet natürlich auch, mit der Jugend in Verbindung zu bleiben. Das habe ich zum Beispiel in der Weise getan, dass ich 173 junge Doktoranden betreut und sie zur erfolgreichen Promotion geführt habe.

Beflügelt bei meinem Vorhaben haben mich entsprechende wissenschaftliche Erkenntnisse und meine zunehmend größer werdenden eigenen Erfahrungen. Darunter auch jene mit Silikaten, besonders mit Klinoptilolith-Zeolith und Montmorillonit. Warum habe ich mir diese Studie auferlegt? Schon sehr früh stellte ich mir als Arzt und Wissenschaftler die Frage: Warum kennt die Medizin nur den kranken Menschen und erforscht nicht den Gesunden? Meine Tätigkeit in der Weltraummedizin zeigte mir, wie wichtig die Erforschung des gesunden Menschen ist. Gesunde Langlebigkeit zu erreichen und die ewige Jugendlichkeit zu erhalten ist ein Wunsch der Menschheit seit mehreren 1.000 Jahren. In der Antike glaubte man, dass die Göttin der ewigen Jugend „Hebe" Menschen die Jugendlichkeit schenken kann.

Unser Dichter Johann Wolfgang von Goethe (1749-1832), der bekanntlich auch medizinisch-biologisch orientiert war, hat sich realer mit der Möglichkeit der bewussten Einflussnahme auf die Verjüngung beschäftigt und in seinem Werk „Faust" seine Gedanken dazu wie folgt zum Ausdruck gebracht: *„...Dich zu verjüngen gibt's auch ein natürlich Mittel, ein Mittel ohne Geld und Arzt und Zauberei zu haben. Begib dich gleich hinaus auf's Feld, fang an zu hacken und zu graben, erhalte dich und deinen Sinn in einem ganz begrenzten Kreise, Ernähre dich mit ungemischter Speise. ... Das ist das beste Mittel, glaub, auf achtzig Jahr dich zu verjüngen."*

[J. W. Goethe, Faust 1]

Möglicherweise wurde Goethe von Christoph Wilhelm Hufeland 1782-1836, dem ersten Dekan der Berliner medizinischen Fakultät und der zeitweise auch behandelnder Arzt von Goethe war, beeinflusst.

In seinem Buch „Die Kunst das menschliche Leben zu verlängern" [1796] beschrieb Hufeland unter anderem, dass sich der Mensch mit einem natürlichen Schlaf verjüngen kann, während er am Tage einem Alterungsprozess unterliegt. Während eines 24-Stunden-Tages unterliegt der Mensch nach Hufeland einem ständigen Wechsel von Altern und Verjüngen. Der verjüngende Schlaf kann nach Hufeland nur erreicht werden, wenn die natürliche Schlafenszeit (ca. 22.00-06.00 Uhr) eingehalten und ein regelmäßiger Schlaf-Wach-Rhythmus gewährleistet wird. (Fördernd kann dabei nach meinen Erkenntnissen auch Klinoptilolith-Zeolith sein.) Die moderne Chronobiologie und Schlafmedizin hat zwischenzeitlich Hufelands Beobachtungen bestätigen können. Die Morgentypen (Lerchen) haben eine längere Lebenserwartung als die Abend-/Nachttypen (Eulen).

Seit mehr als 30 Jahren ist bekannt, dass sich die menschlichen Hirnzellen bis zum Lebensende erneuern und somit das Gehirn verjüngen können [Rüegg 2011]. Dazu ist aber regelmäßige körperliche Aktivität und geistig-kreative Tätigkeit erforderlich [Manfred Spitzer 2013]. Das praktiziere ich jeden Tag.

Ein Modell der Beeinflussbarkeit des biologischen Alterungsprozesses beschrieb auch der Arztkosmonaut Dr. Valeri Polyakov am Beispiel der Wechselbeziehung Gravitation-Hypogravitation (auch als Schwerelosigkeit bezeichnet). Polyakov befand sich einmal 242 Tage und ein zweites Mal 437 Tage auf der MIR-Station. Er stellte fest, dass die Hypogravitation, die mit chronischer Bettlägerigkeit auf der Erde vergleichbar ist, den biologischen Alterungsprozess beschleunigen und nach Rückkehr in die Gravitation (Erde) dieser Prozess wieder rückgängig gemacht werden kann. Motorische Aktivitäten in der Hypogravitation konnten den Alterungsprozess in reduzieren oder stoppen (so bei Polyakov selbst). Die Formel von Valeri Polyakov:

Lebensweise		
Verjüngung	⟷	beschleunigtes Altern

Schließlich soll noch die US-Amerikanische Siliziumforscherin Prof. Dr. Edith Muriel Carlisle [1986] angeführt werden, die nachwies, dass Silikate, vor allem SiO_2 (Kieselsäure), dessen Wirkung auf die extrazelluläre Matrix und auf das Bindegewebe von der Embryonalentwicklung an besteht, durch Verbindung mit der Proteinsynthese eine strukturelle Verjüngung der Gewebe bewirken kann.

Carlisle und weitere Siliziumforscher wiesen nach, dass Siliziummangel im Körper den Alterungsprozess beschleunigt. Die Zufuhr von Silikaten mit zunehmendem Lebensalter vermag dagegen den psychobiologischen Alterungsprozess nicht nur zu verlangsamen, sondern sogar umzukehren. Zu gleichen Ergebnissen kam auch eine russische Forschergruppe um M. M. Voronkov [Voronkov et al. 1975].

Das veranlasste mich, vom Jahr 2000 an täglich eine gute Portion Klinoptilolith-Zeolith, mehrere Jahre davon gemeinsam mit Montmorillonit, einzunehmen und dazu die Spirulinaalge. Das half mir noch ein anderes Problem in den Griff zu bekommen. Seit den letzten 50 Jahren unterliegen wir einer schleichenden Vergiftung, die einhergeht mit der Zunahme von Funkwellen (Kapitel 2 und 18). Beide verursachen oxidativen und nitrosativen Stress. Den Einfluss dieser Schadfaktoren konnte ich weitestgehend bannen. Da ich weiß, dass sich SiO_2 am besten bei Bewegung im Körper eingliedert, betreibe ich täglich mindestens 2 x 1 Stunde Nordic Walking = 10 km/Tag. Im Jahr sind das mehr als 3.000 km.

Diese und weiter wissenschaftliche Erkenntnisse habe ich in meiner Autostudie mit einbezogen. Das in Abbildung 90 dargestellte Leitschema der Regulation der Balance positiver Lebensprozesse habe ich in meiner Lebensweise konsequent realisiert. Als Zwischenergebnis möchte ich nachfolgend einige Daten anführen.

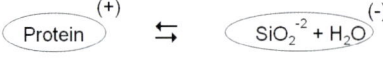

Erfahrungen eines 90-Jährigen: Wie man sich in diesem Alter noch jung und gesund halten kann   Kapitel 20

In den letzten 12 Jahren habe ich neben zahlreichen wissenschaftlichen Arbeiten 10 Bücher verfasst. Sehr oft halte ich Vorträge, stehend in freier Rede. Mein Gedächtnis ist gut. Mit Computer und Internet kann ich umgehen. Jeden Morgen führe ich eine 20-Minütige Gymnastik und 10 Minuten Visualisierung durch.

Mein Schlaf ist gut, ich schlafe aber in einem Saminabett mit einer geerdeten Matratze. Meine Ernährung ist mäßig, halb vegetarisch. Weiter habe ich eine liebe Frau und verfüge ich über einen guten Optimismus.

Meine klinischen Laborbefunde, mein Mineralstatus sowie mein Langzeit-EKG und mein elektrophysiologisches Schlafprofil entsprechen der Norm. Das gleiche gilt für die Knochenmineraldichte und für den Blutzucker. Betreffs Blutdruck bin ich ein Hypotoniker; der Blutdruck ist also niedrig, womit ich gut leben kann. Desweiteren weise ich einen hohen Siliziumspiegel im Blut aus, weil ich seit 14 Jahren das Silikat Klinoptilolith-Zeolith täglich einnehme. Meine Haut ist noch relativ glatt. Mein Haar ist noch dicht. Diese vor 15 Jahren ergrauten Haare hatten sich infolge der Klinoptilolith-Zeolitheinnahme auf der Schädeldecke wieder verdunkelt. Diese Erscheinung habe ich auch bei einigen anderen Menschen beobachtet, die regelmäßig dieses Tuffgestein eingenommen haben.

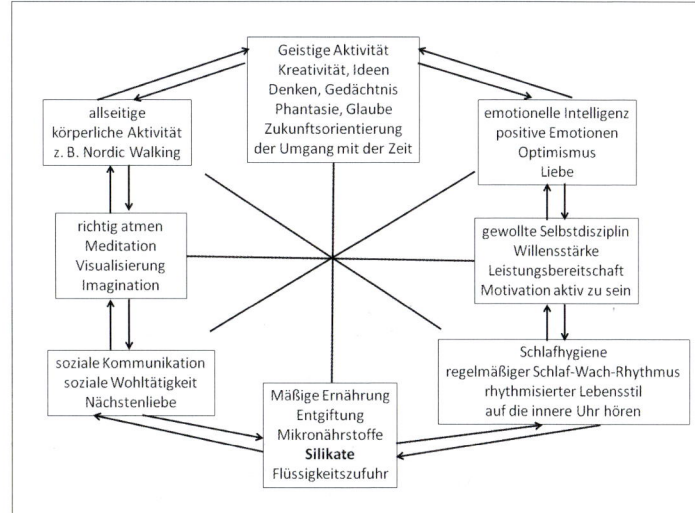

Mit meiner Autostudie, die das Ziel hat meine Jugendlichkeit über 100 Jahre hinaus in Form des goldenen Lebensabschnitts zu erhalten, konnte ich den mit Beispielen des angeführten wissenschaftlichen Erkenntnisstandes der Möglichkeit der psychobiologischen Verjüngung bestätigen. Diese Autostudie werde ich konsequent fortsetzen und dabei diesen goldenen Lebensabschnitt voll genießen.

Abbildung 97:
Jung und gesund bleiben beim Älterwerden = Regulation der Balance positiver Lebensprozesse

Stein der Jugend

Die Jugend ist nicht ein Abschnitt des Lebens,
sie ist ein Zustand der Seele,
der in einer bestimmten Form des Willens besteht,
in einer Bereitschaft zur Phantasie,
in einer gefühlsmäßigen Kraft;
im Überwiegen des Mutes über die Zaghaftigkeit
und der Abenteuerlust über die Liebe zur Bequemlichkeit.

Man wird nicht alt, wegen der einfachen Tatsache,
dass man eine bestimmte Zahl von Jahren gelebt hat,
sondern nur, wenn man sein eigenes Ideal aufgibt.

Der Abscheu, der Zweifel, das Fehlen von Sicherheit,
die Furcht und das Misstrauen,
sind lange Jahre, die das Haupt beugen
und den Geist zum Tode führen.
Jung sein bedeutet, mit sechzig oder siebzig Jahren
die Liebe zum Wunderbaren bewahren,
das Erstaunen für die leuchtenden Dinge
und die strahlenden Gedanken;
den kühnen Glauben,
den man den Ereignissen entgegenbringt,
den unstillbaren Wunsch des Kindes für alles, was neu ist,
den Sinn für die angenehme und fröhliche Seite des Daseins.

Ihr werdet so lange jung sein, wie euer Herz die Botschaft
der Schönheit, der Kühnheit und des Mutes aufnehmen wird;
die Botschaft der Größe und der Stärke,
die euch von der Welt, von einem Menschen
oder von der Unendlichkeit geschenkt werden.

[Verfasser unbekannt]

Steinschrift im Parco Giardino Sigusta bei Verona, Italien.
Diesen Text übermittelte mir meine Schulfreundin Edith Greese
anlässlich meines 90. Geburtstags.

Biografische Daten

Dr. med. Dr. med. habil. Karl Hecht

Geb. 15.02.1924 in Wohlmirstedt

Arzt, Wissenschaftler, Hochschullehrer, aktiver Rentner

1950-1955	Studium an der Medizinischen Fakultät (Charité) der Humboldt-Universität zu Berlin
1957	Promotion zum Dr. med.
1970	Habilitation
1971	Ernennung zum ordentlichen Professor der Sektion Neurophysiologie der Akademie der Wissenschaften der DDR
1977	Berufung zum Professor und zum Direktor des Instituts für experimentelle und klinische Pathophysiologie an der Charité der Humboldt-Universität zu Berlin (Pathophysiologie = Lehre von den Funktionen der Krankheitsentwicklungen)

Schwerpunkte der Forschungsarbeiten:
Stress-, Schlaf-, Chrono-, Umwelt-, Weltraummedizin, Blutdruckregulation, Mineralstoffwechsel, Neuropsychobiologie, Regulationspeptide, Gesundheitswissenschaften, Neurowissenschaften.

Publikationen:
Über 800 wissenschaftliche Originalarbeiten in nationalen und internationalen Zeitschriften und Sammelbänden; 54 wissenschaftliche Fach- und Sachbücher; 28 Patente

Förderung des wissenschaftlichen Nachwuchses:
173 Doktoranden zur Promotion geführt.

Gewählte und Ehrenmitgliedschaften (Beispiele):
– Mitglied der Internationalen Akademie der Wissenschaften Health and Ecology, Innsbruck
– Mitglied der Internationalen Akademie für Astronautik (Paris)
– Ausländisches Mitglied der Russischen Akademie der Wissenschaften (Moskau)
– Mitglied der Akademie für Schöpfertum (Moskau)
– Ehrenmitglied der physiologischen Gesellschaft Kuba, Havanna
– Ehrenmitglied der Tschechischen Medizinischen Gesellschaft „Purkinje", Prag
– Präsidiumsmitglied der „World Organization for Scientific Cooperation" (WOSCO)
– Präsidiumsmitglied der „International Committee GEOCHANGE on Global Geological and Environmental Change"
– Ehrenpräsident der Europäischen Akademie für medizinische Prävention (Berlin)

Literaturverzeichnis

Literatur Kapitel 1

Anske, U. (2003): Chronopsychobiologische Pilotstudie zur objektiven Bestimmung funktioneller Gesundheitszustände. Dissertation, Med. Fak. Charité der Humboldt-Universität zu Berlin

Frances, A. (2013): Normal. Gegen Inflation psychischer Diagnosen. DuMont Buchverlag, Köln

Hecht, K. (1984): Dynamik der Wechselbeziehungen zwischen Gesundheit und Krankheit. In: M. M. Chananaschwili; K. Hecht: Neurosen. Akademie Verlag Berlin, S. 9399

Hecht, K. (1994): Gesund im Stress. Ullstein Verlag, Medicus, Berlin, ISBN 3-548-35435-1

Hecht, K. (2001): Chronopsychobiologische Regulationsdiagnostik (CRD) zur Verifizierung von funktionellen Zuständen und Dysregulationen. In: K. Hecht; H.-P. Scherf; O. König (Hrsg.): Emotioneller Stress durch Überforderung und Unterforderung. Schibri-Verlag, Berlin, Milow, S. 193-252

Hecht, K.; E. N. Hecht-Savoley (2005, 2007): Naturmineralien, Regulation, Gesundheit. Schibri-Verlag, Berlin, Milow, 1. und 2. Auflage, ISBN 3-937895-05-1

Hecht, K.; E. Hecht-Savoley (2008): Klinoptilolith-Zeolith – Siliziummineralien und Gesundheit. Spurbuchverlag, Baunach; 2. Auflage 2010, 3. Auflage 2011 ISBN 987-3-88778-322-8

Hecht, K.; H.-P. Scherf (2012): Richtiger Umgang mit niedrigem und hohem Blutdruck. Spurbuchverlag, Baunach, 134 Seiten, ISBN 978-3-88778-364-8

Hufeland, C. W. (1796): Makrobiotik, oder die Kunst, das menschliche Leben zu verlängern. Neu herausgegeben und eingeleitet von F. Löhr (2000). Ariadne, Aachen

Moore-Ede, M. (1993): Die Nonstopgesellschaft. Risikofaktoren und Grenzen menschlicher Leistungsfähigkeit in der 24-Stunden-Welt. W. Heyne, München

Unschuld, P. U. (2009): Ware Gesundheit: Das Ende der klassischen Medizin. Verlag Beck

Virchow. R. (1868): Rede auf der Naturforscherversammlung 1869 in Innsbruck. In: K. Sudhoff (Hrsg.): Rudolf Virchow und die deutschen Naturforscherversammlungen. (1922) Akademische Verlagsgesellschaft, Leipzig, S. 93

Weiner, H. (1990): Anwendung psychosomatischer Konzepte in der Psychiatrie. In: Th. von Uexküll: Psychosomatische Medizin. Urban Schwarzberg, München, Wien, Baltimore, S. 920

WHO definition of HEALTH (1948): Preamble to the Constitution of the World Health Organization as adopted by the International Health Conference, New York, 19-22. June 1946, signed on 22. July 1946 by the representatives of 61 States (Official Records of the Wold Health Organization, No. 2, S. 100) and entered into force on 7. April 1948. In WHO as an Organization

WHO (1987): Ottawa Charta zur Gesundheitsförderung. In: T. Abelin; Z. J. Brezezinski (Hrsg.): Measurement in health promotion and protection. Kopenhagen, WHO Regional Publication European Series, No. 22, S. 653-658

Literatur Kapitel 2

Brodeur, P. (1980): Mikrowellen – eine verheimlichte Gefahr. Pfriemer, München

WWF World Wildlife Fund (2005): Campagne Detox des WWF, ww.panda.org/detox

Centers for Disease Control (2005), Third National Report on Human Exposure to Environmental Chemicals. Atlanta: Centers for Disease Control and Prevention

Douwes, F. (2011): Vergiften und Entgiften. Dr. Douwes informiert. 21 KSG Dr. Douwes informiert

Drogitschina, E. A.; M. N. Sadtschikowa (1964): Klinische Syndrome bei der Wirkung von unterschiedlichen Radiofrequenzbereichen. O biologitscheskom wosdejstwii biologitscheskich polej radiotschastot 2, S. 105 (russisch)

Drogitschina, E. A.; M. N. Sadtschikowa (1965): Klinische Syndrome bei Einwirkung verschiedener Bereiche von Radiowellen. Gigiena truda i professionalnye sabolewanija 1, S. 17 (russisch)

Drogitschina, E. A., N. M. Kontschalowskaja; K. W. Glotowa et al. (1966): Zu Fragen vegetativer und Herz-Kreislauf-Störungen bei Langzeiteinwirkung elektromagnetischer Felder mit Superhochfrequenz. Gigiena truda i profsabotewanija 7, S. 13 (russisch)

Drogitschina, E. A., M. N. Sadtschikowa (1968): Zur Klassifizierung der klinischen Syndrome bei chronischer Einwirkung von elektromagnetischen Feldern im Radiofrequenzbereich. Gigiena truda i biologitscheskoe dejstwie elektromagnitnych woin radiotschastot 2, S. 42 (russisch)

Ginsburg, D. A.; M. N. Sadtschikowa (1964): Die Veränderungen des Elektroenzephalogramms bei Langzeiteinwirkung von Radiowellen. Über den Einfluss elektromagnetischer Strahlung. Moskau 1972. O biologitscheskom dejstwii elektromagnitnych polej radiotschasiot, S. 126 (russisch)

Gordon, Z. V. (1966): Probleme der Industrial-Hygiene und die biologischen Effekte der elektromagnetischen superhohen Frequenzfelder. Medizina, Moskau (russisch)

Hecht, K.; H.-U. Balzer (1997): Biologische Wirkungen elektromagnetischer Felder im Frequenzbereich 0 bis 3 GHz auf den Menschen. Auftrag des Bundesinstituts für Telekommunikation. Auftrag Nr. 4231/630402. Inhaltliche Zusammenfassung einer Studie der russischsprachigen Literatur von 1960-1996

Hecht, K. (2001a): Auswirkungen von elektromagnetischen Feldern. Umwelt-Medizin-Gesellschaft 24/3, S. 222-231

Hecht, K. (2001b): Ein stiller Stressor: Die elektromagnetischen Felder? In: K. Hecht, H. P. Scherf, O. König (Hrsg.): Emotioneller Stress durch Überforderung und Unterforderung. Schibri-Verlag, Berlin, Milow, S. 79-100

Hecht, K. (2009): Zur Geschichte der Grenzwerte für nichtionisierende Strahlung. In: K. Hecht; M. Klein; K. Richter; H. Ch. Scheiner (Hrsgeber): Warum Grenzwerte schädigen, nicht schützen, aber aufrechterhalten werden. Beweise eines wissenschaftlichen und politischen Skandals. Heft 4 der Schriftenreihe Kompetenzinitiative zum Schutz von Mensch, Umwelt und Demokratie, S. 14-23

Hecht, K. (2011): Das geomagnetische Feld als biologischer Regulator und dessen Sensibilität gegenüber elektromagnetischen Frequenzen. Journal of preventive medicine, July, S. 28-32

Hecht, K. (2012): Zu den Folgen der Langzeitwirkungen von Elektrosmog-Ursache von unspezifischen Regulationsstörungen (multimorbide klinische Befunde). Schriftenreihe Kompetenzinitiative zum Schutz von Mensch, Umwelt und Demokratie, Heft 6

Ising, H.; H. Lange-Achenfeldt; M. Eilts (2005): Bronchitis bei Kindern unter Belastung durch Straßenverkehrslärm und Abgase. Somnologie 9 (2), S. 105-110

Jaenicke, H. (2013): Die große Volksverarsche. Wie Industrie und Medien uns zum Narren halten. Gütersloher Verlagshaus

Kapitanenko, A. M. (1964): Klinische Erscheinungen der Erkrankung und heilende Maßnahmen bei chronischer Wirkung eines SHF-Feldes. Wojenno-medizinskij Shurnal 10, S. 19 (russisch)

Maschke, C.; K. Hecht; U. Wolf (2004): Nocturnal awakenings due to aircraft noise. Do wake-up reactons begin at sound level 60 dB(A)? Noise & Helath, Vol. 6(24), S. 9-21

Moore-Ede, M. (1993): Die Nonstopgesellschaft. Risikofaktoren und Grenzen menschlicher Leistungsfähigkeit in der 24-Stunden-Welt. W. Heyne, München

Niemann, H.; C. Maschke (2004): Interdisciplinary research network "Noise and Health" WHO-LARES-Study, Housing and Health Survey 2004. Final report

Piskunowa, W. G.; D. K. Abramowitsch-Poljakow (1961): Über eine eigenartige Störung des nerval-endokrinen Systems bei Einwirkung von Strömen hoher Frequenz. Wratschebnoje delo 3, S. 121

Plechanow, G. F. (1987): Die wichtigsten Gesetzmäßigkeiten der biologischen Wirkung von niederfrequenten elektrischen Feldern auf die Biozönose von Objekten. Simposium Mechanismy biologitscheskogo dejstwija elektromagnitnych islutschenij Teslsy doktadow, S. 103 (russisch)

Presman, A. S. (1970): Electromagnetic Fields and Life. Plenum Press, New York, S. 141-55

Rakitin, I. A. (1977): Klinische Beobachtung des Gesundheitszustands von Frauen, die unter Einwirkung von Radiowellen arbeiten. Truky Leningradskogo sanitarno-gigienitscheskogo medizinskogo instituta Faktory wneschnej sredy i tschelowek 116, S. 31 (russisch)

Rubzowa, N. B. (1983a): Aktuelle Angaben über die Wirkung von Mikrowellen auf den funktionellen Zustand des Nervensystems. Hygienische Grenzwerte und biologische Einwirkung von Mikrowellenstrahlung. Moskau. Gigienitscheskaja ozenka i biologitscheskoe dejstwie prerywistych mikrowolnowych oblutschenij. S. 56 (russisch)

Rubzowa, N. B. (1993b): Der Zustand der elektrischen Aktivität des Gehirns des Menschen bei lokaler Mikrowellenbestrahlung der Handballen. Simposium Mechanismy biologitscheskogo dejstwija elektromagnitnych istutschenij Tesisy doklador Puschtschino, S. 144

Servan-Schreiber, D. (2008): Das Antikrebsbuch. Verlag Antje Kunstmann, München

Warnke, U. (2005): Schädigungen des Menschen durch Hochfrequenzsender sind seit Jahrzehnten „Stand des Wissens". Teil I: Pathologischer Wirkungsmechanismus der Schädigung: induzierter nitrosativer/oxidativer Stress. Teil II: Physikalisch möglicher Mechanismus der Schädigung: No-Radikal-Anregung und Stabilisierung durch Kombination von DC-Feldern mit Radio- und Mikrowellen. Tagungsband 1. Bamberger Mobilfunk-Ärzte-Symposium 29.01.2005

Warnke, U.; P. Hensinger (2013): Steigende „Burn out"-Indizien durch technische und elektromagnetische Felder des Mobil- und Kommunikationsfunks. Forschungsbericht. Herausgeber: Kompetenzinitiative zum Schutz von Mensch, Umwelt und Demokratie, Januar

Wever, R. (1971b): Influence of electric fields on some parameters of circadian rhythms in man. In: M. Menaker (ed): Biochronometry. Washington D.C. Nat. Acad. Scienc., S. 117-132

Yakymenko, I.; E. Sidorek; D. Henshel; S. Kyrylenko (2014): Mikrowellen niedriger Intensität: Ein neues Oxidationsmittel für lebende Zellen. Oxid. Antioxid. Med. Sci. 3, S. 1-3

Quellen Internet:

Gift im Gartenkraut: http://www.daserste.de/information/wissen-kultur/w-wie-wissen/sendung/gemuese-104.html

Schadstoffe im Boden: http://www.lanuv.nrw.de/veroeffentlichungen/infoblaetter/infoblatt11.pdf

Blei im Gemüse: http://www.badische-zeitung.de/suedwest-1/blei-im-gemuese-landwirte-haben-mit-altlasten-zu-kaempfen--40919383.html

Literatur Kapitel 4

Benson, H. (1998): Heilung durch Glauben. Die Beweise. Selbstheilung in der neuen Medizin. Wilhelm Heyne Verlag, München, ISBN 9783453146716

Berliner Ärzte (Titelblatt) 42/05, 2005

Ganten, D. (2012): Wr müssen Gesundheit und Medizin neu denken. Berliner Ärzte 9, S. 23-25

Goleman, D. (1996): Emotionale Intelligenz. Carl Hanser Verlag, München, Wien

Homayourfar, Ka (2014): Mammografie – „Skandal" im Ruhrgebiet: Privatfehde oder Versagen der Kontrollorgane. Deutsches Ärzteblatt 111/22, S. 998-1001

Hufeland, C. W. (1796): Makrobiotik, oder die Kunst, das menschliche Leben zu verlängern. Neu herausgegeben und eingeleitet

Anhang — Literaturverzeichnis

von F. Löhr (2000). Ariadne, Aachen

Hüther, G. (2012): Selbstheilungskräfte aktivieren. Deutsches Ärzteblatt 109/9, S. 359-360

Kabat-Zinn, J. (2008): Zur Besinnung kommen: Die Weisheit der Sinne und der Sinn der Achtsamkeit in einer aus den Fugen geratenen Welt. Arbor Verlag, Freiamt, Schwarzwald, ISBN 3-936-85517-X

Korzilius, H. (2014): Gesundheitsförderung und Prävention: Kommt das Gesetz in diesem Jahr? Deutsches Ärzteblatt 11/05, S. 219

Ornish, D. (1999): Die revolutionäre Therapie: Heilen durch Liebe. Mosaik Verlag, München, S. 1-315

Seligman, M. E. P. (1999a): Kinder brauchen Optimismus. Rowohlt-Verlag. Vers. 1994: The Optimistic Child Harper Perennial. A. Division of Harper Collins Publisher

Spitzer, M. (2007): Vom Sinn des Lebens. Wege statt Werke. Schattauer, Stuttgart

Walach, H. (2012): Heilung geschieht nur durch Selbstheilung. Naturarzt 4, S. 17-18

Weißbach, L. (2012): Onkologie in Deutschland. Wurde die Chance vertan? Deutsches Ärzteblatt 109/7, S. C270

Zylka-Menhorn, V. (2007): Prävention ist nicht (nur) Privatsache. Deutsches Ärzteblatt 104, Issue 47, 23 Nov 2007, S. C2745-46

Literatur Kapitel 5

Hecht, K.; E. N. Hecht-Savoley (2005, 2007): Naturmineralien, Regulation, Gesundheit. Schibri-Verlag, Berlin, Milow, 1. und 2. Auflage, ISBN 3-937895-05-1

Hecht, K.; E. Hecht-Savoley (2008): Klinoptilolith-Zeolith – Siliziummineralien und Gesundheit. Spurbuchverlag, Baunach; 2. Auflage 2010, 3. Auflage 2011, ISBN 987-3-88778-322-8

Köppel, C. (2003): Pharmakotherapie im Alter. Berliner Ärzte 11/2003, S. 15-16

Pavelic, K.; S. Schimpf; J. Meyer-Wegner (2004): Zeolithe. Die Kraft aus dem Urgestein der Erde. 1-98, keine Verlagsangabe

Triebnig, I.; I. W. Schweiz (2012): Der Stein des Lebens. Hermagoras, 215 Seiten ISBN 978-3-70860-714-6

Ziskoven, R. (1997a): Rationeller Einsatz eines lebenswichtigen Mineralstoffs. In: Magnesium als Therapieprinzip. TW Taschenbuch – Medizin. G. Braun, Karlsruhe, Band 25, S. 7-20

Ziskoven, R. (1997b): Einsatzgebiet eines natürlichen Basistherapeutikums. In: Magnesium als Therapieprinzip. TW Taschenbuch – Medizin. G. Braun, Karlsruhe, Band 25, S. 21-32

Literatur Kapitel 6

Hecht, K. (2013): Richtiges Atmen mit dem richtigen Sauerstoff. Spurbuchverlag, Baunach

Thornalley, J.; A. H. Batt; N. Ahmed; N. Karachalias; S. Agalou; R. Babae-Jadidi; A. Dawnay (2003): Quantitative screening of advanced glycation endproducts in cellular and extracellular proteins by tandem mass spectrometry. Biochem. J. 375, Printed in great Britain, S. 581-592

Quellen Internet

http://www.vias.org/tmanalytik_germ/hl_ms_tandemms.html. Lahnirlger, H.; J. Frohlich; B. Mizaikoff; R. Rosenberg: Teach/Me Instrumentelle Analytik. Springer Heidelberg]

Literatur Kapitel 7

Anderson, R. E. (1965): Aging in Hiroshima Atomic Bomb Survivors. Arch. Path. Anat. 79, S. 1

Becker, R. O. (1994): Heilkraft und Gefahren der Elektrizität. Scherz Verlag – Neue Wissenschaft, Bern, München, Wien (Übersetzung aus dem Englischen)

Bürger, M. (1958): Biomorphose – Biorheuse. Zt. Altersforschung 10, S. 240

Davis, D. H.; C. S. Giannoulis; R. W. Johnson; T. A. Desai (2002): Immobilization of RGD to (111) silicon surfaces for enhanced cell adhesion and proliferation. Biomaterials 23/19, S. 4019-4027

Fischer, M. H. (1951): The Formation of Living Substance. Steinkopff, Darmstadt

Haus, W. H.; G. Junge-Hülsing; G. Gerlach (1968): Die unspezifische Mesenchymreaktion. G. Thieme Verlag, Stuttgart

Hecht, K.; E. N. Hecht-Savoley (2005, 2007): Naturmineralien, Regulation, Gesundheit. Schibri-Verlag, Berlin, Milow, 1. und 2. Auflage, ISBN 3-937895-05-1

Heine, H.; H. Heinrich (1980): Reactive behaviour of myocytes during long-term sympathetic stimulation as compared of spontaneous hypertension. Fol. Angiol. 28, S. 22-27

Heine, H. (1988): Histophysiologie der enteralen Aufnahme von Mikrodimensionierten Pollen. Therapeutikon 9, S. 506-511

Heine, H. (1989): Aufbau und Funktion der Grundsubstanz. In: A. Pischinger (Hrsg.): Das System der Grundregulation. Haug Verlag, Heidelberg, S. 13-87

Heine, H. (1990a): In A. Pischinger (Hrsg.): Das System der Grundregulation. 8. erw. Aufl. 1. Teil: Aufbau und Funktion der Grundsubstanz, Haug Verlag, Heidelberg, S. 13-87

Heine, H. (1990b): Die Prinzipien der Grundregulation im Organismus. Sanum Post 11

Heine, H. (1991): Lehrbuch der biologischen Medizin. Hippokrates, Stuttgart

Heine, H. (1992): Biorhythmus und Struktur der Grundsubstanz (Matrix) unter normalen und pathologischen Verhältnissen. In: H. Heine; P. Anastasiadis (eds): Normal Matrix und Pathological Conditions. Gustav Fischer Verlag, Stuttgart, Jena, New York, S. 1-10

Heine, H. (1997): Neurogene Entzündung als Basis chronischer Schmerzen – Beziehungen zur Antihomotoxischen Therapie. Biol. Med. 26, S. 246-250

Heine, H. (2001): Chronisches Erschöpfungssyndrom und Grundregulation. Ärztezeitschrift für Naturheilverfahren 42, S. 774-780

Kober, B. (1955): Die Anwendung der Kieselsäure in der Heilkunde. Münchener Medizinische Woche 23, S. 767-770

Perger, F. (1979): Das Grundsystem nach Pischinger. Phys. Med. u. Reh. 20, S. 275-287

Perger, F. (1981): Regulationsstörungen im Vorfeld der Malignomentwicklung. Wien. med. Wschr. 131, S. 189-196

Perger, F. (1988): Fragen der Herderkrankung. Deutscher Zahnärztekalender, Carl Hauser Verlag, München, Wien, S. 23-38

Perger, F. (1990a): In: A. Pischinger (Hrsg.): Das System der Grundregulation. 8. Aufl. 3. Teil: Die therapeutischen Konsequenzen aus der Grundregulationsforschung. Haug Verlag, Heidelberg, S. 140-231

Perger, F. (1990b): Die Revision des Herdbegriffs. Der praktische Arzt. Österreichische Zeitschrift für Allgemeinmedizin 44, S. 923-931

Pischinger, A.; H. Heine (1988): Das System der Grundregulation. Grundlagen für eine ganzheitliche Theorie der Medizin. Haug Verlag, Heidelberg, 6. Ausgabe

Pischinger, A. (1990): Das System der Grundregulation. 1. Aufl. (1975) und 8. Aufl. (1990), Haug Verlag, Heidelberg

Rimpler, M. (1987): Der Extrazellulärraum – eine unterschätzte Größe. Ein neuer Ansatz der Zellpathologie. Therapie Woche 37, S. 37-40

Rimpler, M.; H. Bräuner (2004): Matrixtherapie. Günter Albert Ulmer Verlag, Tunningen

Schlitter, H. E. (1994a): Mesenchymale extrazelluläre Matrix für die Krebstherapie. Therapeutikon (tpk) 8, S. 292-300

Schlitter, H. E. (1994b): Extrazelluläre Matrix, unspezifische Beziehungen zu Umweltschäden und Karzinogenese. Berliner Ärzteblatt 107, S. 586-590

Schlitter, H. E. (1995): Die Krebskrankheit aus ganzheitlicher Sicht eines biologisch unteilbaren Organismus. Der Deutsche Apotheker 47/4, S. 1-13

Scholl, O.; K. Letters (1959): Über die Kieselsäure und ihre physiologische Wirkung in der Geriatrie. München, Medizinische Wochenschrift 101/5, S. 2321-2325

Veretenina, O. A.; N. V. Kostina; T. I. Novoselova; Ja. B. Novoselov; A. G. Roninson (2003): Litovit. Novosibirsk, Izdar (Verlag) Ekor, S. 1-103 (russisch) ISBN 5-85618-107-7

Voronkov, M. G.; G. L. Zelchan; E. Lukevitz (1975): Silizium und Leben. Akademie-Verlag, Berlin

Literatur Kapitel 8

Bgatov, V. I. (1999): Naturmineralien im Leben der Menschen und der Tiere. Proceedings der wissenschaftlich-praktischen Konferenz „Mineralien im Dienste der Gesundheit des Menschen", Ekor, Novosibirsk, S. 8-11

Gorokhov, W. K.; V. M. Duničev; O. A. Melnikov (1982): Zeolithe aus Sakhalin. Vladivostok, Dalnevostočnoe Knishnoe isdatelstovo, S. 1-105 (russisch), Zeoliti Sakhalin.

Schwarz, Th.; B. Seifert; G. Wunsch (1989): Bentonit – mehr als ein inerter pharmazeutischer Hilfsstoff. Beiträge zur Wirkstoffforschung. Heft 34. Akademie-Industriekomplex Berlin, S. 1-27

Stanislaus, F. (1974): Arzneistoffliberation aus Einlagerungsverbindungen mit pharmazeutisch gebräuchlichen Schichtsilikaten. Diss. Universität München

Tsitsishvili G. V; T. G. Andronikasvili; G. N. Kirov; L. D. Filizova (1985): Natürliche Zeolithe. Khimiyn (Chemie). Moskau, Isdatedstvo Khimiya, S. 1-224 (russisch), Priodnye zeolity.

Tsitsishvili G. V.; N. Sch. Tskhakaia; T. G. Andronikashvili; N. F. Kvasshali; E. J. Kordidse (1989): Extaction, processing and utilization of naturzeolites. Sakartvelo, Tbilisi

Tsitsishvili G. V; T. G. Andronikasvili; G. N. Kirov; L. D. Filizova (1992): Natur Zeolites. Ellis Horwood Chichester

Literatur Kapitel 9

Agadshanyan, N. A.; A. G. Maračev, G. A. Bobkov (1998): Ökologische Physiologie. Moskau

Aikoh, T.; A. Tomokuni; T. Matsukii; F. Hyodoh; H. Ueki; T. Otsuki; A. Ueki (1998): Activation-induced cell death in human peripheral blood lymphocytes after stimulation with silicate in vitro. Int. J. Oncol. 12, S. 1355-1359

Allison, A. C.; J. S. Harington; M. Birbeck (1966): An examination of the cytotoxic effects of silica on macrophages. J. Exp. Med. 124, S. 141-154

Baraboy, V. A.; E. V. Orel; I. M. Karnaykh (1991): Azidose und Strahlung. (russisch) Naykova dumka, Kiev, S. 1-255

Barrer, R. M.; M. B. Makki (1964): Molecularsieve sorbents from clinoptilolite. Canad. J. Chem. 42, S. 1481-1487

Belizkiy I. A.; Ja. B. Novoselov (2006): Gegenwärtige Vorstellungen von der Wirkung des Mineralischen Nahrungsergänzungsmittels Litovit beim Menschen. Informationsposter der Wissenschaftlichen Produktionsgesellschaft NOV, Novosibirsk (russisch)

Beyer, H. K. (2002): Dealumination Techniques for Zeolites. In: H. G. Karge (Ed.); J. Weitkamp: Molecular Sieves: Science and Technology. Springer-Verlag, Berlin, Heidelberg, New York, S. 203-255

Bgatov, V. I. (1999): Naturmineralien im Leben der Menschen und der Tiere. Proceedings der wissenschaftlich-praktischen Konferenz „Mineralien im Dienste der Gesundheit des Menschen", Ekor, Novosibirsk, S. 8-11

Bgatova, N. P.; Ya. B. Novoselov (2000): Anwendung der biologisch-aktiven Nahrungsergänzungsmittel in Form von Naturmineralien zur Detoxikation des Organismus. (russisch) Ekor, Novosibirsk, S. 1-238

Carlisle, E. M.; W. F. Alpenfels (1978): A requirement for normal growth of cartilage in culture. Fed. Proc. 37, S. 1123

Carlisle, E. M. (1986a): Silicon in Animal Tissues and Fluids. Academic Press. Inc. New York

Carlisle, E. M. (1986b): Silicon as an essential trace element in animal nutrition. In: Ciba Foundation Symp. 121: Silicon biochemistry., John Wiley u Sons, Chichester u.a., S. 123-139

Carlisle, E. M. (1986c): Silicon. In: W. Mertz (ed): Trace Elements in Human and Animal Nutrition. 5th edn. Academic Press, Orlando, Florida

Charlton, B.; A. Bacelj; T. E. Mandel (1988): Administration of silica particles or anti-Lyt2 antibody prevents beta-cell destruction in NOD mice given Cyclophosphamide. Diabetes 37, S. 930-935

Čhelitshev, N. F.; W. E. Volodin; V. L. Kyukov (1988): Ionenaustauscher der Natur – das hochsiliziumenthaltene Zeolith. Moskau, Nanka, S. 1-128 (russ.)

Colic, M.; K. Pavelic (2000): Molecular mechanisms of anticancer activity of natural dietetic products. Journal of Molecular Medicine 78, S. 333-336

Cook; T. E.; W. A Cilley A. C. Savitsky; B. H. Wiers (1982):Zeolite a hydrolysis and degradation. Environ Sci. and Technol. 16, S. 344-350

Daskaloff,. N. (2005): froximun: Verhalten von isotopenmarkiertem aktiviertem Klinoptilolith-Zeolith während des Durchgangs im Verdauungstrakt. Auszüge vorliegender Forschungsergebnisse, November 2006, S. 41-42

Enslinger (1986): In: Shalmina, G. G.; Ya B. Novoselov (2002): Sicherheit der Lebenstätigkeit. Ökologisch-geochemische und ökologisch-biochemische Grundlagen. Novosibirsk, S. 1-433 (russisch)

Fedin, A. S.; V. A. Kokorev; A. P. Matremin; V. G. Matushkin (1993): Biologische Begründung des Siliziumbedarfs für landwitschaftliche Nutztiere. Saransk Isd. Mordov-Universität, S. 1-92 (russisch)

Fedin, A. S. (1994): Anwendung von Hirse zur Optimierung des Siliziumgehalts in der Tierfütterung. Saransk Isd. Mordov-Universität, S. 1-64 (russisch)

Fioramonti, J.; H. Navetat; M. Droy-Lefaix; J. More; L. Busno (1988): Antidiarrheal properties of clay minerals: pharmacological and clinical data. 4th Congress of the Eropean Association for Veterinary Pharmacology and Toxicology. Budapest, 28.08.-02.09.1988

Gorokhov, W. K.; V. M. Duničev; O. A. Melnikov (1982): Zeolithe aus Sakhalin. Vladivostok, Dalnevostočnoe Knishnoe isdatelstvo, S. 1-105 (russisch)

Graefe, K. H.; W. Lutz; H. Bönisch (2011): Pharmakologie und Toxikologie. Georg Thieme Verlag, Stuttgart

Hecht, K.; E. Hecht-Savoley (2005/2008): Naturmineralien, Regulation und Sundge, 424 Seiten, ISBN 3-937895-05-1

Hecht, K.; E. Hecht-Savoley (2008): Klinoptilolith-Zeolith – Siliziummineralien und Gesundheit. Spurbuchverlag, Baunach; 2. Auflage 2010, 3. Auflage 2011 ISBN 987-3-88778-322-8

Hecht, K. (2009): Therapeuten benötigen Sanogenetika mit bioregulatorischen Eigenschaften. Zur systemischen Mineralstoffwechselregulation SiO_2-reicher Naturstoffe. OM u. Ernährung 128, S. 1-22

Iler, R. K. (1979): The Chemistry of Silica. Wiley, New York

Ivkovič, S; D. Zabcic (2002b): Die Wirkung von tribomechanisch aktiviertem Zeolith (TMAZ) auf den Total Antioxidans-Status von gesunden Personen und von Personen mit maligner Erkrankung. XIth Biennial Meeting of the Society of Free Radical Research International, Paris

Ivkovič, S; M. Mannel; E. Walraph (2004a): Immunomodulatory effects of tribomechanically activated zeolite (TMAZ) in secondary immunodeficiency – a clinical pilot study. SFRBM 11th Annual Meeting of the Society of Free Radical and Medicin Resort in St. Thomas, US Virgin Isalnds

Ivkovič, S; J. Schulz; P. Bendzko (2004b): Tribomechanicaly activated zeolithe (TMAZ) al an adjuvant cancer treatment-promising results from clinical case observation. SFRBM 11th Annual Meeting of the Society of Free Radical and Medicin Resort in St. Thomas, US Virgin Isalnds

Ivkovič, S; V. Deutsch, A. Silberbach, E. Walraph, M. Mannel (2004c): Dietary supplementation with the tribomechanically activated zeolite clinoptilolite in immunodeficiency: effects on the cellular immune system. Advances in Therapy 21/2, S. 1-14

Keeting, P. E.; M. J. Oursler; K. E. Wiegand; S. K. Bonde; T. C. Spelsberg; B. L. Riggs (1992): Zeolite A increases poliferation, differentiation, and transforming growth factor beta production in normal adult human osteoblast-like cells in vitro. J. Bone. miner. Res. 7, S. 1281-1289

Khalilov, E. N.; R. A. Bagirov (2002): Natural Zeolites, their Properties, Production and Application. International Council for Scientific Development, International Academy of Science, Health and Ecology, Aserbaijan Section, East-Europe Section "Yeni Tech" company, Baku – Berlin, ISBN 5-8066.1006-4, S. 1-347 (russisch)

Lapshin, S. A.; O. Y. Petrov (1997): Der Einfluss des unterschiedlichen Aluminiumgehalts in Silo-Futterrationen auf hämatologische Parameter von Rinderjungtieren. Physiologische und biologische Grundlagen der Produktivität der Tiere. Sammelband der wissenschaftlichen Arbeiten der Universität Saransk, S. 32-34 (russisch)

Matyshkin, V. G. (1993): Die biologische Rolle von Silizium (Optimierung der Fütterung von landwirtschaftlichen Nutztieren. Sammelband der wissenschaftlichen Arbeiten der Universität Saransk, S. 114-118 (russisch)

Montinaro, M.; D. Uberti; G. Maccarinelli; S. A. Bonini; G. Ferrari-Toninelli; M. Memo (2013): Dietary zeolite supplementation reduces oxidative damage and plaque generation in the brain of an Alzheimer's disease mouse model. Department of Biomedical Sciences and Biotechnologies, University of Brescia, 25123 Brescia, Italy. Life Science 92 (2013) 903-910

Morishita, M.; M. Miyagi; Y. Yamasaki; K. Tsuruda; K. Kawahara; Y. Ivanosoto (1998): Pilot study on the effect of a mouthrinse containing silver zeolite on plaque formation. Clin. Dent. 9, S. 994-996

Müller-Alouf, H.; C. Carnoy; M. Simonet; J. E. Alouf (2001): Superantigen bacterial toxins: state of the art. Toxicon 39, S. 1691-1709

Nikawa, H.; T. Yamamoto; T. Hamada; M. B. Rahardjo; H. Murata; S. Nakanoda (1997): Antifungal effedct of zeolite-incorporated tissue conditioner against Candida albicans growth and/or acid production. J. Oral. Rehabil. 24, S. 350-357

Nikolajev, W.; D. Mayanskiy (1997): Zur Effektivität der neuen Nahrungsergänzungsmittel. Sibirische Gesundheit heute 6, S. 1-3

Novoselov, Ya B. (2001): Störungen des Stoffwechsels von Biometallen bei der akuten Alkoholintoxikation und Korrektur der Störungen durch Litovit. Dissertation, Novosibirsk, S. 1-121 (russisch)

Oschilewski, U.; U. Kiesel; H. Kolb (1985): Administration of silica prevents diabetes in BB-rats. Diabetes 34, S. 197-199

Pavelič, K; M. Hadžija; Lj Bedrica; J. Pavelič; I. Dikic; M. Katic; M. Kralj; M. H. Bosnar; S. Kapitanovic; M. Poljak-Blazi; S. Krizanac; R. Stojkovic; M. Jurin; B. Subotic; M. Colic (2001): Natural zeolite cliniptilolito: new adjuvant in anticancer therapy. J. Mol. Med. 78, S. 708-720

Pavelič, K.; M. Katic; V. Sverko et al. (2002): Immunostimulatory effect of natural clinoptilolite as a possible mechanism of its antimetastatic ability. J. Cancer Res. Clin. Oncol. 128, S. 37-44

Pavelič, K.; S. Schimpf; J. Meyer-Wegner (2004): Zeolithe. Die Kraft aus dem Urgestein der Erde. 1-98, keine Verlagsangabe

Petrov, O. Y.; L. Filizova (1986): Quantitative Untersuchungen des Ionenaustauschprozesses von Klinoptilolith nach den Parametern der Pulverdisfraktrometrie. Proceedings des 4. Bulgarsoyetischen Symposiums über Naturzeolithe. Burgas/Sofia, S. 66-70 (russisch)

Petrov, O. Y. (1993): Aluminiumstoffwechsel im Organismus von Rinderjungtieren und der physiologische Bedarf an diesem Element. Dissertation Universität Saransk, S. 1-123 (russisch)

Pohl, C. (2008): Lehmdoktors Fibel. Edition www.lehmdoktor.de, Books on Demand GmbH, Norderstedt, 144 Seiten, ISBN 978-3-8370-7428-4

Ricke, S. C. (1995): Das Überleben von Salomonellen im Erdreich. Bioresource Technology 53, S. 1-6

Rodriguez-Fuentes, G.; M. A. Barrios; A. Iraizoz; I. Perdomo; B. Cedre (1997): Enterex-anti-diarrheic drug based on purified natural clinoptilolite. Zeolites 19, S. 441-448

Ryn, E. K. C. Shaey (1980): Schützender Effekt von Zeolithen. Int. J. Zoonoses 7, S. 101-106

Ryn, E.; K. C. Shaey (1981): Immunisierung von Hasen mit Zeolithen. Int. J. Zoonoses 8, S. 91.96

Rusch, H. P. (2004): Bodenfruchtbarkeit. OLV Organischer Verlag für Garten und Ökologie

Schwarz, K. (1978): Significance and functions of silicon in warm-bloodes animals. In: G. Bendz; I. Lindqvist (ed): Biochemistry of Silicon and Related Problems. Plenum Press, New Your, S. 207-230

Shalmina, G. G.; Ya B. Novoselov (2002): Sicherheit der Lebenstätigkeit. Ökologisch-geochemische und ökologisch-biochemische Grundlagen. Novosibirsk, S. 1-433 (russisch)

Uchida, T.; N. maru; M. Furuhata et al. (1992): Anti-bacterial zeolite balloon catheter and its potential for urinary tract infection control. (japanisch) Hinyokika Kiyo 38, S. 973-978

Ueki, A; M. Yamaguchi; H. Ueki; Y. Watanabe; G. Ohsawa; K. Kinugawa; Y Kawakami; F. Hyodoh (1994): Polyclonal human T-cell activation by silicate in vitro. Immunology 82, S. 332-335

Vankov, T.; E. Petkova (1980): Bulgarban B-Neues prophylaktisches und therapeutisches Präparat in der Viehzucht. Klinisches Gutachten Pharmachim, Sofia

Veretenina, O. A.; N. V. Kostina; T. I. Novoselova; Ja. B. Novoselov; A. G. Roninson (2003): Litovit. Novosibirsk, Izdar (Verlag) Ekor, S. 1-103 (russisch) ISBN 5-85618-107-7

Voronkov, M. G.; G. L. Zelchan; E. Lukevitz (1975): Silizium und Leben. Akademie-Verlag, Berlin

Voronkov, M. G.; I. G. Kusnezov (1984): Silizium in der lebendigen Natur. Nowosibirsk, Nauke, S. 1-157 (russisch)

Weyl, W. A. (1950a): Die Bildung der elektrischen Doppelschicht als das Ergebnis der Polarisation von Oberflächenionen. 24. nationales Kolloidsymposium der Amerik. chem. Ges., St. Louis, Miss, USA, ref: Kolloid-Z. 119, S. 53

Weyl, W. A. (1950b): Crystalchemical considerations of silica. Research 3, S. 230-235

Weyl, W. A.; E. A. Hauser (1951): Bildung und Struktur von Silicagel. Kolloid-Z. 124, S. 72-76

William, R. J. P. (1986): Introduction to silicon chemistry and biochemistry. In Ciba Foundation Symposium 121: Silicon biochemistry. Wiley and Sons, Chichester u. a., S. 24-39

Yakovlev, V. V. (1990): Der Bedarf an Silizium bei der Aufzucht von landwirtschaftlichen Jungtieren. Dissertation Universität Saransk, Russland, S. 1-21 (russisch)

Zarkovic, N.; K. Zarkovic; M. Kralj; S. Borovic; S. Sabolovic; M. Poljak-Blazi; A. Cipak; K. Pavelic (2003): Anticancer and antioxidative effects of micronized zeolite clinoptilolite. Anticancer Res. 23, S. 1589-1595

Literatur Kapitel 10

Agronomov, A. E.; B. B. Patrikeev; A. P. Rudenko (1958): Vestinik MGU (ser. Mal, Mex., Fiz., Khim) No 3, S. 197. In: M. G. Voronkov; G. L. Zelchan; E. Lukevitz (1975): Silizium und Leben. Akademie-Verlag, Berlin

Allison, A. C.; J. S. Harington; M. Birbeck (1966): An examination of the cytotoxic effects of silica on macrophages. J. Exp. Med. 124, S. 141-154

Amann-Jennson, G. (2014): Samina Bio-Keramik. Schulungsunterlagen. Samina-Akademie. 1. Ausgabe, Franstanz

Amos, G. L.; H. E. Dadwell (1949): Div. Forest. Prod. Co, Melbourne, Australia, Progress Report No. 1, Subproject WS-16-3

Anderson, R. E. (1965): Aging in Hiroshima Atomic Bomb Survivors. Arch. Path. Anat. 79, S. 1

Anke, M.; S. Szentmihalyi (1986): Prinzipien der Spurenelementeversorgung und des Spurenelementestoffwechsels beim Wiederkäuer. In: M. Anke; Chr. Brückner; H. Gürtler; M. Grün: Arbeitstagung Mengen- und Spurenelemente. Leipzig, S. 87-107

Arumugan, M. Q.; D. C. Ireland; R. A. Brooks; N. Rushron; W. Bonfield (2006): The effect orthosilicic acid on collagen type I alkaline phospharase and osteocalcin mRNA expression in human bone-Derived osteoblasts in vitro. Biochemics 18, Pts 1 & 2, Key Enigeering Materials 309-311; 121-124

Avzyn, A. P.; V. A. Shakhlamov; M. A. Rish; L. S. Stročkova (1991): Mikroelementosen des Menschen. Medizina, Moskau, S. 1-496

Balley, C. B. (1970): Renal function in cows with particular reference to the clearance of silicic acid. Res. Vet. Sce. 11, S. 533-539

Barrer, R. M.; M. B. Makki (1964): Molecularsieve sorbents from clinoptilolite. Canad. J. Chem. 42, S. 1481-1487

Becker, R. O. (1994): Heilkraft und Gefahren der Elektrizität. Scherz Verlag – Neue Wissenschaft, Bern, München, Wien (Übersetzung aus dem Englischen)

Becket, A. H.; P. J. Anderson (1960): In: Voronkov, M. G.; G. L. Zelchan; E. Lukevitz (1975): Silizium und Leben. Akademie-Verlag, Berlin, S. 12-52, J. Pharm. Pharmacol. 12, S. 228

Belizkiy I. A.; Ja. B. Novoselov (2006): Gegenwärtige Vorstellungen von der Wirkung des Mineralischen Nahrungsergänzungsmittels Litovit beim Menschen. Informationsposter der Wissenschaftlichen Produktionsgesellschaft NOV, Novosibirsk (russisch)

Bergner, P. (1998): Zelitelnaja sila mineralow, osobych pitatelnych weschtschestw i mikroelementow. Moskwa, Kron-Press., S. 1-288 (Heilkraft der Mineralien, besonderer Nahrungsstoffe und Spurenelemente)

Beyer, H. K. (2002): Dealumination Techniques for Zeolites. In: H. G. Karge (Ed.); J. Weitkamp: Molecular Sieves: Science and Technology. Springer-Verlag, Berlin, Heidelberg, New York, S. 203-255

Bgatov, V. I. (1999): Naturmineralien im Leben der Menschen und der Tiere. Proceedings der wissenschaftlich-praktischen Konferenz „Mineralien im Dienste der Gesundheit des Menschen", Ekor, Novosibirsk,, S. 8-11

Bildujeva, D. G. (2001): Entwicklung der Futterergänzung auf der Grundlage von Zeolithen und Bewertung ihrer immunomodulierenden Aktivität. Dissertation, Ulan-Ude. Ostsibirische technologische Staatsuniversität des Bildungsministeriums der Russischen Föderation

Birkhofer, L.; H. Ritter (1958): In: Kaufmann, K. (1997): Silizium – Heilung durch Ursubstanz. Helfer-Verlag E. Schwabe GmbH, Bad Hamburg, Liebig's Annals of Chem. 612, 22

Brady, M. C.; P. R. M. Dohson; M. Thavarajah J. A. Kanis (1991): Zeolite: A stimulate proliferation and protein synthesis in human osteoblase-like cells and osteosaroon cell line MG-63. Journal of Bone and Mineral Research, S. 139

Bürger, M. (1958): Biomorphose – Biorheuse. Zt. Altersforschung 10, S. 240

Cayeux, L. (1894): Bull. Soc. geol. France 22, S. 197, In: Voronkov, M. G.; G. L. Zelchan; E. Lukevitz (1975): Silizium und Leben. Akademie-Verlag, Berlin

Carlisle, E. M. (1970): Silicon: a possible factor in bone calcification. Science 167, S. 179-280

Carlisle, E. M. (1972): Silicon an essential element for the chick. Science 178, S. 619-621

Carlisle, E. M. (1974): Silicon al an essential element. Fed. Proc. 33, S. 1758-1766

Carlisle, E. M. (1976): In vivo requirement for silicon in articular cartilage and connective tissue formation in the chick. J. Nutr. 106, S. 478-484

Carlisle, E. M.; W. F. Alpenfels (1978): A requirement for normal growth of cartilage in culture. Fed. Proc. 37, S. 1123

Carlisle, E. M.; W. F. Alpenfels (1980): A silicon requirement for normal growth in cartilage in culture. Fed. Proc. 37, S. 1123

Carlisle, E. M. (1981a): Silicon: a requirement in bone formation independent of Vitamin D. Calc. Tiss. Int. 33, S. 27-34

Carlisle, E. M. (1981b): Silicon in bone formation. In: B. L. Simpson; B. E. Volcani (ed): Silicon and Siliceous Structures in Biological Systems. Springer-Verlag, New York, S. 68-94

Carlisle, E. M. (1982): The nutritional essentiality of silicon. Nutr. Rev. 40, S. 193-198

Carlisle, E. M. (1986a): Silicon in Animal Tissues and Fluids. Academic Press. Inc. New York

Carlisle, E. M. (1986b): Silicon as an essential trace element in animal nutrition. In: Ciba Foundation Symp. 121: Silicon biochemistry., John Wiley u. Sons, Chichester u. a., S. 123-139

Carlisle, E. M. (1986c): Silicon. In: W. Mertz (ed): Trace Elements in Human and Animal Nutrition. 5th edn. Academic Press, Orlando, Florida

Charlton, B.; A. Bacelj; T. E. Mandel (1988): Administration of silica particles or anti-Lyt2 antibody prevents beta-cell destruction in NOD mice given Cyclophosphamide. Diabetes 37, S. 930-935

Charnot, A. (1953): Maroc. med. 32, S. 589-597. In: M. G. Voronkov; G. L. Zelchan; E. Lukevitz (1975): Silizium und Leben. Akademie-Verlag, Berlin

Charnot, A. (1959): Prod. pharm. No 3, 126. In: M. G. Voronkov; G. I. Zelchan; E. Lukevitz (1975): Silizium und Leben. Akademie-Verlag, Berlin

Charnot, Y.; G. Peres (1971): Endocrine regulation of silicon metabolism. Ann. Endocrinol. 32/3, S. 397-402

Delva, V. A. (1963): Trace elements in malignant tumors of man. Trudy Donetsk Gos Med. Inst. 23, S. 17-21

Dobbie, J. W.; M. J. B. Smith (1982a): Silicon: its role in medicine and biology Scottish Medical Journal. 27, S. 1-2

Dobbie, J. W.; M. J. B. Smith (1982b): The silicon content of body fluids. Scott. Med. J. 27, S. 17-19

Ehgartner: Naturarztinterview mit Bert Ehgartner (2013): Für das Immunsystem ist Aluminium ein „Alien". Naturarzt 8, S. 40-42

Enslinger (1986): In: Shalmina, G. G.; Ya B. Novoselov (2002): Sicherheit der Lebenstätigkeit. Ökologisch-geochemische und ökologisch-biochemische Grundlagen.

Novosibirsk, S. 1-433 (russisch)

Epstein, E. (1999): Silicon. Annu. Rev. Plant Physiol. Plant Mol. Biol. 50, S. 641-664

Estermann, E. F.; A. D. McLaren (1959): J. Soil. Sci. 10, S. 64

Estermann, E. F.; G. H. Peterson (1959): Proc. Soil. Sci. Soc. Am. 23, S. 31

Fedin, A. S.; V. A. Kokorev; A. P. Matremin; V. G. Matuschkin (1993): Biologische Begründung des Siliziumbedarfs für landwitschaftliche Nutztiere. Saransk Isd. Mordov-Universität, S. 1-92 (russisch)

Fedin, A. S. (1994): Anwendung von Hirse zur Optimierung des Siliziumgehalts in der Tierfütterung. Saransk Isd. Mordov-Universität, S. 1-64 (russisch)

Fischer, M. H. (1951a): The Formation of Living Substance. Steinkopff, Darmstadt

Frey-Wyssling, A. (1930): Über die Ausseidung der Kieselsäre in der Pflanze. Berichte der detuschen Gesellschaft für Botanik, Stuttgart 48, S. 179-183

Garnick, J. J.; B. Singh; G. Winkley (1998): Effectiveness of a medicament containing silicon dioxide, aloe and allantoin on aphthous stomatitis. Oral surgery, oral medicine, oral pathology, oral radiology, and endodontics 86(5), S. 550-556

Gillette-Guyonnet, S.; S. Andrieu; F. Nourhashemi; V. de La Guèronnière; H. Grandjean; B. Vellas (2005): Cognitive impairment and composition of drinking water in women: findings of EPIDOS Study. Service de Médecine interne et Gérontologie Clinique, Hôpital Casselardit, Toulouse, France. Am J Clin Nutr 81, S. 897-902

Gorokhov, W. K.; V. M. Duničev; O. A. Melnikov (1982): Zeolithe aus Sakhalin. Vladivostok, Dalnevostočnoe Knishnoe isdatelstovo, S. 1-105 (russisch)

Graefe, K. H.; W. Lutz; H. Bönisch (2011): Pharmakologie und Toxikologie. Georg Thieme Verlag, Stuttgart

Haldeman, R. G.; P. H. Emmett (1955): J. Phys. Chem. 59, S. 1039

Hauser, E. (1955): Silicic Science. D. van Nostrand Co. Inc. Princeton, New Jersey, Toronto, London, New York

Hecht, K.; E. N. Hecht-Savoley (2005, 2008): Naturmineralien, Regulation, Gesundheit. Schibri-Verlag, Berlin, Milow, 1. und 2. Auflage, ISBN 3-937895-05-1

Hecht, K.; E. Hecht-Savoley (2008): Klinoptilolith-Zeolith – Siliziummineralien und Gesundheit. Spurbuchverlag, Baunach; 2. Auflage 2010, 3. Auflage 2011 ISBN 987-3-88778-322-8

Herrera, L. A. (1928): Att. Acad. naz. Lincer 7/6, S. 544. In: Voronkov, M. G.; G. L. Zelchan; E. Lukevitz (1975): Silizium und Leben. Akademie-Verlag, Berlin

Hodson, M. J.; Sangster, A. G.; Parry D. W. (1985): An ultrastructural study on the developmental phases and silicification of the glumes of Phalaris canariensis L. Ann. Bot. (Lond) 55, S. 649-665

Hollemann, A. T.; N. Wiberg (1985): Lehrbuch der anorganischen Chemie. Verlag Walter de Gruyter, Berlin, S. 1141

Iler, R. K. (1955): The Colloidal Chemistry of Silica and Silicaten. New York

Jones, L. H. P.; Handreck, K. A. (1967): Silica in soils, plants and animals. Adv. Agron 19, S. 107-149

Jugdaohsingh, R.; K. L. Tucker; N. Qiao; L. A. Cupples; D. P. Kiel; J. J. Powell (2004): Silicon intake is a major dietary determinant of bone mineral density in men and pre-menopausal women of the Framingham Offspring Cohort. Journal Bone and Mineral Research 19, S. 297-307

Jugdaohsingh, R. (2007): Silicon and bone health. The Journal of Nutrition, Health and Aging, Band 22, S. 99-110

Kaufmann, K. (1997): Silizium – Heilung durch Ursubstanz. Helfer-Verlag E. Schwabe GmbH, Bad Hamburg

Keeting, P. E.; M. J. Oursler; K. E. Wiegand; S. K. Bonde; T. C. Spelsberg; B. L. Riggs (1992): Zeolite A increases poliferation, differentiation, and transforming growth factor beta production in normal adult human osteoblast-like cells in vitro. J. Bone. miner. Res. 7, S. 1281-1289

Kervran, C. L. (1989): Biologische Transmutation. Autorisierte Übersetzung des englischen Werks (Deutsch von Helmut Lasarcyk). Nach der englischen Version von Michel Abehsera. 2. Auflage, Happiness Press P. O. Box DD Magalia California 95954, ISDN 0-916508-47-1

Khaw, K.-T.; N. Wareham; St. Bingham; A. Welch; R. Luben; N. Day (2008): Combined impact of health behaviours and mortality in men and women. The EPIC-Norfolk Prospective Population Study. PLOS Medicine 5/1, S 0039-0047

Klosterkötter, W. (1955): Untersuchungen über die eiweißfällende Wirkung der kolloidalen Kieselsäure. I. Mitt g. Arch. Hyg. Bakt. 138, S. 522

Klosterkötter, W. (1958): Zur Wirkung der Kieselsäure bei der Entstehung der Silikose. Westdeutscher Verlag Köln u. Opladen. Schriftenreihe: Forschungsberichte des Wirtschafts- und Verkehrsministeriums Nordrhein-Westfalen 571

Kober, B. (1955): Die Anwendung der Kieselsäure in der Heilkunde. Münchener Medizinische Woche 23, S. 767-770

Kudryashova, N. I. (2000a): Gesund durch Silizium. Moskwa, Obraz-Kompanidat (russisch) Kremnewoje sdorowje

Kudryashova, I. (2000b): Behandlung mit Ton. (russisch) Moskau Opraz Kompanisdat., S. 1-94

Lang, U. (2012): Terra sigillata – Zur Geschichte antiker Heilerden. Deutsches Ärzteblatt 109/41, S. C1627-C1628

Last, J. A.; A. D. Stiefkin, K. M. Riser (1983): Typ I collagen in increased in lungs of patients with adult respiratory disstresssyndrom. Thorax 38, S. 364-368

Last, J. A.; K. M. Reiser (1986): Effects of silica on lung collagen. Silica biochemistry. In: Ciba Foundation Symposium 121: Silicon biochemistry. John Wiley and Sons, Chickester u. a., S. 180-193

Macdonald, H. M.; A. E. Hardcastle; R. Jugdaohsingh; D. M. Reid; J. J. Powell (2005): Dietary silicon intake is associated with bone mineral density in premenopausal women and postmenopausal women taking HRT. Journal of Bone Mineral Research 20, S. 393

Matyshkin, V. G. (1993): Die biologische Rolle von Silizium (Optimierung der Fütterung von landwirtschaftlichen Nutztieren. Sammelband der wissenschaftlichen Arbeiten der Universität Saransk, S. 114-118 (russisch)

Mayanskaya, N. N.; Ya. B. Novoselov (2000a): Sanogenetische Prinzipien von Mitteln, die auf der Grundlage von Naturmineralien hergestellt worden sind (russisch). Ekor, Novosibirsk, S. 1-85 Sanogenetičeskie prinzipy Bozdeystviya na organizm srestv na osnove prirodnykh mineralov. ISBN 5-8518-092-5

Mayanskaya, N. N.; Ya B. Novoselov (2000b): Naturmineralien in den sanogenetischen Mechanismen des Organismus. Ekor-Verlag, Novosibirsk, S. 1-89 (russisch), ISBN 5-8518-092-5

Mohn, G. (1968): Metabolism of silicic acid. Beiträge Silikoseforschung 91, S. 11-24

Mohn, G. (1971): Zum Stoffwechsel der Kieselsäure. Die Resorption definierter SiO_2-Arten bei der Ratte in vivo. Beiträge Silikoseforschung (Pneumokoniose) 23, S. 226-278

Mills, B. G.; A. Frausto; K. E. Wiegand (1989): Mitogenus effect of N097 on human bone cells. Journal of Denral Research, 68, Abstract No. 1363

Nasolodin, V. V.; V. Ya Rusin; V. A. Vorobev (1987): Zinc and silicon metabolism in highly trained athletes under hard physical stress (russisch). Vaprosy pitaniya 4, S. 37-39

Nekrassova, A. (2000): Die Heilung durch Ton. (russisch) Poliservis-M. Moskau S., S. 1-118

Nikolajev, W.; D. Mayanskiy (1997): Zur Effektivität der neuen Nahrungsergänzungsmittel. Sibirische Gesundheit heute 6, S. 1-3

Nilsen, T. I. L. (2006): Recreational physical activity and risk of prostate cancer: A prospective population-based study in Norway (the HUNT study). International Journal of Cancer

Oschilewski, U.; U. Kiesel; H. Kolb (1985): Administration of silica prevents diabetes in BB-rats. Diabetes 34, S. 197-199

Panda, A. (1962): Indian Pulp and Paper 16, S. 470. In: Voronkov, M. G.; G. L. Zelchan; E. Lukevitz (1975): Silizium und Leben. Akademie-Verlag, Berlin

Perry, C. C. (1985): Silification in biological systems. Diss. Phil. Thesis University of Oxford

Petrov, O. Y. (1993): Aluminiumstoffwechsel im Organismus von Rinderjungtieren und der physiologische Bedarf an diesem Element. Dissertation Universität Saransk, S. 1-123 (russisch)

Pirie, N. W. (1956): Brit. J. Philos. Sci. 6, S. 341. In: Voronkov, M. G.; G. L. Zelchan; E. Lukevitz (1975): Silizium und Leben. Akademie-Verlag, Berlin

Pohl, C. (2008): Lehmdoktors Fibel. Edition www.lehmdoktor.de, Books on Demand GmbH, Norderstedt, 144 Seiten, ISBN 978-3-8370-7428-4

Powell, J. J.; S. A. McNaughton; R. Jugdaohsingh; S. Anderson; J. Dear; F. Khot; L. Mowatt; K. L. Gleason; M. Sykes; R. Ph. Thomson; C. Bolton-Smith; M. J. Hodson (2005): A provisional database for the silicon content of foods in the United Kingdom. British Journal of Nutrition 94, S. 804-812

Račikov, S. V. (1999): Veränderung des Gehalts der Spurenelemente und Ausführung der Radionuklide aus Organen und Gewebe der Rinderjungtiere bei Verfütterung von Zeolithergänzungen. Dissertation, Brjansk. Landwirtschaftliche Staatsakademie des Ministeriums für Landwirtschaft und Lebensmittel der Russischen Föderation. S. 1-122

Randhawa, G. M. (1994): Untersuchungen zu Vorkommen und Löslichkeit von Kieselsäure in ausgewählten Futterpflanzen, zur Rolle der pflanzlichen Kieselsäure in der Verdauung swoie zu räcalen und reualen Ausscheidung bei Hammeln der Merino-Rasse. Dissertation Unversität Leipzig

Raven, J. A. (1983): The transport and function of silicon in plants. Biol. Rev. 58, S. 179-207

Reffitt, D. M.; N. Ogston; R. Jugdaohsingh et al. (2003): Orthosilicic acid stimulates collagen type I synthesis and osteoblastic differentiaton in human osteoblast-like cells in vitro. Bone 32, S. 127-135

Reiser, K. M.; J. A. Laster (1981): Silicosis and fiberogenesis: fact and artefact. Toxicology 13, S. 51-72

Rusch, H. P. (2004): Bodenfruchtbarkeit. OLV Organischer Verlag für Garten und Ökologie

Samoulov, I. I. (1957): Rol Mikroorganizamov v pitanii rasteny i povyshenic effectivnosti bakterialnnykh udobreniy. Moskau (russisch)

Sangster, A. G.; M. J. Hodson (1986): Silica in higher plants. In: Ciba Foundation Symposium 121: Silicon biochemistry. John Wiley and Sons, Chickester u. a., S. 90-111

Schaenzler, N.; D. Burkhardt (1996): Das Immunsystem natürlich stärken mit Vitaminen und Mineralien. Süd-West Verlag, München

Scheel, L. D.; E. Fleisher; F. W. Klemperer (1953): Toxicity of silica. Silica solutions. A. M. A. Arch. Ind. Hyg. 8, S. 567

Schlitter, H. E. (1993): Die Bedeutung der Matrix für den zellularen DNS-Stoffwechsel am Beispiel der Reizkarzinogenese. N. g. m 6, S. 95-101

Schlitter, H. E. (1994a): Mesenchymale extrazelluläre Matrix für die Krebstherapie. Therapeutikon (tpk) 8, S. 292-300

Schlitter, H. E. (1994b): Extrazelluläre Matrix, unspezifische Beziehungen zu Umweltschäden und Karzinogenese. Berliner Ärzteblatt 107, S. 586-590

Schlitter, H. E. (1995): Die Krebskrankheit aus ganzheitlicher Sicht eines biologisch unteilbaren Organismus. Der Deutsche Apotheker 47/4, S. 1-13

Schober, R. (1955): Mesenchymale Gewebsreaktionen am vorbestrahlten Mamma-Carcinom. Strahlentherapie 98, S. 366-381

Scholl, O.; K. Letters (1959): Über die Kieselsäure und ihre physiologische Wirkung in der Geriatrie. München, Medizinische Wochenschrift 101/5, S. 2321-2325

Schmidt, H. (1953): Über die Bedeutung siliciumhaltiger Präparate für die Autoantikörperbildung. Zbl. Bakt. I. Orig. 160

Schwarz, K. D. B. Milner (1972): Growth-promoting effects of silicon in rats. Nature (Lond.) 239, S. 333-334

Schwarz, K. (1973): A bound form of silicon in glycosaminoglycans and polyuronicies. Proc. Nati. Acad. Sci USA 70, S. 1608-1612

Schwarz, K. (1977): Silicon, fibre, and atherosclerosis. The Lancet, S. 454-457

Schwarz, K. (1978): Significance and functions of silicon in warm-bloodes animals. In: G. Bendz; I. Lindqvist (ed): Biochemistry of Silicon and Related Problems. Plenum Press, New Your, S. 207-230

Seaborn, C. D.; F. H. Nielsen (1994): Effect of germanium and silicon on bone mineralisation. Bioogical Trace Element Research 42, S. 151-164

Sedlak, W. (1961): Zerz naukowe (Lublin) Nr. 3, S. 95. In: Voronkov, M. G.; G. L. Zelchan; E. Lukevitz (1975): Silizium und Leben. Akademie-Verlag, Berlin

Sedlak, W. (1965): Kosmos (Warszawa) Ser. A 14, S. 23. In: Voronkov, M. G.; G. L. Zelchan; E. Lukevitz (1975): Silizium und Leben. Akademie-Verlag, Berlin

Sedlak, W. (1967): Rola Kremn w ewolucj, biochemicznej zycia. Warszawa (polnisch). (Die Rolle des Siliziums in der Evolution des biochemischen Lebens.)

Seeger, P. G. (1937): Arch of Exp Cell Research 20, S. 280. In: K. Kaufmann (1997): Silicium – Heilung durch Ursubstanz. Helfer Verlag. Bad Homburg

Shalmina, G. G.; Ya B. Novoselov (2002): Sicherheit der Lebenstätigkeit. Ökologisch-geochemische und ökologisch-biochemische Grundlagen. Novosibirsk, S. 1-433 (russisch)

Swenson, A. (1971): Experimental evaluation of the fibrogenic power of minerals dust. In: A. Allmark; B. Franberg (eds): Swedish Yugoslavian Symposium on Pneumoconiosis. National Board of Health and Welfare, Stockholm, S. 86-97

Ueki, A; M. Yamaguchi; H. Ueki; Y. Watanabe; G. Ohsawa; K. Kinugawa; Y Kawakami; F. Hyodoh (1994): Polyclonal human T-cell activation by silicate in vitro. Immunology 82, S. 332-335

Ursinus, L. (2011): Ernährungsempfehlungen bei kataboler Stoffwechsellage. OM u. Ernährung, Nr. 137, S. 11-13

Volcani, B. E. (1986): Diskussionsbeitrag Ciba Foundation Symposium 121: Silicon biochemistry. John Wiley u. Sons, Chichester, New York, Sydney, Toronto, Singapore, S. 110

Voronkov, M. G.; G. L. Zelchan; E. Lukevitz (1975): Silizium und Leben. Akademie-Verlag, Berlin

Voronkov, M. G. (1983): Wunderelement des Lebens. Asimut, Irkutsk, S. 1-107 (russisch)

Voronkov, M. G.; I. G. Kusnezov (1984): Silizium in der lebendigen Natur. Nowosibirsk, Nauke, S. 1-157 (russisch)

Weyl, W. A. (1950): Crystalchemical considerations of silica. Research 3, S. 230-235

Weyl, W. A. (1951): A new approach to surface chemistry and to heterogeneous catalysis. Min. Ind. Exp. St. Bull. 57, State Coll. Pa.

Werner, D. (1977): Silicate metabolism. In: D. Werner (ed): The biology of diatoms. Blackwell Scientific Publications, Oxford, S. 110-149

White, K. N.; A. L. Ejim; R. C. Walton; A. P. Brown; R. Jungdaosingh; J. J. Powell; C. R. McCrohan (2008): Avoidance of aluminum toxicity in freshwater snails involved intracelluar silicon-aluminum biointeraction. Environ Sci Technol 42(6), S. 2189-2894

William, R. J. P. (1986): Introduction to silicon chemistry and biochemistry. In Ciba Foundation Symposium 121: Silicon biochemistry. Wiley and Sons, Chichester u. a., S. 24-39

Wolferseder, E. (1965): Untersuchungen über Adsorption und Abgabe verschiedener Antiseptika in Suspensionen und Hydrogelen von kolloidaler Kieselsäure (Aerosil®)= und von Silikaten. Dissert. Univers. München, Naturwiss. Fak. 01.12.1965

Yakovlev, V. V. (1990): Der Bedarf an Silizium bei der Aufzucht von landwirtschaftlichen Jungtieren. Dissertation Universität Saransk, Russland, S. 1-21 (russisch)

Yershov, J. A. (1981): Rolle der Spurenelemente im Leben des Menschen. Moskwa (russisch)

Zaidi, S. H. (1969): Experimental Pneumonoconiosis. John Hopkins University Press, Baltimor, S. 65-93

Literatur Kapitel 12

Abuja, P. M. (2004): Study of the antioxidative activity of PANACEO. In: Panaceo: Summary of Scientific Studies on the Effect of Zeolith (Clinoptilolite). www.panaceo.com

Antonicelli, R.; R. Testa; A. R. Bonfigli; C. Sirolla; C. Pieri; M. Marra; S. M. Marcovina (2001): Relationship between lipoprotein(a) levels, oxidative stress, and blood pressure levels in patients with essential hypertension. Clinical and Experimental Medicine 1(3), S. 145-150

Bamonti-Catena, F.; G. Cighetti; C. Novembrino; S. Ippolito; S. Lonati; E. Soresi (2002): Oxidative stress in smokers and non-smokers: effect of an antioxidant supplementation. Clin Chem Lab Med 40 (Special Supplement), S. 180

Baraboy, V. A.; E. V. Orel; I. M. Karnaykh (1991): Azidose und Strahlung. (russisch) Naykova dumka, Kiev, S. 1-255

Bgatova, N. P.; Ya. B. Novoselov (2000): Anwendung der biologisch-aktiven Nahrungsergänzungsmittel in Form von Naturmineralien zur Detoxikation des Organismus. (russisch) Ekor, Novosibirsk, S. 1-238

Bocca, B.; G. Forte; F. Petrucci; A. Pino; F. Marchione; G. Bomboi; O. Senofonte; F. Giubilei; A. Alimonti (2005): Monitoring of chemicals elements and oxidative damage in patients affected by Alzheimer's disease. Ann Ist Super Sanità 41(2), S. 197-203

Bradford, R. W. et al. (1985): Oxidology. The Study of reactive Oxygen Toxic Spezies (ROTS) and their Metabolism in Health and Disease. The ROTS Theory of degenerative disease and the HLB Blood Test. Published by R. W. Bradford Foundation, Los Altos, California

Buizza, I.; G. Cenini; C. Lanni; G. Ferrari-Toninelli; C. Prandelli; S. Covoni et al. (2012): Conformational altered p53 al an early marker of oxidative stress in Alzheimer's disease. PlosOne 7, S. e29789

Butterfield, D. A.; S. Griffin; G. Munch; G. M. Pasinetti (2002): Amyloid beta-peptide and amyloid pathology are central to the oxidative stress and inflammatory cascades under which Alzheimer's disease brain exists. J Alzheimers Dis 4, S. 193-201

Castegna, A.; V. Thongboonkerd; J. B. Klein; B. Lynn; W. R. Markesbery; D. A. Butterfield (2003): Proteomic identification of nitrated proteins in Alzheimer's disease brain. J Neurochem 85, S. 1394-1401

Cenini, G.; C. Cecchi; A. Pensalfini; S. A. Bonini; G. Ferrari-Toninelli; G. Liguri et al. (2010): Generation of reactive oxygen species by beta amyloid fibrils and oligomers involves different intra/extracellular pathways. Amino Acids 38, S. 1101-06

Christou, D.; A. N. Moulas; C. Pastaka; K. I. Gourgoulianis (2003): Antixidant capacity in obstructive sleep apnea patients. Sleep Medicine 4, S. 225-228

Comi, D.; G. F. Baronzio; G. Vecchio; A. Zimbelli; A. Cargnel; R. Ferrario; F. Galante; A. Barlocco; G. Pravettoni (1997): Oxygen radicals, antioxidant vitamins and minerals in AIDS cachexia. Nutrition 13(3), S. 272

Cornelli, R.; M. Cornelli; R. Terranova; S. Luca; G. Belcaro (2000a): La Medicina Biologica 1, S. 13-18

Cornelli, R.; M. Cornelli; R. Terranova; S. Luca; G. Belcaro (2000b): Progress in Nutrition 3, S. 37-50

Cornelli, U; R. Terranova; S. Luca; C. Di Mauro; M. Cornelli (2001): Oxidative stress and senile dementia. La Medicina Biologica 3, S. 11-15 (italienisch)

Cornelli, U.; M. Cornelli; R. Terranova; S. Luca; G. Belcaro (2004): The importance of oxidative stress as a risk factor für morbidity. La Medicina Biologica 1, S. 13-18

Del Signore, S. J.; E. C. Stack; S. Matson; K. Cormler; K. Smith; R. J. Ferrante; M. Bedford (2004): Chelat-Therapie bei G93A mutierten ALS-Mäusen. ALS Studie der Boston University, Neuroscience

Dogliotti, G.; E. Malavazos; S. Giacometti; U. Solimente; M. Fanelli; M. Corsi; E. Dozio (2012): Natural zeolites chabazite/phillipsite/analcime increase blood levels of antioxidant. J. Clin Biochem Nutr 50 (3), S. 195-198 Published online Nov. 29., 2011 doi: 10.3164/icbn.11-63

Engelhardt, M. J.; M. I. Geerlings; A. Ruitenberg; J. C. van Swieten; A. Hofman; J. C. Wittemann et al. (2002): Dietary intake of antioxidants and risk of Alzheimer disease. JAMA 287, S. 3223-9

Engler, I. (2004): Handbuch: Ionisierter Sauerstoff. Spurbuchverlag, Baunach

Forte, G.; A. Alimonti; A. Pino; P. Stanzione; S. Brescianini; L. Brusa; G. Sancesario; N. Violante; B. Bocca (2005): Metals and oxidative stress in patients with Parkinson's disease. Ann Ist Super Sanità 41 (2), S. 189-195

Gillette-Guyonnet, S.; S. Andrieu; F. Nourhashemi; V. de La Guèrronnière; H. Grandjean; B. Vellas (2005): Cognitive impairment and composition of drinking water in women: findings of EPIDOS Study. Service de Médecine interne et Gérontologie Clinique, Hôpital Casselardit, Toulouse, France. Am J Clin Nutr 81, S. 897-902

Guidi, I.; D. Galimberti; S. Lonati; C. Novembrino; F. Bamonti; M. Tiriticco; C. Fenoglio; E. Venturelli; P. Baron; N. Bresolin; E. Scarpini (2006): Oxidative imbalance in patients with mild cognitive impairment and Alzheimer's disease. Neurobiol Aging 27(2); S. 262-269

Hecht, K. (2013): Richtiges Atmen mit dem richtigen Sauerstoff. Spurbuchverlag, Baunach

Iorio, E. L.; M. Carratelli; T. D'Amicantonio (2006): Oxidative stress and diseases. ADI Magazine 4(10), S. 399-404 (italienisch)

Ippolito, S.; G. Ambroso; A. R. Mani; C. Movembrino; S. Lonati; C. Ponticelli; F. Bamonti (2003): Oxidative and nitrative status in preeclampsia and normal pregnancy. Clin Chem Lab Med. 41 (Special Supplement), S. 301

Ivkovič, S; D. Zabcic (2002a): The effect of tribomechanically activated zeolite (TMAZ) on total antioxidant status of healthy individuals ad patients with malignant disease. Free Radic Biol. Med. 33, Suppl. 1, S. 172

Ivkovič, S; D. Zabcic (2002b): Die Wirkung von tribomechanisch aktiviertem Zeolith (TMAZ) auf den Total Antioxidans-Status von gesunden Personen und von Personen mit maligner Erkrankung. XIth Biennial Meeting of the Society of Free Radical Research International, Paris

Ivkovč, S; D. Zabcic (2002c): Antioxidative Therapy: nanotechnology product TMA-Zeolite reduces oxidative stress in cancer and diabetic patients. Free Radic. Biol. Med. 33 (suppl. 2), S. 331

Ivkovič, S. (2005): Oxidativer Stress bei Diabetes mellitus. Forschungsbericht Klinomed. Institut für angewandte Nanotechnologie und Nanomedizin, Berlin-Buch

Jenner, P. (2003): Oxidative stress in Parkinson's desease. Ann Neurol 53 (3), S. S26-S38

Ivkovič, S., D.; Vujaskovic Zeljko; D. Zabcic (2003): Klinische Effekte der neuen antioxidativen Substanz TMAZ (TriboMechanisch Aktivierte Zeolithe). Clinical Report

La Torre, F.; A. Orlando; A. Silipigni; T. Giacobello; S. Pergolizzi; M. Aragona (1996): Minereva Medica 86, S. 1-4

Lee, H. P.; N. Pancholi; L. Esposito; L. A. Previll; X. Wang; X. Zhu; M. A. Smith; G. H. Lee (2012): Early induction of oxidative stress in mouse model of Alzheimer disease with reduced mitochondrial superoxide dismutase activity. Plos One 7, S. e28033

Montinaro, M.; D. Uberti; G. Maccarinelli; S. A. Bonini; G. Ferrari-Toninelli; M. Memo (2013): Dietary zeolite supplementation reduces oxidative damage and plaque generation in the brain of an Alzheimer's disease mouse model. Department of Biomedical Sciences and Biotechnologies, University of Brescia, 25123 Brescia, Italy. Life Sci, http://dx.doi.org/10.1016/j.lfs.2013.03.008

Morris, M. C.; D. A. Evans; J. L. Bienias; C. C. Tangney; Da. A. Bennett; N. Aggarwal et al. (2002): Dietary intake of antioxidant nutrients and the risk of incident Alzheimer disease in a biracial community study. JAMA 287, S. 3230-37

Mück-Seler, D.; N. Pivac (2003): The effect of natural clinoptilolite on the serotonergic receptors in the brain of mice with mammary carcinoma. Life Sci 73, S. 2059-69

Ohlenschläger, G. (1995): Freie Radikale, oxidativer Stress und Antioxidantien. Ralf Reglin Verlag, Köln

Pavelič, K; M. Hadžija; Lj Bedrica; J. Pavelič; I. Dikic; M. Katic; M. Kralj; M. H. Bosnar; S. Kapitanovic; M. Poljak-Blazi; S. Krizanac; R. Stojkovic; M. Jurin; B. Subotic; M. Colic (2001): Natural zeolite cliniptilolito: new adjuvant in anticancer therapy. J. Mol. Med. 78, S. 708-720

Pavelič, K.; M. Katic; V. Sverko; T. Marotti; B. Bosnjak; T. Balog; R. Stojkovic; M. Radacic; M. Colic; M. Poljak-Blazi (2002): Immunostimulatory effect of natural clinoptilolite as a possible mechanism of its antimetastatic ability. J. Cancer Res. Clin. Oncol. 128, S. 37-44

Perry, G. et al. (2002): Is oxidatitive damage the fundamental pathogenic mechanism of Alzheimer's and others neurodegenerative diseases? Free Radic Biol Med 33 (11), S. 1475-79

Saribeyoglu, K.; E. Aytac; S. Pekmerci; S. Saygili; H. Uzum; G. Ozbay et al. (2011): Effects of clinoptilolite treatment on oxidative stress after partial heparectomy in rats. Asian J. Surg 34 (4), S. 153-157

Schulz, J.; K. Gulbin; S. Ivkovič; P. Bendzko (2005a): Klinische Fallkontrillstudie mit Megamin (TMAZ) bei Patienten mit Diabetes mellitus Typ 2. Forschungsbericht Klinomed. Institut für angewandte Nanotechnologie und Nanomedizin, Berli-Buch

Schulz, J.-; K. Gulbin; G. Gulbin; S. Ivkovič; P. Bendzko (2005b): Fallkontrollstudie der Schuppenflechte mit Megamin (TMAZ). Neue Möglichkeiten bei der Behandlung der Psoriasis (Schuppenflechte) mit neuartigen Antioxidantien. Forschungsbericht Klinomed. Institut für angewandte Nanotechnologie und Nanomedizin, Berli-Buch

Servan-Schreiber, D. (2008): Das Antikrebsbuch. Kapitel 9: Antikrebspsyche, Kapitel 10: Der Angst die Spitze nehmen. Verlag Antje Kunstmann, München

Sukkar, S. G.; E. Rossi (2004): Oxidative stress and nutritional prevention in autoimmune rheumatic diseases. Autoimmunity Reviews 3(3). S. 199-206

Tanganelli, I.; L. Ciccoli; R. Tansi; P. Borgogni; V. Rossi; M. Gisri; O. Pettinari; C. Signorini; M. Marisi (2000): Markers of oxidative stress in diabetic patients. Diabetes Research and Clinical Practice 50 (Suppl 1), S. 1

Thoma, W.; Gunzer, C. (2002): Case series of the antioxidative effect of zeolite. In: Panaceo: Summary of Scientific Studies on the Effect of Zeolith (Clinoptilolite). www.panaceo.com

Thomas, C. E.; S. D. Aust (1986): Free radicals and environmental toxins. Ann Emerg Med Sep 15:9, S. 1075-83

Tremoli, E.; V. Cavalca; F. Veglia; M. De Franceschi; E. Sisillo; L. Salvi; M. Alimento; L. Voccotti; G. Folco; Sala A. (2003): Antioxidant capacity in coronary diseases. Clin Chem Lab Med. 41 (Special Supplement), S. S450

Vassalle, C; C. Boni; P. Di Cecco; P. Landi (2005): Elevated hydroperoxide levels as a prognostic predictor of mortality in a cohort of patients with cardiovascular disease. Int J Cardiol. 14, S. 11

Walraph, E. (2010): Krankheitsverlauf bei 5 Patienten wahrscheinlich gestoppt. ALS Studie der Boston University. 1. Mitteilung 2010 (Dr. Walraph 2010 gestorben)

Warnke, U.; P. Hensinger (2013): Steigende „Burn out"-Indizien durch technische und elektromagnetische Felder des Mobil- und Kommunikationsfunks. Forschungsbericht.

Herausgeber: Kompetenzinitiative zum Schutz von Mensch, Umwelt und Demokratie, Januar

Zanjani, K.; A. Shirani Rad; M. Naeemi; A. M. Aghdam; T. Taherkhani (2012): Effects of Zeolite and Selenium Application on Some Physiological Traits and Oil Yield of Medicinal Pumpkin (Cucurbita pepo L.) under Drought Stress. Current Research Journal of Biological Sciences 4 (4), S. 462-470

Zarkovic, N.; K. Zarkovic; M. Kralj; S. Borovic; S. Sabolovic; M. Poljak-Blazi; A. Cipak; K. Pavelic (2003): Anticancer and antioxidative effects of micronized zeolite clinoptilolite. Anticancer Res. 23, S. 1589-1595

Literatur Kapitel 13

Abatal, M.; M. T. Olguin (2010): Adsorption of phenol and para-nitrophenol from aqueous solutions by natural and surfactant-modified clinoptilolites. Zeolite – 8th International Conference of the Occurrence. Properties, and Utilization of Natural Zeolites, Sofia, Bulgaria, 10.-18. July, S. 33-34

Anke, M.; S. Szentmihalyi (1986): Prinzipien der Spurenelementeversorgung und des Spurenelementestoffwechsels beim Wiederkäuer. In: M. Anke; Chr. Brückner; H. Gürtler; M. Grün: Arbeitstagung Mengen- und Spurenelemente. Leipzig, S. 87-107

Arellano, F.; I. GarciaSosa; M. Solache-Rios (1995): Sorption of Co and Cd by zeolite. Y. J. Radioanal. Nucl. Chem. Letters 199, S 107-113

Armbruster, T.: Clinoptilolite-heulandite: applications and basic research. Studies in Survace Science and Catalysis 135. Zeolites and Mesoporous Materials at the Dawn of the 21st Century. A. Galarnau, F. Di Renzo, F. Faujula, J. Veddrine (Editors), S. 135ff

Arsenic and Human Health (http://sis.nlm.nih.gov/enviro/arsenicandhumanhealth.html), Environmental Health & Toxicology, Specialized Information Services, national Library of Medicine (englisch)

Assenov, K. I.; Ch. Vassilev; M. Kostova (1976): Sorption of heavy metal on natural zeolites. Proceeding of the 4th Bulgarian-Soviet Symposium on Natural Zeolites. Burgas Bulgary, October 29.-31.

Beltcheva, M; R. Metcheva; M. Topashka-Ancheva; N. Popov; B. Blajev; J. A. Heredia (2010): Variant investigation on the influence of clinoptilolite sorbent KLS-10 MA and lead in conditions of ecotoxicological experiments with lobaoratory mice. Zeolite 2010 – 8th International Conference of the Occurrence, Properties, and Utilization of Natural Zeolites. Sofia, Bulgaria, 10.-18. July, S. 49-50

Bhattacharyya, K. G.; S. S. Gupta (2008): Adsorption of a few heavy metals on natural and modified kaolinite and montmorillonite: A review. Advances in Colloid and Interface Science 140, S. 114-131

Blanchard, G.; M. Maunaye; G. Martin (1984): Removal of heavy metal from water by meas of natural zeolites. Water Res. 18 (12), S. 1501-1507

Cerri, G.; A. Brundu; M. C. Bonferoni; C. Caramella; M. de'Gennaro (2010): Clinoptilolite as protease inhibitor for possible employment in the delivery of peptidic drugs. Zeolite 2010 – 8th International Conference of the Occurrence, Properities, and Utilization of Natural Zeolites. Sofia, Bulgaria, 10.-18. July, S. 56-57

Chavez-Garcia, M. L.; L. de Pablo-Galan; A. R. Botello-Ontiveros (2010): Adsorption of para-amiobenzoic acid by Ca-clinoptilolite and Ca-montmorillonite. Zeolite – 8th International Conference of the Occurrence. Properties, and Utilization of Natural Zeolites, Sofia, Bulgaria, 10.-18. July, S. 65-66

Chutia, P.; S. Kato; T. Kojima; S. Satokawa (2009): Arsenic adsorption from aqueous solution on synthetic zeolites. Journal of Hazardous Materials 162 (1), S. 440-447

Colella (1999): NATO Sci. Ser.; Ser. E 362, Natural Microporous Meterials in Environmental technology, s. 207; zitiert bei Armbruster 2001

Curcovic, L.; S. S. Cerjan; T. Filipan (1997): Metal ion exchange by natural and modified zeolites. Water Res. 31, S. 1379-1382

Dakovic, A.; M. Tomasevic-Canovic; V. Dondur; G. E. Rottinghaus; V. Medakovic; S. Zaric (2005): Adsorption of mycotoxins by organozeolites. Colloids and Survace B: Biointerfaces 46, S. 20-25

Duffus, J. H. (2002): Heavy metals – a meaningless term? International Union of Pure and Applied Chemistry (IUPAC), Pure and Applied Chemistry 74, S. 793-807

Erdogan Alver, B.; M. Sakizei; E. Yörükogullari (2010): Natural zeolite from Turkey and its K-, Na-, Mg-, and Ca-exchanged forms as an adsorbent for SO_2 removal. Zeolite – 8th International Conference of the Occurrence. Properties, and Utilization of Natural Zeolites, Sofia, Bulgaria, 10.-18. July, S. 37-38

Filippidis, A.; M. Moustaka-Gouni; N. Kantiranis; M. Katsiapi; G. Papastergios; V. Karamitsou; D. Vogiatzis; S. Filippidis (2010): Chroococcus (cyanobacteria) removal by hellenic natural zeolite. Zeolite – 8th International Conference of the Occurrence. Properties, and Utilization of Natural Zeolites, Sofia, Bulgaria, 10.-18. July, S. 91-92

GarciaSosa, I.; M. SolacheRios (1997): Sorption of cobalt and cadmium by Mexican erionite. J. Radioanal. Nucl. Chem. 218, S. 1379-1382

Gobbi, S. A.; F. B. Filho (2010): Reduction of environmental pollution caused by phosphate through the use of natural zeolite (clinoptilolite) production of powder detergents. Zeolite - 8th International Conference of the Occurrence. Properties, and Utilization of Natural Zeolites, Sofia, Bulgaria, 10.-18. July, S. 97-98

Gobbi, S. A.; I. Hespanhol (2010): Removal of helminth eggs from muncipal sewage for reuse of treated wastewater and urban non-potable water in agricultural irrigation applying rapid filters of sand and natural zeolite. Zeolite – 8th International Conference of the Occurrence. Properties, and Utilization of Natural Zeolites, Sofia, Bulgaria, 10.-18. July, S. 99-100

Gobbi, S. A.; E. R. Santos; J. Silva (2010): Study of the use of modified clinoptilolite as antimicrobial agent. Zeolite – 8th International Conference of the Occurrence. Properties, and Utilization of Natural Zeolites, Sofia, Bulgaria, 10.-18. July, S. 101-102

Godelitsas, A.; T. Armbruster (2003): HEU-type zeolites modifies by transition elements and lead. Microporous and Mesoporous Materials 61, S. 324

Günay, A.; E. Arslankaya; T. Ismail (2007): Lead removal from aqueous solution by natural and pretreated clinoptilolite: Adsorption equilibrium and kinetics. Journal of Hazardous Materials 146 (1-2), S. 362-371

Hecht, K.; E. Hecht-Savoley (2005/2008): Naturmineralien, Regulation und Gesundheit. Schibri-Verlag, Berlin, Milow. 2. Auflage, 424 Seiten, ISBN 3-937895-05-1

Hecht, K.; E. Hecht-Savoley (2008): Klinoptilolith-Zeolith – Siliziummineralien und Gesundheit. Spurbuchverlag, Baunach; 2. Auflage 2010, 3. Auflage 2011, ISBN 987-3-88778-322-8

Hernandez, R. A.; R. Portillo; F. Jojas; F. Hernandez; M. A. Salgado (2010): Adsorption of CO_2 on dealuminated clinoptilolites zeolites. Zeolite – 8th International Conference of the Occurrence. Properties, and Utilization of Natural Zeolites, Sofia, Bulgaria, 10.-18. July, S. 108-109

Hollemann, A. T.; N. Wiberg (2007): Lehrbuch der anorganischen Chemie. 102. Aufl., Verlag Walter de Gruyter, Berlin, S. 1141

Hung, D.; O. Nekrassova; R. Compton (2004): Analytical methods for inorganic Arsenic in water: a review. Talanta 64, S. 269-277

Ivkovič, S., D.; Vujaskovic Zeljko; D. Zabcic (2003): Klinische Effekte der neuen antioxidativen Substanz TMAZ (TriboMechanisch Aktivierte Zeolithe). Clinical Report

Izmirova, N.; P. Blagoeva; R. Atanasova; Z. Mircheva; I. Tomova (2003): Utilization of natural clinoptilolite in case of alcohol intoxications. First Congress of Clinical Toxicology, 23.-25. October, Sofia, Bulgaria

Izmirova, N.; E. Djourova; B. Aleksiev; M. Baeva; P. Blagoeva; P. Uzunov; I. Tomova; A. Boyanova; Tz. Mircheva (2007): Utilization of natural clinoptilolite for reducing the risk of gall stones, and renal calculus. Second International Symposium, Advanced micro- and mesoporous material, Varna, Bulgaria, 6.-9. September, 2nd Humboldt Conference, Book of Abstracts, S. 186

Izmirova, N.; P. Uzunov; I. Tomova; M. Baeva; P. Blagoeva; Tz. Mircheva (2010): Oral and dermal application of natural clinoptilolite in Bulgaria. Zeolite – 8th International Conference of the Occurrence. Properties, and Utilization of Natural Zeolites, Sofia, Bulgaria, 10.-18. July, S. 107-108

Jablonski, J. M.; J. Krason; A. Miecznikowski (2006): Sorption of gases, cesium and strontium by clinoptilolite-rich zeolites. Zeolite, 6-7th International Conference on the Occurance, Properties and Utilization of Natural Zeolites Socorro, New Mexico, USA, 16.-21. July

Janovic, V.; V. Dondur; L. Damjanovic; G. Jordanov; A. Dakovic (2006): Adsorption of pesticides on junctionalized zeolites. Zeolite, 6-7th International Conference on the Occurance, Properties and Utilization of Natural Zeolites Socorro, New Mexico, USA, 16.-21. July

Jenner, P. (2003): Oxidative stress in Parkinson's desease. Ann Neurol 53 (3), S. S26-S38

Jeon, C. S.; K. Baek; J. K. Park; Y. K. Oh; S. D. Lee (2009): Adsorption characteristics of As (V) on iron-coated zeolite. Journal of Hazardous Materials 163, S. 804-808

KesraoulOuki, S.; C. Cheeserman; R. Perry (1993): Effects of conditioning and treatment of chabazite and clinoptilolite on the lead and cadmium removal. Environmental science and technology 27, S. 1108-1116

Khaw, K.-T.; N. Wareham; St. Bingham; A. Welch; R. Luben; N. Day (2008): Combined impact of health behaviours and mortality in men and women. The EPIC-Norfolk Prospective Population Study. PLOS Medicine 5/1, S 0039-0047

Kirov, G. N.; G. Terziiski (1997): Comparative study of clinoptilolite and zeolite. A as anti-microbial agents. S. 133-141. In: Natural Zeolites – Sofia '95, G. Kirov; L. Filizova; O. Petrov (eds.); Pensoft Publishers

Kordzakhia, T.; L. Eprikashvili; N. Pirtskhalava; M. Zautashvili; M. Dzagania (2010): Desiccation of methanol-water systems by some natural zeolites. Zeolite – 8th International Conference of the Occurrence. Properties, and Utilization of Natural Zeolites, Sofia, Bulgaria, 10.-18. July, S. 13

Kragovic, M.; S. Milicevic; A. Dakovic; J. Peric; M. Trgo; N. Vukojevic Medvidovic; M. Ugrina; Z. Sekulic; I. Nuic (2010): Removal of copper and lead by clinoptilolite and clinoptilolite-iron system. Zeolite 2010 – 8th International Conference of the Occurrence, Properties, and Utilization of Natural Zeolites. Sofia, Bulgaria, 10.-18. July, S. 14

Laptev, V. Ya (2000): Systemstörungen bei akuter Alkoholintoxikation. Dissertation, Novosibirsk, S. 1-169 (russisch)

Laptev, V. Ya (2000): Systemstörungen bei akuter Alkoholintoxikation. Dissertation, Novosibirsk, S. 1-169 (russisch)

La Torre, F.; A. Orlando; A. Silipigni; T. Giacobello; S. Pergolizzi; M. Aragona (1996): Minereva Medica 86, S. 1-4

Miles, W. J. (2006): Analysis of zeolites exchange capacity cations. Zeolite, 6-7th International Conference on the Occurance, Properties and Utilization of Natural Zeolites Socorro, New Mexico, USA, 16.-21. July

Morali, N.; V. Cagin; I. Imaroglu (2006): Investigation of heavy metal (Cu^{2+}, Ni^{2+}, Zn^{2+}, Pb^{2+}) uptake by clinoptilolite and release of exchangeable ions. S. 184. In: Book of Abstracts, International Conference on the Occurrence, Properties and Utilization of Natural Zeolites, 16.-21. July, Socorro, New Mexico, USA

Mustafa, G.; B. Singh; R. S. Kookana (2004): Cadmium adsorption and desorption behaviour on geothite at low equilibrium concentrations: effects of pH and index cations. Chemsphere 57, S. 1325-1333

Nikashina, V. A.; P. A. Gembitskii; E. M. Kats; L. F. Boksha (1997): In G. Kirov; L. Filizova; O. Perov (eds.): Natural Zeolites – Sofia '95, Pensoft, S. 55; zitiert bei Armbruster 2001

Ouki, S. K.; M. Kavannagh (1999): Treatment of metalscontaminated wastewaters by use of natural zeolites. Water Science and Technology 39, S. 115-122

Payne, K. B.; T. M. Abdel-Fattah (2005): Adsorption of arsenate and arsenite by iron-treated activated carbon and zeolites: Effects of pH, temperature, and ionic strength. Journal of Environmental Science and Health 40(4), S. 733-749

Peterson, S. L. (1993): Zeolite, 93, Program and Abstracts, 4th Internat. Conf. on the Occurrence, Properties, and Utilization of Natural Zeolites, Boise, Idaho, S. 153; zitiert bei Armbruster 2001

Petruzzelli, D; M. Pagano; G. Tiravanti; R. Passino (1999): Solvent Extraction and Ion Exchange 17, S. 677; zitiet bei Armbruster 2001

Pschyrembel (2007), Klinisches Wörterbuch. 261. Auflage, Walter de Gruyter, Berlin, New York

Račikov, S. V. (1999): Veränderung des Gehalts der Spurenelemente und Ausführung der Radionuklide aus Organen und Gewebe der Rinderjungtiere bei Verfütterung von Zeolithergänzungen. Dissertation, Brjansk. Landwirtschaftliche Staatsakademie des Ministeriums für Landwirtschaft und Lebensmittel der Russischen Föderation. S. 1-122

Semmens, M. J.; M. Seyfarth (1978): The selectivity of Clinoptilolite for certain heavy metals. In: L. b. Sand; F. A. Mumpton (edts): Natural Zeolits: Occurance, Properties, Use. Pergamon Press, Oxford, S. 517-526

Shakov, Y. I. (1999): In: O. A. Veretenina; N. V. Kostina; T. Novoselova; Y. B. Vovoselov; A. G. Ronnisonn (2003): Litovit. Novosibirsk, S. 38-39 (russisch)

Shakov, Y. I. (2003): Klinische Studie zur Wirkung von Litovit bei der Ausleitung von Schwermetallen aus dem menschlichen Körper. Forschungsbericht der Tshelbinsker Staatlichen Medizinischen Akademie des

Ministeriums für Gesundheitswesen der Russischen Föderation. (russisch)

Shalmina, G. G.; Ya B. Novoselov (2002): Sicherheit der Lebenstätigkeit. Ökologisch-geochemische und ökologisch-biochemische Grundlagen. Novosibirsk, S. 1-433 (russisch)

Süss-Fink, G. (2012): Arsenvergiftungen. Chemie in unserer Zeit 46, Nr. 2, S. 100-109, ISSN 0009-2851

Sljivic, M.; I. Smiciklas; S. Pejanovic; I. Plecas (2009): Comparative study of Cu^{2+} adsorption on a zeolite, al clay and a diatomite from Serbia. Applied Clay Science 43, S. 33-40

Sprynskyy, M. (2009): Solid-liquid-solid extraction of heavy metals (Cr, Cu, Cd, Ni and Pb) in aqueous systems of zeolite-sewage sludge. Journal of Hazardous Materials 16, S. 1377-1383

Stefanov, G. I.; V. I. Ivanov; A. G. Avramova; I. G. Stefanova (1981): Sorption of lead (II) on clinoptilolite and its cation forms. Proceeding of the Conference on Geology, Physico-Chemical, Properties and Utilization of Natural Zeolites, Tbilisi (URSS), 01.-05. November

Top, A; S. Ulku (2004): Silver, zinc, and copper exchange in a Na-clinoptilolite and resulting effect on antibacterial activity. Applied Clay Science 27, S. 13-19

Veretenina, O. A.; N. V. Kostina; T. I. Novoselova; Ja. B. Novoselov; A. G. Roninson (2003): Litovit. Novosibirsk, Izdar (Verlag) Ekor, S. 1-103 (russisch) ISBN 5-85618-107-7

Vukojevic Medvidovic, N.; J. Peric; M. Trgo; M. N. Muzek (2007): Removal of lead ions by fixed bed of clinoptilolite – The effect of flow rate. Microporous and Mesoporous Materials 105, S. 298-304

Zamzow, M. J.; B. R. Eichbaum; K. Sandgren; D. E. Shanks (1990): Removal of heavy metals and other cations from Wastewater using zeolites. Separation Science and Technology 25, S. 1555-1569

Literatur Kapitel 14

Alzheimer, A. (1907): Über eine eingenartige Erkrankung der Hirnrinde. Allg. Zeitschrift f. Psychiatrie 64, S. 146-148

Anke, M.; S. Szentmihalyi (1986): Prinzipien der Spurenelementeversorgung und des Spurenelementestoffwechsels beim Wiederkäuer. In: M. Anke; Chr. Brückner; H. Gürtler; M. Grün: Arbeitstagung Mengen- und Spurenelemente. Leipzig, S. 87-107

Avicenna (Abu Ali Ibn Sina) (980-1037): Canon Medicinae = Kanon der Heilkunst

Barrer, R. M.; M. B. Makki (1964): Molecularsieve sorbents from clinoptilolite. Canad. J. Chem. 42, S. 1481-1487

Bauer, J. (1994): Die Alzheimer-Krankheit. Neurobiologie, Psychosomatik, diagnostik und Therapie. Schattenauer Verlag, Stuttgart, New York

Beckmann, D. B.; B. N. Ames (1998): The free radical theory of aging matures. Physiol Rev 78, S. 547-581

Beyer, H. K. (2002): Dealumination Techniques for Zeolites. In: H. G. Karge (Ed.); J. Weitkamp: Molecular Sieves: Science and Technology. Springer-Verlag, Berlin, Heidelberg, New York, S. 203-255

BfR, Bundesinstitut für Risikobewertung (2005): No risk of Alzheimer's disease from aluminium in consumer products. Updated* BfR Health Assessment No. 033/2007, 13. December 2005

Bundesverband der Lebensmittelchemiker(-innen) im öffentlichen Dienst (BLG): Aluminium in Lebensmitteln. www.lebensmittel.org

Candy, J. M.; J. Klinowski; R. H. Perry; K. Perry; A. Fairbairn; A. E. Oakley; T. A. Carpenter; J. R. Atack; G. Blessed; J. A. Edwardson (1986): Aluminosilicates and senile plaque formation in Alzheimer's desease. Lancet, S. 354-357

Candy, J. M.; F. K. McArthur; A. E. Oakley; G. A. Taylor; CP.L. H. Chen; S. A. Mountfort; I. E. Thompson; P. R. Chalker; H. E. Pishop; K. Beyreuther; G. Perry; M. K. Ward; C. N. Martyn; J. A. Edwardson (1992): Aluminium accumilation in relation to senile plaque and neurofibrillary tangle formation in the brains of patients with renal failure. J. Neurol. Sci 107, S. 210-218

Carlisle, E. M. (1986a): Silicon in Animal Tissues and Fluids. Academic Press. Inc. New York

Carlisle, E. M. (1986b): Silicon as an essential trace element in animal nutrition. In: Ciba Foundation Symp. 121: Silicon biochemistry, John Wiley u. Sons, Chichester u.a., S. 123-139

Carlisle, E. M. (1986c): Silicon. In: W. Mertz (ed): Trace Elements in Human and Animal Nutrition. 5th edn. Academic Press, Orlando, Florida

Carlisle, E. M. (1986d): Effect of dietary silicon and aluminium on silicon and aluminium levels in rat brain. Alzheimer Dis. Assoc. Dis 1

Chafi, A. H.; J. J. Hauw; G. Rancurel; J. P. Berry; C. Galle (1991): Absence of aluminium in Alzheimer's disease brain tissue: electron microprobe and ion microprobe studies. Neurosci Lett 123, S. 61-64

Charlton, B.; A. Bacelj; T. E. Mandel (1988): Administration of silica particles or anti-Lyt2 antibody prevents beta-cell destruction in NOD mice given Cyclophosphamide. Diabetes 37, S. 930-935

Čhelitshev, N. F.; W. E. Volodin; V. L. Kyukov (1988): Ionenaustauscher der Natur – das hochsiliziumenthaltene Zeolith. Moskau, Nanka, S. 1-128 (russ.)

Crapper, D. R.; R. D. R. McLachlau; A. J. Dalton; T. P. A. Knack; M. Y. Bell; W. L. Smith; W. Kalow; D. F. Andrews (1991): Intramuscular desferrioxamine in patients with Alzheimer's disease. J ancet 337, S. 1304-1308

Deutsche Alzheimergesellschaft (2013): Das Wichtigste über die Alzheimer-Krankheit und andere Demenzformen. Ein kompakter Ratgeber. www.deutsche-alzheimer.de

Dienhart, M. (2003): Ganzheitliche Bilanzierung der Energiebereitstellung für die Aluminiumherstellung. Dissertation an der Rheinisch-Westfälischen-Technischen Hochschule Aachen

EFSA (European Food Safety Authority) (2008): Technical Report: Dietary exposure to aluminium-containing food additives. Scientific Opinion of the Panel on Food Additives, Flavourings, Processing Aids and Food Contact Materials on a request from the European Commission on Safety of Aluminium from dietary intake. The EFSA Journal 754, pp. 1-4

EFSA (European Food Safety Authority) (2013): Technical Report: Epster, Publikation EN 411., Parma, Italy

Ehgartner: Naturarzinterview mit Bert Ehgartner (2013): Für das Immunsystem ist Aluminium ein „Alien". Naturarzt 8, S. 40-42

Frances, A. (2013): Normal. Dumont, Köln, S. 259-260

Gillette-Guyonnet, S.; S. Andrieu; F. Nourhashemi; V. de La Guèronnière; H. Grandjean; B. Vellas (2005): Cognitive impairment and composition of drinking water in women: findings of EPIDOS Study. Service de Médecine interne et Gérontologie Clinique, Hôpital Casselardit, Toulouse, France

Good, P. F.; D. P. Perl; L. M. Bierer; J. Schmeidler (1992): Selective accumulation of aluminum and iron in the neurofibrillary tangles of Alzheimer's disease: a laser microprobe (LAMMA) study. Ann Neurol 31, S. 286-292

Gorokhov, W. K.; V. M. Duničev; O. A. Melnikov (1982): Zeolithe aus Sakhalin. Vladivostok, Dalnevostočnoe Knishnoe isdatelstovo, S. 1-105 (russisch)

Graefe, K. H.; W. Lutz; H. Bönisch (2011): Pharmakologie und Toxikologie. Georg Thieme Verlag, Stuttgart

Greenwood, N. N.; A. Earnshaw (1988): Chemie der Elemente. Wiley VCH, Weinheim

Hecht, K.; E. Hecht-Savoley (2005/2008): Naturmineralien, Regulation und Gesundheit. Schibri-Verlag, Berlin, Milow. 2. Auflage, 424 Seiten, ISBN 3-937895-05-1

Hecht, K.; E. Hecht-Savoley (2008): Klinoptilolith-Zeolith – Siliziummineralien und Gesundheit. Spurbuchverlag, Baunach; 2. Auflage 2010, 3. Auflage 2011, ISBN 987-3-88778-322-8

Hecht, K. (2013): Studienergebnisse. Unveröffentlicht

Izmirova, N.; P. Uzunov; I. Tomova; M. Baeva; P. Blagoeva; Tz. Mircheva (2010): Oral and dermal application of natural clinoptilolite in Bulgaria. Zeolite – 8th International Conference of the Occurrence. Properties, and Utilization of Natural Zeolites, Sofia, Bulgaria, 10.-18. July, S. 107-108

JECFA Report (2006): Evaluation of certain food additives (Sixty-fifth report of the Joint FAO/WHO Expert Committee on Food Additives). WHO Technical Report Series, No. 934, 2006.

Kudryashova, N. I. (2000): Gesund durch Silizium. Moskwa, Obraz-Kompanidat (russisch)

Kaufmann, K. (1997): Silizium – Heilung durch Ursubstanz. Helfer-Verlag E. Schwabe GmbH, Bad Hamburg

Lambert, V.; R. Boukhari; M. Nacher; J.-P. Goullé; E. Roudier; W. Elguindì; A. Laquerière; G. Carles (2010): Plasma and urinary Aluminium concentrations in severcly anemicGeophagous Pregnant Women in the Bas Maroni Region of French Guiana: a cale-control study. Am J Trop Med Hyg 83(5), S. 110-1105

Landsberg, J. P.; B. McDonald; F. Watt (1992): Absence of aluminium in neuritic plaque cores in Alzheimer's disease. Nature 360, S. 65-68

Lang, U. (2012): Terra sigillata – Zur Geschichte antiker Heilerden. Deutsches Ärzteblatt 109/41, S. C1627-C1628

Martyn, C. N.; C. Osmond; J. A. Edwardson; D. J. P. Barker; E. C. Harris; R. F. Lacey (1989): Geographical relation between Alzheimer's desease and aluminium in drinking water. Lancet 8, S. 59-62

Montinaro, M.; D. Uberti; G. Maccarinelli; S. A. Bonini; G. Ferrari-Toninelli; M. Memo: Dietary zeolite supplementation reduces oxidative damage and plaque generation in the brain of an Alzheimer's disease mouse model. Department of Biomedical Sciences and Biotechnologies, University of Brescia, Italy, www.elsevir.com/locate/lifescie

Mutter, J. (2012): Alzheimer durch Schwermetalle. Raum und Zeit 180, S. 15-21

Mutter, J. (2013): Stellungnahme „Alzheimer durch Schwermetalle" zum Leserbrief von Prof. Hecht. Internet 2013

Oschilewski, U.; U. Kiesel; H. Kolb (1985): Administration of silica prevents diabetes in BB-rats. Diabetes 34, S. 197-199

Osterloh, F. (2013): Zuviel Psychopharmaka. Deutsches Ärzteblatt 109 27-28, S. C1199

Rifat, S. L.; M. R. Eastwood; D. R. Crapper McLachlan; P. B. Corey (1990): Effects of exposure of miners to aluminium powder. Lancet 336, S. 1162-1165

Schaaf, E. (2013): Erhöhte Inzidenz von Demenz durch Aluminiumbelastung im Trinkwasser. OM u. Ernährung Nr. 143, S. 16-17

Servan-Schreiber, D. (2008): Das Antikrebsbuch. Verlag Antje Kunstmann, München

Shakov, Y. I. (2003): Klinische Studie zur Wirkung von Litovit bei der Ausleitung von Schwermetallen aus dem menschlichen Körper. Forschungsbericht der Tshelbinsker Staatlichen Medizinischen Akademie des Ministeriums für Gesundheitswesen der Russischen Föderation. (russisch)

Spiker, M. (2012): Digitale Demenz. Droemer-Verlag, München

Stadtman, E. R. (1992): Protien oxidation and aging. Science 257, S. 1220-1224

Stolze, C. (2011): Vergiss Alzheimer! Die Wahrheit über eine Krankheit die keine ist. Verlag Kiepenheuer und Witsch, Köln

Thieme Chemistry (Hrsg.) (2013): Georg Thieme Verlag, Stuttgart

Thompson, C. M.; W. Re. markesbery; W. D Ehmann; Y. X. Mao; De. E. Vance (1988): Regional brain traceelement studies in Alzheimer's disease. Neur Toxicol 9, S. 1-8

Voronkov, M. G.; G. L. Zelchan; E. Lukevitz (1975): Silizium und Leben. Akademie-Verlag, Berlin

Warnke, U.; P. Hensinger (2013): Steigende „Burn out"-Indizien durch technische und elektromagnetische Felder des Mobil- und Kommunikationsfunks. Forschungsbericht. Herausgeber: Kompetenzinitiative zum

Schutz von Mensch, Umwelt und Demokratie, Januar

Wenstrup, D.; W. D. Ehmann; W. R. Markesbery (1990): Trace element imbalances in isolated fractions of Alzheimer's disease brains. Brain Res 533, S. 125-131

White, K. N.; A. L. Ejim; R. C. Walton; A. P. Brown; R. Jungdaosingh; J. J. Powell; C. R. McCrohan (2008): Avoidance of aluminum toxicity in freshwater snails involved intracelluar silicon-aluminum biointeraction. Environ Sci Technol 42(6), S. 2189-2894

Yakymenko, I.; E. Sidorek; D. Henshel; S. Kyrylenko (2014): Mikrowellen niedriger Intensität: Ein neues Oxidationsmittel für lebende Zellen. Oxid. Antioxid. Med. Sci. 3, S. 1-3

Literatur Kapitel 15

Armbruster, T. (2001): Clinoptilolite-heulandite: applications and basic research. Studies in Survace Science and Catalysis 135. Zeolites and Mesoporous Materials at the Dawn of the 21st Century. A. Galarnau, F. Di Renzo, F. Faujula, J. Veddrine (Editors), S. 135ff

Bogdanova; V. I.; I. A. Belitskii; L. M. Predeina; G. I. Galay; I. B. Drobot (1991): Manual No 24 „Determination of ion-exchange capacity of zeolite-containing rock to adsorbed ammmonium". Inst. Miner. Petrograph. of Siberian Branch of RAS, Novosibirsk, 18 Seiten (russisch)

Blagitko, E. M.; F. T. Yashina (2000): Prophylaktische und therapeutische Eigenschaften des Naturzeoliths. Ekor, Novosibirsk, S. 1-158 (russisch), Profilaktičeskie i lečebnye svoystva prirodnyh zeolitov. Febral, Novosibirsk, ISBN 5-85618-115-8

Cekova, B.; D. Kovec; E. Kolcakovska; D. Stojanova (2006): Zeolites as alcohol adsorbents from aqueous solutions. BIBLID: 1450–718, S. 37

Čuikova und Voshakov (1999): Anwendung von Natur-Klinoptilolith-Zeolith (Litovito) bei akuter Virushepatitis an Menschen. Forschungsbericht des Lehrstuhls für Infektionskrankheiten der staatlichen Universität Tomsk (russisch)

Dikmen, S.; E. Yörükogullari (2010): Adsorption of cetyltrimethylammonium bromide onto clinoptilolite rich natural zeolite from Gördes deposit of Manisa (Turkey). Zeolite – 8th International Conference of the Occurrence. Properties, and Utilization of Natural Zeolites, Sofia, Bulgaria, 10.-18. July, S. 80-81

Galindo, C.; D. W. Ming; A. Morgan; K. Pickering (1997): In Zeolite, 97, Program and Abstracts. Ischia, Naples, S. 154

Hecht, K.; E. Hecht-Savoley (2008): Klinoptilolith-Zeolith – Siliziummineralien und Gesundheit. Spurbuchverlag, Baunach; 2. Auflage 2010, 3. Auflage 2011 ISBN 987-3-88778-322-8

Izmirova, N.; P. Uzunov; I. Tomova; M. Baeva; P. Blagoeva; Tz. Mircheva (2010): Oral and dermal application of natural clinoptilolite in Bulgaria. Zeolite – 8th International Conference of the Occurrence. Properties, and Utilization of Natural Zeolites, Sofia, Bulgaria, 10.-18. July, S. 107-108

Juan, R.; S. Hernandez; J. M. Andres; C. Ruiz (2009): Ion exhange uptake of ammonium in wastewater from a Sewage Treatment Plant by zeolitic materials from fly ash. Journal of Hazardous Materials 161, S. 781-786

Kats, E. M.; V. A. Nikashina (2010): Sorption of ammonium from surface water on clinoptilolite modified by polyethylenimine. Zeolite – 8th International Conference of the Occurrence. Properties, and Utilization of Natural Zeolites, Sofia, Bulgaria, 10.-18. July, S. 9

Langwaldt, J. (2008): Ammonium removal from water by eight natural zeolites: a comparetive study. Separation Science and Technology 43, S 2166-2182

Lee, W. M. (2003): Drug-induced hepatotoxicity. N. Engl J Med 349, S. 474-485

Livesley, S. J.; M. A. Adams; P. F. Grierson (2007): Soil water nitrate and ammonium dynamics under a sewage eggluent-irrigated eucalypt plantation. Journal of Environmental Quality 36, S. 1883-1894

Nathwani, R. A.; N. Kaplowitz (2006): Drug hepatotoxicity. Clin Liver Dis 10, S. 207-217

Russmann, S.; B. H. Lauterburg (2002): Medikamentös-toxische Leberschäden. Schweiz Med Forum 44, S. 1044-1050

Svetich, R. (1993): In Zeolites ,93, Program and Abstracts. 4th Internat. Conf. on the Occurrence, Properties, and Utilization of Natural Zeolites, Boise, Idaho, S. 197

Sherina, A. G.; Ya. B. Novoselov (Hrsg.) (2000): Naturmineralien im Dienste des Menschen. (russisch) Mit wissenschaftlichen Beitgrägen von 25 Autoren. Ekor, Novosibirsk, S. 1-148

Teschke, R.; K. H. Hennermann; A. Schwarzenbock (2006): Arzneimittelbedingte Hepatotoxizität: Diagnostische Hilfe durch Bewertungsskala. Dtsch Ärzteblatt 103, S. 2311-2318

Tomazovic, B.; T. Ceranic; G. Sijaric (1996): The properties og the NH, -clinoptilolite Part 1. Zeolites 16, S. 301-308

Wolfener Analytik GmbH froximun (2006): Untersuchung der Absoption von Schwermetallen und Amonium durch MAC. Auszüge vorliegender Forschungsergebnisse, S. 35-40

Literatur Kapitel 16

Anderson, R. E. (1965): Aging in Hiroshima Atomic Bomb Survivors. Arch. Path. Anat. 79, S. 1

Armbruster, T. (2001): Clinoptilolite-heulandite: applications and basic research. Studies in Survace Science and Catalysis 135. Zeolites and Mesoporous Materials at the Dawn of the 21st Century. A. Galarnau, F. Di Renzo, F. Faujula, J. Veddrine (Editors), S. 135ff

Ärztezeitung 16.03.2011: Folgen radioaktiver Strahlung. Tipps der WHO

Baraboy, V. A.; E. V. Orel; I. M. Karnaykh (1991): Azidose und Strahlung. (russisch) Naykova dumka, Kiev, S. 1-255

Bgatov, V. I.; A. V. Bgatov; A. V. Van; A. M. Panichiev (1995): Problems of sorption detoxication of organism intenal environment. International Symposium Novosibirsk, S. 25-29

Bgatova, N. P.; V. G. Seliatitzkaya; N. A. Palchikova; S. V. Odintzov; I. V. Maiborodin (1995): Accumulation and wxcretion of caesium-137 from lymphoid ordants of rats with the help of addition of different natural sorpents into their ration. Bull. of Siberian department RAMS No 2, S. 21-24

Bgatova, N. P.; Ya. B. Novoselov (2000): Anwendung der biologisch-aktiven Nahrungsergänzungsmittel in Form von Naturmineralien zur Detoxikation des Organismus. (russisch) Ekor, Novosibirsk, S. 1-238

Blagitko, E. M.; F. T. Yashina (2000): Prophylaktische und therapeutische Eigenschaften des Naturzeoliths. Ekor, Novosibirsk, S. 1-158 (russisch), ISBN 5-85618-115-8

Borodin, Y. I.; N. A. Palchikova; V. G. Seliatitzkaya N. P. Bgatova (1995): Caesium-137 content in organs and tissues of rats, which wfere given different sorbents with food. Lymphology. Experiment. Clinic: Works of Scientific Research Institute in the sphere of Clinical and Experimental Lymphology, SD RAMS. Edited by Y. I. Borodin and V. N. Gorchakov, Novosibirsk, v. 3., S. 106-111

Breithaupt, E.; M. Gahlmann; K. D. Buehler; K. Gierschner (1989): Fluess. Obst 56, S. 454. Zitiert bei Armbruster 2001

Briseno, Ch. (2011): Folgen von Radioaktivität. Was Strahlen im Menschen anrichten. Spiegel online, Wissenschaft, 14.03.2011

Campbell, L. S.; B. E. Davies (1997): Plant Soil 189, S. 65. Zitiert bei Armbruster 2001

Chelitshev, N. F. (1995): In: D. W. Ming; F. A. Mumpton (eds.) Natural Zeolites '93 Occurrence, Properties and Use. Int. Comm. Natural Zeolites, Brockport, N.Y., S. 525. Zitiert bei Armbruster 2001

Dedenko, I. K.; V. V. Strelko; T. N. Kartel (1995): The influence of haemosorption and intravenous laser irradiation of blood on activity of antioxidant systems in case of intensive organism contamination with radioactive nuclides. Efferent therapy v. 1, N 3, S. 37-41

Diel, F.; A. Meier-Ploeger (1987): Reaktorkatastrophe in Tschernobyl und die Folgen – Auswirkungen in Landwirtschaft und Ernährung. Kaiserslautern, Stiftung Ökologischer Landbau (ifoam – Sonderausgabe Nr. 21)

Dymke, N.; A. Junkert; G. Vicek (Redaktion), Bundesamt für Strahlenschutz: Strahlung und Strahlenschutz. Broschüre

Eitner, K.; (2000): Atomkraft – schweres Erbe für die Zukunft (Strahlenrisiko, Atommüllberge, Reaktorunfälle); Greenpeace e.V. (Hrsg.); Nieswand Druck, Kiel

Galarnau, A.; F. Di Renzo; F. Faujula; J. Vedrine (Editors) (2001): Clinoptiloliteheulandite: applications and basic research. Studies in Surface Science and Catalysis 135. Zeolites and Mesoporous Materials at the Dawn of the 21th Century

Guliaeva, N. V.; I. P. Levshina (1995): Characteristic of free-radical oxidizing and antiradical protecton of brain in adaptation to chronic stress. Bull. of experim. biol. med. N 8, S. 153-156

Filizova, L. (1993): Zeolite, 93, Program and Abstracts, 4th Internat. Conf. on the Occurrence, Properties, and Utilization of Natural Zeolites, Boise, Idaho, S. 88; zitiert bei Armbruster 2001

Haus, W. H.; G. Junge-Hülsing; G. Gerlach (1968): Die unspezifische Mesenchymreaktion. G. Thieme Verlag, Stuttgart

Heine, H.; H. Heinrich (1980): Reactive behaviour of myocytes during long-term sympathetic stimulation as compared of spontaneous hypertension. Fol. Angiol. 28, S. 22-27

Heine, H. (1989): Aufbau und Funktion der Grundsubstanz. In: A. Pischinger (Hrsg.): Das System der Grundregulation. Haug Verlag, Heidelberg, S. 13-87

Heine, H. (1990a): In A. Pischinger (Hrsg.): Das System der Grundregulation. 8. erw. Aufl. 1.Teil: Aufbau und Funktion der Grundsubstanz, Haug Verlag, Heidelberg, S. 13-87

Heine, H. (1990b): Die Prinzipien der Grundregulation im Organismus. Sanum Post 11

Heine, H. (1991): Lehrbuch der biologischen Medizin. Hippokrates, Stuttgart

Hirsch, H.; O. Becker (2003): 17 Jahre nach Tschernobyl – vielfältige Probleme, halbherzige Lösungen, unklare Perspektiven. Greenpeace e.V. (Hrsg.), Hannover

ICRP (1990): Empfehlungen der Internationalen Strahlenschutzkommission (ICRP) von 1990. ICRP-Veröffentlichung 60

ICRP (2007): Die Empfehlungen der Internationalen Strahlenschutzkommission (ICRP) von 2007. ICRP-Veröffentlichung 103, verabschiedet im März 2007, Dt. Ausgabe

Kellner, G. (1977): Die chronische Entzündung. Wiener med. Wochenschr. 127, S. 301-306

Kellner, G. (1979): Die Bedeutung der unspezifischen Regulation für die Immunleitung. Krebsgeschehen 11, S. 17-30

Kiselev, P. N.; E. S. Nakhilnizkaya (1960): Einige Fazite der Erforschung der Wirkung der ionisierenden Strahlung auf die Permeabilität des Gewebes. (russisch) Med. radiologiya 5/9, S. 73-82

Koepp, R.; T. Koepp-Schewyrina (1996): Tschernobyl – Katastrophe und Langzeitfolgen. Stuttgart, Leipzig, Teubner, Zürich: vdf. Hochschulverlag an der ETH (Einblicke in die Wissenschaft:Ökologie)

Korotaev, T. K.; M. A. Členov; A. V. Kiryanov; G. A. Ivanikov; A. I. Azarshvili; E. K. Kuznezova; I. M. Altykhova; I. M. Papfenova (1992): Modifiziertes Kalziumalginat – ein hocheffektives Mittel zur Ausleitung von radioaktivem Strontium. (russisch) Radiobiologiya 1, S. 126-129

Kuzin, A. M.; V. A. Kolylov (1983): Radiotoxine. (russisch) Nauka, Moskau, S. 1-174

Lengfelder, E.; C. Frenzel (2006): 20 Jahre nach Tschernobyl. Erfahrungen und Lehren aus der Reaktorkatastrophe. Otto Hug Strahleninstitut MHM. Informationen Februar

Madruga, M. J.; A. Cremers (1995): Environ. Impact Radioact. Releases, Proc. Int. Symp., S. 503. Zitiert bei Armbruster 2001

Malsy, A.; D. Döbelin (2004): Beilagen für den Geographie-Unterricht. Institut für Geologie, Universität Bern

Mizik, P.; J. Hrusovsky; M. Tokosova (1989): Vet. Med. 34, S. 467-474. In: Pavelic und Mazika (2003)

Moskalev; Yu, V. (1992): Funktional-strukturelle Störungen in der Leber der wilden

Nagetiere aus den Havariegebieten des AKWs von Tschernobyl. Radiobiol. 1, S. 19-22 (russisch)

Nyagu, A. I. (1994): Medizinische Folgen der Tschernobyl-Havarie in der Ukraine. Tschernobylministerium der Ukraine, Wissenschaftliches Zentrum für Strahlenmedizin, Akademie der Medizinischen Wisschenschaften der Ukraine, Wissenschaftlich-Industrielle Vereinigung PRIPJAT, Wissenschaftlich-Technisches Zentrum Kiew (russ.)

Ostapenko, V. T.; Yu. I. Tarasevich; A. E. Kulishenko; T. B. Kravchenko (2000): Khim. Tekhnol. Vody 22, S. 169. Zitiert bei Armbruster 2001

Panin, L. Y.; T. A. Tretiakova; D. S. Mirsayafov; A. V. Harkovsky; A. A. Rozumenko (1992): Natural zeolites – substances, which facilitate binding and excretion from the organism of radioactive nuclides and have radiation protection characteristics. Natural zeolites of Russia: Thesis of the report of Rebublican conference. Novosibirsk, S. 26-29

Pavelič, K; M. Hadžija (2003): Medical Applications of Zeolites. In: S. M. Auerbach, K. A. Carrado; P. K. Dutta (eds): Handbook of Zeolite Science and Technology. Marcel Dekker Inc. New York, Basel

Perger, F. (1990a): In: A. Pischinger (Hrsg.): Das System der Grundregulation. 8. Aufl. 3. Teil: Die therapeutischen Konsequenzen aus der Grundregulationsforschung. Haug Verlag, Heidelberg, S. 140-231

Perger, F. (1990b): Die Revision des Herdbegriffs. Der praktische Arzt. Österreichische Zeitschrift für Allgemeinmedizin 44, S. 923-931

Pflugbeil, S.; H. Paulitz; A. Clausen; I. Schmitz-Feuerhake (2011): Gesundheitliche Folgen von Tschernobyl – 25 Jhre nach der Katastrophe. IPDNW, Gesellschaft für Strahlenschutz e. V.

Phillippo, M.; S. Gvozdanovic; D. Gvozdanovic; J. K. Chesters; E. Paterson; C. F. Mills (1988): Vet. Rec. 122, S. 560. Zitiert bei Armbruster 2001

Pinčuk, V. G.; V. V. Nikitčenko; B. Ya Goldshmidt; L. I. Andrutshak; Ya. I. Serkiz (1991): Biologische Effekte bei Tieren im Zusammenhang mit der Havarie des AKWs von Tschernobyl. (russisch) Radiobiologiya 4, S. 648-653

Pischinger, A. (1990): Das System der Grundregulation. 1. Aufl. (1975) und 8. Aufl. (1990), Haug Verlag, Heidelberg

Popovici, E.; A. Vatajanu; A. Anastasiu (1997): In: G. Kirov; L. Filizova; O. Petrov (eds.) Natural Zeolites – Sofia '95, Pensoft, Sofia, S. 61. Zitiert bei Armbruster 2001

Pöschl, M.; J. Balas (1999): Radiat. Environ. Biophys. 38, S. 117. Zitiert bei Armbruster 2001

Robinson, S. M.; T. E. Kent; W. D. Arnold (2995): In: D. W. Ming; F. A. Mumpton (eds.): Natural Zeolites '93 Occurrence, Properties and Use. Int. Comm. Natural Zeolites, Brockport, N.Y., S. 579. Zitiert bei Armbruster 2001

Sato, L.; N. Matsusaka; H. Kobayshi (1994): Availability of zeolite as an eliminant for the incorporated radionuclides. 3. Studies on ('137) Cs. Radioisotopes V 43 N8, S. 468-473

Schlitter, H. E. (1995): Die Krebskrankheit aus ganzheitlicher Sicht eines biologisch unteilbaren Organismus. Der Deutsche Apotheker 47/4, S. 1-13

Schober, R. (1953): Beziehungen der Nebennierenrindenhormone zum experimentellen Geschwulstwachstum. 2. Krebsforschung 59, S. 28.43

Stavitskaya, S. S.; N. V. Gerasimenko; T. P. Petrenko; L. N. Bortun (1993): Ion-exchange characteristics of natural zeolites in microelements and radioactive nuclides sorption from solutions, which imitate the compound of organism biological environments. Ukrainain chem. Journal v. 59, N12, S. 1258-1273

Tarasevich, Yu. I. (1996): J. Water Chem. Technol. 18, S. 6. Zitiert bei Armbruster 2001

Tsherbo, A. P.; A. L. Zeldin; N. A. Belyakov (1998): Mediko-ökologische Aspekte des Strahlenschutzes der Bevölkerung. (russisch) Efferentnaya terapiya 4/1, S. 57-62

Umweltlexikon-online.de (2011): Somatische Strahlenschäden. Umweltlexikon: Katalyse

Vasilenko, I. Ya. (1992): Biologische Wirkung der Produkte der Kernteilung. (russisch) Radiobiologiya 1, S. 60-68

Veretenina, O. A.; N. V. Kostina; T. I. Novoselova; Ja. B. Novoselov; A. G. Roninson (2003): Litovit. Novosibirsk, Izdar (Verlag) Ekor, S. 1-103 (russisch) ISBN 5-85618-107-7

Vitorovič, G.; B. Draganovič; G. Pantelič; I. Petrovič, O. Vukičevič; M. Dumič; D. Vitorovič (1997): Acta Veterinaria 47, S. 159-163. In: Pavelic und Mazika (2003)

Vladimirov, V. G.; J. I. Kracilnikov; O. V. Arapov (1989): Radioprotektoren; Struktur und Funktionen. (russisch) Nayka dumka, Kiev, S. 1-128

Volkova, E. M. (1998): Immunsystemzustand bei Bergungsleuten der Tschernobylhavarie auf AKW mit neuropsychischen Störungen in der entfernten Periode nach der Havarie. Autoreferat der Doktordissertation Sgmutoursk (russisch)

Zaytsev, V. N.; I. N. Kadenko; L. N. Vasilik; V. D. Oleinik (1995): Naturai zeolite-clinoptilolite as adsor bent for the removal of radionuclides and salts of heavy metals. Bull. of higher educational establishments. Chemistry and chem. technology v. 38 N4-5, S. 40-45

Quellen Internet:

http://www.umweltinstitut.org/themen/radioaktivitaet/tschernobyl/gesundheitliche-folgen.html

http://www.focus.de/gesundheit/umwelt-etliche-wildschweine-noch-immer-radioaktiv-belastet_id_4064077.html

wikipedia. Yucca_Mountain: http://de.wikipedia.org/w/index.php?title=Yucca_Mountain&oldid=121621690

Literatur Kapitel 17

Buchner, K.; B. I. Budzinski; H. Eger; M. Kern; K. Richter; U. Warnke (2014): Langzeitrisikan des Mobil- und Kommunikationsfunks. 8 Beiträge. Vorträge der Tagung der kompetenzinitiative e. V. 05.04.2014 in Würzburg. S. 1-84

Hecht, K.; H.-U. Balzer (1997): Biologische Wirkungen elektromagnetischer Felder im Frequenzbereich 0 bis 3 GHz auf den Menschen. Auftrag es Bundesinstituts für Telekommunikation. Auftrag Nr. 4231/630402. Inhaltliche Zusammenfassung einer Studie der russischsprachigen Literatur von 1960-1996

Hecht, K. (2000): Vergessene Faktoren – die Ionen der Atemluft. Sanum Post 50/00, S. 22-26

Hecht, K. (2001a): Auswirkungen von elektromagnetischen Feldern. Umwelt-Medizin-Gesellschaft 24/3, S. 222-231

Hecht, K. (2001b): Ein stiller Stressor: Die elektromagnetischen Felder? In: K. Hecht, H. P. Scherf, O. König (Hrsg.): Emotioneller Stress durch Überforderung und Unterforderung. Schibri-Verlag, Berlin, Milow, S. 79-100

Hecht, K.; E. N. Hecht-Savoley (2005, 2008): Naturmineralien, Regulation, Gesundheit. Schibri-Verlag, Berlin, Milow, 1. und 2. Auflage, ISBN 3-937895-05-1

Hecht, K.; M. Kern; K. Richter; H. Chr. Scheiner (2008): Die Gefährdung und Schädigung von Kindern durch Mobilfunk. Schriftenreihe der Kompetenzinitiative zum Schutz von Mensch, Umwelt und Demokratie. Heft 2, 8 Beiträge, S. 1-49

Hecht, K. (2009): Zur Geschichte der Grenzwerte für nichtionisierende Strahlung. In: K. Hecht; M. Kern; K. Richter; H. Ch. Scheiner (Hrsgeber): Warum Grenzwerte schädigen, nicht schützen, aber aufrechterhalten werden. Beweise eines wissenschaftlichen und politischen Skandals. Heft 4 der Schriftenreihe Kompetenzinitiative zum Schutz von Mensch, Umwelt und Demokratie, S. 14-23

Hecht, K. (2012): Zu den Folgen der Langzeitwirkungen von Elektrosmog. In: K. Hecht; M. Kern; M. Richter; H. Ch. Scheiner (Hrsgeber): Schriftenreihe der Kompetenzinitiative zum Schutz von Mensch, Umwelt und Demokratie. Heft 6

Hecht, K. (2014): Gesundheitskalender 2014: Durch Körpererdung keine Elektrostress, aber Gesundheit und guter Schlaf (4). Spurbuchverlag, Baunach

Mobile Wise (2012): Gesundheitsgefahren durch Mobilfunk. Warum wir zum Schutz der Kinder tätig sein müssen. Schriftenreihe der Kompetenzinitiative zum Schutz von Mensch, Umwelt und Demokratie e. V. Heft 7, S. 1-62

Warnke, U.; P. Hensinger (2013): Steigende „Burn.out"-Inzidenz durch technisch erzeugte magnetische und elektromagnetische Felder des Mobil- und kommunikationsfunks. kompetenzinitiative zum Schutz von Mensch, Umwelt und Demokratie e. V., Januar

Yakymento, I.; E. Sidorik; D. Henshel; S. Kyrylenko (2014): Mikrowellenstrahlung niedriger Intensität: ein neues Oxidationsmittel für lebende Zellen. Oxid Antioxid Med Sci 3(1), S. 1-3

Literatur Kapitel 18

Carlisle, E. M. (1986b): Silicon as an essential trace element in animal nutrition. In: Ciba Foundation Symp. 121: Silicon biochemistry., John Wiley u. Sons, Chichester u. a., S. 123-139

Dobranskyte, A.; R. Jugdaohsingh; E. Stuchlik; I. J. Powell; N. K. White; C. R. McCrohan (2004): Role of exogenous and endogenous silicon in ameliorating behavioural responses to aluminium in a freshwater snail. Environ. Pollu. 132, S. 427-433

Rossia 2, vyp) 8-9, (russisch) SAb, S. 157

Ehgartner, B. (2013a): Nach Jahren Auftrieb für die Aluminiumhypothese. Deutsches Ärzteblatt 110/6, S. C2008-2009

Ehgartner, B.: mit Bert Ehgartner (2013b): Für das Immunsystem ist Aluminium ein „Alien". Naturarzt 8, S. 40-42

Esina, L. V. (1999): Erste Erfahrungen bei der Anwendung von Litovit in einer dermatologischen Praxis. Proceedings der Konferenz „Naturmineralien im Dienste der Menschheit". Ekor-Verlag, Novosibirsk, S. 197-108 V

Fioramonti, J.; H. Navetat; M. Droy-Lefaix; J. More; L. Busno (1988): Antidiarrheal properties of clay minerals: pharmacological and clinical data. 4th Congress of the Eropean Association for Veterinary Pharmacology and Toxicology. Budapest, 28.08.-02.09.1988

Kamakina, M. V. (1999): Anwendung von Litovit bei chronischer Akne. Proceedings der Konferenz „Naturmineralien im Dienste der Menschheit". Ekor-Verlag, Novosibirsk, S. 116-117 (russisch)

Meyer-Jones, L. (1966): Veterinary Pharmacology and Therapeutics. 3. Aufl. Ames.

Montinaro, M.; D. Uberti; G. Maccarinelli; S. A. Bonini; G. Ferrari-Toninelli; M. Memo (2013): Dietary zeolite supplementation reduces oxidative damage and plaque generation in the brain of an Alzheimer's disease mouse model. Department of Biomedical Sciences and Biotechnologies, University of Brescia, 25123 Brescia, Italy. Life Sci, http://dx.doi.org/10.1016/j.lfs.2013.03.008

Pesterev, L. N.; B. S. Oksenkov; N. P. Labzovskaya; L. D. Mikhaylenko; R. A. Motova; I. G. Belyalova (1999): Litovit in der komplexen Behandlung der Dermatosen. Proceedings der internationalen wissenschaftlichen Konferenz „Naturmineralien im Dienste der Menschheit". Ekor-Verlag, Novosibirsk, S. 145-146 (russisch)

Schulz, J.-; K. Gulbin; G. Gulbin; S. Ivkovič; P. Bendzko (2005b): Fallkontrollstudie der Schuppenflechte mit Megamin (TMAZ). Neue Möglichkeiten bei der Behandlung der Psoriasis (Schuppenflechte) mit neuartigen Antioxidantien. Forschungsbericht Klinomed. Institut für angewandte Nanotechnologie und Nanomedizin, Berli-Buch

Slanina, L. (1974): Pufferung des Panseninhalts mit Montmorillonit bei industriemäßiger Rinderhaltung. Dt. tierärztl. Wschr. 81, 23, S. 552-555

Suvorova, K. N.; N. V. Kotova; M. V. Kamakina (1999): Komplexe Behandlung von Pat. mit Akne unter Einbeziehung von Sorbentien. Proceedings der internationalen wissenschaftlichen Konferenz „Naturmineralien im Dienste der Menschheit". Ekor-Verlag, Novosibirsk, S. 154-155 (russisch)

Triebnig, I.; I. W. Schweiz (2012): Der Stein des Lebens. Hermagoras, 215 Seiten ISBN: 978-3-70860-714-6

Urbanski, A. S.; Ov. V. Glazunov; N. V. Sutyrina (1999): Erfahrungen bei der Anwendung von Litovit M bei Kombinationstherapie chronischer Dermatosen. Proceedings der internationalen wissenschaftlichen Konferenz „Naturmineralien im Dienste der Menschheit". Ekor-Verlag, Novosibirsk, S. 159-160 (russisch)

Vankov, T.; E. Petkova (1980): Bulgarban B-Neues prophylaktisches und therapeutisches Präparat in der Viehzucht. Klinisches Gutachten Pharmachim, Sofia

White, K. N.; A. L. Ejim; R. C. Walton; A. P. Brown; R. Jugdaohsingh; J. J. Powell; C. R. McCrohan (2008): Avoidance of aluminum toxicity in freshwater snails involved intracelluar silicon-aluminum biointeraction. Environ Sci Technol 42(6), S. 2189-2894

Literatur Kapitel 19

Berger, C. (2006): Synthese und katalytische Charakterisierung von Zeolith Y mit unterschiedlicher Kristallgröße (Synthesis and catalytic characterization of zeolithe Y with different crystal size)

Breck, D. W. (1974): Zeolite Molecular Sieves. Wiley & Sons

Gies, H.; B. Marler (2004): Zeolithe erobern den Alltag. Das Spiel mit den Strukturen. www.ruhr-uni-bochum.de/rubin/rbin1_04/pdf/beitrag2.pdf (RUBIN Wirtschaftsmagazin 01.2004)

Hecht, K.; E. N. Hecht-Savoley (2005, 2007): Naturmineralien, Regulation, Gesundheit. Schibri-Verlag, Berlin, Milow, 1. und 2. Auflage, SBN 3-937895-05-1

Hecht, K.; E. Hecht-Savoley (2008): Klinoptilolith-Zeolith – Siliziummineralien und Gesundheit. Spurbuchverlag, Baunach; 2. Auflage 2010, 3. Auflage 2011 ISBN 987-3-88778-322-8

Kerr, G. T. (1973): Hydrogen Zeolite Y, Ultrastable Zeolite Y, and Aluminm-Deficient Zeolites. Advances in Chemistry Series 121, S. 219-229

Masters, A.; Th. Maschmeyer (2011): Zeolites – From couriosity to cornerstone. Microporous and Mesoporous Materials 142, S. 423-438

Scherzer, J. (1978): Dealuminated Faujasite-Type Structures with SiO_2/Al_2O_3 Ratios over 100. Journal of Catalysis 54, S. 285-288

Literatur Kapitel 20

Carlisle, E. M. (1986a): Silicon in Animal Tissues and Fluids. Academic Press. Inc. New York

Carlisle, E. M. (1986b): Silicon as an essential trace element in animal nutrition. In: Ciba Foundation Symp. 121: Silicon biochemistry., John Wiley u. Sons, Chichester u. a., S. 123-139

Carlisle, E. M. (1986c): Silicon. In: W. Mertz (ed): Trace Elements in Human and Animal Nutrition. 5th edn. Academic Press, Orlando, Florida

Carlisle, E. M. (1986d): Effect of dietary silicon and aluminium on silicon and aluminium levels in rat brain. Alzheimer Dis. Assoc. Dis 1

Hufeland, C. W. (1796): Makrobiotik, oder die Kunst, das menschliche Leben zu verlängern. Neu herausgegeben und eingeleitet von F. Löhr (2000). Ariadne, Aachen

Rüegg, J. C. (2006, 2011): Gehirn, Psyche und Körper. Neurobiologie von Psychosomatik und Psychotherapie. Schattauer Verlag, 3. und 5. Auflage

Spitzer, M. (2012): Digitale Demenz. Wie wir uns und unsere Kinder um den Verstand bringen. Droenier-Verlag, München

Voronkov, M. G.; G. L. Zelchan; E. Lukevitz (1975): Silizium und Leben. Akademie-Verlag, Berlin

Einschlägige Publikationen der Autoren

Hecht, K.; H.-P. Scherf; O. König (Hrsg.) (2001): Emotioneller Stress durch Überforderung und Unterforderung. Schibri-Verlag, Berlin, Milow, ISBN 3-033978-47-5

Hecht, K.; E. N. Hecht-Savoley (2005, 2007): Naturmineralien, Regulation, Gesundheit. Schibri-Verlag, Berlin, Milow, 1. und 2. Auflage, ISBN 3-937895-05-1

Hecht, K.; E. Hecht-Savoley (2008): Klinoptilolith-Zeolith – Siliziummineralien und Gesundheit. Spurbuchverlag, Baunach; 2. Auflage 2010, 3. Auflage 2011, ISBN 987-3-88778-322-8

Hecht, K.; E. Hecht-Savoley (2005/2008): Naturmineralien, Regulation und Gesundheit. Schibri-Verlag, Berlin, Milow. 2. Auflage, 424 Seiten, ISBN 3-937895-05-1

Hecht, K.; E. Hecht-Savoley; A. Kölling; P. Meffert (2014): Das essentielle Spurenelement Silizium und der Siliziumgehalt im Blut von älteren Menschen nach langjähriger Einnahme von Klinoptilolith-Zeolith und Montmorillonit. OM und Ernährung 148, S. 16-23

Hecht, K. (2010): Anregungen zum neuen Denken in der Krebsphilosophie und Krebstherapie. Spurbuchverlag, Baunach, ISBN 978-3-88778-337-2

Hecht, K. (2011): Alt werden und jung bleiben. Spurbuchverlag, Baunach, ISBN 978-3-88778-358-7

Hecht, K. (2012): Zu den Folgen der Langzeitwirkungen von Elektrosmog. Schriftenreihe der Kompetenzinitiative zum Schutz von Mensch, Umwelt und Demokratie. Heft 6

Hecht, K. (2009): Therapeuten benötigen Sanogenetika mit bioregulatorischen Eigenschaften. Zur systemischen Mineralstoffwechselregulation SiO_2-reicher Naturstoffe. OM u. Ernährung 128, S. 3-23

Hecht, K. (2015): Antworten auf 100 Fragen zur gesundheitsfördernden Wirkung des Naturzeoliths. Spurbuchverlag, Baunach, erscheint im Juli 2015, ISBN 978-3-88778-446-1

Hecht, K. (2015): Aluminium, Aluminiumsilikate, Aluminium-Alzheimer-Mythos. Ein Beitrag zur biologischen Wirkung von Aluminium-Verbindungen im menschlichen Körper und zu möglichen Ursachen der Demenz. Teil I. OM u. Ernährung, Nr. 150, S. 41.46 (Teil II erscheint in OM u. Ernährung Nr. 151 im Juli 2015)

Stichwortverzeichnis

A

Abbaumine 165
Abwassersysteme 192, 193, 226
Achtsamkeit 62
Adaptation 28, 29, 30
Adaptationsbreite 30
Adaptationsfähigkeit 28, 30, 31, 42, 51, 57
Adaptationsflexibilität 30
Adaptationsreserve 30
adjuvant 266
adjuvante Therapie 266, 267
Adsorbent 110, 237, 251
Adsorption 91, 98, 110, 114, 117, 119, 121, 122, 125, 129, 131, 168, 178, 182, 184, 190, 192, 193, 222, 229, 255, 299
  Chemische Adsorption 117
  Physikalische Adsorption 117
Adsorptionsfunktion 88, 117
Adsorptionstheorie 128
Aerosol 233
Affinität 114, 117, 119, 201, 222, 223, 229
AGE-Methode 84
AKW 236–237, 237, 241, 242, 244, 245, 246, 247, 254, 258
Atomkraftwerk 248
Al 187, 194–195, 195, 201, 203, 204, 295, 300
Alkohol 33, 42, 51, 52, 63, 166, 173, 216, 220, 221, 226, 229, 230, 231, 264
Alkoholadsorption 229
Alkoholintoxikation 193, 230, 231
Allergie 31, 38, 43, 147, 229–230, 269, 270, 282, 291
Altern 38, 65, 68, 93, 131, 145, 172, 198, 253, 256, 303, 304
  Biologisches Altern 38, 65
Altersdemenz 135, 145, 200, 215, 216, 217, 218
Berliner Altersstudie 72
Altertum 70
Alterungsprozess 42, 65, 93, 94, 163, 199–200, 200, 217, 235, 303, 304, 304–305
Aluminium-Alzheimer-Mythos 21, 194
Aluminiumbelastung 196, 201, 295
Aluminiumgehalt, Blut 199, 201, 204–205
Aluminiumsilikat 106, 127, 167, 194, 201, 202, 203, 204, 208, 209, 214, 219, 295, 298

Aluminium, toxisch 194–195
Alzheimer-Plaques 181, 197
Aminosäuren 90, 117, 119, 122, 125, 129, 221, 228, 260
Ammoniak 51, 110, 221, 222, 228, 292, 294
Ammonium 220–223, 221, 222, 223, 226, 228, 229, 268, 291, 292, 294
Amyloid-Plaques 197, 199, 214
Anabol 147, 148
Anionen 110, 113
Anionenteil des Zeoliths 103, 106
Antazida, Effekt 114, 115, 125, 196
Antibakteriell 222
Antibiotika 52, 57, 71, 110, 173, 221, 232
Antike 19, 20, 70, 162, 188, 303
Antimykotisch 222
Antioxidant, Antioxidantien 47, 68, 69, 70, 80, 174, 176, 179, 180, 209, 210, 218, 222, 261, 262, 263, 264, 274
  Vitamin A, C, E 68
  Vitamin E 110
Antioxidantieneffekt, Klinoptilolith-Zeolith 110, 179
Antioxidantienwirkung 69, 110, 178, 181
Arsen 36, 38, 83, 183, 184, 188–190, 274
Arsenverbindungen 36, 188–189
Arteriosklerose 68, 131, 133, 163, 172, 187, 199
Arzneimittelabhängigkeit 215
Arzneimittelaufnahme
Arzneimitteleinnahme 71
Arzneimittel-Katastrophe 72
Arzneimittelsicherheit 73
Arzneiverordnung 72
Arzneimittel 51
Arzneiverordnungs-Report 72
Ärzteblatt, Deutsches 36, 56, 58, 59, 61, 73, 215
Ärztekammer, Berliner 71
Atmungskette 121, 125
Atomabsorptionsspektrometrie 83, 139
Atombombengegner 248
Atomkraftwerksgegner 242
Atommüll 21, 246, 247
ATP-ADP-Zyklus 126
Aufschwämmung 167, 168
Ausscheidung 109, 125, 155, 160, 208, 226
  Urin 137, 204, 209
Ausscheidungsvermögen, Niere 83

Autoimmunerkrankung 38, 68, 87, 172, 256, 260
Autoimmunleiden 43
Autoregulation 29, 31, 110
Autostudie 302, 304, 305
Autotoxikation 33
Avicenna 26, 70

B

Bakterien 129, 174
Baku (Aserbaidshan) 228
Bambusextrakt 114, 115, 123
Bambusmark 154
BAP-Test 80, 176
Bauxit 194, 203
Befund 45, 46, 95, 190, 214
Gesundheitsschädigend 72
Beipackzettel 32, 51, 71
Bentonit 129, 208
Beratung, gesundheitsfördernd 57, 59
Beschleunigt, Altern 172, 235, 304
Bewegung 63, 67, 70, 90, 111, 163, 268, 304
  Mangelnde 33, 55
Bewertung des oxidativen Systems 272, 273, 274
Bindegewebe 36, 42, 55, 69, 75, 78, 85, 87, 104, 130, 131, 133, 145, 147, 148, 160, 256–257, 261, 304
  Elastizität 93, 131–132, 137
Bioaktiv 123, 132
Bioelektrisch 88, 89, 110, 130, 292, 293, 294
bioelektrischen Widerstand 293
Bioelektrizität 90, 92, 93, 101, 104, 124, 167
Bioelektrisch 86, 87, 88, 89–91, 110, 130
Biogen 100, 104, 127, 128, 149
Biogenes elektromagnetisches Spektrum 101
biogene Amine 289
Biokatalysatorfunktion 114
Biokeramik 158
Biokeramik-Bettwaren 101, 159
Biologischer Alterungsprozess 93, 94, 133, 217, 304
Biologische Transmutation 148, 149, 150, 152
Bioregulator 20, 74, 281
Bioresonanz 99, 130, 159, 163
Biosphäre 127

329

Bioverfügbarkeit 69, 80, 106, 116, 123, 154, 156, 165
Bisphenol 39
   Polychloriert 207
Blei 39–41, 83, 117, 119, 151, 173, 183, 186, 191–192, 222, 223, 274, 289
Bleibelastung 191
Bleigehalt, Blut 191
Blutkapillare 251
Blutkreislauf 54–55
Brennnesselsamen 154
Brustkrebs 148
Brustkrebserkrankung 235

C

Cadmium 40–41, 83, 122, 183, 192
Carr 80, 271, 273, 274
Cäsium 234, 243, 244, 289, 296, 297
Cäsium 137 233, 234, 238, 239, 244, 250, 251, 252, 254, 258
Cäsium-Belastung 243
Cäsiumbestrahlung 251–252
Cäsiumbindung 296
CFS 47, 95, 97
Chemische Zusammensetzung 39, 170
Chondronektin 89
Chondrozyten 133
CRS-System 77–78

D

Darmfunktion 52
Darmwand 109, 158, 283, 294
Schutz der Darmwand 282
Datenblatt 118, 164, 170, 171
Dealuminierung 113, 114
Dehydratation 94
Dehydration 299
Dehydratisiert 170
Dehydratisierung 93
Dekontamination 182, 192, 193, 238, 247
Dekontaminierung 189, 190, 191, 238, 239, 240, 246, 247, 248, 251, 258, 260, 261
Demenz 31, 71, 139, 143, 144, 160, 172, 173, 196–200, 210, 214–218
Dement 194, 197
Demenzerkrankung 173, 197, 198
Demenzforscher 215
Dermatose 135
Detox 66
Detoxeigenschaften 74, 289

Detoxfunktion 163
Detoxhygiene 42, 50, 65–67, 70, 71, 110, 274, 275
Detoxikation 35, 66, 68, 69, 76, 110, 114, 124, 168, 182, 193, 220, 222, 289, 291
Detoxikationskuren 70
Detoxikationsmechanismen 122
Detoxikationsmittel 69, 70
Detoxprodukt 71
Detoxifizierung 268
Detoxikationseffekt 295
Diabetes mellitus 31, 32, 74, 79, 135, 173, 179, 188
Digitale Demenz 216
DNS-Synthese 130
Dosis 81, 182, 183, 184, 188, 190, 195, 253, 255
D-ROMs-Test 80, 176, 177, 271, 274
d-ROMs-Wert 272, 273
Dünndarm 52, 77, 114, 124, 222, 251, 252
Dysmineralose 42, 68, 74, 104
Dysstress 67, 95, 97, 173

E

Einwirkungsdauer 45, 183
Einzelanwendungen 290
Elektrische Ladung 89, 90, 157, 168, 174
Elektrische Ladungen 79, 100, 159, 167, 168
Elektrisches Feld 92, 168
Elektrolythaushalt 110, 185, 267
Elektromagnetische Strahlung 44, 47, 252
Elektromagnetische Wellen 100, 252
Elektrosensibilität 264
Elektrosensible 136
Elektrosmog 33, 39, 43, 44, 48, 49, 65, 216, 218, 264
Elektrosmogfolgen 264
EMF 44, 45, 46, 182, 262, 263
Emotionale Intelligenz 62
Endlagerung 246, 247
Endogene radioaktive Bestrahlung 255, 258, 259
Endogen 122, 260
Energietransfer, bioelektrisch 90, 91
Entgiften 32, 42, 51, 53, 64, 67, 69, 74, 75, 84
Entgiftung 34, 42, 63, 65, 66, 68, 76, 110, 160, 274, 282
Entgiftungsfunktion 55, 220
Entgiftungsmittel 68, 74
Entgiftungssystem 42, 51, 54, 55, 67, 220

Entgiftungssystem 275, 283
Entstressung 160
Entzündungsneurotransmitter 97
Entzündungstransmitter 96, 122
EPIDOS-Studie 143, 144, 173
Erbgutsubstanz 47, 262
Erdbebensichere Häuser
Erdbebensicher 246
Erdessergruppe 213
Erdung, elektrisch 264
Erden 218
Erfahrungen 34, 108, 152, 245, 246, 301, 302, 303
Erfahrungsbericht 265, 266
Erfrierungen 156
Ergometrie 277, 279
Ernährung 32, 52, 67, 74, 140, 147, 150, 214, 229, 305
Ernährung, artgerecht 111
Ernährungskultur 63
ESCD 286, 287
Ewige Jugend 303
Existenzleistungskapazität 29
Exogene radioaktive Bestrahlung 255, 256
Exogen 67, 122, 257
Extrazelluläre Matrix 36, 42, 55, 69, 75, 78, 85–96, 98, 104, 109, 115, 119, 121, 124, 125, 130, 132, 137, 145, 147, 160, 168, 186, 256, 257, 259, 304

F

Fettsäure 122
Fettsäure, polyungesättigte 119
Fibroblasten 88, 89, 95
Fibromyalgie 47, 95, 97
Fibronektine 89, 125
Fibrozyten 88
Fluglärm 50
Forschungsergebnis 47, 123, 145, 146, 149, 193
Fraktur 156
FRAS 271
Freie Radikale 42, 49, 68, 74, 78, 80, 110, 111, 122, 172, 174, 175, 176, 178, 181, 199, 252, 259, 273, 274, 280
freie O_2-Radikale 271
Freie Radikalefänger 68, 238, 264
Frühjahrspollenallergie 229
Fukushima 236, 237, 245, 248, 249, 254
Funkwellen 44, 47–48, 99, 130, 159, 182, 218, 262, 263, 304

G

Ganzheitlichkeit 61
Gedächtnis 91, 129, 305
Gedächtnisleistung 143
Gelenkknorpel 92, 133
Generieren 263
Genexpression 130
Genkristalle 130
Gentransaktion 121, 126, 130
Geologisches Atommülllager 246
Geophagie 212
Gerüstsilikat 298
Gesundheit 19, 23–28, 35, 42, 44, 50, 56, 57, 58, 60–63, 66, 183, 184, 228, 241, 248, 263
Gesundheit, psychosoziale 63
  Verbesserung 267, 269, 272, 278, 279, 280, 281, 294
Gesundheitsdefinition 24
Gesundheitsgipfel 61
Gesundheitswissenschaft 60
Gesundsein 23, 24, 26, 39, 62, 111
GGT 224, 226, 230, 231, 274
Giftalarm, Mutterleib 34
Gift, Giftstoffe 35–39, 42, 43, 53, 54, 55, 65, 66, 68, 70, 71, 74, 76, 83, 84, 88, 96, 97, 110, 172, 174, 178, 182, 188, 193, 195, 220, 221, 222, 229
Giftspuren 39
Glasbehälter 164
Gletschermilch 19
Glimmer 127, 150, 151
Glykokalyx 89, 90, 125
Glykoprotein 89, 90, 125
Glykosaminglykan 89
Glykosaminoglykan 125
Goethe, von Wolfgang 23, 303
GOT 226, 274
GPT 226, 274
Gravitation 124, 304
Grenzwert 45, 48, 84, 139, 161, 183, 206, 209, 211, 213, 214, 243, 253
Grundlagenforschung 192, 250
Grundregulation 55, 85, 88, 97, 104
Grundsubstanz, extrazelluläre Matrix 42, 55, 69, 75, 85–98, 104, 109, 115, 119, 120, 121, 130, 168, 256, 257, 259

H

Haaranalyse 210
Haarausfall 43, 46, 133, 135, 156
Haarstruktur 152
Hafer 150, 153
Haferkleie 224
Halbleitereigenschaft 90
Halbleiterfunktion 86, 91
Handynutzung 218, 264
Harrisburg 237
Haut 43, 54, 79, 93, 98, 111, 120, 131, 132, 137, 159, 167, 237, 257, 305
Hautfeuchte 285, 286
Hautrötung 285
hautschädigende Stoffe 285
Heilerde 209
Heilfasten 70, 75
Heilmittel 19, 101, 156, 162, 204
Heilung 62, 100, 121, 125, 149, 160
Heilungsprozess 145, 149, 181
Hepatitis 221, 224, 225
Heulandit 250
Hippokrates 63, 70
Hirntumor 235
Hirse 153
Histamin 161, 228, 229, 289, 291, 294, 295
Histaminspiegel 229
Hochfrequenzwellen 99, 130, 159
Holzkohle, medizinische 251, 252
Hufeland, Christoph, Wilhelm 23, 56, 303
Hühnereischalenfrage 150
Hydratation 91, 94, 121, 125
Hydratationsfunktion 130
hydrophile Wirkung 267, 268
Hydrophilie 132
Hydrophil 92, 124, 132
Hydrophob 92, 93, 124
Hygiene 67
Hypogravitation 304

I

IAFO 235
Ibn Sina 26
Individualdisziplin, Medizin 27
Informationsaktivitäten, elektrische 90, 91
Innere radioaktive Bestrahlung 255
in-vitro-Adsorption 289
in-vitro Bindungsvermögen 289
Ionen 76, 79, 82, 103, 120, 122, 131, 168, 184, 299

Ionenaustausch 89, 108, 110, 113, 114, 115, 117, 122, 182, 223, 229, 238, 267, 281, 289, 291
Ionenaustausch, selektiver 69, 98, 106, 109, 114, 117, 119, 121, 168, 184, 190, 203, 222, 223, 261, 299
Ionenaustauschfunktion 88, 122
Ionenaustauschreaktion 118, 119
Ionenaustauschvermögen 229
Ionenform 47, 104, 157
Ionisierende Strahlung 234, 252, 254, 262, 264
IPPNW 234, 237
IUPAC 183

J

Jod 131 233, 234, 254, 261

K

Kalium 83, 103, 147, 156, 187
Kaolinit 129
katabol 147, 148
Kationenteil 106
Kettenreaktion 157, 259
Kieselalgen 129, 251, 252
Kieselsäure 99, 127, 129, 132, 141, 143, 144, 152, 154, 155, 156, 158, 200, 218, 304
Kieselsäure, monomere 158
Kieselsäure, polymere 158
Kindheitsbeobachtungen 150
klinische Daten 290
Klinoptilolith-Zeolith 32, 38, 48, 52, 53, 54, 63, 67, 69, 70, 74, 75, 78, 84, 85, 87, 90, 92, 93, 94, 96, 98, 103, 127, 133, 136, 138, 139, 140, 141, 145, 150, 160, 161, 162, 164, 164–168, 166, 167, 170, 171, 172, 173, 178, 179, 180, 181, 182, 184, 187, 189, 190, 191, 192, 193, 199, 202, 203, 204, 206, 209, 211, 218, 219, 220, 222–227, 228, 229, 230, 233, 237, 238, 239, 240, 241, 242, 244, 246, 247, 248, 249, 250, 251, 252, 255, 257, 258, 260, 261, 262, 263, 264, 301, 303, 304, 305
Klinoptilolith-Zeolith, isotopenmarkierter 109
Klinoptilolith-Zeolith, Kristallgitterkanälchen 106, 117, 119, 222, 261, 299
Knochengesundheit 145, 163
Knochenmineraldichte 145, 305
Kollagene 75

kollagene 133
kollagenes Fasergerüst 86
Kollagenose 257, 259
Kollagensynthese 125, 146
Kolloid 92, 93, 94, 123, 167
kolloidal 55, 88, 93, 104, 106, 123, 124, 132, 136
kolloidale Phase 69, 88, 92, 93, 125, 132
kolloidales Siliziumdioxid, SiO2 53, 54, 91, 93, 94, 98, 106, 110, 113, 114, 115, 123, 132, 133, 149, 152, 155, 156, 163, 203, 222, 261
kolloidchemisch 127
Kolloide, Gelform 92, 132
kolloidphysikalische Prozesse 94
Kolloid, stabiles Verhalten 169
Kolloidsystem 94
Kolloidzustand 91
Kommentar 301
Kommunikation, Zellen 86, 125
Komplexfunktion 104
Kontamination 182, 197, 213
Kontrollgruppe 138, 139, 140, 179
Konzentrationsfähigkeit 143
Korngrößen 288
Körperbewegung 32, 54, 70, 75, 126, 135
Körperflüssigkeit 92, 106, 117, 123, 132, 137, 229
Körperfrequenz 99, 100, 130
Krankheitsdefinition 24
Krankmachung der Gesunden 25, 26
Krebsfrüherkennung 58
Krebskranke 34, 177, 180
Krebskrankheit 133, 135
Krebsvorsorge 58
Kreislauf des Lebendigen 127
Kristallgitter 103, 113, 114, 117, 119, 124
Kristallgittergerüst 123
Kristallgitterkäfig 118, 299
Kristallgitterstruktur 298, 299
Kristallgitterkanälchen 106, 110, 119, 222, 261
kristallin 100, 103, 128, 130, 159, 160, 161, 178

L

Laborbefund 142, 305
Laborratten 251
Labortierstudie 296
Laktat
Laktatkonzentration 278, 279, 280
Laktatleistungskurve 279, 280
Langlebigkeit 56, 65, 303
langlebig 259
Langzeit-Anwendungsbeobachtung 266
Langzeitfolgen, Radioaktivität 253
Langzeituntersuchung 143, 200, 215
Langzeitwirkung 189
Laufgeschwindigkeit 277, 278, 279
Leaky-Gut-Syndrom 282, 283
Lebenskraft 23
Lebensmittel 36, 38, 80, 110, 173, 218, 243
LebensmittelLebensmittel, Aluminiumgehalt 204, 205, 206, 207, 209
Lebensmittelunverträglichkeiten 270
Lebensstil 32, 33, 58, 60, 63, 67, 74, 111, 174
Leber 51, 114, 188, 201, 220, 221, 222, 223, 229, 231, 250, 268, 274, 292, 293, 294
Leberbelastung 223, 292, 294
Lebererkrankungen 173, 224
Leberfunktion 51, 226, 266, 274
Lebermetabolismus 274
Leberversagen, akutes 221
Leberwert 231, 283
Leberzellschäden 226
Leberzirrhose 292
Lehm 19, 101, 127, 130, 204, 211, 212, 213
Leichtmetall 289
Leistungsdiagnostik 276
Leistungsfähigkeit 23, 50, 67, 78
Leistungsfähigkeit, geistige 46, 143, 200
Leistungsfähigkeit, körperliche 111
Literaturrecherche 45, 138
Lithosphäre 127
Litovit 224, 225, 230
Lungenfunktion 53
lymphatisches System 54, 55
Lymphe 54, 92, 123, 259
Lymphkapillare 251

M

Magen-Darm-Modell 274
Magen-Darm-Passage 114, 115, 218
Magnesium 42, 68, 83, 99, 103, 125, 133, 147, 148, 149, 156, 184, 185, 186, 187
Makrobiotik 23, 56
Makroelemente 124, 186
MANC-Zeolith 288, 290–297
MANC-Zeolith-Partikel 288
Massenspektrometrie 81, 82, 84, 191, 211
Massenverordnungen, Arzneimittel 67
Mastzelle 86
Medikamente 19, 32, 52, 59, 61, 63, 71, 72, 73, 74, 111, 123, 139, 166, 173, 188, 193, 198, 206, 216, 218, 220, 221, 226, 229, 259
medikamentös 67
Medikamentenverbrauch 71
Medizinprodukt 164, 179, 218
Meeresprodukte 190
Meeresprodukte, Arsen 36
Mengenelemente 124
Menschheit 42, 44, 65, 129, 245, 303
Messmethodensystem 76
Mikroelemente 122
Mikronisierungsverfahren 69, 108, 265
Mineralmangel 38, 74
Mineralmolekül 104
Mineralstatus 305
Mineralstoffversorgung 266
Mineralstoffwechsel 42, 88, 104, 110, 111, 147, 149, 191
Mineralwasser 144, 208, 248
Mineralzufuhr 63, 69, 78, 98, 110, 149
MNCD 198
Mobilfunk 99, 252, 263, 264
Molekularsieb 85, 86, 87, 89, 95, 120, 170, 300
Molekularsiebfunktion 88, 89, 90, 91, 94, 106, 299
Montmorillonit 27, 50, 62, 63, 115, 127, 138, 140, 141, 203, 209, 224, 229, 240, 241, 244, 246, 248, 255, 258, 260, 264, 303, 304
Mordenit 300
Multiple Sklerose 201, 295
Multisystemerkrankungen 47, 262
Mundgeruch 53, 113, 222
Muskelschmerzen 47, 95
Mythos, Aluminium-Alzheimer 194, 215

N

Nahrung 33, 36, 39, 42, 51, 52, 78, 114, 120, 129, 136, 145, 149, 150, 153, 164, 186, 188, 189, 190, 206, 207, 209, 212, 214, 240, 241, 242, 244, 249, 254, 255, 258, 259, 260
Nahrungsmittelunverträglichkeit 294
Nahrungssicherheit 206
Naturheilkunde 60, 162, 223

Stichwortverzeichnis

Naturheilkundler 23
naturheilkundlich 56
Natur-Klinoptilolith-Zeolith 67, 69, 70, 101, 103, 106, 108, 115, 136, 164, 171, 190, 191, 192, 193, 224, 225, 230, 231, 232, 238, 239, 241, 247, 257, 258, 260, 270, 285, 291, 295, 297, 301
Natur-Klinoptilolith-Zeolith-Körnchen 108
natürliches Chelat 275
Naturtuffgestein 104, 123
Naturzeolith 27, 50, 62, 65, 74, 114, 115, 119, 163, 164, 165, 166, 170, 181, 192, 193, 201, 218, 237, 240, 241, 250, 258, 265, 270, 289, 290
Natur-Zeolith-Klinoptilolith 266, 267
Nebenwirkungen 32, 71, 193, 221, 224, 225, 229, 267, 268, 269, 290
Nebenwirkungen der Krebstherapie 266, 267, 268
Nebenwirkungen, unerwünschte 71, 72, 74, 110, 162, 220, 232
negative Ladung 89
Nervenerschöpfung 44, 256
Neurofibrillenbündel 196
neuronale Plastizität 30
NH$_4$ 118, 122, 170, 220, 222, 223, 226
Nichtionisierende Strahlung 252, 253
Nierenfunktion 53
Nikotin 42, 63, 173, 264
nitrosativer Stress 47, 68, 172, 218, 262, 304

O

O$_2$-Radikale 172, 174, 175, 199
Oberflächenspannungskräfte 124
Ökologie 226, 229
Ökosystem 182
Organismus 28, 29, 65, 74, 88, 94, 95, 105, 117, 119, 121, 122, 128, 147, 148, 149, 155, 174, 178, 184, 185, 186, 187, 190, 191, 195, 256, 257
Organismus, menschlicher 110, 124, 148, 154, 174, 178, 184, 207, 258
Orthokieselsäure 123, 133, 146, 157
orthomolekulare Medizin 140, 147, 162
Osteoblasten 145
Osteopathie, Aluminium 195
Osteoporose 133, 145, 147, 148, 152, 199
Osteoporosetherapie 147
Oszillation 100, 159
oxidativer Stress 172, 173, 174, 175, 199, 217, 221, 251, 262, 263, 271, 274

oxidativer Stress, Alkoholiker 173, 176
oxidativer Stress, Chemotherapie 177
oxidativer Stress, Demenz 172, 173
oxidativer Stress, Diabetes mellitus 173, 179
oxidativer Stress, Raucher 173, 176
oxidativer Stress, Strahlentherapie 177
oxidative System 271, 272, 273, 274
oxikations-Gesundheitstests 64

P

Panaceo-Mikro-Aktivierung (PMA) 265
Panikmache 42, 242, 244
Paracelsus 70, 182, 195
Parasympathikus 79
Partikel 167, 168, 169, 233
Partikelchen 167
Partikelgröße 164
Partikelgröße 265
Patente
Patente, Medizin 239
Pathogenese 27, 60, 196
Pathologisierung der Medizin 25
Patientengespräche 59
Peptide 90, 117, 125, 132, 180
Peroxidation 263
Peroxydalionen 259
Pestizide 35
Pestizidanwendung 38
Phosphor 126, 185, 186, 187
pH-Wert 41, 42, 76, 77, 88, 89, 108, 113, 114, 115, 116, 119, 124, 156, 157, 206, 222, 223
Piezoelektrizität 90, 100, 159
Pilotstudie, österreichische 274
Placebo-Gruppe 277, 278, 279, 280
Plastikbehälter 164
PMA-Zeolith 101, 219, 265, 266, 267, 268, 269, 270, 271, 272, 273, 274, 275, 276, 277, 282, 284, 285, 297
PMA-Zeolith bei Sportlern 276, 277
PMA-Zeolith-Creme 101, 284
Pneumokoniose 160, 161
Polarisationskapazität 79
Polarisationswiderstand 79
polychlorierte Bisphenole 207
Porendurchmesser 118
PPT (Pneumatische pulsierende Therapie) 75
Prävention 27, 35, 56, 57, 59, 60, 62, 110, 138, 173, 198, 244, 248
Prävention, primäre 27, 57, 58, 59, 60, 61, 62, 63, 64, 67

Prävention, sekundäre 27, 57, 58
Präventionsforschung 61
Präventionsgesetz 64
Präventionsmediziner 56
Prävention, tertiäre 57
Präventionsmittel 264
Priscus-Liste 73
Probanden 139, 219, 271, 272, 273, 277, 279, 283
Protein 84, 90, 93, 125, 126, 129, 131, 132, 145, 259
proteinsynthese 284
Proteinsynthese 125, 131, 132, 187, 281, 304
Proteoglykane (P6) 86, 89, 90, 125
Protoorganismen 129
Psychiater 24, 196, 197, 214
Psychopharmaka 215, 216
psychosozialer Stress 33, 173

Q

Qualitätsmerkmal 164, 165
Quarz 99, 100, 127, 150, 158, 159, 161
Quarzkristalle 99, 100, 130, 159
Quarzkristallmolekül 130, 159
Quarzstaublunge 160
Quarzuhr 99, 130, 159
Quecksilber 83, 183, 184, 196, 223, 289
Quellung 94

R

Radikalfänger 68
radioaktive Substanz 234
Radioaktivität 39, 151, 170, 171, 233, 236, 237, 239, 242, 250, 253, 254, 255, 258
Radionuclide 233, 237, 238, 239, 241, 246, 247, 250
Radionuclid 248
Radionuclidbindung 262
Reaktivität 171, 256
Reaktivität, unspezifische 88
Reaktorblock 242
Reaktorblöcke 245
Reaktorkatastrophe 233, 234, 236, 237, 247, 254, 258
Redoxpotential 77, 292, 294
Redoxreaktion 77, 78
Reflux 222, 270
Refluxösophagitis 268, 269
Regelmäßigkeit 63

333

Regeneration 88, 160
Regierungsreport, USA 44, 45
Regulation 27, 28, 31, 69, 77, 78, 79, 87, 88, 95, 109, 116, 120, 125, 131, 168, 174, 185, 187, 195, 259, 302, 304
Regulationseinheit, unspezifisch 85
Reizdarmsymptomatik 270, 271
Reizdarmsyndrom 270, 271
Relaxation 32, 79, 159
Resorption 116, 124, 155, 158, 259
Rhythmus 46, 67, 91, 111, 303

S

Salutogenese 60
Sanogenese 27, 60
Sauerstoff 47, 53, 77, 99, 127, 160, 174, 194, 204, 238, 259, 298, 299, 300
Sauerstoffradikale 47, 78, 174, 262, 292
Säure-Basen-Gleichgewicht 74, 78, 111, 281
Scavenger-System 174, 175
Schachtelhalm (Zinnkraut) 53, 131, 149, 153, 154, 156, 157
Schadstoff 35, 36, 39, 52, 64, 65, 92, 96, 109, 114, 117, 119, 122, 181, 182, 191, 192, 193, 207, 223
Schadstoffentsorgung 266
Schilddrüsenkrebs 235, 236, 254
schwache Dosen 253
Schweine 227
Schweinemäster 227
Schwermetall 39, 40, 41, 68, 75, 110, 117, 124, 157, 164, 165, 181, 182, 183, 184, 185, 190, 191, 192, 221, 222, 251, 270, 274, 289
Schwermetallvergiftung 183, 184
Selbstbetreuungsfähigkeit 24, 139
Selbstheilung 62
Selbstheilungsfunktion 27
Selbstheilungskräfte 63
Selbstheilungsprozess 110
Selbstregulation 27, 28, 29, 31, 110, 191
Selektivitätskoeffizient 117, 118
Siegelerde 19, 70
Silicon 162
Silikate 19, 32, 51, 52, 62, 63, 67, 70, 74, 98, 99, 127, 129, 138, 139, 140, 141, 152, 153, 161, 162, 164, 204, 209, 212, 229, 241, 255, 264, 302, 304
Silikate, biophysikalische Wirkmechanismen 98
Silikatgemisch 264
Silikon 162

Silikose 160, 161, 196
Silizium 83, 93, 98, 99, 103, 106, 114, 115, 126, 127, 130, 131, 132, 133, 135, 137, 140, 141, 145, 146, 147, 148, 149, 153, 162, 187, 194, 195, 203, 204, 209, 210, 213, 298, 299
Silizium, Zucker, Ester 126
Siliziumdioxid 53, 55, 69, 85, 87, 93, 94, 98, 99, 110, 113, 114, 123, 124, 127, 132, 144, 145, 147, 152, 157, 158, 159, 162, 163, 201, 208, 222, 257
Siliziumdioxid, kolloidales 53, 54, 91, 93, 94, 98, 106, 110, 113, 114, 115, 123, 124, 203, 222, 261
Siliziumdioxid, monomeres 115, 123, 132, 133, 146, 157, 158
Siliziumdioxid, polymeres 155, 157, 158
Siliziumhydroxid 300
Siliziumkonzentration, Körper 137
Siliziummangel 133, 135, 137, 143, 145, 146, 304
Siliziummangelerkrankung 133
Siliziummineralien 101, 128, 149
Siliziumtetraeder 298, 299
Siliziumverbindung 126, 127, 129, 150, 204
SiO$_2$-Donator 69, 98, 126, 141, 202, 222
SiO$_2$-Mangel 143, 144, 199, 216
SiO$_2$-Reichtum 75, 92, 101, 134, 145, 160
Sklerodermie 257, 259
Sklerotisierung 256
Sorbent von Radionucliden 237, 238, 251
Sorptionsreihe 118, 122, 222, 230
Spätschäden 221, 244, 246, 253, 254, 255
Speiseröhrenreflux 268
Spermatogenese 68, 172
Spirulina platensis 258
Sprachverwirrung 162
Spurenelement 141, 162, 163, 188, 205
Spurenelement, essentiell 81, 141, 162, 183
Stein der Jugend 306
stochastische Schäden 253
Stoffwechselendprodukt 65, 94, 122, 220, 221
Strahlenbelastungszone 234
Strahlenerkrankung 242, 257, 260
Strahlenkrankheit 253, 255, 258, 260
Strahlensensibilität 255
Strahlungen 44, 45, 47, 95, 173, 236, 241, 252, 253, 254, 255, 257, 258, 259, 263
Stress 30, 32, 33, 38, 45, 47, 48, 50, 63, 65, 68, 78, 79, 80, 95, 96, 172, 173, 174, 175, 176, 177, 179, 181, 187, 199, 216, 217, 218, 221, 238, 251, 257, 304

Stresskaskaden 95, 96
Strontium 90 233, 238, 239, 258
Strukturen, subzellulär 259
Studien 22, 37, 47, 58, 69, 208, 223, 232, 234, 249, 250, 262, 263, 264, 265, 274, 275, 281, 283, 291
Suspension 69, 77, 113, 115, 123, 157, 161, 164, 165, 167, 168, 169, 224, 240, 284
Sympathikotonus 269
Sympathikus 79
Symptome 25, 42, 46, 66, 190, 214, 221, 224, 253, 255, 256, 269, 292
Synapsen, offene 96
synthetische Zeolithe 115, 193, 238, 300, 301
systemisches Funktionsprinzip 104
systemische Wechselwirkungen 104, 105, 185
Systemische Wechselwirkungen 104

T

TAK 179, 209, 302
Tandemspektrometer 82
TAS 179, 180
TDP-Lampe 101
TEAC 80, 110
Technosierung 33
Tetraeder 103, 113, 124, 298, 299
Tetraedernetzwerke 299
Therapieempfehlungen 34
Therapie, pneumatische, pulsierende 75
Therapieschema 261
Therapieschemata 19
TMAZ 179, 180, 218
Ton 101, 127, 130, 135, 204
Tonmineralien 54, 67, 70, 134
Toxikation 64, 67, 229
Toxikologie 114, 170, 171
Toxine 39, 110, 122, 124, 160, 182, 193, 196, 220, 226, 302
Toxine, endogen 122
Toxine, exogen 67, 122
Trainingseinheiten 277
Transitstrecke, Blut-Zelle 85
Transmutation, biologische 148, 149, 150, 151, 152
tribomechanisch aktivierter Zeolith 179
Trinkwasser 39, 52, 77, 143, 144, 145, 189, 197, 200, 204, 206, 214, 241, 242, 255, 260
Trinkwasser, SiO$_2$-haltig 143, 144, 145, 200

Tschernobyl 233, 234, 235, 236, 237, 239, 240, 242, 243, 244, 245, 246, 247, 248, 249, 250, 254
Tschernobylkatastrophe 233, 234, 236, 237, 242, 244, 250, 257
Tuffgestein 69, 106, 120, 122, 173, 222, 223, 226, 227, 228, 241, 246, 247, 305
Tuffgestein, mikroporöses 69, 106
Typendiagnose, vegetatives Nervensystem 79

U

Überbehandlung 58
Überdiagnose 58
Übermedikation 33, 72
Ultrastrukturen 47, 251, 252
Umweltchemikalie 34, 35
Umweltschadstoffe 284
Umweltverschmutzung 43, 44, 50, 173, 182
Unzuverlässigkeit 235
USA-Verbraucherschutzzentrale 71

V

van-der-Waal'sche Kräfte 117
Verdauungstrakt 76, 92, 98, 108, 112, 113, 120, 124, 154, 155, 222, 223, 270, 289
Vergiftung, schleichende 33, 34, 35, 38, 39, 42, 63, 64, 65, 66, 67, 68, 69, 71, 111, 172, 174, 207, 216, 304
Verschlämmen 108
Versorgungswasser 144
Versuchspersonen 139, 179, 209, 211, 277
weibliche Versuchspersonen 273
Verumgruppe 138, 140, 283
Viehfutter 240
Vieleskönner SiO2 163
Virushepatitis 223, 224
Vitamine 68, 78, 119, 122, 206, 241, 248, 258
vorbeugen 23, 62, 223, 258
Vorbeugen 23, 56

W

Wachstum 121, 125, 129, 131, 145, 146, 147, 154, 187
Wachstumshemmung 147
Wasseraufnahme 132
Wasserchemie, SiO2 130, 131
Wasserverlust 286
WHO 24, 50, 67, 230, 235, 236, 249

WHO Gesundheitsdefinition 24
WHO LARES-Studie 50
Widerstand
bioelektrisch 293, 294
Wildschwein 234, 243, 244
Wildschweinfleisch 243
Wirkstoff 87, 110, 116, 120, 156
wirkungsoptimierter Naturzeolith 265
Wohlbefinden 23, 24, 29, 50, 67, 225

Y

Yucca Mountain 246, 247

Z

Zeolith
Zeolith, Kapsel 164, 168
Zeolithe 281
Zeolithfilteranlage 240
Zeolithgestein 228
Zeolithkristall 267, 299, 300
Zeolith, künstlicher 229, 230, 298, 299, 300, 301
Zeolithlegende 227
Zeolith, Natur 67, 69, 70, 92, 103, 114, 115, 119, 192, 193, 230, 232, 237, 238, 239, 240, 241, 250, 299
Zeolithpulver 165, 240
Zeolith-Pulver 108, 160, 223, 250
Zeolithreserve 242
Zeolith, synthetischer 115, 193, 238, 300, 301
Zeolithtablette 168
Zertifikat 164
Zetapotential 92, 93, 164, 165, 167, 168, 169
Zink 83, 135, 183, 184, 185, 186, 187
Zinnkraut (Schachtelhalm) 156, 157
Zonulin-Wert 283